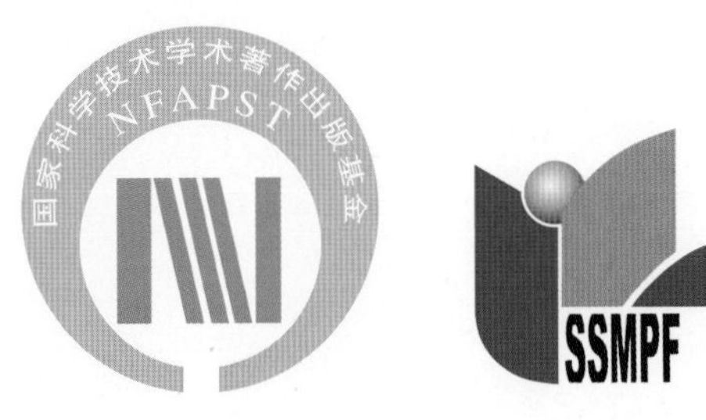


总主编　周康荣　严福华　刘士远

# Modern MRI Diagnostics of the Body

# 现代体部磁共振诊断学

## 头颈五官分册

主　编　陶晓峰　唐作华　沙　炎

復旦大學出版社

# 编 委 会

**总主编** 周康荣 严福华 刘士远

**主 编** 陶晓峰 唐作华 沙 炎

**副主编** 朱 凌 袁 瑛 吴 斌 张 放

**编 委**（按姓氏笔画排序）

王 杰（复旦大学附属眼耳鼻喉科医院）
王 鹏（江南大学附属医院）
王郑玥（上海交通大学医学院附属第九人民医院）
王晶波（上海交通大学医学院附属第九人民医院）
邓 霖（上海市质子重离子医院）
包 兵（复旦大学附属眼耳鼻喉科医院）
乐维婕（上海交通大学医学院附属第九人民医院）
司明珏（上海交通大学医学院附属第九人民医院）
朱 凌（上海交通大学医学院附属第九人民医院）
朱文静（上海交通大学医学院附属第九人民医院）
任继亮（上海交通大学医学院附属第九人民医院）
刘 玉（上海交通大学医学院附属第九人民医院）
刘西兰（上海交通大学医学院附属上海儿童医学中心）
刘俊华（复旦大学附属眼耳鼻喉科医院）
齐 萌（复旦大学附属眼耳鼻喉科医院）
杨功鑫（上海交通大学医学院附属第九人民医院）
李 扬（南京大学医学院附属鼓楼医院）
李 桥（复旦大学附属肿瘤医院）
肖泽彬（复旦大学附属眼耳鼻喉科医院）
吴 斌（复旦大学附属肿瘤医院）
吴灵捷（复旦大学附属眼耳鼻喉科医院）
沙 炎（复旦大学附属眼耳鼻喉科医院）
张 放（复旦大学附属眼耳鼻喉科医院）
张云燕（上海市质子重离子医院）
张光远（上海市质子重离子医院）
陈艳琼（复旦大学附属肿瘤医院）
林奈尔（复旦大学附属眼耳鼻喉科医院）
罗思琪（复旦大学附属眼耳鼻喉科医院）
周蓉先（复旦大学附属眼耳鼻喉科医院）
胡晓欣（复旦大学附属肿瘤医院）
段 斐（复旦大学附属眼耳鼻喉科医院）
姜梦达（上海交通大学医学院附属第九人民医院）
洪汝建（复旦大学附属眼耳鼻喉科医院）
袁 瑛（上海交通大学医学院附属第九人民医院）
袁 婷（复旦大学附属金山医院）
耿 悦（复旦大学附属眼耳鼻喉科医院）
郭林英（复旦大学附属眼耳鼻喉科医院）
唐 言（上海交通大学医学院附属第九人民医院）
唐为卿（上海交通大学医学院附属第九人民医院）
唐作华（复旦大学附属眼耳鼻喉科医院）
陶晓峰（上海交通大学医学院附属第九人民医院）
黄文虎（复旦大学附属眼耳鼻喉科医院）
盛亚茹（复旦大学附属华山医院）
彭莉玲（上海大学附属上海市全景医学影像诊断中心）
董敏俊（上海交通大学医学院附属第九人民医院）
程玉书（复旦大学附属眼耳鼻喉科医院）
潘宇澄（复旦大学附属眼耳鼻喉科医院）
戴晓庆（上海交通大学医学院附属第九人民医院）

## 总主编简介

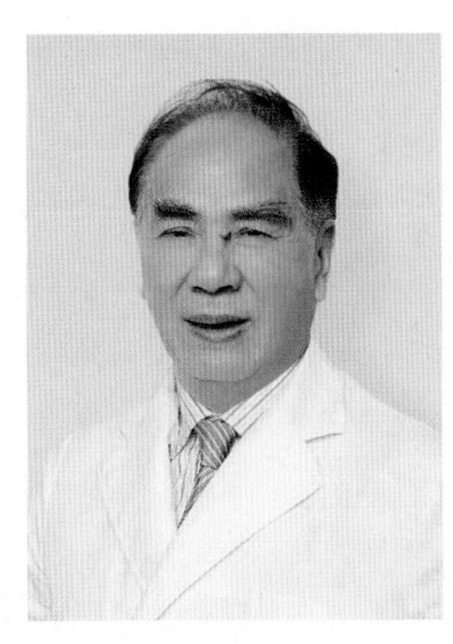

**周康荣**　复旦大学附属中山医院终身荣誉教授，主任医师，博士生导师。1965年毕业于上海第一医学院（现复旦大学上海医学院），师从我国放射学奠基人之一、学界泰斗荣独山教授。1981年被选拔为我国第一批赴美访问学者，在美国麻省医学中心及哈佛大学医学院学习。曾任复旦大学附属中山医院放射科主任、上海市影像医学研究所所长。教育部"211"工程重点学科及复旦大学"985"重点建设学科"影像医学与核医学"负责人、卫生部临床学科重点建设项目负责人、上海市临床医学中心（肝肿瘤诊治中心和心血管病中心）主要负责人。

学术方向为肝癌的影像学早期诊断及综合介入治疗。先后承担国家"九五"攻关项目"肝癌综合性介入治疗技术的应用研究"，卫生部临床学科重点项目"小和微小肝癌的诊断影像学新技术研究""小和微小肝癌影像学检出定性和介入治疗的深入研究"等科研项目20多项，项目资金逾1 000万，总计发表论文456篇。以第一完成人获得国家级及省部级奖项18项，其中"影像学和介入放射学新技术在肝癌诊断和介入治疗中的系列研究"获得国家科学技术进步奖二等奖（2005）。主编著作10余部，其中《腹部CT》《胸部颈面部CT》《螺旋CT》《体部磁共振成像》已成为国内学者的案头必备书籍。培养博士后，硕士、博士研究生60余名。2006年获复旦大学校长奖，2008年获上海市最高医学荣誉奖，2019年被评为"中华医学会放射学分会终身成就专家"。

# 总主编简介

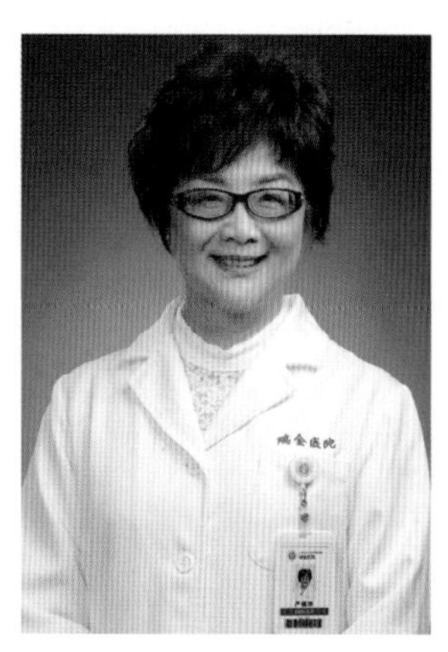

**严福华**　教授，主任医师，博士生导师。1996年毕业于上海医科大学，获影像医学与核医学博士学位，师从周康荣教授。现任上海交通大学医学院附属瑞金医院放射科主任、上海交通大学医学院医学影像学系主任。“十三五”国家重点研发计划首席科学家、国家临床重点专科（医学影像学）负责人、上海市高水平地方高校协同创新团队负责人。担任国际医学磁共振学会（ISMRM）中国区主席、亚洲医学磁共振学会（ASMRM）第一届主席、中华医学会放射学分会常委兼磁共振学组组长、中国医师协会放射医师分会副会长、上海市生物医学工程学会放射工程分会主任委员、上海市医学会放射科专科分会副主任委员等学术职务。

学术方向主要为CT及MRI新技术的研发及转化应用。尤其在肝脏影像学领域造诣深厚，在国内较早地将能谱CT、MRI弥散加权成像、弹性成像、水脂分离等技术应用于弥漫性肝病的定量评估及肝肿瘤早期诊断与鉴别。作为项目负责人承担“十三五”国家重点研发计划项目1项，主持“十三五”国家重点研发计划课题1项、国家自然科学基金5项。在*Radiology*等国内外期刊发表论文300余篇。获国家科学技术进步奖二等奖（第三位）、中华医学科技奖一等奖（第二位）、上海市科技进步奖一等奖（第二位）、上海市明治乳业生命科学奖（第一位）等10余项奖项。主译专著2部，主编、副主编、参编著作20余部。培养博士后，硕士、博士研究生40余名。

# 总主编简介

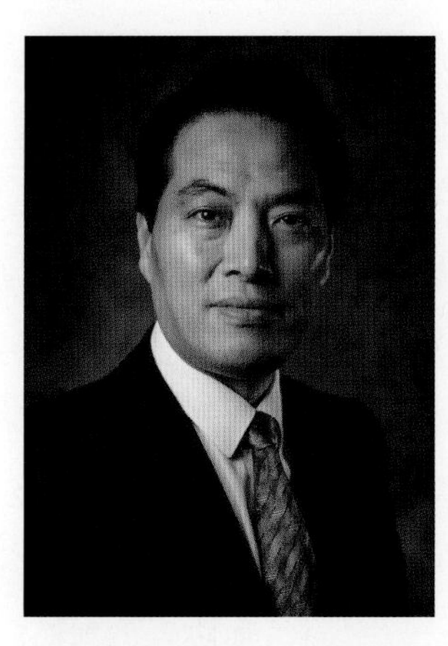

**刘士远**　教授，主任医师，博士生导师。现任海军军医大学第二附属医院影像医学与核医学科主任。担任亚洲胸部放射学会主席、中华医学会放射学分会主任委员、中国医师协会放射医师分会副会长、中国医疗装备协会CT应用专委会主任委员、中国医学影像AI产学研用创新联盟理事长、第二届中国DICOM标准委员会副主任委员、第九届上海市医学会放射科专科分会主任委员等。担任《肿瘤影像学》总编、名誉总编，《中华放射学杂志》等7本核心期刊副总编。

从事医学影像诊断工作30余年。主要研究方向为肺癌早期诊断、慢性阻塞性肺疾病早期预警及医学影像人工智能的研发和应用。肺癌整体诊断正确率达98.2%，早期肺癌诊断正确率达95%以上。作为课题第一负责人主持国家自然科学基金重点项目2项、国家科技部重点研发计划1项、国家自然科学基金面上项目4项、上海市重大课题4项等，获得4 000余万元科研资助。在*Nature Review Clinical Oncology*、*Radiology*、*Chest*、*European Radiology*、*American Journal of Roentgendogy*、*British Journal of Radiology*等国内外专业杂志上以第一或通信作者身份发表学术论著321篇，SCI收录71篇。获批国家发明专利授权6项。主译专著4部，主编著作及教材9部，副主编著作及教材5部，参编著作6部。

入选上海市领军人才、上海市优秀学科带头人及21世纪优秀人才，上海市黄浦区人大代表，获第二届“国之名医·优秀风范”“上海市拥政爱民先进个人”及“全军首席放射专家”等称号。获得上海市科技进步奖一等奖等省部级二等奖以上科技奖7项。

# 主编简介

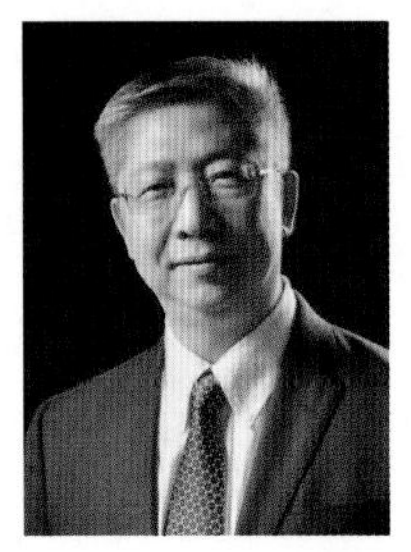

**陶晓峰** 主任医师，教授，博士生导师。上海交通大学医学院附属第九人民医院放射科主任，分子影像和影像组学实验室主任，上海市优秀学科带头人。上海医师协会放射学分会会长，上海市医学会放射学科专科分会候任主任委员，中国医师协会放射学分会委员、头颈专业委员会主任委员，中华医学会放射学分会委员兼头颈学组组长，中华口腔医学会放射学专业委员会副主任委员。担任《中华放射学杂志》编委、《实用放射学杂志》副主编、《临床放射学杂志》分册副主编等。主持国家自然科学基金重大研究重点项目及面上项目7项。作为第一或通信作者发表论文120余篇，其中SCI收录60余篇；主编著作10余部。

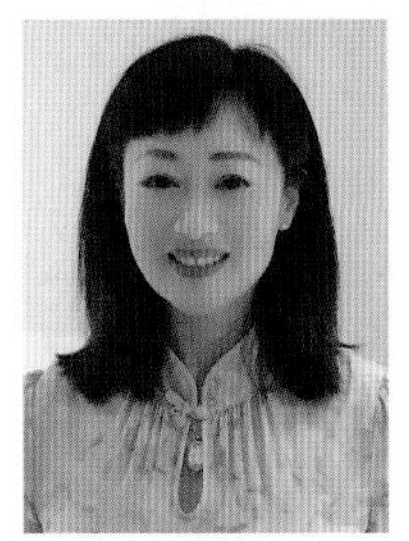

**唐作华** 主任医师，博士生导师。复旦大学附属眼耳鼻喉科医院放射科副主任。师从著名影像学专家周康荣教授和冯晓源教授。美国南加州大学凯克医学院访问学者。中华医学会放射学分会分子影像学组委员，中国研究型医院感染与炎症放射学专业委员会常务委员，上海市医学会放射科专科分会头颈学组秘书、科普宣传学组委员。担任*Acta Radiologica*、*NMR in Biomedicine*及《复旦学报（医学版）》等杂志审稿专家。主要学术方向为影像学新技术在头颈部疾病中的应用。先后主持国家自然科学基金（面上项目）、上海市自然科学基金、复旦大学基础-临床交叉基金等科研课题6项。作为第一或通信作者发表SCI收录论文30余篇；主编及副主编著作3部，参编著作5部。

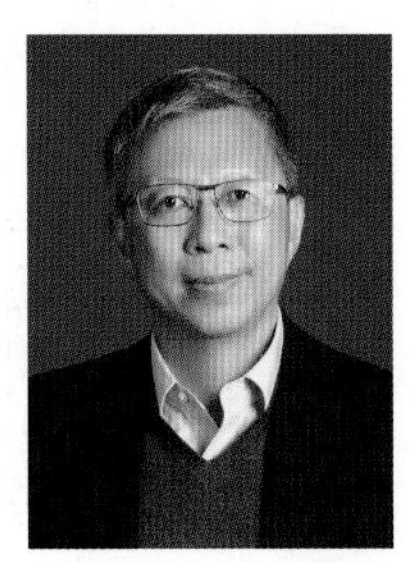

**沙炎** 主任医师，硕士生导师。复旦大学附属眼耳鼻喉科医院放射科主任、学科带头人。中华医学会放射学分会头颈学组副组长、上海市医学会放射科专科分会头颈学组组长、上海市口腔医学会口腔颌面放射学专业委员会副主任委员。担任《中华放射学杂志》编委、《临床放射学杂志》分册副主编。从事影像诊断工作近30年，学术方向为头颈五官结构和功能影像研究。主持省部级重点课题项目3项，参与完成国家自然科学基金海外合作项目1项。作为第一或通信作者发表论文75篇（其中中华系列或SCI收录48篇）；主编著作3部，主译著作1部，副主编著作2部，参编著作7部。

# 序一

在由周康荣、严福华和刘士远3位教授主编的《现代体部磁共振诊断学》(共9个分册)即将出版之际,我应邀作序,备感荣幸。

9个分册除技术分册外,其余8个分册涉及除头颅外的所有部位,包括头颈五官,胸部(含胸壁和纵隔),乳腺,上腹部(含肝、胆、胰、脾),中下腹部(含泌尿、生殖),腹腔、腹膜及腹膜后区域(包括胃肠道、肾上腺),骨骼、肌肉及儿科。

进入21世纪,临床医学、现代影像学,尤其是MRI的发展十分迅速,两者相辅相成。精准诊断是精准治疗的前提和关键。影像学参与疾病诊治,尤其是肿瘤诊治的整个过程,包括疾病的筛查和早期诊断、协助制定治疗计划、治疗后随访和疗效评估等。翻阅本书,我感受到这部巨著不仅对影像医学,对整个临床医学也是有巨大贡献的。

令人惊喜的是,本书写作阵容豪华,集全国影像学界不同专业领域的诸多精英,乃精诚合作之结晶。本书涵盖的内容十分丰富,真正体现临床、病理和影像三结合。

最后,对该书的出版表示祝贺,并竭诚推荐给所有临床和影像学界的同道。

2021年11月

# 序二

《体部磁共振成像》自 2000 年出版至今已 20 余年了。该书涵盖了当年 MRI 领域几乎所有的先进技术，临床病例资料也颇丰富，出版至今前后重印了十几次，赢得了放射界同仁的一致赞誉。

进入 21 世纪后，随着国民经济飞速发展，我国人民生活水平日益提高，医疗需求不断提升，医疗水平与 20 世纪相比不可同日而语。影像医学，尤其是 MRI 的发展更为迅猛，相关领域积累的临床资料和经验也十分丰富。在这样的大背景下，《体部磁共振成像》的修订再版势在必行。在放射界广大同仁的积极响应和支持下，我们以上海市三甲医院为核心，组成了豪华的写作阵容。编委们发挥各自的专业特长，将全书按系统或区域分成 9 个分册，书名也改为《现代体部磁共振诊断学》，按既定目标，做到了广度和深度的结合。在内容上，文字数和病例数量均大幅增加，且图片、病例全部更新。在扩容的同时，我们也十分注重质量和深度的提升，期望做到集先进性、科学性、系统性和实用性于一体。在内容上，我们仍然坚持以常见病和多发病为重点，临床、病理与影像紧密结合；对疑难病例、不典型表现和罕少见病例也尽可能涉及，均配有一定数量的病例图片。本书不失为一部重要的参考书和工具书，希望能对临床工作者有所帮助。

学术的发展永无止境，新的技术不断涌现和成熟。本书对 AI、波谱、功能代谢和分子影像学等领域的发展及潜能也做了一些探讨。但这些领域仍存在不少难题，希望有志同道共同努力，一起深入研究。

最后，衷心感谢复旦大学附属中山医院院长、著名肝外科专家樊嘉院士为本书作序，这对编者是巨大的鼓励！感谢所有分册的主编、副主编和编写人员的辛勤劳动及认真负责的精神！感谢复旦大学出版社的大力支持，感谢《体部磁共振成像》读者的热忱和支持。实践是检验真理的标准，读者的意见是最宝贵的，望不吝赐教，以便今后再版时修正和提高。

周康荣　严福华　刘士远

2021 年 11 月

# 前言

《现代体部磁共振诊断学：头颈五官分册》的编写目的是以通俗易懂的形式和丰富精彩的病例给读者呈现系统的头颈部疾病的影像诊断与鉴别诊断知识。阅读本书能够让从事医学影像诊断的医师采用合理的检查手段及技术，对头颈部疾病做出正确的诊断。

本书的主要内容集中在头颈部疾病的磁共振成像（MRI）。头颈部是人体解剖最为复杂、精细的区域，疾病谱也比较复杂。头颈部病变大概也是最能受益于影像学发展，特别是断层影像扫描技术的病变，因为有些头颈部的深部结构在临床检查中难以视诊或触诊，通过影像检查可以清楚地明确病变的位置及范围，给临床分期及治疗带来极大的方便。同时，影像检查也可以用来精准地判断和监测治疗的疗效，给临床诊疗带来循证医学的依据。MRI因其出色的空间分辨率及软组织分辨率，是头颈部影像检查的首选。本书对头颈部各种疾病包括炎症、感染性疾病、先天性疾病、肿瘤病例的病因、临床表现、病理、影像学表现及治疗原则进行了详尽的描述，部位涵盖颅底至锁骨上窝的整个头颈部区域。这种临床与影像学表现的紧密结合形式，简洁明了、契合主题，可以给读者较大帮助。

进入21世纪以来，功能影像学的发展将头颈部影像学带入分子水平的微观层面，同时定量技术的发展也更契合精准医学的发展要求。近年来，大数据时代的人工智能、深度学习的发展如火如荼，将引领影像医学迈上新的台阶。

希望本书能给予从事头颈部临床及影像工作的医师及医学生、规培生较大的帮助，成为其临床工作和学习的必备参考书。衷心感谢参与本书编写的各位专家及同道。

陶晓峰

2022年6月

# 目录

1　眼和眼眶 …… 1
1.1　检查技术、影像学方法比较 …… 1
1.2　正常解剖和 MRI 表现 …… 4
1.3　眼眶先天性病变 …… 10
1.4　眼眶炎症 …… 14
1.5　眼球病变 …… 20
1.6　眼眶肿瘤 …… 28
1.7　眼部其他病变 …… 39

2　鼻腔与鼻旁窦 …… 43
2.1　检查技术、影像学方法比较 …… 43
2.2　正常解剖和 MRI 表现 …… 48
2.3　先天性病变 …… 54
2.4　鼻窦炎 …… 59
2.5　鼻腔与鼻旁窦肿瘤样病变 …… 67
2.6　良性肿瘤 …… 75
2.7　恶性肿瘤 …… 89

3　耳和颞骨 …… 117
3.1　检查技术、影像学方法比较 …… 117
3.2　正常解剖和 MRI 表现 …… 119
3.3　耳部先天性病变 …… 122
3.4　炎症 …… 135
3.5　肿瘤样病变 …… 147
3.6　耳部良性肿瘤 …… 153
3.7　恶性肿瘤 …… 158

4　咽和喉 …… 167
4.1　检查技术、影像学方法比较 …… 167
4.2　正常解剖和 MRI 表现 …… 170

4.3 先天性病变 …… 173
4.4 炎症 …… 176
4.5 咽喉部良性肿瘤 …… 183
4.6 鼻咽恶性肿瘤 …… 189
4.7 喉癌和喉咽癌 …… 199

**5 颈部软组织** …… 211
5.1 检查技术、影像学方法的比较 …… 211
5.2 正常解剖和 MRI 解剖 …… 213
5.3 颈部先天性病变 …… 216
5.4 甲状腺和甲状旁腺病变 …… 222
5.5 咽旁间隙和颈动脉鞘肿瘤 …… 229
5.6 颈部其他间隙病变 …… 239
5.7 颈部淋巴结分区和病变 …… 247

**6 口腔颌面部** …… 271
6.1 检查技术、影像学方法比较 …… 271
6.2 正常解剖和 MRI 表现 …… 274
6.3 先天性疾病 …… 278
6.4 唾液腺病变 …… 285
6.5 舌、口底、口咽部病变 …… 293
6.6 咀嚼肌间隙病变 …… 296
6.7 颌骨病变 …… 297
6.8 颞下颌关节病变 …… 301

# 眼和眼眶


1.1 检查技术、影像学方法比较
1.1.1 X线检查
1.1.2 计算机体层成像
1.1.3 磁共振成像
1.1.4 眼部影像检查技术的比较
1.2 正常解剖和MRI表现
1.2.1 正常解剖
1.2.2 正常MRI表现
1.3 眼眶先天性病变
1.3.1 先天性视神经发育不全
1.3.2 视神经鞘蛛网膜囊肿
1.3.3 神经纤维瘤病
1.4 眼眶炎症
1.4.1 眼眶蜂窝织炎
1.4.2 炎性假瘤
1.4.3 视神经炎
1.5 眼球病变
1.5.1 外层渗出性视网膜病变
1.5.2 永存原始玻璃体增生症
1.5.3 视网膜脱离
1.5.4 视网膜母细胞瘤
1.5.5 黑色素瘤
1.5.6 葡萄膜转移癌
1.6 眼眶肿瘤
1.6.1 视神经胶质瘤
1.6.2 视神经脑膜瘤
1.6.3 神经鞘瘤
1.6.4 海绵状血管瘤
1.6.5 多形性腺瘤
1.6.6 腺样囊性癌
1.6.7 淋巴瘤
1.7 眼部其他病变
1.7.1 白内障
1.7.2 玻璃体机化
1.7.3 甲状腺相关眼病


## 1.1 检查技术、影像学方法比较

### 1.1.1 X线检查

(1) X线平片

目前,计算机体层成像(computed tomography,CT)已广泛应用,眼眶X线检查已很少应用,基本被CT取代。

1) 眼眶正位片:主要显示眼眶外形与大小、眼眶骨质改变、眼眶骨折、不透X线的眼球及眼眶内异物、某些先天畸形及少许有钙化的肿瘤等。

2) 眼眶侧位片:结合正位片主要观察不透X线异物,可显示眶窝、眶顶及眶底,并可观察蝶窦及蝶鞍。

3) 视神经孔位片:观察视神经孔、后组筛窦、额窦、眶顶。

4) 眼球异物定位:用于眼眶和眼球内不透X线异物的定位,目前常用方法为巴尔金(Balkin)

扣圈法和缝圈法。

(2) 泪囊泪道造影

使用碘油使泪囊及鼻泪管显影,拍摄眼眶正侧位片,观察泪囊及鼻泪管形态。主要用于了解泪囊的形态和大小、泪道是否梗阻以及梗阻的程度和部位。

(3) 数字减影血管造影

数字减影血管造影(digital subtraction angiography, DSA)通过颈动脉造影观察头颈部血管异常。主要用于颈动脉海绵窦瘘、硬脑膜海绵窦瘘、眼眶动静脉畸形和动静脉瘘以及眼动脉的动脉瘤等的诊断和血管内治疗。

### 1.1.2 计算机体层成像

(1) 眼部CT检查方案

1) 容积数据采集:

A. 推荐机型:建议使用探测器空间分辨率较高的CT扫描仪。

B. 扫描基线:仰卧位,平行于听眶下线。

C. 扫描范围:包括全眼眶和病变。

D. 扫描参数:管电压100～120 kV。电流50～200 mAs,可根据不同机型的低剂量模式(如预设噪声指数等)自行调整,采集层厚≤1.25 mm(外伤患者建议使用最薄扫描层厚)。儿童参照儿童低剂量要求确定扫描参数。

E. 重组算法:分别用骨算法和软组织算法。矩阵≥512×512。骨窗窗宽3000～4000 HU,窗位500～700 HU;软组织窗窗宽250～400 HU,窗位40～60 HU。

F. 重组层厚、层间距:用于后处理所需的原始图像,重组采用最薄层厚,层间距小于重组层厚,选择合适的重组函数。

G. 增强扫描:对软组织病变应行增强扫描。使用对比剂参照碘对比剂使用指南。主要以软组织算法重组。

2) 图像后处理:推荐采用双侧对称的多平面重组(multiplanar reformation, MPR)图像。基于重组的薄层图像常规重组横断面和冠状面图像。必要时平行于视神经行双眼眶的斜矢状面重组。外伤或骨性病变以骨算法图像为主,其他病变以软组织算法图像为主。根据临床需要行三维图像重组和后处理,包括最大密度投影(maximum intensity projection, MIP)及表面遮盖显示(shaded surface display, SSD)技术等。

3) 不同眼部病变的CT重组方案:阅读图像时应该根据观察内容灵活调整窗宽、窗位。

A. 眼眶(外伤):①横断面,基线为听眶下线,范围从眶上缘至眶下缘,骨窗窗宽3000～4000 HU、窗位500～700 HU, MPR层厚≤1.25 mm,间距≤1.25 mm;②冠状面,基线为垂直硬腭,范围从眶前缘至前床突,骨窗窗宽3000～4000 HU、窗位500～700 HU, MPR层厚≤1.25 mm、间距≤1.25 mm;软组织窗窗宽250～400 HU、窗位40～60 HU, MPR层厚≤1.25 mm、间距≤1.25 mm;③双斜矢状面,基线为平行视神经,范围包括眶内外侧壁,骨窗窗宽3000～4000 HU、窗位500～700 HU, MPR层厚≤1.25 mm、间距≤1.25 mm。

B. 眼眶(非外伤病变):①横断面,基线为听眶下线,范围从眶上缘至眶下缘,软组织窗窗宽250～400 HU、窗位40～60 HU, MPR层厚≤2.0 mm、间距≤2.0 mm;②冠状面,基线为垂直硬腭,范围从眶前缘至前床突,骨窗窗宽3000～4000 HU、窗位500～700 HU, MPR层厚≤2.0 mm、间距≤2.0 mm;软组织窗窗宽250～400 HU、窗位40～60 HU, MPR层厚≤2.0 mm、间距≤2.0 mm;③双斜矢状面,基线为平行视神经,范围包括眶内外侧壁,软组织窗窗宽250～400 HU、窗位40～60 HU, MPR层厚≤2.0 mm、间距≤2.0 mm。

C. 视神经管:①横断面,基线为平行后床突至鼻骨尖的连线,范围为视神经管上下壁,窗宽3000～4000 HU、窗位500～700 HU, MPR层厚≤1.0 mm、间距≤1.0 mm;②冠状面,基线为垂直听眶下线,范围从眶尖至前床突,窗宽300～400 HU、窗位500～700 HU, MPR层厚≤1.0 mm、间距≤1.0 mm;③双斜矢状面,基线为平行视神经管长轴,范围为视神经管内外侧壁,窗宽3000～4000 HU、窗位500～700 HU, MPR层厚≤1.0 mm、间距≤1.0 mm。

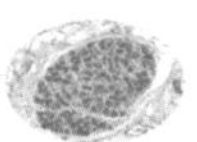

D. CT 血管成像(CT angiography, CTA):静脉注射碘对比剂后,在靶血管显影期进行 CT 检查,获得血管显影的容积数据,通过后处理获得二维或者三维血管图像。主要应用于观察有无颈动脉海绵窦瘘及动脉瘤。

### 1.1.3 磁共振成像

(1) 眼部 MRI 扫描方案

1) 扫描范围:包括全眼眶和病变。

2) 扫描线圈:常用头线圈,眼球病变可用表面线圈。

3) 层厚和间距:层厚 3.00～4.00 mm,层间距 0～1.00 mm。

4) 扫描前准备:训练患者尽量控制眼球运动,眼球控制好坏直接影响眼眶图像质量。要求患者根据情况选择闭眼后自主控制眼球尽量减少转动或睁眼凝视扫描框架上壁固定目标。

5) 扫描序列:

A. 常规平扫:常规序列横断面 $T_1$ 加权成像($T_1WI$)及 $T_2$ 加权成像($T_2WI$)、冠状面脂肪抑制(fat suppression,简称压脂)$T_2WI$。如 $T_1WI$ 肿块内见高信号影,增加横断面脂肪抑制 $T_1WI$;根据需要加扫斜矢状面序列。

B. 增强扫描:需进一步明确病变性质时,行横断面动态增强扫描,绘制动态增强曲线。增强后序列为横断面 $T_1WI$,选做冠状面或斜矢状面 $T_1WI$,建议使用脂肪抑制序列扫描。

C. 对临床有低头突眼症状、怀疑静脉曲张的患者可采用加压扫描:先行横断面 $T_2WI$ 序列扫描,后颈部捆绑袖带加压,再按照常规序列进行再次扫描。

D. 怀疑海绵窦病变时,参照相应规范。

E. 弥散加权成像(diffusion weighted imaging, DWI)是通过特定成像序列对组织和病变内水分子弥散运动及其受限程度进行成像的方法。DWI 观察的是人体微观的水分子流动弥散现象。当人体组织存在病变导致细胞内或细胞外水分子弥散受限时,DWI 高 b 值可呈高信号,表观弥散系数(apparent diffusion coeffecient, ADC)数值减低,ADC 图呈低信号。DWI 对眼眶病变的定性诊断具有重要意义。良性肿瘤的 ADC 值一般较高,而恶性肿瘤的 ADC 值则明显偏低,尤其是淋巴瘤(lymphoma),其 ADC 值可低至 $0.6\times10^{-3}$ mm$^2$/s 以下。近年来,DWI 新技术不断出现,如体素内不相干运动(IVIM)成像、水孔蛋白(AQP) MRI、弥散谱成像(DSI)及弥散峰度成像(DKI)等,但这些 DWI 衍生的新技术在眼眶病变上目前应用较少,其价值有待进一步研究。

F. 动态增强磁共振成像(dynamic contrast enhanced magnetic resonance imaging, DCE-MRI)则可以反映肿瘤的灌注、新生血管形成及毛细血管通透性等微观情况,既往已有研究结果证实,DCE-MRI 能辅助鉴别眼眶良恶性病变。DCE-MRI 动态采集注射磁敏感对比剂后组织和病变区域的图像,获得感兴趣区域的时间-信号强度曲线(time-signal intensity curve, TIC),可准确反映组织器官和病变区的灌注情况、细胞外间隙的容量和毛细血管通透性。参照 Yabuuchi 等的研究,可以把 TIC 分为 4 型(图 1-1):Ⅰ型,在动态观察时间内信号强度持续增加(持续上升型);Ⅱ型,早期信号强度逐渐增加,随后信号强度的增加突然中断而形成中晚期的平台(速升平台型);Ⅲ型,早期信号强度逐渐增加,随后信号强度逐渐减小(速升速降型);Ⅳ型,在动态观察时间内信号强度没有变化。Ⅰ型常见于良性病变;Ⅲ型和Ⅳ型良性和恶性均见,但恶性可能多见;Ⅳ型提示没有血供组织。

G. 磁共振波谱(magnetic resonance spectroscopy, MRS)是利用磁共振化学位移现象来测定组成物质分子成分的一种检测方法,亦是目前唯一可测得活体组织代谢物化学成分和含量的检查方法。当前常用的是氢质子($^1$H)波谱技术。由于$^1$H 在不同化合物中的共振频率存在差异,因此它们在 MRS 的谱线中共振峰的位置也就有所不同,据此可判断化合物的性质,而共振峰的峰下面积反映了化合物的浓度,还可据此进行定量分析。亦有学者将 MRS 用于眼眶肿瘤性病变。研究表明恶性肿瘤的 MRS 波峰常常缺乏特异性,但与良性肿瘤比较有明显差异,主要表现为胆碱(Cho)峰增高,尤其是 Cho/Cr 比值的增高超过 1 倍时恶性的可能性明显增加。

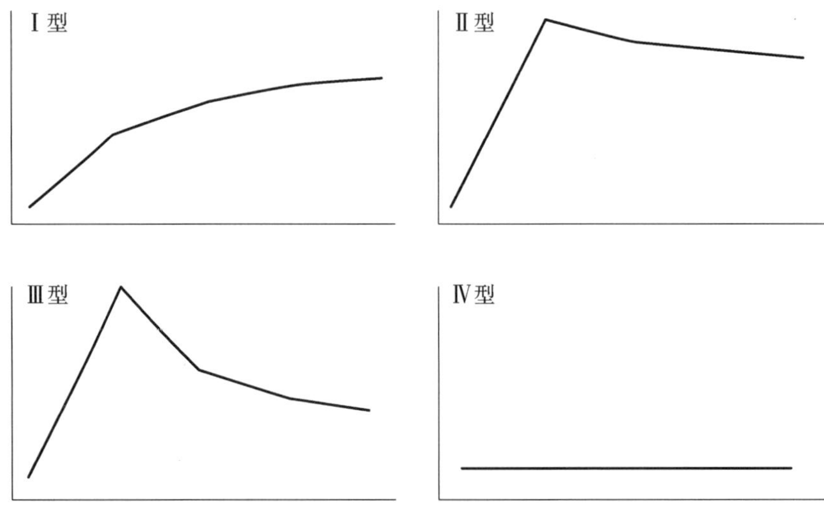


图 1-1　时间-信号强度曲线(TIC)分型

注：Ⅰ型曲线达峰时间>120 s；Ⅱ型曲线达峰时间≤120 s，流出率<30%；Ⅲ型曲线达峰时间≤120 s，流出率≥30%；Ⅳ型曲线为平坦型(无强化)。

H. 弥散张量成像(diffusion tensor imaging，DTI)是在DWI技术的基础上发展而来的MRI技术，它是利用组织内水分子的布朗运动在不同方向上信号存在差异的一种成像方法。目前该技术已经逐渐应用于青光眼、视神经炎、缺血性视神经病变等眼科领域，用于观察神经纤维束走形和变化。

### 1.1.4　眼部影像检查技术的比较

X线检查在眼眶方面的应用已基本被CT取代，现已很少应用。CT可以准确显示眼眶骨折的直接及间接征象以及不同种类的异物，是诊断眼眶骨折和眼眶异物的最佳检查方法。CT对于眼眶肿瘤性病变的诊断，尤其是对病变范围、位置和内部结构、眶骨骨质的改变和肿瘤内部的钙化具有明显优势。CTA对于眼眶血管性病变的显示亦具有一定优势。但CT的软组织分辨率不及MRI。此外，MRI一些相关功能成像在眼眶病变诊断方面具有重要的价值。

MRI应用广泛，MRI检查是多参数、多序列、多方位成像，对软组织分辨力高，无X线辐射损伤，能行多种特殊检查，对于眼眶、眼球、眼外肌、视神经等病变不仅能清晰显示，还能清楚显示病灶与邻近结构的关系。功能MRI更能提供更多诊断信息。但MRI检查对带有心脏起搏器、体内铁磁性物质的患者，早期妊娠者，幽闭恐惧症者检查时应慎用；MRI易产生不同类型伪影，对某些系统疾病的检出和诊断有影响，应给予充分了解；MRI增强检查对于重度肾衰竭患者应慎用，需与临床密切联系；MRI检查时间相对较长，不适用于急诊、危重症患者，也需要与临床充分沟通。

## 1.2　正常解剖和MRI表现

### 1.2.1　正常解剖

(1) 眼眶

眼眶(orbit)是一对底朝前外、尖向后内的四棱锥形骨性深腔，成人眶腔深40～50 mm，容纳眼球及附属结构。眶由额骨、蝶骨、上颌骨、泪骨、筛骨、颧骨及腭骨共7块骨构成，可分为上壁、下壁、内侧壁及外侧壁，向后内汇聚成眶尖，经视神经管通入颅中窝(图1-2)。

1) 眶上壁：由前部的额骨眶板和后部的蝶骨小翼构成，与颅前窝相邻，脑回压迹处骨质菲薄，是颅底骨折好发部位之一。其前外侧份有一平滑的浅凹陷称泪腺窝，容纳泪腺。眶上缘内中1/3

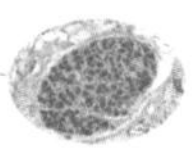

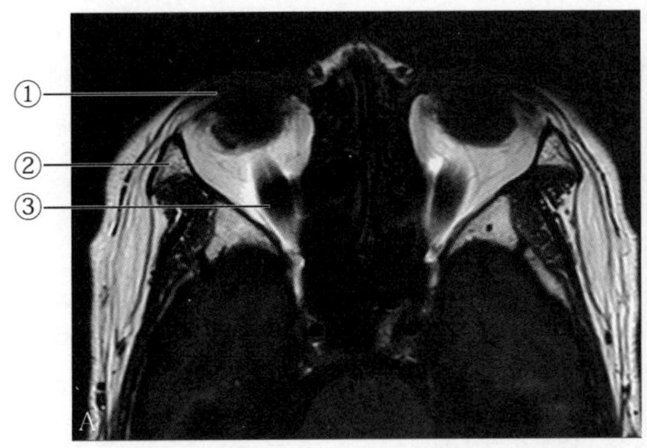


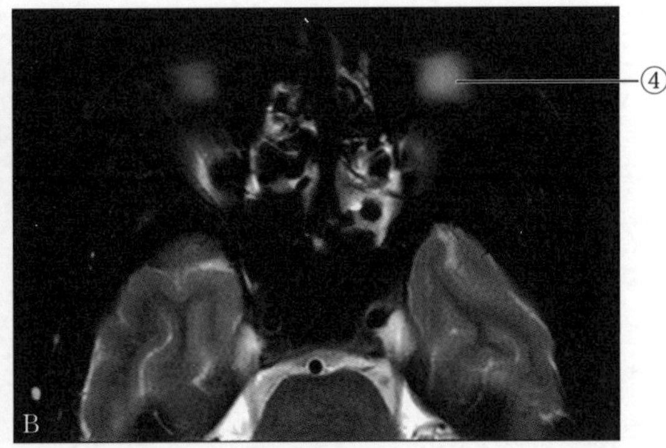


①眼睑；②眼眶外侧壁；③下直肌；④眼球。

图 1-2 眼眶下直肌层面 MRI 横断面平扫图像

注：A. $T_1$WI 图像；B. $T_2$WI 压脂图像。

交界处有眶上切迹或眶上孔，有同名血管、神经通过，眶上神经是三叉神经眼支的一个分支。

2）眶下壁：由前部上颌骨眶面、前外部颧骨眶面及后部腭骨眶突构成。眶下壁同时构成上颌窦上壁，相对菲薄，爆裂骨折易累及，同时上颌窦的炎症和肿瘤可经该壁向眼眶播散。眶下壁有眶下沟经过眶下管，开口于眶下孔，有同名血管、神经通过，眶下神经是三叉神经上颌支的分支。

3）眶内侧壁：由前到后依次为上颌骨额突、泪骨、筛骨纸板及蝶骨体侧部构成。筛骨纸板构成眶内壁大部分，骨质菲薄，眼部外伤极易导致内壁爆裂骨折。筛窦感染也易经此进入眶内。其前下份有一长圆形窝，称泪囊窝，容纳泪囊；此窝向下经鼻泪管通鼻腔。

4）眶外侧壁：由前部的颧骨眶面和后部的蝶骨大翼构成。眶外侧壁较为坚硬，特别是眶缘，但外侧眶缘较为靠后，来自外侧的创伤易伤及眼球。

5）眶壁间的裂和管：

A. 眶上裂（superior orbital fissure）：位于眶外侧壁与上壁交界处的后份，眶尖部外上方，由蝶骨大翼及蝶骨小翼围成的裂隙，向后通入颅中窝。眶上裂内通过动眼神经、滑车神经、三叉神经眼支（$V_1$）、展神经、交感神经纤维、脑膜中动脉眶支及眼静脉等。创伤或病变累及时常出现眶上裂综合征，即上睑下垂、眼球固定、瞳孔开大、三叉神经眼支分布区感觉障碍、角膜反射消失、静脉怒张、眼球突出等。

B. 眶下裂（inferior orbital fissure）：位于外侧壁和眶下壁交界处后份，眶尖部外下方。眶下裂在后下方与翼腭窝相交通，在前下方与颞下窝相通，向后借圆孔通颅中窝。眶下裂内通过三叉神经上颌支（$V_2$）、颧神经、蝶腭神经节、眶下动脉及邻近翼神经丛的眼下静脉的小支。当眶下裂区发生病变时常出现眶下裂综合征，即上颌部疼痛或上颌神经麻痹、眼突、复视等。

C. 视神经管（视神经孔，optic foramen）：位于眶上壁及内侧壁交界处，由蝶骨小翼的 2 个根围成，为一不完整的骨性管道，两端分别为眶口及颅口。视神经管内通过视神经、眼动脉及交感神经的分支等。

（2）眼球

眼球（eyeball）近似球形，位于眶内，由眼球壁及球内容物构成。根据杜克·埃尔德（Duke Elder）测量，正常成人眼球矢状径内轴为 22.12 mm、外轴 24.15 mm，横径 24.13 mm，垂直径 23.48 mm，圆周径 74.91 mm。眼球的重量为 7 g，体积为 6.5 ml，占眶腔体积约 1/5。

1）眼球壁：分为 3 层，从外向内依次为眼球纤维膜、血管膜和视网膜。眼球纤维膜位于眼球的最外面，组织坚韧，对眼球有良好的保护作用，由前 1/6 的角膜和后 5/6 的巩膜构成。血管膜位于纤维膜与视网膜之间，此层富含血管和色素，具有营养眼球内组织和避光的作用，由前向后依次为虹膜、睫状体及脉络膜。视网膜位于眼球壁的最内层，是高度分化的神经组织，有感光作用，自前向后分为视网膜虹膜部、睫状体部和视部。

2）球内容物：包括房水、晶状体和玻璃体，具有屈光作用。眼球内晶状体和玻璃体前方的空间称为眼房，其内充满透明的液体即为房水。眼房被虹膜分为前后两部即前房和后房，前、后房借瞳孔相通。晶状体为一凸透镜形弹性透明体，位于虹膜和玻璃体之间。晶状体分为前极、后极及赤道部。成人静止状态下赤道部直径为 9～10 mm，厚约 4 mm。玻璃体为无色透明具有光学性质的胶质体，位于晶状体后面、眼球后部 4/5 的腔内，其含水占 98.5%。

（3）眼副器

眼副器（accessory organs of eye）包括眼睑、结膜、泪器、眼球外肌、眶脂体和眶筋膜等结构，有保护、运动和支持眼球的作用。

1）眼睑（eyelid）：位于眼球的前方，分上睑和下睑，是保护眼球的屏障。眼睑由浅至深分为 5 层：皮肤、皮下组织、肌层、睑板及睑结膜。睑板为一半月形致密结缔组织板，上下各一。在上睑板上缘和下睑板下缘处，各有一薄层结缔组织膜，连于眶上、下缘，称之为眶隔（orbital septum）。眶隔是一个重要的解剖分界，它是一层不完整的纤维膜，在眼眶与皮下组织之间形成一道屏障，能阻止炎症播散。

2）结膜（conjunctiva）：是一层薄而光滑透明的黏膜，覆盖在眼球的前面和眼睑的后面，富含血管。按所在部位分为睑结膜、球结膜和结膜穹隆。

3）泪器（lacrimal apparatus）：由泪腺和泪道组成，泪道包括泪点、泪小管、泪囊和鼻泪管。泪腺和在结膜内的副泪腺具有分泌泪液的功能，以湿润眼球和冲洗微尘。此外尚含溶菌酶，具有灭菌作用。多余的泪液流向内眦处的泪湖，经泪道引流至鼻腔。

4）眼球外肌（ocular muscles）：包括运动眼球的 4 块直肌、2 块斜肌和运动眼睑的上睑提肌。眶尖漏斗形总腱环［也称秦氏环（Zinn 环）或肌圆锥］为一结缔组织环，上、内、下缘围绕视神经管，外缘跨越眶上裂。

A. 4 块直肌：包括上直肌、下直肌、内直肌和外直肌，均由总腱环发出，向前行进，分别以肌腱附着于眼球巩膜表面的上、下、内侧和外侧，该 4 条直肌收缩时，分别使瞳孔转向上内、下内、内侧和外侧。除外直肌受展神经支配外，其他直肌均受动眼神经支配。

B. 2 块斜肌：包括上斜肌和下斜肌。上斜肌起于总键环内上方，沿眼眶内上角向前，在眶内上缘附近穿过由纤维组织构成的滑车后，向后外转折，经过上直肌下面，附着于眼球中纬线稍后偏外侧的巩膜上。该肌收缩使瞳孔转向下外方，受滑车神经支配。正常成人滑车常见骨化，有外伤史者不要误为异物。下斜肌位于眶底之前部分，起于泪沟外侧上颌骨的眶面，初向外后上方伸展，在下直肌与眶底之间，继而经外直肌与眼球之间止于眼球外侧赤道后方。该肌收缩使瞳孔转向上外方，受动眼神经支配。

C. 上睑提肌（levator palpebrae superioris）：起始于视神经管前上方的蝶骨小翼下面，肌腱混入上直肌的起始端中，在上直肌与眶顶壁间前行，腱膜呈扇形附着于眼睑。该肌收缩可上提上睑，开大眼裂，受动眼神经支配。

5）眶脂体和眶筋膜：

A. 眶脂体（adipose body of orbit）：为眼眶内的脂肪组织，充填于眼球、眼球外肌和眶骨膜之间，起支持和保护作用。

B. 眶筋膜（orbital fasciae）：包括眶骨膜、眼球筋膜鞘、肌筋膜鞘和眶隔。眶骨膜疏松地衬于眶壁的内面，在面前部与周围骨膜相连续。眼球筋膜鞘是眶脂体和眼球之间的薄而致密的纤维膜，又称特农（Tenon）囊。肌筋膜鞘呈鞘状包绕各眼球外肌。眶隔与眶骨膜相延续。

（4）眼的血管和神经

1）眼动脉（ophthalmic artery）：眼球及眶内结构的血液供应主要来自眼动脉。眼动脉由颈内动脉穿出海绵窦后，在前床突内侧发出，在视神经下方经视神经管入眶，先居视神经外侧，再经视神经上方与上直肌之间至眶内侧，向前行于上斜肌和上直肌之间，终支出眶。在行程中发出分支供应眼球、眼外肌、泪腺和眼睑等。其主要分支有：视网膜中央动脉、睫后短动脉、睫后长动脉、睫前动

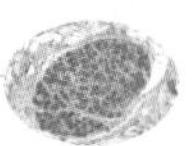

脉、泪腺动脉、筛前动脉及筛后动脉等。

2）眼球内静脉：主要有视网膜中央静脉、涡静脉和睫前静脉，搜集视网膜、虹膜、睫状体和脉络膜等处回流的血液，汇入眼上、下静脉。

3）眼球外静脉：有眼上静脉和眼下静脉，收集全部眶内组织的静脉血液，常在眶尖汇合成一总干，经眶上裂流入海绵窦。同时与面静脉及翼静脉丛等存在丰富的吻合。

4）眼的神经：包括视神经、运动眼外肌的神经与运动眼内肌的自主神经以及眶和眼球的感觉神经。

A. 视神经(optic nerve)：起自眼球后极内侧约 3 mm，行向后内，穿经视神经管入颅中窝。视神经不是真正的周围神经，而是脑组织及其被膜的延伸，是视网膜神经节细胞的轴突集合形成的纤维束。视神经分为 4 段，依次为眼球内段、眶内段、管内段及颅内段。眼球内段长约 1.0 mm，自视神经盘至巩膜后孔出口处，包括视神经盘及巩膜后孔内穿过部分。眶内段自巩膜后孔至视神经孔之间的一段，长 25～35 mm。管内段指视神经通过视神经管的一段，长约 5 mm，连同脑膜鞘直径约 3 mm。颅内段指视神经入颅处至视交叉之间的一段，此段长度范围变化较大，为 4～17 mm。

B. 眼外肌的运动神经：包括动眼神经、滑车神经及展神经。动眼神经支配上、内、下直肌及下斜肌，滑车神经支配上斜肌，展神经支配外直肌。

C. 自主神经：可分为交感神经与副交感神经，管理瞳孔的运动、晶状体的调节、泪腺的分泌、平滑肌收缩以及眼球血管舒缩功能等。

D. 眼的感觉神经：主要由三叉神经第一支眼神经管理。眼神经起自三叉神经半月节，与动眼神经、滑车神经同经海绵窦外侧壁，到眶上裂时分成 3 支，即鼻睫状神经、额神经及泪腺神经，经眶上裂至眶。

(5) 眼眶分区

眼眶内有 5 个分区，不同病变好发于不同间隙，引起不同的临床表现。熟悉眶内间隙解剖，对病变定位、定性诊断均有帮助。

1）眼球区：眼球筋膜鞘又称 Tenon 囊或眼球囊，为一致密的纤维组织膜，包绕除角膜、视神经传出部分外的眼球大部分，是防止眼球后间隙感染和出血蔓延的屏障。眼球筋膜鞘与眼球并非紧密相连，其间尚有眼球筋膜间隙，在间隙内穿插着微细而疏松的纤维以及支配眼球的全部神经，可在积液或炎症的影响下扩大。

2）视神经鞘区：视神经及其鞘膜(软脑膜、蛛网膜、硬脑膜)等结构组成。此间隙常见病变包括视神经炎性反应、视神经胶质瘤、视神经鞘脑膜瘤等。

3）肌锥内区：位于 4 块直肌及其肌间筋膜所围成的肌锥内，其中有眶脂肪及神经、血管组织。肌间膜与眼球筋膜和眶隔连接较紧密，故此间隙内的炎性反应一般不波及眼睑或结膜。

4）肌锥外区：位于 4 块直肌及其肌间筋膜所围成的肌锥与眶骨膜之间，前界为眶隔。此间隙常见病变包括炎性反应、神经源性肿瘤、脉管性病变等，病变常较早引起复视、眼球突出等。

5）骨膜外区：眶骨膜衬于眶腔内面，疏松地附着于眶壁上，其与眶壁之间的间隙称为骨膜下间隙。在某些疾病时，血液或脓液可自眶壁将眶骨膜顶起。但在眶缘、骨缝、各个眶裂孔、泪囊窝和滑车小凹等处，骨膜与眶骨壁愈着牢固，使病变局限而不易蔓延。

### 1.2.2 正常 MRI 表现

常规序列 MRI 平扫图像上，眶壁骨皮质无信号，骨髓腔呈高信号，眶内脂肪呈高信号，眶内血管呈流空信号。与脑皮质相比，在 $T_1$WI 图像上，球壁呈低信号，前房呈低信号，晶状体呈等信号，玻璃体呈低信号，眼外肌、泪腺及视神经呈等信号。与脑皮质相比，在 $T_2$WI 压脂图像上，球壁呈低信号，前房呈高信号，晶状体为极低信号，玻璃体呈高信号，眼外肌、泪腺及视神经呈等信号，有时可见视神经周围蛛网膜下腔为高信号。横断面 $T_1$WI 和 $T_2$WI 压脂图像(图 1－2～图 1－4)主要显示眼眶内、外壁和内、外直肌及视神经的纵行形态，以及眼球轴面；冠状面 $T_2$WI(图 1－5)、矢状面 $T_2$WI 图像(图 1－6)显示上述结构冠状和矢状断面的形态。冠状面 $T_2$WI 图像用以显示病灶的定位及与视神经的关系。在增强联合脂肪抑制 $T_1$WI 图像上(图 1－7)，虹膜、睫状体及脉络膜明

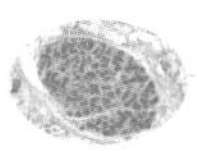

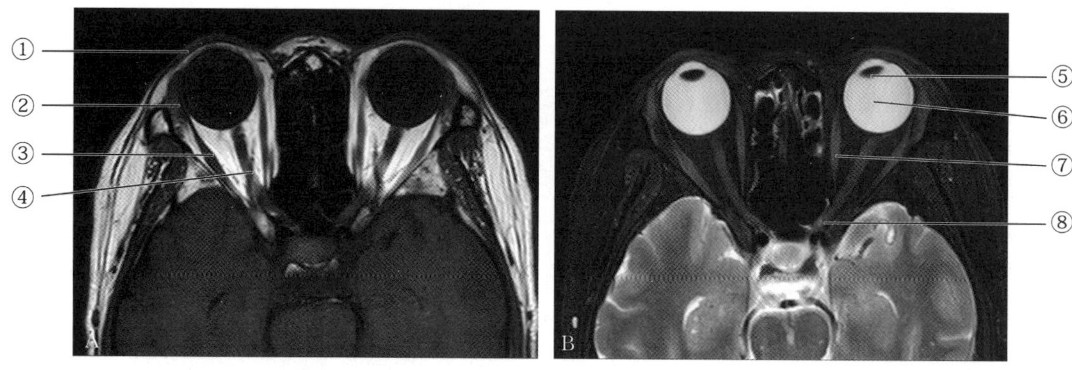


A. $T_1$WI 图像　　B. $T_2$WI 压脂图像

①眼睑；②泪腺；③外直肌；④视神经眶内段；⑤晶状体；⑥玻璃体；⑦内直肌；⑧视神经管内段。

图 1－3　眼眶视神经层面 MRI 横断面 $T_1$WI、$T_2$WI 压脂图像

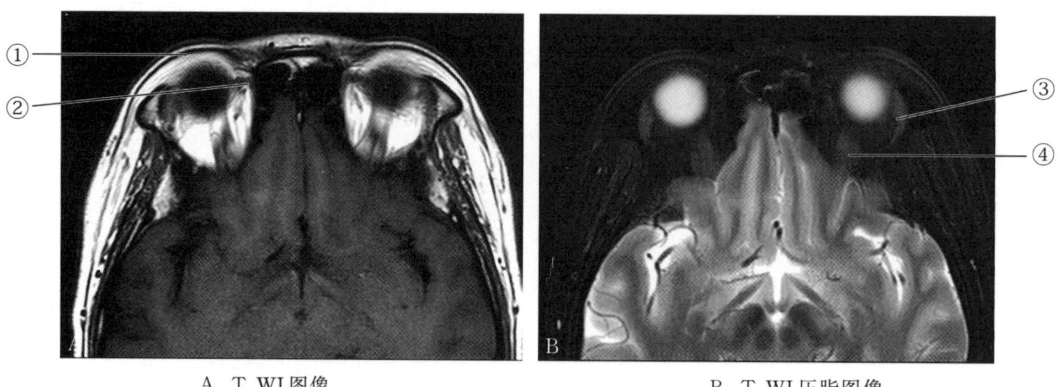


A. $T_1$WI 图像　　B. $T_2$WI 压脂图像

①眼睑；②上斜肌；③泪腺；④上直肌。

图 1－4　眼眶上直肌层面 MRI 横断面 $T_1$WI、$T_2$WI 压脂图像

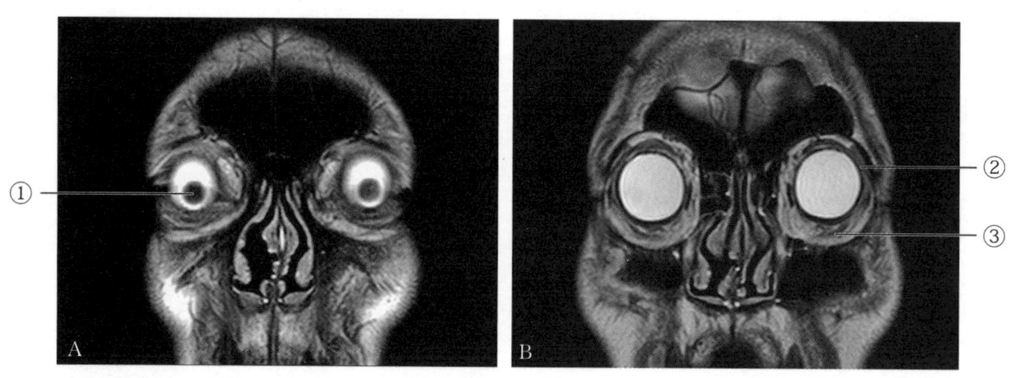

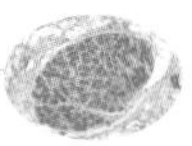

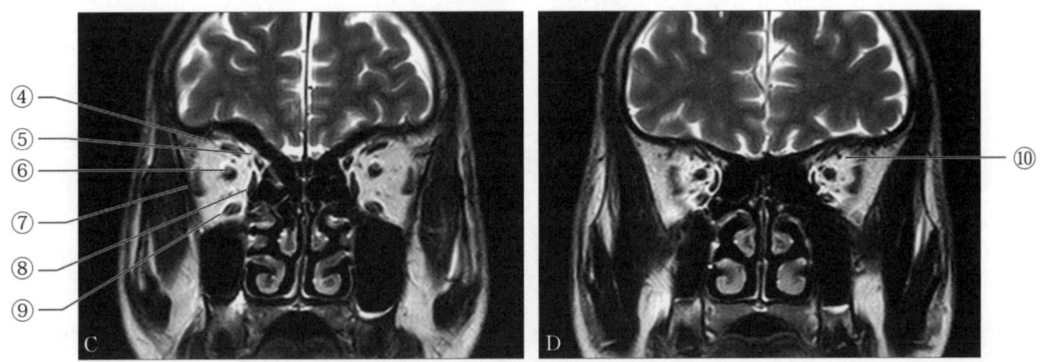


①晶状体；②泪腺；③下斜肌；④上直肌；⑤上斜肌；⑥视神经；⑦外直肌；⑧内直肌；⑨下直肌；⑩眼上静脉。

图 1-5 眼眶 MRI 冠状面 $T_2$WI 图像

注：A、B、C、D 均为 $T_2$WI 图像。

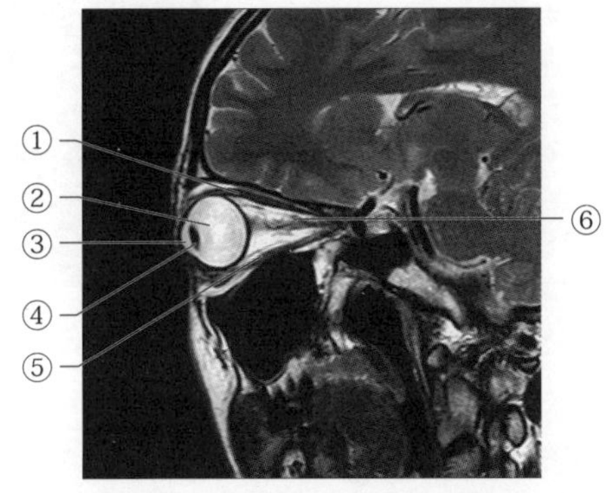


①上直肌；②玻璃体；③前房；④晶状体；⑤下直肌；⑥视神经眶内段。

图 1-6 眼眶 MRI 矢状面 $T_2$WI 图像

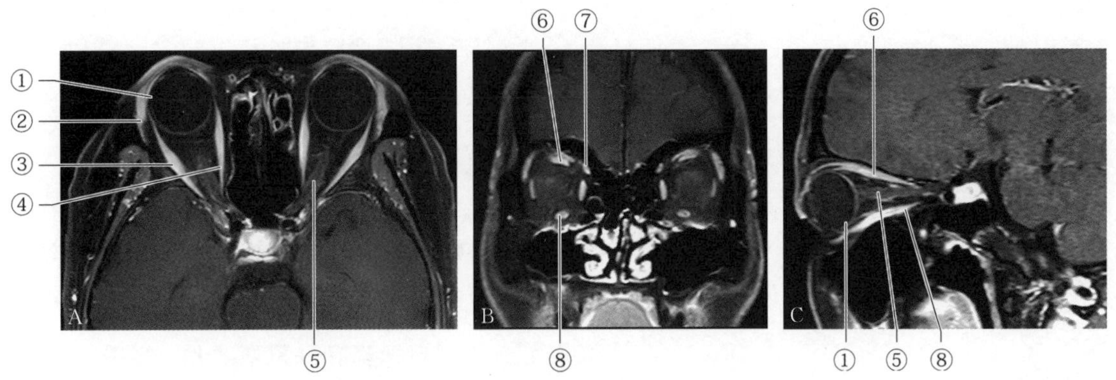


①眼球血管膜；②泪腺；③外直肌；④内直肌；⑤视神经；⑥上直肌；⑦上斜肌；⑧下直肌。

图 1-7 眼眶 MRI 横断面、冠状面、矢状面 $T_1$WI 压脂增强图像

注：A. 横断面 $T_1$WI 压脂增强图像；B. 冠状面 $T_1$WI 压脂增强图像；C. 矢状面 $T_1$WI 压脂增强图像。显示眼球血管膜、眼外肌及泪腺均明显强化，视神经未见明显强化。

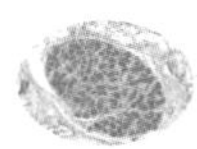



显强化，视网膜显示不清，巩膜由于含纤维结构而呈现低信号，眼外肌及泪腺均匀明显强化，视神经无强化，眶内脂肪由于采用压脂技术而无信号。

## 1.3 眼眶先天性病变

### 1.3.1 先天性视神经发育不全

(1) 概述

视神经发育不全(optic nerve hypoplasia, ONH)是一种少见的先天性疾病，目前病因不明，可能与遗传有关，也可能与孕期患病或服用某些药物有关。如果视神经发育不全与透明隔发育不全或缺如共存，则被称为视-隔发育不良(septo-optic dysplasia, SOD)，又称德-卡综合征(de Morsier-Kallman syndrome)，是一种罕见的前脑中线结构发育不良。

(2) 病理

根据病变严重程度不同，可分为视神经发育不全和视神经缺如。ONH 患者视神经纤维明显减少，可伴有小眼球、白内障、斜视等。视神经完全未发育则无视神经，无视网膜血管，且视网膜没有神经节细胞。视-隔发育不良的病理特征主要包括：①视觉通路不同程度发育不良，视交叉变形；②透明隔缺如；③下丘脑、垂体功能异常。巴科维奇(Barkovich)等将视-隔发育不良分为 2 种亚型：Ⅰ型，患者伴发脑裂性孔洞脑畸形；Ⅱ型，患者不伴有脑裂性孔洞脑畸形，表现为透明隔完全缺如，侧脑室增大，弥漫性脑白质发育不良。

(3) 临床表现

可为单侧或双侧发病，大多数患者表现为视力下降、斜视等。ONH 轻者患眼视力可正常，严重者无光感，瞳孔直接对光反射消失。视-隔发育不良患者可出现智力发育迟滞、脑瘫、全身发育迟缓等，合并下丘脑、垂体功能障碍者表现为尿崩症、生长阻滞。

(4) MRI 表现

直接征象为视神经细小(图 1-8)，可合并其他畸形，如晶状体缺如、囊性眼等。若出现透明隔缺如和视觉通路发育不良，即可怀疑视-隔发育不良。Ⅰ型特异性征象包括：①透明隔部分残留；②伴发脑裂性孔洞脑畸形。Ⅱ型包括：①透明隔完全缺如；②双侧侧脑室增大，融合呈单腔，双侧侧脑室前角于横断面上显示横平，于冠状面上呈方盒状(图 1-9)；③伴或不伴视辐射发育不良的弥漫性脑白质发育不良，表现为脑白质变薄。由于视神经、视交叉发育不良，第 3 脑室下部支撑结构薄弱而导致第 3 脑室前部憩室样扩大。伴发下丘脑垂体发育不良者，可显示垂体柄和漏斗增大而垂体变小，鞍上池、视交叉池扩大。

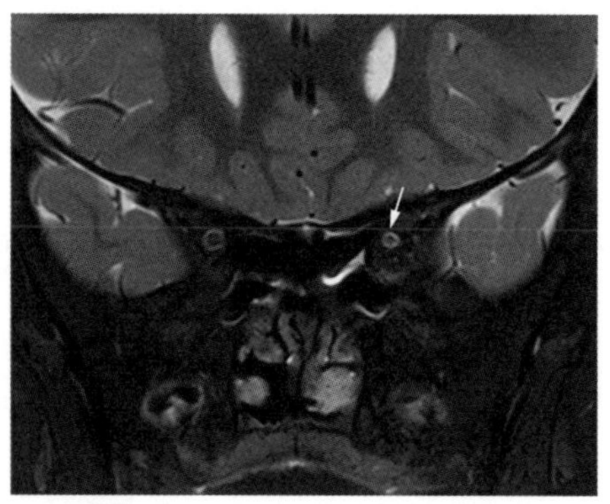

图 1-8 左侧视神经发育不全

注：平扫 MRI 冠状面 $T_2$WI 压脂示左侧视神经变细(箭头)。

引自：HAINC N. Septo-optic dysplasia [EB/OL]. [2021-10-18]. https://radiopaedia.org/cases/septo-optic-dysplasia-7?lang=us.

(5) 诊断要点

本病诊断要点：①MRI 显示视神经发育细小；②若发现透明隔缺如和视路发育不良，应考虑 SOD 的可能。

(6) 鉴别诊断

先天性 ONH 应注意与后天性视神经萎缩(optic atrophy)相鉴别，主要依据临床病史。SOD 需要与透明隔囊肿与透明隔间腔形成相鉴别，后两者均可见形态完整的透明隔结构，且视神经形态无异常。

### 1.3.2 视神经鞘蛛网膜囊肿

(1) 概述

视神经鞘蛛网膜囊肿(arachnoid cyst of the optic nerve sheath)极为少见，可分为眶内段及颅内段两型。眼胚胎发育过程中视神经沿眼蒂生长

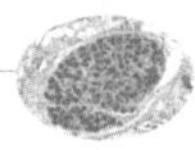

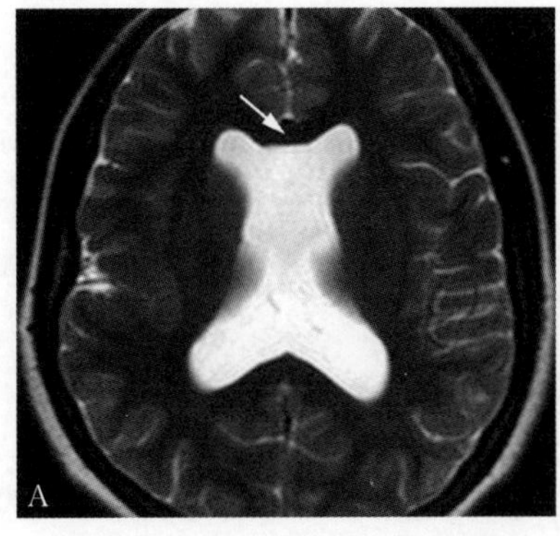


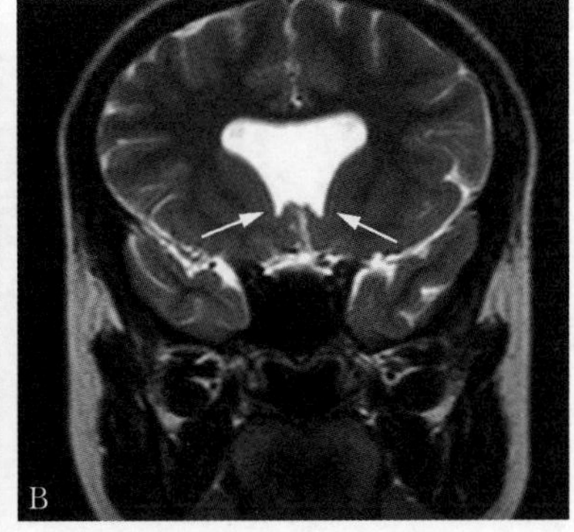


图 1-9 视-隔发育不良

注：平扫 MRI 示透明隔完全缺如，双侧侧脑室增大，融合呈单腔，双侧侧脑室前角于 $T_2$WI 横断面上(A)横平(箭头)，于 $T_2$WI 冠状面(B)上呈方盒状(箭头)。

引自：钱雯，胡昊，马高，等. MRI 动态增强定量分析联合扩散加权成像鉴别良性眼眶淋巴增生性疾病与淋巴瘤的价值[J]. 中华放射学杂志，2018，52(2)：91-95.

延伸至脑内，视神经鞘膜与视神经之间形成与第三脑室相通的腔隙，并逐渐缩窄成为一条裂缝。在发育过程中由于闭塞障碍，视神经鞘膜腔隙与第三脑室仍保持相通，导致脑脊液积聚，形成视神经鞘蛛网膜囊肿。

(2) 病理

1) 大体病理：肿物为囊样组织，囊壁由透亮而富有弹性的薄膜组成，且与视神经相连；囊内充满清亮透明的脑脊液，少量出血时可微黄。

2) 镜下病理：囊壁内衬单层扁平上皮，局部可见上皮增生，部分囊壁无内衬上皮、囊壁纤维组织增生，周边可见少量胶质细胞。

(3) 临床表现

可发生于单侧或双侧眼眶，主要表现为眼球突出，患眼可缩小。眶内段型囊肿位于眼球后方，出现同侧视力减退、视神经盘水肿等症状。颅内段型可压迫视交叉产生视力障碍、视野缺损等。

(4) MRI 表现

表现为肌锥内以视神经为中心的囊肿，边缘光滑，有薄层包膜。囊肿内部信号与脑脊液信号相仿，为 $T_1$WI 低信号、$T_2$WI 高信号，增强扫描后无强化。病变于 DWI 上无弥散受限，ADC 值高于 $2.0\times10^{-3}$ mm$^2$/s。囊肿区视神经可不显示，囊肿后方常可见较细的视神经(图 1-10)。

(5) 诊断要点

以视神经为中心的囊肿，呈脑脊液样信号，囊肿区视神经显示不清。

(6) 鉴别诊断

应注意与视神经胶质瘤、视神经鞘脑膜瘤、皮样囊肿(dermoid cyst)及表皮样囊肿(epidermoid cyst)相鉴别。视神经胶质瘤及视神经鞘脑膜瘤多强化明显，此外后者视神经往往受包绕改变，典型者呈双轨征表现。表皮样囊肿及皮样囊肿多位于眼眶顶上及鼻上方，前者平扫信号类似脑脊液，但 $T_2$ FLAIR 序列上 $T_2$WI 高信号的囊内容物信号不被抑制，DWI 序列弥散受限呈高信号，后者于 $T_1$WI、$T_2$WI 均呈高信号，脂肪抑制序列信号可被抑制。

### 1.3.3 神经纤维瘤病

(1) 概述

神经纤维瘤病(neurofibromatosis, NF)是一种常见的神经皮肤综合征，为常染色体显性遗传，半数以上患者存在家族史。分为Ⅰ型神经纤维瘤病(NF-1)和Ⅱ型神经纤维瘤病(NF-2)。NF-1 又称为周围性神经纤维疾病，较 NF-2 更常累及眼眶。25%～35%的 NF 发生在头颈部，但出现眼眶的异常相对少见。

(2) 病理

1) 大体病理：累及眼眶的 NF-1 根据肿瘤形态可分为 3 型：丛状神经纤维瘤、弥漫型神经纤维瘤和局限性神经纤维瘤。

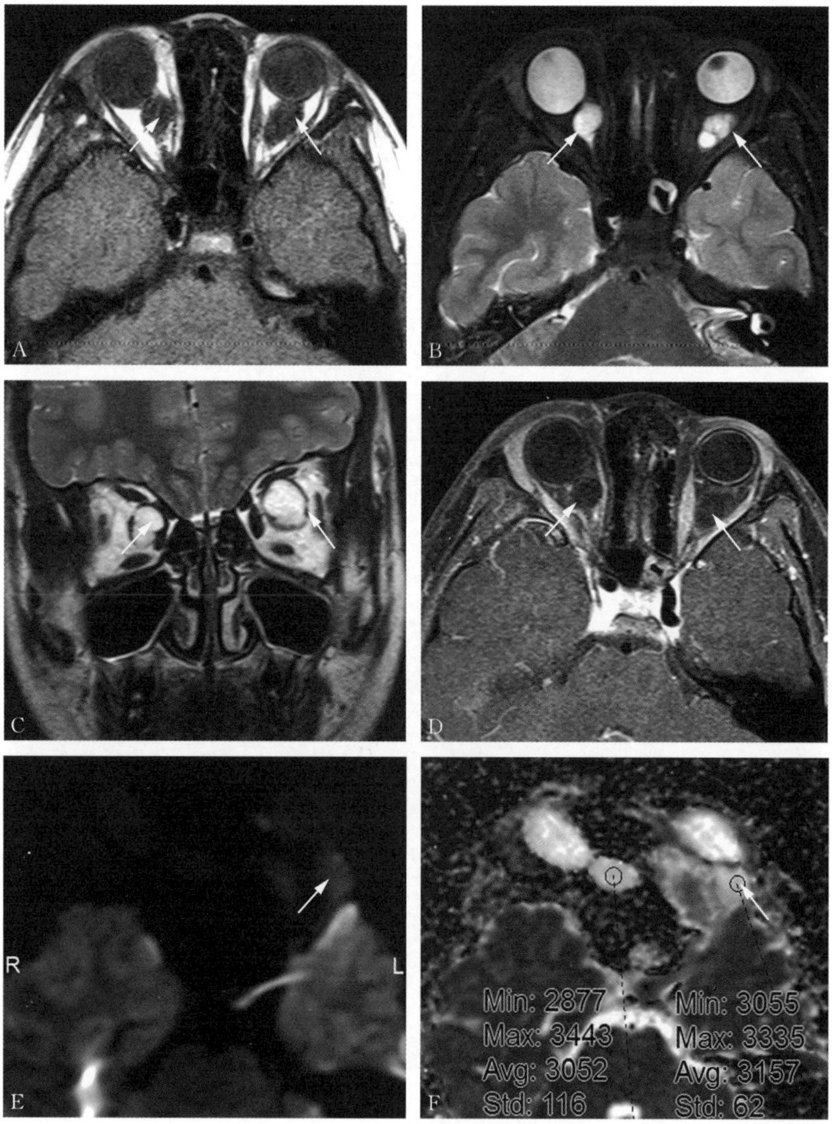

图 1-10 视神经鞘蛛网膜囊肿

注：患者，男性，22 岁。平扫 MRI 示双侧眼眶肌锥内可见以视神经为中心的囊状异常信号影，边界清晰，有薄层包膜，信号与脑脊液相仿。A. $T_1$WI 横断面呈低信号（箭头）；B. $T_2$WI 横断面压脂呈高信号（箭头）；C. $T_2$WI 冠状面呈高信号（箭头）；D. $T_1$WI 横断面增强未见强化（箭头）；E. DWI 横断面未见明显弥散受限（箭头）；F. ADC 图上 ADC 值约 $3.0\times10^{-3}$ $mm^2/s$（箭头）。

2）镜下病理：局限型神经纤维瘤镜下表现及组织形态与神经纤维瘤相似；丛状神经纤维瘤可见增生的神经纤维扭曲变形，神经纤维间黏液基质增多而致神经纤维分离疏散，神经束膜和神经外膜来源的梭形细胞弥漫分布于周围软组织；弥漫性神经纤维瘤可见真皮和浅筋膜之间软组织增厚、变硬，充满灰白色瘤组织，界限不清，沿结缔组织间隔生长。

（3）临床表现

丛状神经纤维瘤、弥漫型神经纤维瘤一般见于 10 岁以内患儿，主要有眼球突出、视力下降等症状，眼睑可触及肿块。局限性神经纤维瘤多发生于 20～50 岁，主要表现为眼球突出和斜视等症状。有 2 种或 2 种以上的表现就可诊断 NF-1：①≥6 处牛奶咖啡斑；②≥2 处神经纤维瘤或≥1 处丛状神经纤维瘤；③≥2 个虹膜色素错构瘤[利

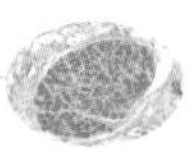

希(Lisch)结节];④腋窝及腹股沟区雀斑;⑤视神经胶质瘤或其他脑实质胶质瘤;⑥与 NF-1 患者为一级亲属关系;⑦≥1 处特征性骨质缺陷(如蝶骨发育不良、长骨骨皮质变薄)。

(4) MRI 表现

发生于眶面部的神经纤维瘤主要表现为眼睑及眶周软组织增厚,形成形状不规则、边界不清的软组织肿块,眼外肌不规则增粗。与肌肉相比,病变于 $T_1$WI 呈等或略低信号,$T_2$WI 呈等或略高信号,增强后多为不均匀明显强化,DWI 实性区域呈稍高信号,ADC 值约 $1.8\times10^{-3}$ $mm^2/s$(图 1-11)。NF-1 患者伴发视神经胶质瘤可表现为视神经增粗、扭曲,增强后可见强化。伴发眶骨发育不良可表现为蝶骨大、小翼骨质缺损或骨质不规整,眼眶扩大等,严重者可继发脑膜脑膨出伴眼球突出。

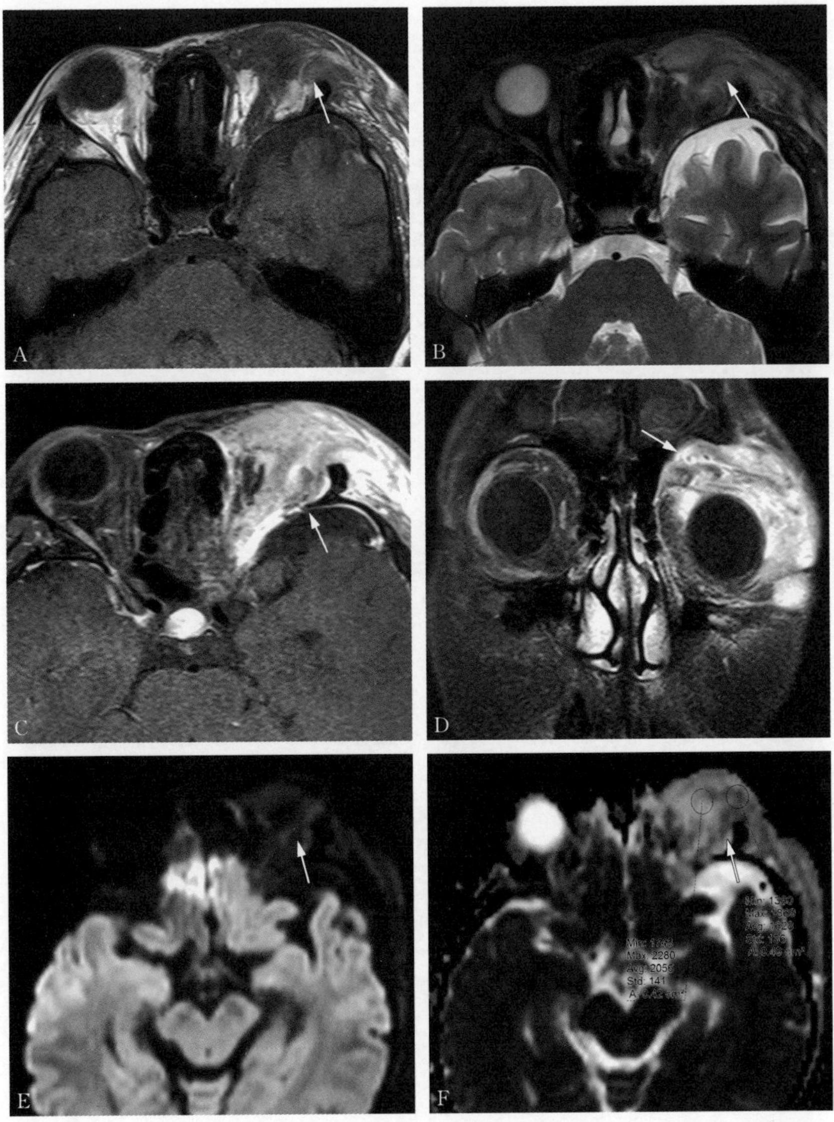

图 1-11 神经纤维瘤病累及左眶

注:患者,男性,22 岁。平扫 MRI 示左侧眼睑、左眶肌锥内外(外、上象限)及左颞部软组织弥漫增厚,信号不均匀,多个眼肌受累增粗,眼眶外壁变形;病变相对肌肉 $T_1$WI 横断面(A)上呈不均匀等信号(箭头),$T_2$WI 横断面(B)压脂呈不均匀稍高信号(箭头),$T_1$WI(C、D)压脂增强,呈不均匀明显强化(箭头),DWI 上(E)呈未见明显弥散受限(箭头),ADC 图(F)上值$(1.7\sim2.0)\times10^{-3}$ $mm^2/s$(箭头)。

（5）诊断要点

本病诊断要点：①皮肤或皮下典型的牛奶咖啡斑（或）神经纤维瘤；②眼眶内外不规则软组织肿块，边界不清，增强后明显强化；③眼眶扩大，眶骨骨质不规整或骨质缺损，可继发脑膜膨出或脑膜脑膨出；④视神经胶质瘤。

（6）鉴别诊断

丛状神经纤维瘤需要与毛细血管瘤（capillary hemangioma）、静脉畸形（venous malformation）及淋巴管瘤（lymphangioma）的鉴别。毛细血管瘤具有一定的临床特点，其多为出生或3个月时发生，6个月内生长加速，可自然消退，受累皮肤暗红色，多位于眼睑及眶隔前，增强后中到明显强化。静脉畸形由多发迂曲扩张畸形血管组成，临床上低头实验阳性，颈内静脉压力增加可使病变体积增加，$T_2$WI上可见血管流空信号。淋巴管瘤多见于儿童，范围亦可弥漫且形状不规则，但其容易出血，使信号混杂，增强扫描多无强化。以上病变一般不伴有患者骨质发育不良。

## 1.4 眼眶炎症

### 1.4.1 眼眶蜂窝织炎

（1）概述

眼眶蜂窝织炎（orbital cellulitis）为细菌性感染引起的急性感染性疾病。可分为两大类：①眶周蜂窝织炎，表现为眶隔前眼睑和眼周围皮肤的急性炎症；②眶内蜂窝织炎，系感染侵犯眶隔后引起眶内软组织的急性炎症。可发生于任何年龄，多见于儿童。

（2）病理

1）大体病理：大部分眶隔前蜂窝织炎多数是由颌面部邻近组织炎症蔓延所致，如局部创伤或感染、泪腺炎、泪囊炎等。由于眶隔前结构皮下组织疏松，常出现眶周皮肤明显的红肿，但一般很少影响眼眶功能。

2）镜下病理：眶内化脓性炎症改变，可见大量中性粒细胞、淋巴细胞浸润，血管及淋巴管扩张，有时可见血管栓塞。后期可见由成纤维细胞、组织细胞及巨细胞所形成的肉芽肿。钱德勒（Chandler）等依据眼眶蜂窝织炎的发展阶段不同，将其分为5类：①眶隔前和/或眶周蜂窝织炎，病理改变主要为炎性水肿；②眼眶蜂窝织炎，病理改变为眼眶组织的炎性浸润，可出现不同程度的占位效应和相应功能障碍；③骨膜下、眼眶脓肿，直接征象为骨膜下间隙或肌锥内及肌锥外的脓性病灶；④海绵窦血栓的形成，临床会出现中枢神经系统功能障碍或局部炎性体征和功能障碍。

（3）临床表现

临床上表现为患侧眼睑红、肿、热、痛，球结膜高度水肿，眼球运动受限，可累及视神经，引起视神经炎和视神经萎缩造成视力减退。如感染不能及时控制，可导致眼上静脉血栓性静脉炎、眶内脓肿，颅内受累导致血栓性静脉炎、脑膜炎和硬脑膜下脓肿，可出现相应的神经症状。

（4）MRI表现

炎症早期，病变局限于眼眶肌锥外间隙，多位于眼眶内侧和与鼻旁窦相邻处，与眼外肌相比，病变呈$T_1$WI中等信号，$T_2$WI高信号，边缘模糊且不规则，常伴有邻近鼻旁窦炎症。弥漫性炎症主要表现为皮下脂肪或眶后脂肪间隙模糊，$T_2$WI压脂呈弥漫性高信号，MRI增强不均匀强化。脓肿形成时MRI表现为边界不清的软组织团块影。脓腔内因含较多的坏死组织，呈$T_1$WI低信号、$T_2$WI高信号，周边为$T_1$WI等信号的脓肿壁，壁较厚、光滑，增强扫描脓肿壁呈环形强化，脓腔不强化。DWI序列上脓肿内部弥散受限，呈高信号（图1-12）。当病变累及眼肌时，MRI表现为眼肌增粗，边界不清，压脂$T_2$WI边缘信号增高。累及视神经时，MRI表现为视神经增粗，增强后可见边缘强化。当发生海绵窦静脉栓塞时，MRI表现为患侧海绵窦扩张，眼上静脉增宽。急性栓塞在$T_1$WI表现为等信号、$T_2$WI为低信号；亚急性栓塞$T_1$WI和$T_2$WI均为高信号，增强可显示其内的充盈缺损，提示血栓形成。因而对于炎症范围较大、临床症状较重的患者，在MRI检查时应注意有无海绵窦及眼上静脉血栓形成。MRI亦可显示颅内继发的硬脑膜下脓肿、脑梗死等改变。

（5）诊断要点

本病诊断要点：①常见于小儿；②急性起病，

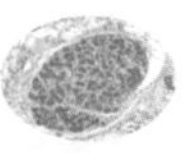

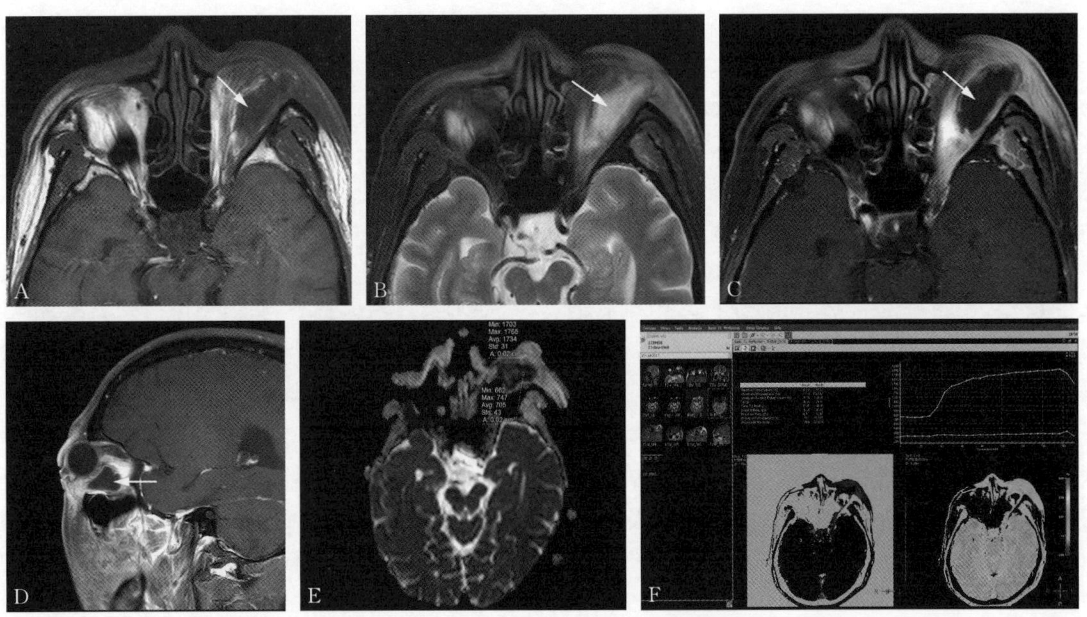

图 1-12 左眼眶蜂窝织炎伴脓肿形成

注：患者，男性，49 岁。3 周前无明显诱因出现左眼肿痛伴流脓。A. 横断面 $T_1WI$ 示左眼突出，左眶外下象限肌锥外类圆形异常低信号影，边界欠清（箭头）；B. 横断面 $T_2WI$ 压脂示病变呈混杂高信号（箭头）；C、D. 增强 $T_1WI$ 横断面及矢状面示病灶边缘明显强化，中心无强化（箭头）；E. 脓肿壁 ADC 值 $1.7\times10^{-3}\ mm^2/s$，脓腔内容物 ADC 值 $0.7\times10^{-3}\ mm^2/s$；F. 脓肿壁 TIC 为Ⅰ型（缓慢上升型）。

早期眼睑红、肿、热、痛，进而出现眼球运动障碍、视力减退；③多由鼻旁窦炎引起；④病变范围较弥漫，呈弥漫性 $T_2WI$ 压脂高信号，MRI 增强不均匀强化，可伴有脓肿形成；⑤病变发展可累及眼肌、视神经及颅内。

（6）鉴别诊断

眼眶蜂窝织炎需与炎性假瘤、血栓性海绵窦炎进行鉴别。炎性假瘤属于非特异性炎症，MRI 上多表现为境界清楚的肿瘤样团块，主要位于肌锥内、外间隙；多伴有眼环增厚、眼外肌增粗、视神经增粗等，用糖皮质激素（以下简称激素）治疗有效。而蜂窝织炎多呈弥漫型病变，临床症状更急、更重。血栓性海绵窦炎多累及双侧，常有脑膜刺激征，并多伴有耳后乳突部水肿，但与眼眶蜂窝织炎可相互伴发，可根据病史、疾病发展的先后进行判断。

## 1.4.2 炎性假瘤

（1）概述

眼眶炎性假瘤（orbital inflammatory pseudotumor）又称特发性眼眶炎性假瘤（idiopathic orbital inflammatory pseudotumor，IOP），由伯奇-霍奇菲尔德（Birch-Hirchfield）于 1905 年首先提出，是一种病因不明的非特异性炎症。该病发病率在眼眶病变中排第 3 位，仅次于甲状腺相关眼病和淋巴组织增生性疾病。本病可侵犯眼眶的任何结构，包括巩膜、眼球、眼外肌、视神经、泪腺、眶脂肪、眶上裂及海绵窦等，导致病变组织急或慢性增殖性炎症而形成类肿块样改变。炎性假瘤可发生于任何年龄，但以中年多见。多为单侧发病，双侧少见。其病因不明，目前大多数学者认为可能与自身免疫反应相关。

（2）病理

1）大体病理：组织肿胀形成瘤样病变，病变可破坏骨质，局部呈侵袭性生长。肉眼见不规则形状，无包膜，质脆，灰白色或鱼肉状。

2）镜下病理：可见慢性炎性细胞浸润，主要是成熟的淋巴细胞（T 细胞）、浆细胞、中性粒细胞、嗜酸性粒细胞，偶尔还有少量的组织细胞及巨噬细胞，并伴有不同程度的纤维结缔组织增生。

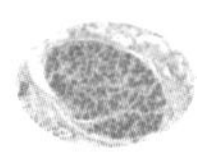

该病的病理分型较为复杂，目前尚无统一标准。参照亨德森（Henderson）的分类法可将眼眶炎性假瘤分 3 型：弥漫性淋巴细胞浸润型、混合型和硬化型。淋巴细胞浸润型最为常见，病理改变主要以淋巴细胞增生为主，组织结构相对较单一。硬化型，又称为纤维增生型，病理改变主要以胶原纤维增生为主，可见散在少量慢性炎性细胞。一直以来硬化型炎性假瘤被认为是长期的炎性假瘤所致，但现在有学者认为这种类型可能是一种特定的亚型，甚至可能与 IgG4 相关性眼病有关，但目前尚未完全证实。混合型以慢性炎性肉芽肿为主，病理上胶原纤维与慢性炎性病变细胞混杂，有时形成非干酪性肉芽肿。这种类型在临床上相对少见。

（3）临床表现

本病可呈急性、亚急性或慢性发生和发展。典型临床表现：眼球突出，复视，眼球运动障碍，视力下降，眼睑及球结膜充血、水肿，严重者结膜可突出于睑裂外。如肿物位于眼眶前部，可于眶周扪及硬性肿块。而硬化型炎性假瘤眼球突出常不明显，甚至可表现为眼球内陷。

（4）MRI 表现

病灶多累及一侧眼眶，双侧受累较少见。根据病变累及结构的不同，影像学可有不同表现。可分为眼外肌型、泪腺型、肿块型、眼球周围型、弥漫型等。眼外肌型：表现为单或多发眼外肌增粗，肌腹与肌腱均增粗，边界欠清，边缘欠光整。泪腺型：典型表现为病变侧泪腺增大，多有眶部和睑部软组织肿胀，病变信号尚均匀，邻近脂肪间隙模糊，呈网格状改变（图 1－13）。肿块型：多位于球后肌锥内，形态规则，边界清，病灶可包绕视神经，周围眼肌受压推移（图 1－14）。眼球周围型：眼球和视神经周围炎性浸润性病灶。弥漫型：眶内甚至眶尖部被软组织信号影充填，呈铸型改变，眼球突出，眼外肌、视神经被包埋其中（图 1－15）。

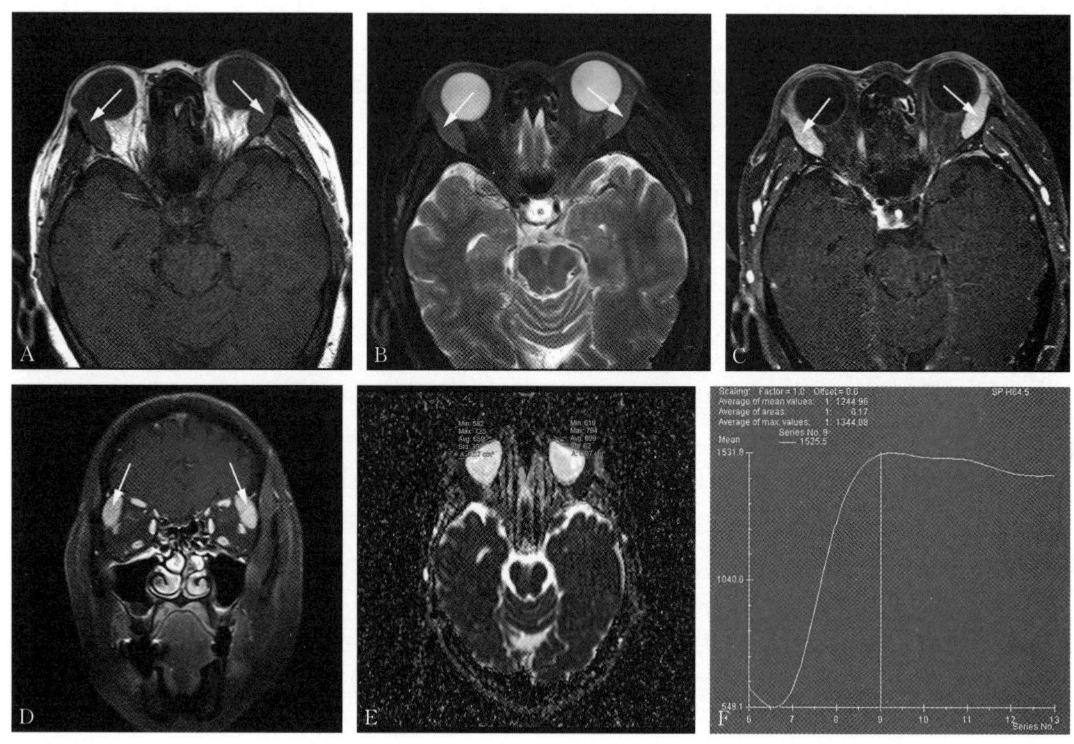


图 1－13　双侧眼眶炎性假瘤（泪腺型）

注：患者，女性，66 岁，2 年前出现双眼球突出伴眼胀痛、压迫感，左侧明显。A、B. 横断面 $T_1WI$ 及 $T_2WI$ 示双侧泪腺对称性肿大，信号均匀，$T_1WI$ 为等信号，$T_2WI$ 压脂呈稍高信号（箭头）；C、D. 增强 $T_1WI$ 横断面及冠状面示增强后明显均匀强化（箭头）；E. 左侧泪腺区 ADC 值为 $1.3\times10^{-3}\ mm^2/s$；F. TIC 为Ⅱ型（平台型）曲线。

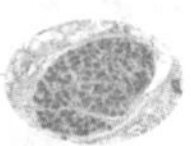

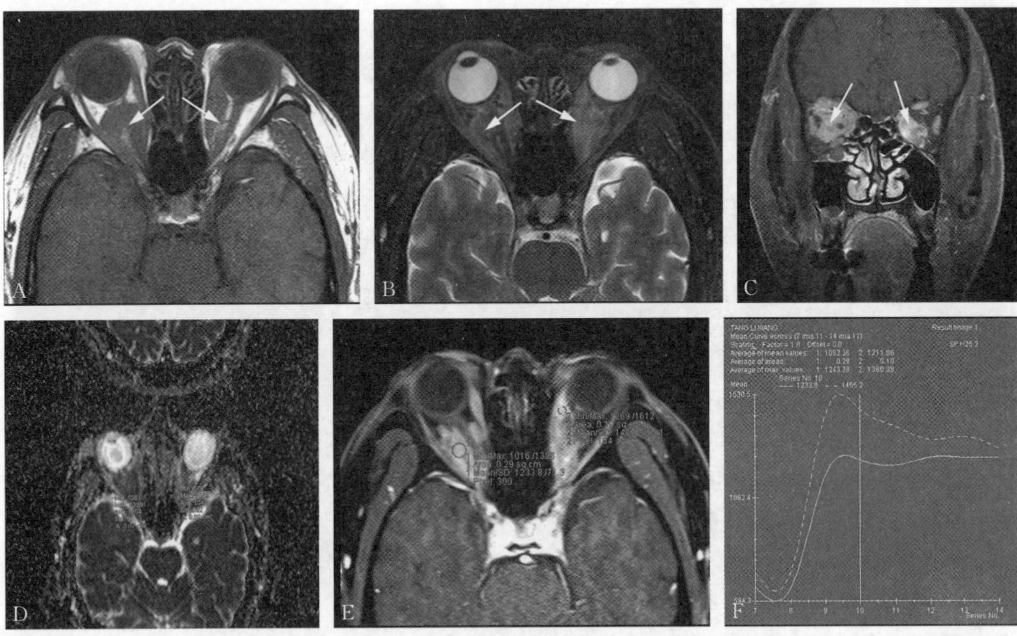

图 1-14 双侧眼眶炎性假瘤(肿块型)

注:患者,男性,63 岁,2 年前无明显诱因下出现双侧眼睑肿胀,无明显疼痛,无视力下降。A、B. 横断面 $T_1$WI 及 $T_2$WI 压脂示双侧眼眶肌锥内团块状异常信号,右侧为著,$T_1$WI 为低信号,$T_2$WI 压脂为稍高信号(箭头),左眶病灶包绕左侧内直肌,右眶病灶包绕视神经; C. 增强 $T_1$WI 冠状面示双侧病灶明显强化(箭头);D. 双侧病灶 ADC 值约为 $1.2\times10^{-3}$ $mm^2/s$; E、F. TIC 为Ⅱ型(平台型)曲线。

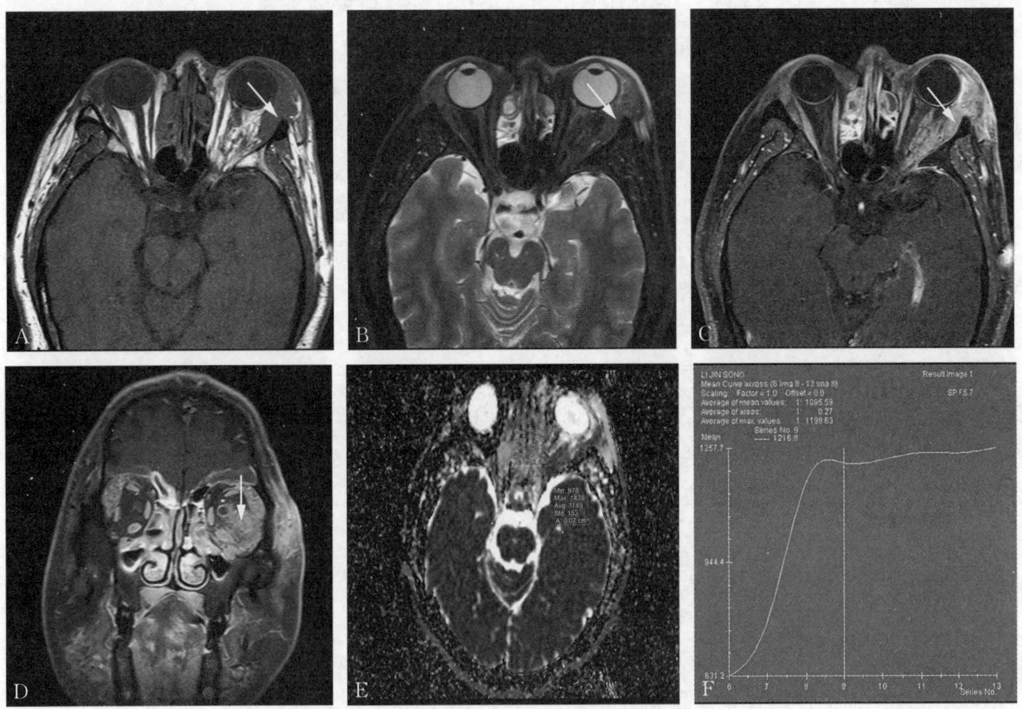

图 1-15 左侧眼眶炎性假瘤(弥漫型)

注:患者,男性,41 岁,无明显诱因左眼肿胀伴疼痛 1 年余。A、B. 横断面 $T_1$WI 及 $T_2$WI 压脂示左侧眼眶肌锥内、外片状异常信号,$T_1$WI 为低信号,$T_2$WI 压脂为稍高信号(箭头),左眶病灶包绕左侧外直肌;C、D. 增强 $T_1$WI 冠状面及横断面示病灶明显强化(箭头);E. 左眶内病灶 ADC 值约为 $1.2\times10^{-3}$ $mm^2/s$; F. TIC 为Ⅱ型曲线。

眼眶炎性假瘤多数局限在眶内,但也可沿眶上裂蔓延至颅中窝海绵窦区;可经眶下裂累及翼腭窝、颞下窝;可经眶下沟、眶下孔累及眶前部软组织;还有文献报告病灶可经筛前孔蔓延至颅前窝。

炎性假瘤的 MRI 信号特点较为复杂,根据病程及病理类型的不同呈现多种表现。急性期由于病灶富含大量炎性细胞多表现为 $T_1$WI 低信号、$T_2$WI 较高信号,如弥漫型、部分眼外肌型;慢性期由于病灶纤维化程度较高,多表现为 $T_1$WI 及 $T_2$WI 均为等或低信号,如肿块型、部分眼外肌型。注射二乙三胺五醋酸钆(Gd-DTPA)增强扫描,急性期肿块多表现为较明显强化,而慢性期强化程度可不明显。因此,从肿块的信号上可以初步鉴别炎性假瘤的急、慢性情况,用以指导临床治疗。当病变包绕视神经生长时,在脂肪抑制的增强图像上可见正常形态的视神经自病灶中穿行,这也是与其他视神经的肿瘤性病变相鉴别的要点之一。

因炎性假瘤的 MRI 表现缺少特异性,常难以与多种疾病从形态学上相鉴别。一些 MRI 的功能成像,如 DWI、DCE-MRI 等可辅助诊断,现已在眼眶病变中广泛应用。文献报告眼眶良性肿块的 ADC 值明显高于恶性肿块。当 ADC$<1.0\times10^{-3}$ mm$^2$/s 或 ADC 比率(病变与正常脑白质的 ADC 比值)$<1.2$ 时,提示病灶为恶性,以此鉴别炎性假瘤与淋巴瘤的准确率为 100%。但是,炎性假瘤的 TIC 曲线表现多样,没有特异性。

(5) 诊断要点

急性期患者根据典型的临床症状、激素治疗有效等特点,结合 MRI 的形态学表现可做出诊断。慢性期者,其临床病史无特异性,激素治疗不敏感,MRI 检查 $T_2$WI 上为等/低信号,强化不明显等。

(6) 鉴别诊断

应与淋巴瘤、甲状腺相关眼病、泪腺肿瘤相鉴别。淋巴细胞浸润型的炎性假瘤通常在信号上与淋巴瘤区别不大。但炎性假瘤形成的肿块可发生于眼眶任何部位,而淋巴瘤多起自眶隔前间隙的淋巴组织,常见于泪腺区和球周筋膜囊。另外,可通过测量 ADC 值来明确诊断,淋巴瘤的 ADC 值常明显低于炎性假瘤。格雷夫斯(Graves)眼病要与眼外肌型炎性假瘤进行鉴别:前者眼肌增粗多只累及肌腹,周围脂肪间隙存在,而后者眼肌的肌腹和肌腱同时受累,眶内可见炎性浸润。泪腺肿瘤需要与泪腺型炎性假瘤鉴别:前者多表现为局限性的肿块影,并可伴有骨质破坏。

### 1.4.3 视神经炎

(1) 概述

视神经炎(optic neuritis)泛指累及视神经的多种原发性或特发性炎性脱髓鞘病变,是中青年人群重要的致盲原因之一。视神经炎常伴随或预示着多发性硬化(multiple sclerosis, MS)、视神经脊髓炎谱系疾病(neuromyelitis optica spectrum disorder, NMOSD)的发生,因此,视神经炎的早期诊断非常重要。早期国内根据疾病的发病部位分为球后视神经炎和视神经盘炎,2014 年发表的关于视神经炎的专家共识中指出,该病可分为特发性、感染性及感染相关性、自身免疫性、其他无法归类的视神经炎。

(2) 病理

1) 大体病理:视神经水肿,后期萎缩。

2) 镜下病理:感染性视神经炎于急性期可见中性粒细胞聚集,慢性期以单核细胞浸润为主。特发性视神经炎被认为是中枢神经系统脱髓鞘病多发性硬化的一部分,两者具有相似的发病机制和病理改变。其主要的病理改变是视神经的炎症和脱髓鞘,激活的 T 细胞可以通过血-脑屏障,并释放细胞因子和其他炎性介质导致神经元死亡和轴索变性。两者最终均可致视神经纤维萎缩并被增生的神经胶质细胞取代。

(3) 临床表现

本病多见于中青年女性,典型临床表现为急性单眼视力下降,常伴有眼痛或眼球运动时疼痛,视力损害在短期内急速下降,但在治疗后可近完全恢复。20%患者可复发,伴多发性硬化者视力恢复较差,复发更为常见。2/3 患者急性期视神经盘表现正常,晚期可出现原发性视神经萎缩。感染性和自身免疫性视神经炎无明显的自然缓解和复发的病程,通常治疗后可好转。

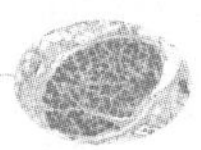

(4) MRI表现

MRI检查以横断面及冠状面为主，必要时结合矢状面及冠状面综合观察。患侧视神经局部或弥漫性增粗，粗细不均；$T_2$WI呈异常高信号，由于视神经周围的脂肪会产生高信号及化学位移伪影，因此$T_2$WI压脂序列更利于病灶的显示(图1-16)。急性期于增强$T_1$WI可见病变视神经明显强化，而慢性视神经炎一般强化不明显。由于软脑膜的脉管系统丰富，有时视神经鞘也可见强化，呈现“双轨征”。因视神经炎常伴随或预示着多发性硬化、NMOSD，对于MRI发现视神经炎的患者要加做颅脑及脊髓的MRI检查。

除了常规MRI检查序列，目前功能MRI也已应用于该病的诊断与评估中。①DWI：希克曼(Hickman)等采用平面回波成像(echo planar imaging, EPI)序列，能够呈现清晰的视神经ADC图。急性视神经炎的ADC图较正常脑实质呈等或低信号，而慢性视神经炎的ADC值则较高，可以此与缺血性视神经病变进行鉴别。②DTI：DTI是研究水分子弥散特性的MRI技术，临床常用于定量评价脑部病变、皮质脊髓束病变、脊髓病变的白质结构变化。拉兹(Raz)等发现视神经炎患者的视束轴向弥散系数(axial diffusivity, AD)降低，视辐射AD正常，各向异性分数(fractional anisotropy, FA)减低，径向弥散系数(radial diffusivity, RD)升高，据此推测视神经炎发病后，慢性轴索损伤将发展至视束。

(5) 诊断要点

根据典型的临床症状来进行诊断，如：视力短期急速降低，治疗后好转；MRI显示患侧视神经增粗，$T_2$WI及压脂$T_2$WI呈高信号，增强后明显强化。若发现颅内或脊髓病变，应考虑多发性硬化、NMOSD的可能。

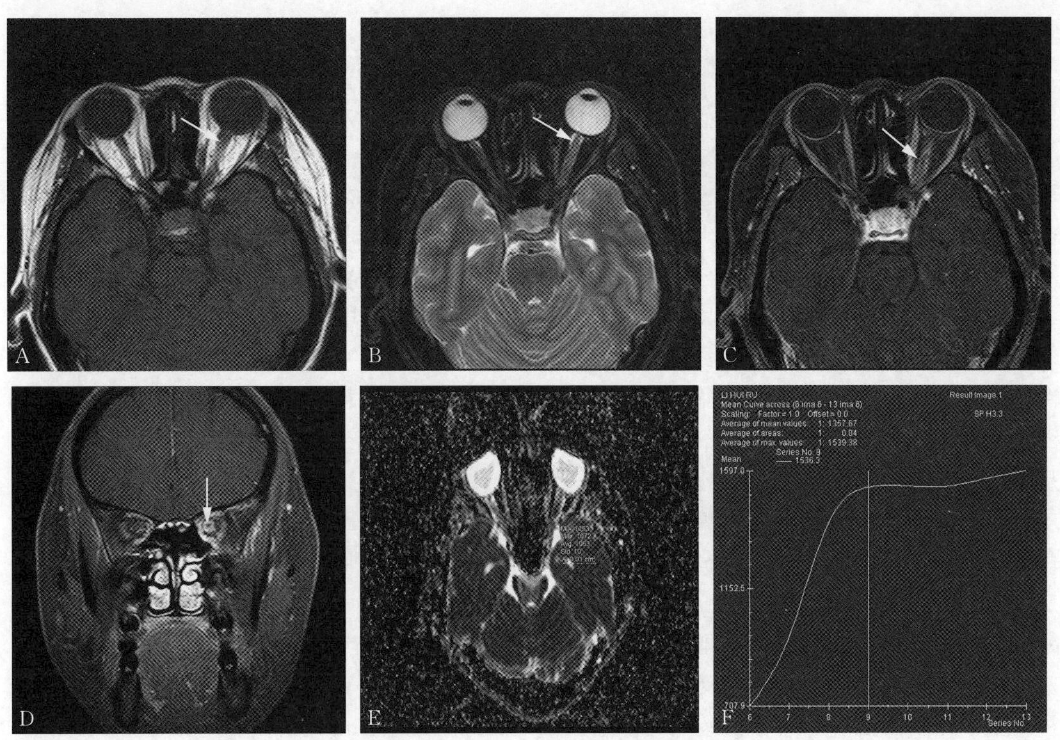


图1-16 左侧视神经炎

注：患者，女性，20岁，左眼胀痛伴视力下降3d余。A、B. 横断面$T_1$WI及$T_2$WI压脂示左侧视神经增粗，边界欠清，$T_1$WI呈等信号，$T_2$WI呈稍高信号(箭头)；C、D. 增强$T_1$WI横断面及冠状面示病灶边缘强化，冠状面示局部呈环形强化(箭头)；E. 左侧视神经眶尖部ADC值$1.1\times10^{-3}$ mm$^2$/s；F. TIC为Ⅱ型(平台型)曲线。

（6）鉴别诊断

应与视神经肿瘤性病变包括视神经脑膜瘤及胶质瘤进行鉴别。前者成人常见，$T_1WI$ 及 $T_2WI$ 呈等信号，增强后均匀强化，并可见病灶中无强化的视神经，呈“双轨征”；后者以儿童多见，视神经正常形态消失，呈梭形增粗并形成肿块，增强后可为轻度至明显强化。

## 1.5 眼球病变

### 1.5.1 外层渗出性视网膜病变

（1）概述

外层渗出性视网膜病变（external exudative retinopathy）又称科茨病（Coats' disease）、视网膜毛细血管扩张症，为视网膜毛细血管扩张伴有不同程度的视网膜内和视网膜下渗出的一种自发性疾病，常合并部分或全部渗出性视网膜脱离。多发生在儿童或青少年，确诊年龄多在 8～16 岁，男性占 69%。大约 80%为单眼发病，无种族差异，散在发病，非遗传性疾病，多因视力下降、斜视及瞳孔区白色反光而就诊。绝大多数患者不合并其他系统异常，少数合并有系统性疾病，且种类繁多。

（2）病理

1）大体病理：毛细血管内皮组织、周细胞和血-视网膜屏障缺失是主要的病理机制。早期进行性脂类渗出，液体脂蛋白从扩张的视网膜毛细血管中漏出。梭形或囊状扩张的静脉累及颞侧尤其是颞上象限的视网膜，扩张的视网膜毛细血管内皮细胞减少，病变主要居于视网膜外层，呈局限性黄白色斑块，在视网膜内弥散存在。

2）镜下病理：见视网膜外层大片渗出散在胆固醇结晶、出血及畸形血管。病情继续发展，视网膜下的渗出可导致部分或全部视网膜脱离，脱离的视网膜下充满蛋白渗出液和血液，有大量泡沫细胞和胆固醇结晶空隙以及吞噬脂质的巨噬细胞。晚期视网膜渗出被结缔组织代替，位于视网膜内和视网膜与脉络膜之间。免疫组织化学检查：波形蛋白、纤连蛋白、CD68 均呈阳性。

（3）临床表现

临床表现多为视力下降、斜视或白瞳，有 50%进展为合并视网膜下脂质沉积而导致进展性渗出性视网膜脱离，这是最常见的并发症。不太常见但严重的并发症包括：虹膜新生血管形成、新生血管性青光眼和前房胆固醇沉积。新生血管性青光眼大约发生于 10%的患者，是预后不良的标志。尽管有自发性消退的病例报告，但大多数患者病情不断进展，且年轻患者较年龄大者病情进展更快、更严重。如不治疗常发展为渗出性视网膜脱离和继发性青光眼，有时需要行眼球剜除术。所以早期诊断和迅速治疗对本病意义重大。

希尔兹（Shields）根据病变严重程度等将本病分为 5 级：1 级，只有视网膜毛细血管增生；2 级，不仅有视网膜毛细血管增生还有渗出（2A：中心凹外的渗出；2B：中心凹的渗出）；3 级，渗出性视网膜脱离（3A：部分脱离；3B：完全脱离）；4 级，渗出性视网膜脱离合并青光眼；5 级，疾病终末阶段如眼球萎缩。

（4）MRI 表现

MRI 在显示视网膜脱离、出血及渗出方面优于 CT，视网膜下积液形态可呈半月状、双凸透镜状及其他形状。积液信号强度与积液中蛋白质含量有关，蛋白质含量高时，$T_1WI$ 信号高于正常玻璃体信号，$T_2WI$ 呈等或高信号；蛋白质含量低时，$T_1WI$ 和 $T_2WI$ 类似于玻璃体信号（图 1－17）。当伴有视网膜外层出血时，信号强度与出血时间有关。视神经盘可因充血在增强 MRI 表现为强化，尤其是次发新生血管性青光眼患者。

（5）诊断要点

本病的诊断要点：①儿童患者；②单眼发病；③后极部视网膜外层大片黄白色渗出病灶；④散在胆固醇结晶；⑤视网膜脱离。

（6）鉴别诊断

本病需与其他儿童白瞳症相鉴别，即使有经验的医师也容易将视网膜母细胞瘤误诊为本病，尤其是外生型、弥漫生长型。本病和视网膜母细胞瘤有着相同的好发年龄段并有相似的临床表现，但视网膜母细胞瘤一般有钙化，钙化形态不规则、出现位置不固定，增强扫描病灶明显强化。本

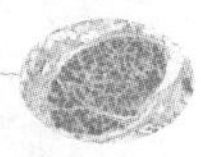

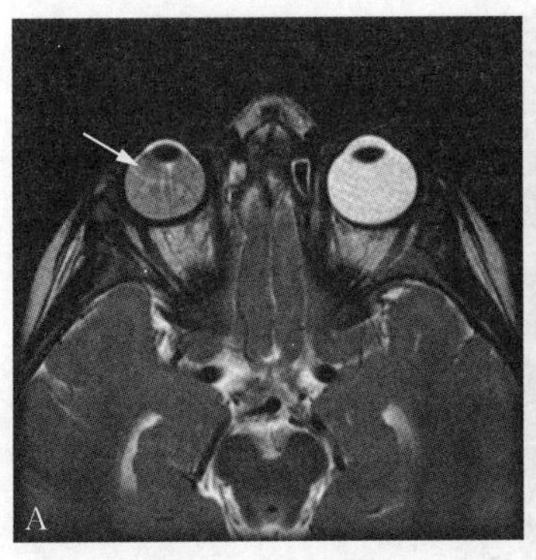


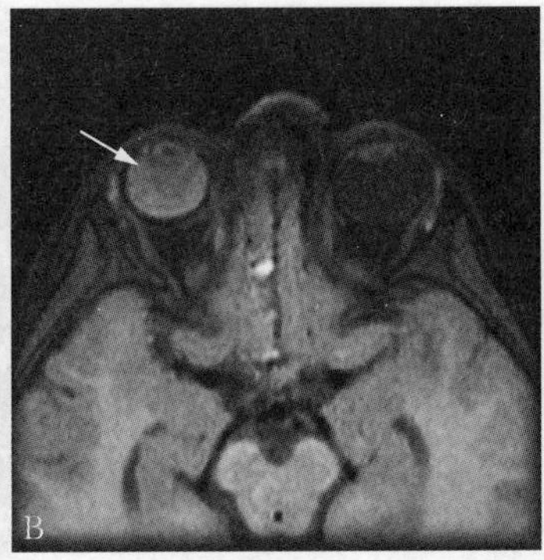


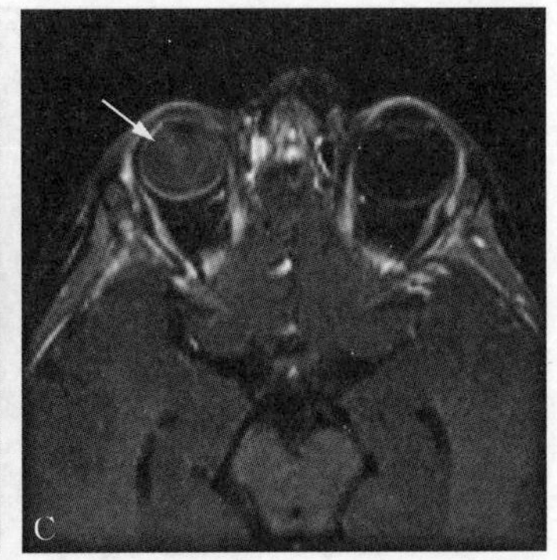


图 1-17 外层渗出性视网膜病变

注：MRI 示右侧小眼球。与左侧眼球相比，右侧眼球显示：A. $T_2$WI 压脂低信号（箭头）；B. $T_1$WI 等高信号（箭头）；C. $T_1$WI 横断面压脂增强无强化（箭头）。

引自：SARGENT M. Coats disease of the eye[EB/OL]. [2021-10-18]. https://radiopaedia.org/cases/coats-disease-of-the-eye? lang=us.

病钙化少见，出现的钙化常常为沿脉络膜走行，且增强扫描病灶无明显强化。其他需要鉴别的疾病包括永存原始玻璃体增生症（persistent hyperplastic primary vitreous, PHPV）。该病表现为眼球变小，可见沿玻璃体管走行的软组织条索影，向前与晶状体相连，向后连接视神经盘。

### 1.5.2 永存原始玻璃体增生症

（1）概述

永存原始玻璃体增生症（PHPV）为胚胎期 7～8 个月时原始玻璃体不能正常退化和消融而继续增殖所致的一种罕见的玻璃体发育异常的先天性疾病。典型者表现为块状血管纤维性增殖物在晶状体的前部玻璃体中，周围附着于睫状突上，向后方常为残留玻璃体动脉伴周围纤维组织增生，呈线状连于视神经盘。一般为单眼发病，大多数为散发病例。

（2）病理

1）大体病理：肉眼形态为晶状体后纤维血管膜呈不规则形灰白色半透明薄膜状，无色素。

2）镜下病理：晶状体后纤维血管膜含有致密的纤维结缔组织并含有大量细胞，包括淋巴细胞、肥大细胞等炎症细胞，含有大量黏多糖成分Ⅰ型胶原、平滑肌组织、上皮组织、血管组织和神经组织，并存在大量增殖细胞。

（3）临床表现

典型表现为单侧瞳孔发白，合并晶状体后纤维血管膜性增生物形成。临床表现多样，如小眼球、小角膜、浅前房和视力障碍等。

（4）MRI 表现

眼球变小，前房变浅，晶状体变小，可见沿玻璃体管走行的软组织条索影，向前与晶状体相连，向后连接视神经盘。患侧玻璃体 $T_1$WI 信号较对侧高，与眼外肌相比，软组织肿块 $T_1$WI 呈等信号，$T_2$WI 呈等信号，增强后呈明显强化表现，视神经可正常或略变细（图 1-18）。

（5）诊断要点

本病的诊断要点：①儿童白瞳症；②小眼球；③玻璃体内锥形肿块；④无钙化。

（6）鉴别诊断

1）视网膜母细胞瘤：永存原始玻璃体增生症由于玻璃体内增殖的纤维血管结缔组织收缩，常牵拉视网膜向前方脱离，形成晶状体后肿块状结构，易被误诊为视网膜母细胞瘤。但视网膜母细胞瘤无小眼球，很难见到增长的睫状突，而钙化多见，典型信号表现和脑白质相比为 $T_1$WI 高信号、$T_2$WI 低信号，增强扫描明显强化。晚期眼环受破坏，视神经受累。

2）外层渗出性视网膜病变：尖端指向视神经盘，底伸向两侧，玻璃体被挤向中央，呈“V”形，无小眼球，玻璃体后方高密度影上缘凹陷。

3）早产儿视网膜病变（又称晶状体后纤维增生症）：有早产病史，多接受过高浓度氧气治疗。表

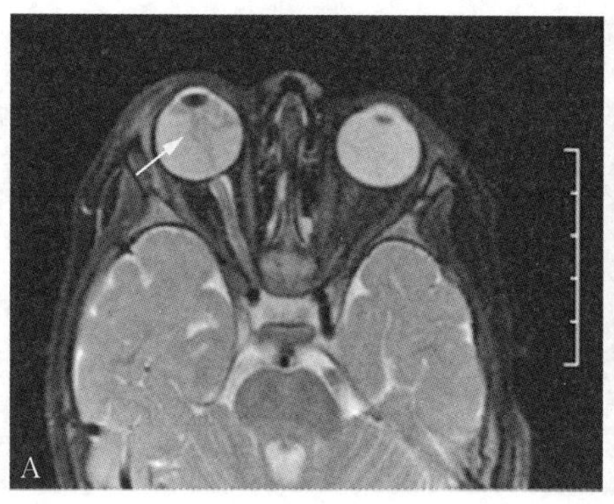

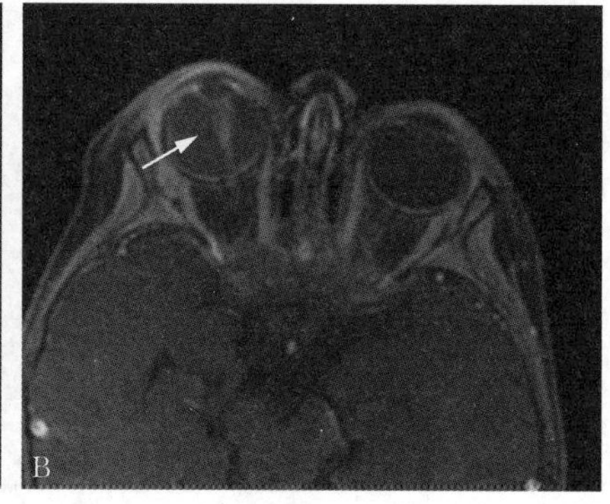


图 1-18 永存原始玻璃体增生症

注：A. $T_2$WI 压脂平扫可见右侧眼球中轻度高信号的玻璃体(箭头)；B. $T_1$WI 横断面压脂增强可见条形病灶强化明显(箭头)。中央玻璃体动脉从晶状体延伸至视网膜，呈现出独特的“酒杯”外观。

引自：JHA P. Persistent hyperplastic primary vitreous (PHPV)[EB/OL]. [2021-10-18]. https://radiopaedia.org/cases/persistent-hyperplastic-primary-vitreous-phpv? lang=us.

现为眼球小，浅前房及白瞳，但往往双侧发病，很少有钙化。

### 1.5.3 视网膜脱离

(1) 概述

视网膜脱离(retinal detachment)是指视网膜神经上皮层与色素上皮层之间的分离。按照发生的原因分为两大类：原发性视网膜脱离和继发性视网膜脱离。前者因视网膜裂孔而产生脱离，故又称孔源性视网膜脱离；后者多因炎症、肿瘤的渗出或纤维条带的牵拉、收缩引起视网膜脱离，无裂孔存在，又称非孔源性视网膜脱离。根据脱离范围的大小又可分为部分性和完全性视网膜脱离。男性发病多于女性，比例约为 3∶2。30 岁以上多见，20 岁以下少见；多为单眼发病，左右眼无差异，双眼发病率为 10%～15%。孔源性视网膜脱离临床最常见，占 70%～80%，多见于近视眼、眼外伤，尤其是高度近视眼及中老年人。

(2) 病理

1) 大体病理：检眼镜下新鲜脱离的视网膜失去正常的红色反光而呈灰色或青灰色，表面有暗红色的血管爬行，随眼球转动而稍飘动。脱离较久的视网膜透亮度减低，呈灰色，皱褶样或叠峦状外观。原发性视网膜脱离中 90%以上病例可发现视网膜圆孔或撕裂孔，51.9%～80.2% 为一个孔。

2) 镜下病理：视网膜组织学上分为 10 层，内 9 层为神经上皮层，第 10 层为色素上皮层，胚胎发育时两层之间有一潜在间隙，正常情况下有黏多糖物质存在，并且感光细胞外节插入色素上皮细胞微绒毛之中，保证两层黏合在一起，另外，玻璃体中胶原纤维与米勒(Müller)细胞基底膜的粘连也加强了神经上皮层与色素上皮层的连接。视网膜脱离的基本病理改变是分离的神经上皮层与色素上皮层之间充有液体。原发性视网膜脱离因视网膜变性或玻璃体的牵拉，致视网膜神经上皮层发生裂孔，液化的玻璃体流入神经上皮层下，造成视网膜脱离。继发性视网膜脱离多因炎症、肿瘤渗出液积聚于神经上皮层与色素上皮层之间引起，或因玻璃体视网膜增殖性病变牵拉视网膜所致。

(3) 临床表现

部分病例在视网膜脱离前出现飞蚊症、闪光感并似有云雾遮挡等前驱症状。大部分表现为突然视力下降，眼前黑影遮挡，与视网膜脱离范围对应的区域有视野缺损，并逐渐扩大。极个别脱离的视网膜可自行复位，绝大多数需要手术治疗，如果脱离未累及黄斑部，及时手术视力恢复较好。手术失败或未做手术的病例，若脱离进一步加重可引起青光眼、白内障等，也可造成眼球萎缩。

(4) MRI 表现

脱离视网膜下液体中蛋白质与水的含量影响 MRI 信号强度的高低。积液内蛋白质含最低时，

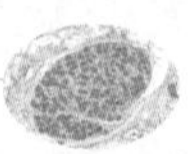

主要表现为水的信号变化，与玻璃体相比，$T_1WI$ 上呈等或稍高信号，$T_2WI$ 上呈等或稍低信号（图 1-19）；蛋白质含量高时，$T_1WI$ 呈高信号，$T_2WI$ 上呈等或稍低信号。因此，只有当 $T_2WI$ 上积液与玻璃体呈等信号时方见脱离的视网膜，即线状低信号。视网膜完全脱离时只在视神经盘锯齿缘相连，视神经盘断面上呈典型的"V"形。

（5）诊断要点

本病的诊断要点：①突然视力下降，眼前黑影遮挡，视野缺损并逐渐扩大；②呈"新月形""双叶形"或"不规则形"等，视神经盘断面上呈典型的"V"形；③玻璃体内异常带状等高信号，厚度一致，信号均匀，一端与视神经盘相连，另一端连于眼球壁。

（6）鉴别诊断

1）视网膜劈裂症：为视网膜神经上皮层之间的分离，常起于赤道部，双眼发病多见。

2）脉络膜脱离：低眼压为常见临床表现。易发生于赤道部之前，即使超过赤道部亦不累及视神经盘。脉络膜脱离边缘多模糊，而视网膜脱离境界多清晰。脱离范围广泛者可见脱离两侧脉络膜"接吻"现象。

3）玻璃体机化膜形成：多由玻璃体内积血、炎性渗出物长期沉积形成，表现为两端连接眼球壁、跨越视神经盘的条状结构。

### 1.5.4 视网膜母细胞瘤

（1）概述

视网膜母细胞瘤（retinoblastoma, RB）发生率在 1/30 000～1/150 000。3 岁以下多见，约占 98%。该肿瘤是先天性肿瘤，病因不明，在出生时已发生。约 30%有常染色体显性遗传特性，双侧起病患儿有明显的家族倾向。该病为婴幼儿最常见的眼球内原发恶性肿瘤，起源于视网膜内层神经上皮。单眼发病常见，少数为双眼发病，极少数患者可同时出现双眼视网膜母细胞瘤和鞍旁肿瘤，称之为三侧性视网膜母细胞瘤。

（2）病理

1）大体病理：视网膜母细胞瘤是来源于视网膜胚基的恶性肿瘤，肉眼观肿瘤为灰白色或黄色的结节状肿物，切面有明显的出血及坏死，并可见钙化点。肿瘤最初在视网膜上生长，以后向周围浸润：向前可侵入玻璃体，进而破坏眼球侵入眶内；向后侵入视神经盘，并可侵及视神经向眼球后和颅内蔓延。

2）镜下病理：见肿瘤由小圆形细胞构成，常只见核而胞质不明显。核圆形、深染，核分裂象多见。有的瘤细胞围绕一空腔作放射状排列，形成菊形团。转移一般不常见，发生时多循血路转移至骨、肝、肺、肾等处。淋巴道转移只在眼眶软组织被累及时才发生，多转移到耳前及颈淋巴结。预后一般不良，多在发病后一年半左右死亡。偶见自发性消退。

（3）临床表现

典型表现为白瞳症，眼底见灰白色或黄白色半球形肿物。视网膜母细胞瘤临床分为 4 期：眼内期、青光眼期、眼外期和转移期。肿瘤在眼内生长阻塞前房角，眼压升高；进入临床青光眼期时眼球增大、突出；晚期可以出现眼压增高，肿瘤可穿破眼球壁，表现为眼球表面肿块或眼球突出。

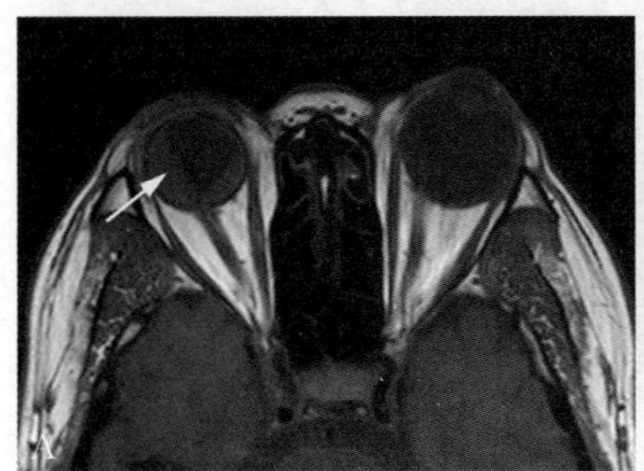

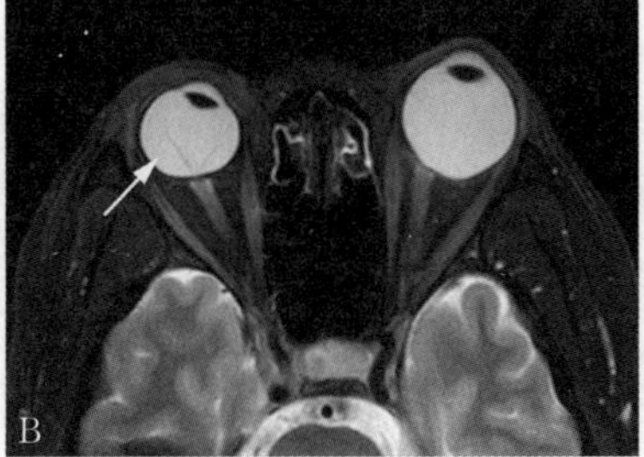


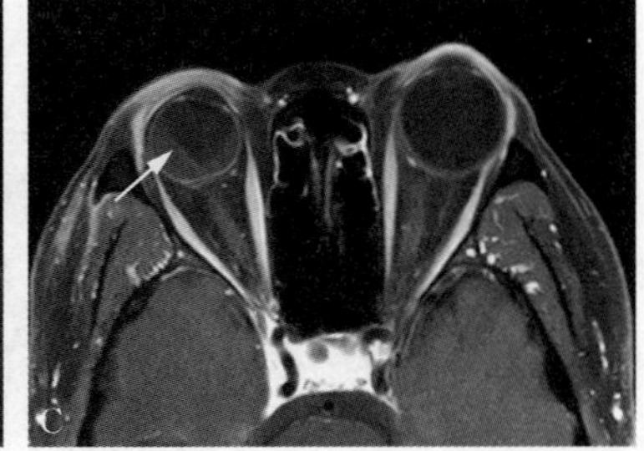


图 1-19 视网膜脱离

注：患者，女性，41 岁，双侧眼球不对称，右侧眼球视网膜脱离。横断面 $T_1WI$（A）、$T_2WI$ 压脂（B）可见右侧脱离视网膜下液体信号稍高（箭头），增强后（C）边缘局部强化（箭头）。

肿瘤还可向颅内发展，或经淋巴系统及血液循环向全身转移，导致死亡。

(4) MRI 表现

显示为眼球内不规则软组织肿块(图 1-20)，与正常玻璃体相比，$T_1$WI 呈稍高信号，$T_2$WI 呈不均信号。当钙化较大时，MRI 表现为低信号。肿瘤伴有继发性青光眼和视网膜脱离时可有相应表现。相比较 CT，MRI 对钙化不敏感，但 MRI 显示肿瘤蔓延优于 CT，可以早期发现视神经受累及球外侵犯。依据 MRI 表现可区分视网膜母细胞瘤的分期：Ⅰ期(眼内期)，肿瘤局限于眼球内，眼球大小和体积无改变；Ⅱ期(青光眼期)，表现为眼球内信号混杂，眼球体积较健侧眼球增大；Ⅲ期(眼外期)，肿瘤穿破巩膜形成眶内肿块，或侵犯视神经；Ⅳ期(转移期)，肿瘤沿视神经侵犯颅内或发生远处转移。

(5) 诊断要点

多发生于 3 岁以下儿童，眼球内有钙化的肿块。

(6) 鉴别诊断

视网膜母细胞瘤(RB)最常见的临床表现为白瞳症，需与其他导致儿童白瞳症的疾病如外层渗出性视网膜病变、永存原始玻璃体增生症(PHPV)及脉络膜骨瘤相鉴别。外层渗出性视网膜病变是小儿较多见的眼球良性病变，单眼发病，好发年龄为 5～10 岁，与 RB 主要鉴别点是该发病年龄较大，极少钙化，病侧眼球无增大，增强扫描 Coats 病渗出物不强化。PHPV 多见于婴幼儿，90%单眼发病，常有白色瞳孔，影像学表现为小眼球，无眼内钙化，晶状体小而不规则，晶状体后与视网膜之间可见管状或圆锥状软组织影，以上特征可与视网膜母细胞瘤鉴别。脉络膜骨瘤一般发生于成年人，高密度钙化一般位于眼球壁。

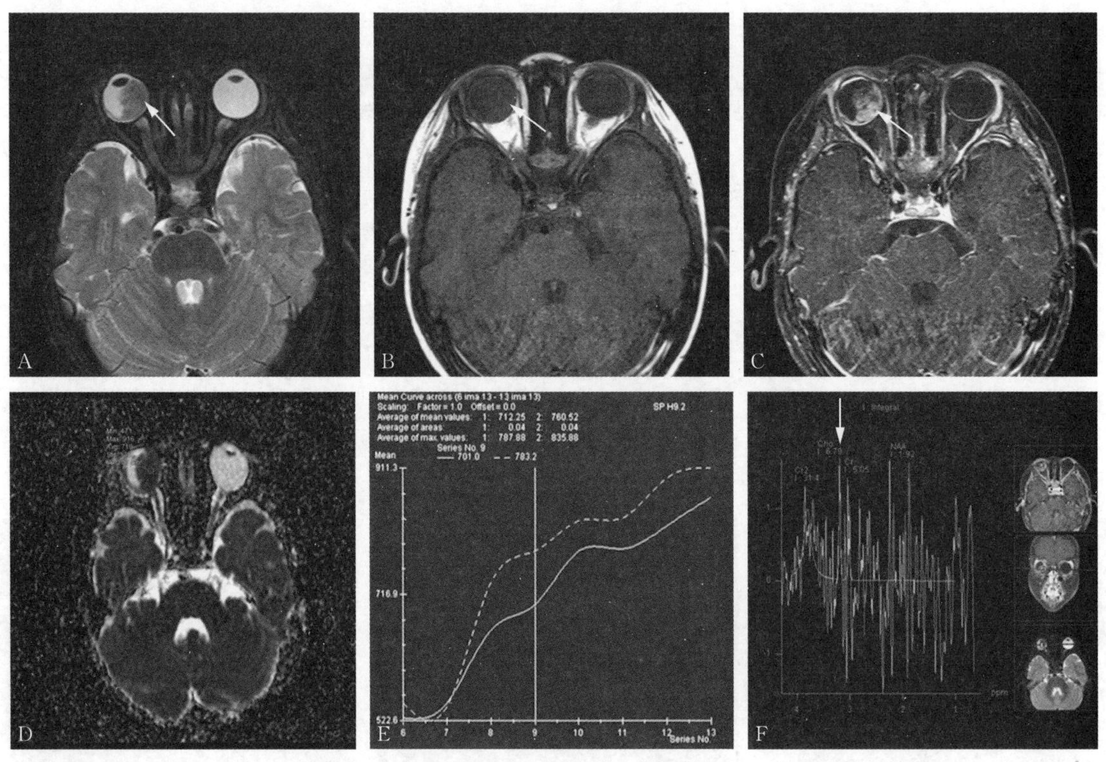


图 1-20 视网膜母细胞瘤

注：患者，男性，28 个月，发现右眼白瞳 3 个月余，MRI 示右眼球内不规则异常信号影。A、B. $T_2$WI 压脂、$T_1$WI 呈稍低信号(箭头)；C. 增强扫描 $T_1$WI 横断面压脂可见病灶不均匀强化(箭头)；D. ADC 图病变实性区域 ADC 值为 $0.719\times10^{-3}\ mm^2/s$；E. TIC 呈缓慢上升型；F. MRS 可见高耸 Cho 峰(箭头)。

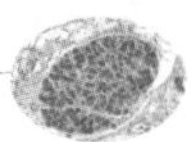

### 1.5.5 黑色素瘤

（1）概述

眼部恶性黑色素瘤（melanoma）起源于血供丰富的眼球壁中层的葡萄膜，其中约85%为脉络膜黑色素瘤，好发于眼球后极部脉络膜外层，少数可发生在虹膜或睫状体。

（2）病理

1）大体病理：脉络膜黑色素瘤的肿瘤形态受肿瘤本身生长特性及所在部位、周围组织制约影响，早期肿瘤仅沿脉络膜扩张，表现为眼球内局限性盘状或梭形隆起。随着肿瘤不断生长穿破脉络膜的基底板突向眼球内，在视网膜下生长，肿瘤头部膨大形成蘑菇状肿物。若肿瘤将其顶部的视网膜穿破，则可突入玻璃体腔内。因巩膜质地较坚韧，肿瘤较少向球外发展。

2）镜下病理：根据病理组织学分型可分为混合细胞型、梭形细胞型和上皮细胞型3种类型，其中混合细胞型较为常见。肿瘤黑色素含量不尽相同，分布也不均匀。极少数肿瘤由无色素性黑色素瘤细胞组成。

（3）临床表现

临床多以视力下降、视物不清就诊。本病多见于中年以上成人，无明显性别差别，白种人多见，多为单眼发病。该病是成人最常见的眼球内原发性恶性肿瘤，易发生眼外和全身转移，预后甚差。

（4）MRI表现

MRI多方位成像更能反映出黑色素瘤半球形或蘑菇形的形态特征。由于肿瘤内的黑色素具有顺磁特性，MRI上多有特征性表现（图1-21），即在$T_1$WI上呈高信号，$T_2$WI呈低信号。在无色素性黑色素瘤和部分无色素性黑色素瘤中，在$T_1$WI上为轻度高信号或等信号，在$T_2$WI上为轻度低信号，这与脉络膜转移瘤和其他眼内肿瘤影像表现相似，$T_1$WI增强明显强化。眼球黑色素瘤弥散受限，有文献报道，眼球黑色素瘤ADC平均值为$(0.891 \pm 0.172) \times 10^{-3}$ mm$^2$/s。

（5）诊断要点

根据“蘑菇样”形态和$T_1$WI高信号、$T_2$WI低信号表现，大多数脉络膜黑色素瘤可做出确诊。

（6）鉴别诊断

1）脉络膜黑色素细胞瘤：是一种良性肿瘤，发展缓慢。肿瘤早期影像上难以区别，随访观察有助于诊断。

2）脉络膜血管瘤：少见，是好发于眼球后极部脉络膜的良性肿瘤，呈梭形、匍匐状生长。可合并有颜面部血管瘤斯德奇-韦伯（Sturge-Weber）综合征。在$T_1$WI呈中等信号，$T_2$WI呈等或高信号，增强扫描瘤体强化程度高于黑色素瘤；检眼镜检查血管瘤呈橘红色，两者可以鉴别。

3）脉络膜转移癌：两者在MRI图像上可有类似改变，但转移瘤有原发癌灶，且常呈扁平状，在$T_1$WI多呈高信号，而黑色素瘤呈低信号。

4）脉络膜血肿：与黑色素瘤的鉴别常常有一定困难，尤其是病变较小以及黑色素瘤合并出血时需仔细加以辨别。鉴别要点包括增强MRI检查脉络膜血肿无强化，而黑色素瘤实体部分强化，且$T_2$WI前者多为高信号，后者为低信号。

### 1.5.6 葡萄膜转移癌

（1）概述

葡萄膜转移癌（uveal metastatic carcinoma）是成人最常见的眼球肿瘤之一。葡萄膜转移癌的原发灶以肺癌、乳腺癌最为常见，其他包括肾癌、消化道癌、甲状腺癌及肝癌的转移。诊断转移瘤时约有1/3的患者无原发肿瘤表现，而其中又约有1/2直至死亡前仍查不到原发病灶，因此成人葡萄膜转移癌的诊断有一定难度。

（2）病理

1）大体病理：葡萄膜转移癌可为单眼或双眼，左眼较右眼发病率高。其原因可能与眼部血管解剖学特点有关。眼动脉呈直角分支，血流中的肿瘤栓子因血流速度的关系容易进入颅内，而不易经眼动脉进入眼内。脉络膜血供丰富，故眼部的转移性肿瘤较易发生在脉络膜。葡萄膜转移癌沿脉络膜平面发展，不穿破脉络膜，呈弥漫性扁平状结构。葡萄膜转移癌可发生于虹膜、睫状体、脉络膜，绝大多数发生于脉络膜。脉络膜转移癌

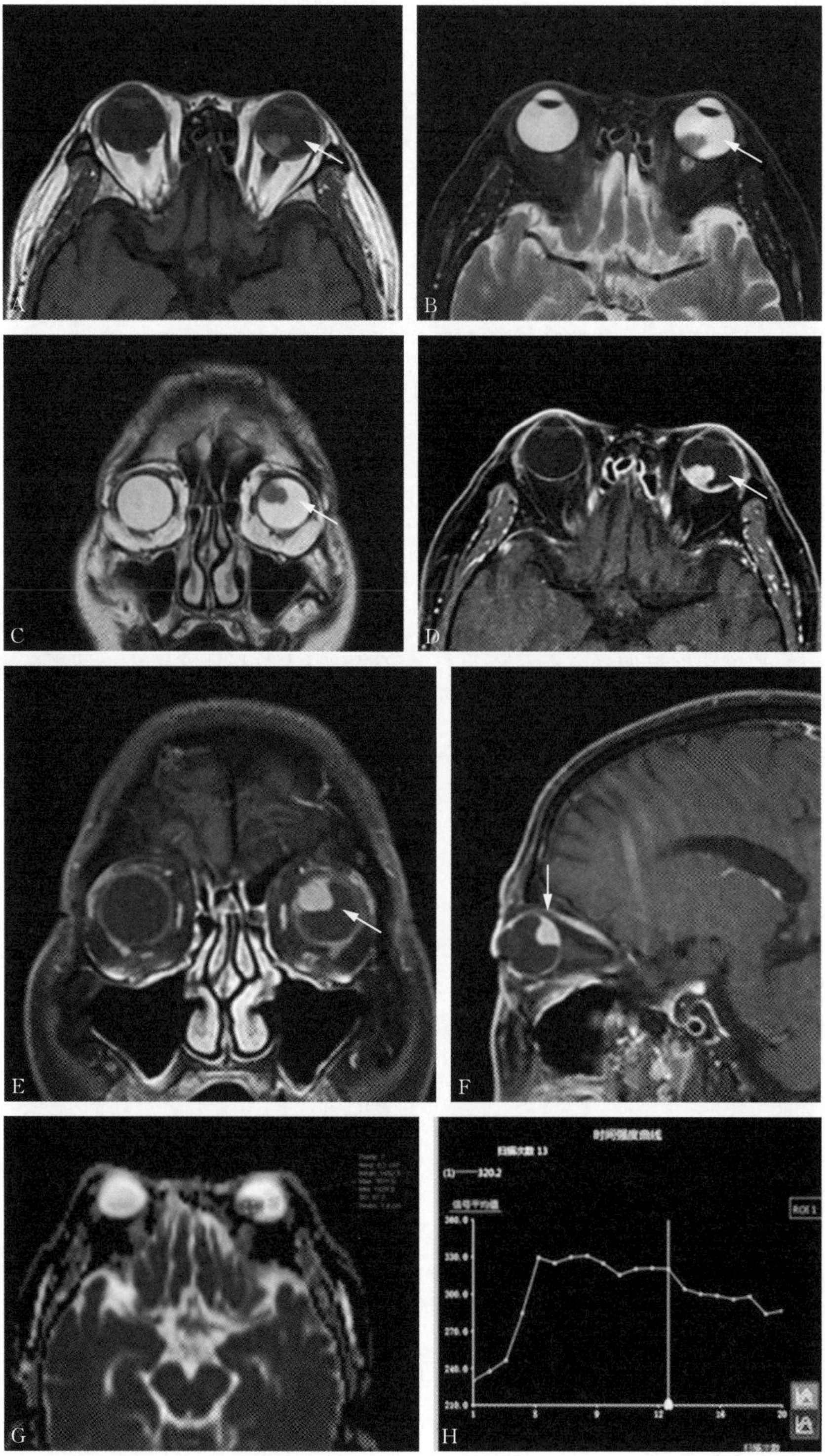

A B C D E F G H

图 1-21　黑色素瘤

注：患者，男性，68 岁，左眼视物模糊 2 个月余，呈渐进加重。MRI 示左眼内不规则异常信号影，境界清楚。A. $T_1$WI 呈高信号（箭头）；B、C. $T_2$WI 压脂横断面和不压脂冠状面呈低信号（箭头）；D、E、F. 增强扫描 $T_1$WI 压脂横断面、冠状面、矢状面可见病灶明显强化（箭头）；G. ADC 图病变实性区域 ADC 值为 $1.432\times10^{-3}$ mm$^2$/s；H. TIC 为Ⅲ型（速升速降型）。

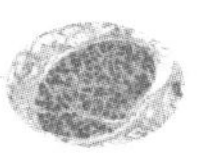

多数位于脉络膜的后极部、视神经黄斑部周围，血液流入脉络膜后流速减缓，癌栓容易在此处滞留形成转移灶。

2）镜下病理：癌细胞的形态特点和生长方式与原发肿瘤相同，有时甚至较原发癌细胞更为典型，可能与色素膜富于血管且组织疏松、癌细胞不易受挤压有关。

（3）临床表现

葡萄膜转移癌以成人多见，多见于47～70岁女性，可为单眼或双眼发生，左眼较右眼发病率高。临床表现为视力突然明显下降，眼痛出现早；继发性视网膜脱离，视网膜脱离常开始于眼底后极部颞侧；肿瘤不穿破玻璃膜，不呈“蘑菇样”向玻璃体腔内生长。可以出现双侧转移，多为先后发生，同时发生者罕见。转移癌很少破坏球壁向眶内扩张。

（4）MRI表现

表现为眼环局限性或弥漫性增厚，或表现为眼环扁平状肿块。转移瘤多位于眼球后壁，边界较清楚，信号表现多种多样，但大多数与玻璃体相比表现为：$T_1$WI呈略高信号或等信号，$T_2$WI呈略低信号或等信号，信号均匀或不均匀，增强后轻至中度强化（图1-22）。相比较脉络膜血管瘤，转移瘤强化程度低得多。

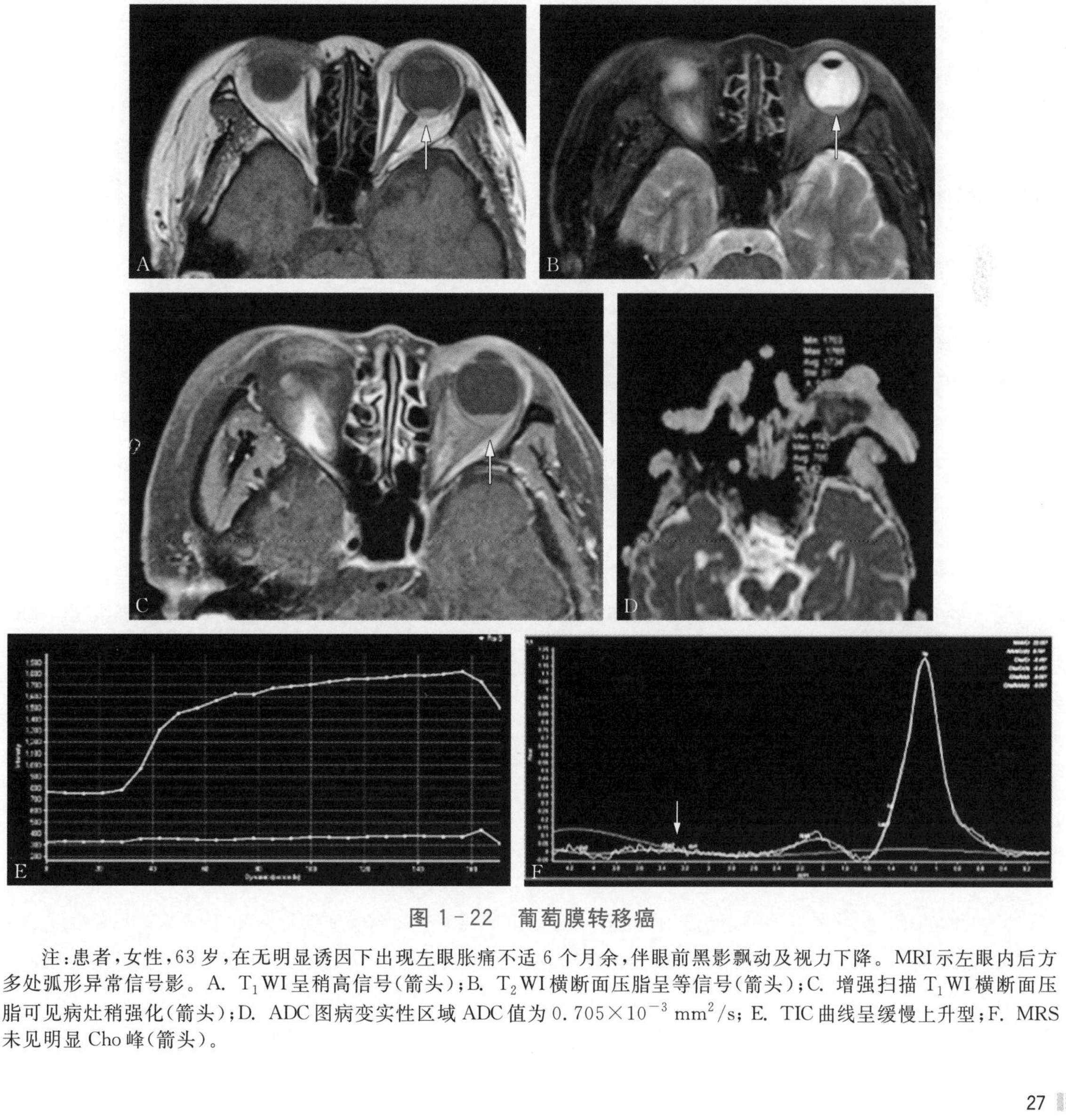

图1-22 葡萄膜转移癌

注：患者，女性，63岁，在无明显诱因下出现左眼胀痛不适6个月余，伴眼前黑影飘动及视力下降。MRI示左眼内后方多处弧形异常信号影。A. $T_1$WI呈稍高信号（箭头）；B. $T_2$WI横断面压脂呈等信号（箭头）；C. 增强扫描$T_1$WI横断面压脂可见病灶稍强化（箭头）；D. ADC图病变实性区域ADC值为$0.705\times10^{-3}$ $mm^2/s$；E. TIC曲线呈缓慢上升型；F. MRS未见明显Cho峰（箭头）。

(5) 诊断要点

身体其他部位原发肿瘤病史对葡萄膜转移癌的诊断有重要参考价值。尤其是双眼发生、发展迅速的占位病变,应高度怀疑转移癌的可能性。

(6) 鉴别诊断

1) 脉络膜黑色素瘤:大多数脉络膜黑色素瘤具有特征性的"蘑菇样"和短 $T_1$、短 $T_2$ 信号。但不典型脉络膜黑色素瘤与葡萄膜转移癌的鉴别有一定困难,临床表现有助于鉴别。脉络膜转移癌病史一般较短,检眼镜表现为表面不光整的灰黄色或粉红色隆起,有原发肿瘤病史。

2) 脉络膜血肿:增强扫描无明显强化,$T_1$WI 多为高信号。

3) 脉络膜血管瘤:$T_2$WI 呈高信号,增强后强化非常明显。

4) 视网膜脱离:增强 MRI 检查无明显强化。

## 1.6 眼眶肿瘤

眼眶肿瘤病理类型较多,因其位置的特殊性,临床诊断较为困难,需要依靠影像学检查进行确诊,因此 MRI 在眼眶肿瘤诊断中起到了重要作用,而其中尤为重要的是眼眶肿瘤的病理类型与其解剖位置有明显相关性。因此,对于眼眶肿瘤的影像学诊断,首先应对于肿瘤定位具有明确的判断。

### 1.6.1 视神经胶质瘤

(1) 概述

视神经胶质瘤(optic glioma)起源于视神经的胶质细胞,占全部眼眶肿瘤的 1.8%。发生于儿童时期的视神经胶质瘤占全部发病的 75%~90%,且以良性为主。儿童视神经胶质瘤分化良好,生长缓慢,几乎不存在恶变及全身性转移。恶性视神经胶质瘤主要见于成人,部分继发于 NF-1,双侧视神经胶质瘤是 NF-1 的特征表现。

(2) 病理

1) 大体病理:视神经胶质瘤起源于神经纤维之间的胶质细胞,可沿视神经蔓延;肿瘤为灰红色,周围有结缔组织包绕,表面光滑,切面常与视神经无正常界限,唯有肿瘤区颜色灰红,有时有出血和软化;硬脑膜完整,但蛛网膜下腔常有肿瘤浸润。

2) 镜下病理:正常神经组织间隔内细微纤维消失,间隔的网眼变大,原来神经纤维所在之处被肿瘤组织所取代。视神经胶质瘤属于低级别星形细胞瘤,由不成熟的星形胶质细胞组成,部分可见罗森塔尔(Rosenthal)纤维、微囊退变及小灶性钙化,瘤细胞之间存在少数的正常少突胶质细胞。免疫组织化学中 PDCD4 和 B7-H4 的表达与其恶性程度相关。

(3) 临床表现

多发生于 10 岁以下儿童,临床表现为突发视力下降以及视神经受损的其他症状,包括视野缺损、相对性瞳孔传入缺陷、视神经萎缩等,并可伴有眼球突出、眼球运动障碍等。

(4) MRI 表现

视神经胶质瘤在 MRI 上的主要形态学表现为视神经肿大,起病部位与视神经解剖结构有密切联系,其肿瘤形状多种多样,与肿瘤发生的具体视神经节段有关。视神经胶质瘤多起源于视神经中段,局部增粗显著,前后端较细,沿肿瘤最大横断面界面显示为梭形肿大(图 1-23)。冠状面显示为椭圆形或类圆形。肿瘤至眼球之间脑脊液过度集聚或瘤细胞浸润,显示为坛状,个别可呈串珠状。肿瘤过度向前蔓延,前端往往呈迂曲状。病变局限于脑膜鞘之内,外有完整的硬脑膜,与周围脂肪对比,边界甚为清楚。利用 SE 序列扫描,见肿瘤信号强度在 $T_1$WI 呈等或低信号,在 $T_2$WI 呈等或高信号,增强扫描多呈轻至中度强化。功能 MRI 成像与其他良性肿瘤相比无明显特点,TIC 曲线多呈持续上升型或平台型,DWI 受限不明显,呈稍高信号,ADC 值通常较高。

(5) 诊断要点

儿童视力下降,MRI 检查发现视神经肿大增粗,增强后可见中度强化,应考虑视神经胶质瘤诊断。

(6) 鉴别诊断

1) 视神经脑膜瘤:多见于成人,儿童少见;位于视神经走行区,视神经粗细无明显变化,或较为纤细;$T_1$WI 呈等信号,$T_2$WI 呈稍高信号,增强后可见明显强化,并可见典型"双轨征"。

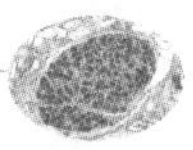

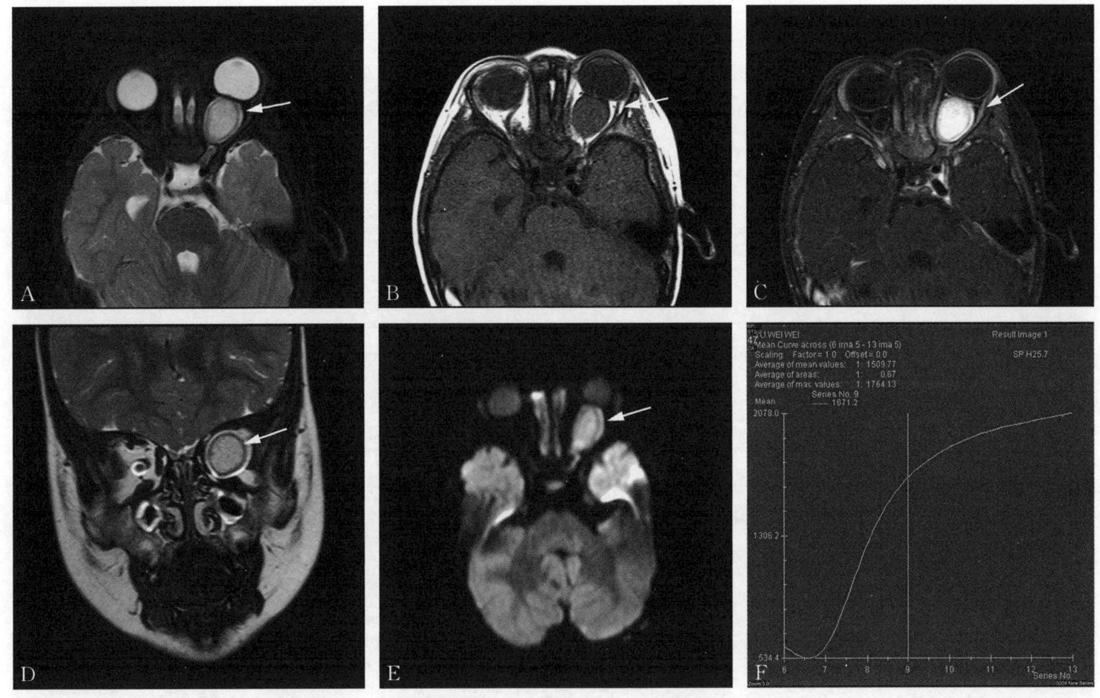


图 1－23 左侧视神经胶质瘤

注：患者，女性，9 岁，在无明显诱因下视力下降 1 个月。A. 横断面 $T_2$WI 示左眼突出，左视神经走行区有类椭圆形团块影，呈均匀高信号（箭头）；B. 横断面 $T_1$WI 呈均匀等信号（箭头）；C. 增强 $T_1$WI 横断面及矢状面示病灶均匀强化（箭头）；D. 冠状面 $T_2$WI 图像进一步明确肿瘤起源于视神经，左侧眶内视神经未见（箭头）；E. DWI 序列显示病灶弥散轻度受限，呈均匀高信号（箭头）；F. 肿瘤内部 TIC 为Ⅰ型（缓慢上升型）。

2）视神经炎：两者早期有时难以鉴别，尤其是在视神经胶质瘤早期，均表现为视神经轻度肿大、增粗，临床可给予激素诊断性治疗。

### 1.6.2 视神经脑膜瘤

（1）概述

眼眶内视神经脑膜瘤（meningiomas of optic nerve）是最常见的视神经肿瘤之一，仅次于视神经胶质瘤，约占视神经原发肿瘤的 20%。肿瘤起源于视神经鞘膜的蛛网膜上皮细胞，围绕着视神经生长，并压迫视神经，可引起患者视力下降或失明。

（2）病理

1）大体病理：视神经脑膜瘤多沿视神经生长，与神经界限欠清晰，肿瘤切面呈灰红色。

2）镜下病理：脑膜瘤（menigioma）大多数起源于蛛网膜内皮细胞，少部分起源于鞘膜纤维结缔组织和血管。根据组织来源不同可分成不同的类型。根据颅内脑膜瘤分类再结合眼眶视神经脑膜瘤组织学特点，现一般采用将眼眶内视神经脑膜瘤分为上皮型、过渡型、纤维型和血管瘤型。上皮型（合体细胞型）是最多见的一型，肿瘤细胞由多边形的类似正常的蛛网膜细胞组成，胞质丰富，核圆形或椭圆形，核染色质细腻，核较大，空泡状；细胞界限不清，排列紧密；细胞分化好，大小较一致，异型性小，核分裂象少见或缺如。过渡型脑膜瘤在脑膜瘤中占第 2 位，由纺锤形纤维细胞束和卵圆形的上皮细胞团均等交织排列而成。纤维型脑膜瘤肿瘤细胞及细胞核都呈梭形、束状排列，容易被误诊为神经鞘瘤（neurilemmoma）。血管瘤型脑膜瘤肿瘤细胞间出现大量大小不等、分化好的血管，多数血管管壁增厚或玻璃样变。

（3）临床表现

本病常见于中年女性，男女发病率约为

1∶2。儿童较少见，一旦发病较成人型具有更强的侵袭性及更高的复发率。视神经鞘脑膜瘤发病缓慢，首先出现眼球突出症状，同时或之后出现视神经相关症状，包括视力下降、失明及色觉障碍，累及眶尖可引起眼球运动障碍。

(4) MRI 表现

视神经脑膜瘤多发生于视神经鞘区或骨膜外区，因此肿瘤通常包绕视神经生长，视神经可略纤细或无明显变化，横断面肿瘤最大界面形状呈梭形、圆锥形或管状形，边界清楚，内部信号可均匀或不均匀，$T_1$WI 呈等或稍高信号，$T_2$WI 呈稍高信号。若病灶内有钙化灶，则在 $T_1$WI 及 $T_2$WI 均呈低信号表现。若肿瘤突破视神经鞘膜进入眼眶内，肿块呈圆形或不规则形，边界欠清晰，肿瘤可逐渐长大，严重时肿瘤充满眼眶(图 1-24)。由于肿瘤信号与视神经有明显差异，在 MRI 上可见视神经边缘，即所谓的“双轨征”(图 1-24 C)。部分肿瘤不完全包绕视神经，在视神经鞘内偏心性生长，一般偏内侧，与神经分界不清，并可推挤视神经。增强 $T_1$WI 压脂序列能将视神经鞘脑膜瘤与周围组织、肌肉、脂肪清楚区分开来。蝶骨嵴脑膜瘤起源于蝶骨大小翼上，内起始于前床突，外抵翼点，其解剖位置邻近眶尖及海绵窦，早期具有眼眶区病变的临床症状。其在 MRI 上多表现为沟通眼眶及颅内的弥漫性肿块，紧贴眼眶内侧壁及蝶骨走形，$T_1$WI 呈等或稍高信号，$T_2$WI 呈均匀的稍高信号，增强后明显均匀强化，动态增强序列上，TIC 多呈平台型或快速上升型，DWI 提示肿瘤区域弥散受限，ADC 值一般较低。

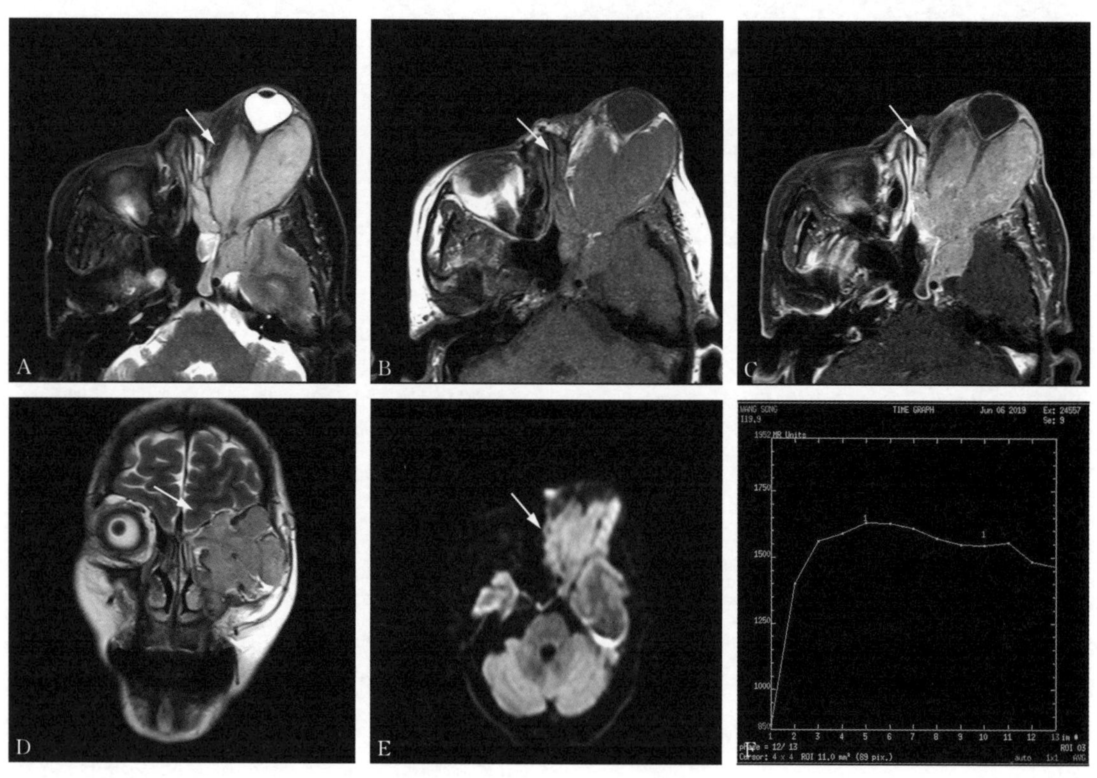


图 1-24　左侧视神经脑膜瘤

注：患者，女性，49 岁，左眼球突出 5 年余，伴视力下降 3 个月。A. 横断面 $T_2$WI 示左眼突出，左眶内，球后不规则团块影，呈均匀稍高信号(箭头)；B. 横断面 $T_1$WI 示病变呈等信号(箭头)；C. 增强 $T_1$WI 横断面显示病灶明显均匀强化，白箭头处可见肿块包绕视神经，呈“双轨征”(箭头)；D. 冠状面 $T_2$WI 进一步提示视神经位于病灶中央(箭头)；E. DWI 显示病灶呈均匀高信号，弥散抑制(箭头)；F. 肿瘤实质 TIC 为Ⅱ型(平台型)曲线。

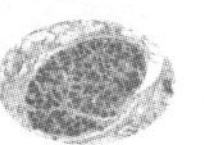

(5) 诊断要点

MRI 示包绕视神经生长的椭圆形、梭形肿块，$T_1$WI 等稍高信号，$T_2$WI 稍高信号，增强后明显强化，视神经"双轨征"。

(6) 鉴别诊断

1) 视神经胶质瘤：多见于儿童，成人相对少见；视神经增粗较视神经脑膜瘤更为明显，病灶强化程度较视神经脑膜瘤低，且视神经脑膜瘤可能钙化，有助于两者的鉴别。

2) 神经鞘瘤：呈类椭圆形或圆形，主要鉴别点在于与视神经的关系。神经鞘瘤多压迫视神经，可见视神经受压变形；视神经脑膜瘤多包绕视神经，可见"双轨征"。

3) 海绵状血管瘤(cavernous hemangioma)：肿块呈椭圆形或不规则形，边缘可见浅分叶，$T_2$WI 多呈较高信号，增强后呈渐进性填充式强化。

### 1.6.3 神经鞘瘤

(1) 概述

神经鞘瘤又称为施万细胞瘤(schwannoma)，来源于神经外胚层施万细胞(Schwann cell)。由于视神经没有施万细胞，因此眼眶内神经鞘瘤起源于第Ⅲ～Ⅵ对脑神经以及交感、副交感神经和睫状神经的施万细胞，大多数源于三叉神经的眼支。该肿瘤可发生于任何年龄，多见于 20～50 岁的成人，男女发病率一般无差异。眼眶神经鞘瘤多为良性，一般生长缓慢，病程长。

(2) 病理

1) 大体病理：肿瘤多具有完整包膜，多呈类椭圆形或圆形，亦可呈哑铃状或分叶状改变，肿瘤内部可见囊变及小灶状出血。

2) 镜下病理：肿瘤主要由交替分布的安东尼 A 型(Antoni A)和安东尼 B 型(Antoni B)瘤细胞组成，但大多数为 Antoni A 型瘤细胞。Antoni A 型瘤细胞是高度分化的细胞成分，呈长梭形，常呈平行、纵横交错或旋涡状排列；胞质丰富，嗜酸性；胞核长圆形或梭形，一端较尖细；细胞平行排列在同一水平，呈典型的栅栏状排列。Antoni B 型瘤细胞是疏松的黏液成分，呈星形、椭圆形或淋巴细胞样，排列稀疏，胞质突起互相连接呈网状，肿瘤细胞呈淋巴样或星芒状，体积相对较小。胞质突起互相连接呈网状，其中具有黏液样基质，容易形成囊性变区。免疫组织化学中 S-100 和 Len-7(HNK)示阳性，GFAP 也可示阳性。

(3) 临床表现

肿瘤生长缓慢，初期缺乏明显体征和症状。患者多以眼球突出症状前来就诊，病程为 2 个月至 20 年，平均 3～5 年，部分患者有视力下降、眼球运动障碍、眶缘部扪及肿块等临床表现。不同的临床表现与肿瘤的原发部位和起源的神经相关。肿瘤位于眼眶前部或肿瘤较大时，眼眶触诊可及中等硬度肿物，表面光滑，多为实性，可以推动。60%病例眼底后极部有不同程度的受压表现，如视神经盘水肿、黄斑部变暗、放射条纹形成和黄斑变性等。眼球突出方向与肿瘤在眶内位置相关，肿瘤多位于肌肉圆锥内或眼眶上部，这可能与肿瘤大多起源于三叉神经的滑车上神经和眶上神经有关。多表现为轴性眼球突出或伴有眼球向下移位。发生于眶下神经支的神经鞘瘤位于眼眶下部，驱使眼球向上移位。

(4) MRI 表现

眼眶神经鞘瘤的形状大多为圆形或椭圆形，部分为串珠状、不规则状或"哑铃状"，当肿瘤充满眶尖时则形成圆锥形；起源于眶尖的肿瘤，可经眶上裂向颅内蔓延，这时肿瘤表现为"哑铃状"。复发的肿瘤包膜不完整，因此在 MRI 上肿瘤形状不规则，边界不清。肿瘤可位于眼眶的任何部位，但分布概率各有不同，位于眼眶上方者多、下方者少，后段多、前段少，肌锥外间隙多，肌锥内间隙较少，这与眼眶内神经分布相关。视神经多为受压改变，多位于肿瘤一侧。

神经鞘瘤的肿瘤组织学特征与 MRI 信号有关，Antoni A 型和 Antoni B 型两种肿瘤组织成分区域在 MRI 上表现不同，对诊断帮助较大。眼眶神经鞘瘤在 $T_1$WI 中显示中等强度信号，与多数眼眶软组织肿瘤类似。神经鞘瘤的黏液成分即 Antoni B 型成分在 $T_2$WI 上比 Antoni A 型肿瘤细胞成分显示更高信号，表现为中高混杂信号，而 Antoni A 型肿瘤细胞成分在 $T_2$WI 上可呈中等或稍高信号。若肿瘤内部有出血成分，在 $T_1$WI 及

$T_2$WI 上均呈不均匀高信号。增强后 Antoni B 区组织极少出现强化，而 Antoni A 区组织通常出现中等程度强化。DWI 上多细胞区（Antoni A 型成分）较黏液样区（Antoni B 型成分）ADC 值高，弥散不受限。动态增强扫描呈缓慢持续强化。MRS 上发现明显 Cho 峰是神经鞘瘤较为典型的改变（图 1－25）。

（5）诊断要点

肿瘤形态多呈圆形、椭圆形或哑铃状，边界清晰，视神经受压偏移，$T_2$WI 上可见到不同信号特点的 Antoni A 和 Antoni B 区，病灶内部有囊变不强化区域；MRS 可见 Cho 峰升高。

（6）鉴别诊断

1）海绵状血管瘤：肿块呈椭圆形或不规则形，边缘可见浅分叶，边界清晰，$T_2$WI 上多呈较高信号，信号较均匀，囊变区域少见，增强后呈渐进性强化，TIC 呈持续上升型，MRS 无明显 Cho 峰。

2）视神经脑膜瘤：肿瘤信号多呈中等 $T_1$WI、$T_2$WI 信号，增强后可见双轨征。主要鉴别点在于与视神经的关系，神经鞘瘤一般推压视神经而不是包绕视神经，仅少数神经鞘瘤可包绕视神经。

3）泪腺多形性腺瘤（pleomorphic adenoma，PA）：位于眼眶外上象限的神经鞘瘤需要与泪腺 PA 鉴别，神经鞘瘤只是推压泪腺，泪腺仍可清楚显示。

## 1.6.4 海绵状血管瘤

（1）概述

海绵状血管瘤曾被认为是成人最常见的原发性肿瘤和最常见的血管性肿瘤，也曾被认为是有包膜的静脉畸形，而最近的文献一致认为海

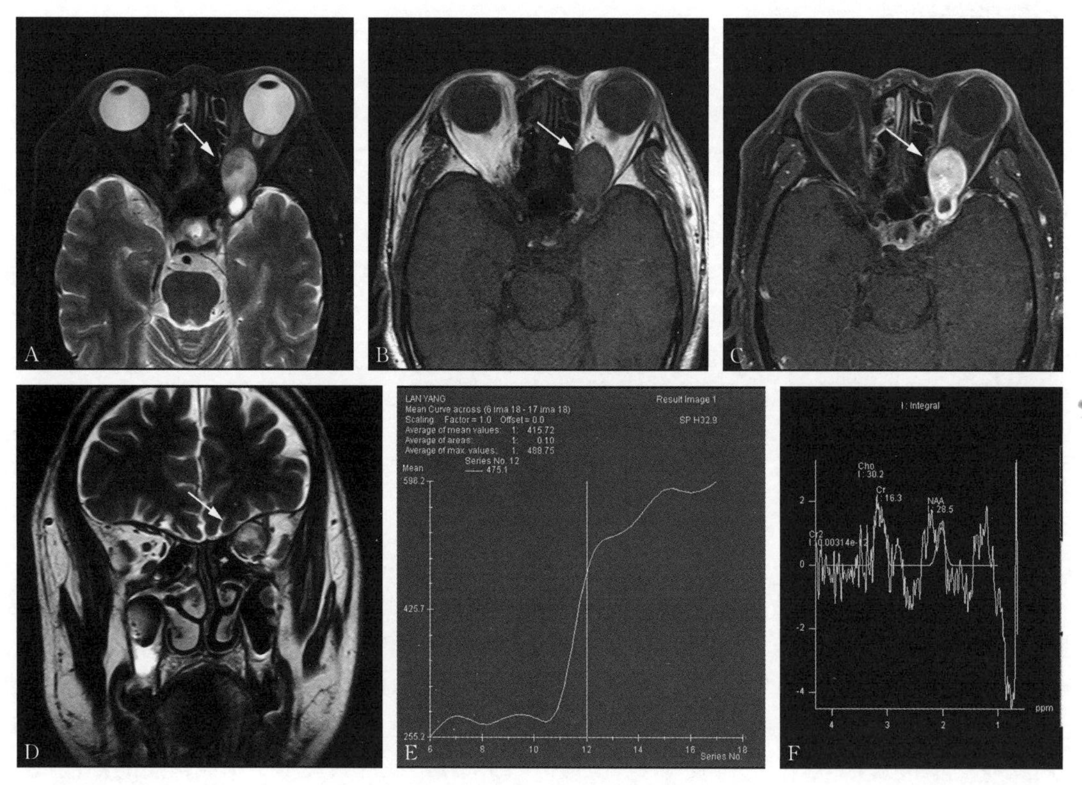


图 1－25　左侧眼眶神经鞘瘤

注：患者，男性，39 岁，视力下降 6 个月余。A. 横断面 $T_2$WI 压脂示左眶内肌锥内类椭圆形团块影（箭头），呈不均匀高信号，其中高信号区域为 Antoni B 区；B. 横断面 $T_1$WI 示病变呈混杂等低信号；C. 增强 $T_1$WI 横断面显示病灶不均匀强化（箭头），Antoni B 区无明显强化（箭头）；D. 冠状面 $T_2$WI 进一步提示肿块位于眼眶内上方（箭头），视神经受压向外下移位（箭头）；E. 肿瘤实质 TIC 为 Ⅰ 型（持续上升型）；F. MRS 在 3.2 处可见明显 Cho 峰。

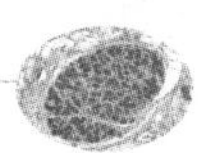

绵状血管瘤是低流量动静脉畸形(arteriovenous malformation),而不是血管性肿瘤或静脉畸形。尽管如此,由于海绵状血管瘤与肿瘤一样有明显占位效应并逐渐长大,临床上仍愿意将海绵状血管瘤作为占位性病变考虑。海绵状血管瘤好发于中年女性(60%~70%),发病年龄 43~48 岁。

(2) 病理

1) 大体观海绵状血管瘤为椭圆形实性肿瘤,边界清楚,呈暗红色,外有薄的、完整的纤维包膜;切面呈海绵状,瘤体借细小动脉和静脉与体循环联系,血流缓慢;肿瘤内可出现出血、栓塞、囊变、含铁血黄素沉积和钙化。

2) 组织学上改变可见病变由大小不等、形状各异的血管窦构成,内部充满血液;管壁薄,可见薄扁的内皮细胞,间质为纤维组织,含黏液样成分,少数可有平滑肌细胞;可见小毛细血管从血管窦延伸至间质内。这些毛细血管增生及随后发生的管腔扩张可导致海绵状血管瘤缓慢增大。

(3) 临床表现

海绵状血管瘤生长缓慢,病变较小时并不引起明显的眼球突出,部分患者是在偶尔的影像学检查时被发现的。常见临床表现为无痛性眼球突出(突出度 5~6 mm,范围 0~15 mm),其他表现包括疼痛、眼睑肿胀、复视、反复发生视物模糊等。青春期和妊娠期发病时可发生快速进展的眼球突出,也可出现疼痛、眼睑肿胀、复视等。快速进展时视神经受压,可表现为视力下降以及视野缺损。肿块好发于肌锥内间隙,较大肌锥内间隙肿瘤可引起视神经盘水肿、眼肌功能受损导致复视,眶尖部位病变早期就压迫视神经导致视力下降,故眼球突出可不明显。与颅内海绵状血管瘤常自发出血不一样,眶内海绵状血管瘤很少有自发性出血。

(4) MRI 表现

MRI 检查可以清晰显示海绵状血管瘤与眼眶、眼外肌及视神经的关系,病变多位于肌锥内间隙,呈类圆形或椭圆形肿块,$T_1$WI 与眼外肌相比呈等信号或稍低信号,$T_2$WI 与眼外肌相比呈明显高信号,与玻璃体信号相仿。肿瘤大部分信号均匀,边缘清晰、光整,部分略呈分叶状,部分病灶内可见点状低信号静脉石。动态增强扫描结合延迟扫描显示特征性的"渐进性强化"征象(图 1-26),强化持续时间最长可达 60 min。动态增强扫描显示增强起始时点状或小片状强化区常位于病变周边,少数位于病变中心;而后逐渐向中央或周围弥散,一般在 15~60 min 内肿瘤全部明显均匀强化。整个渐进性强化过程在 MRI 动态增强扫描结合延迟扫描图像上显示明确且清楚,TIC 曲线呈持续上升型。

(5) 诊断要点

常见于中年女性的无痛性、渐进性眼球突出;位于肌锥内的圆形或类圆形、边界清晰肿块;增强 MRI 呈典型的渐进性强化。

(6) 鉴别诊断

1) 神经鞘瘤:呈类椭圆形或圆形,呈 $T_1$WI 等信号,$T_2$WI 稍高信号,其内有囊变区域;海绵状血管瘤较少出现囊变区域,且信号均匀,典型的"渐进性强化"有助于鉴别两者。

2) 淋巴管瘤:常发生于儿童,大多数位于肌锥外。由于肿瘤不时有自发性出血,内有不同时期的血液集聚,因此 MRI 信号不均匀,内部常表现为散在形态不一的短 $T_1$、长 $T_2$ 亚急性出血信号。

### 1.6.5 多形性腺瘤

(1) 概述

多形性腺瘤(PA)又称良性混合瘤(benign mixed tumor),是泪腺最常见的上皮性肿瘤,约占泪腺肿瘤发病率的 60%。常见于 30~60 岁的患者,平均就诊年龄约为 45 岁,女性略多见。2017 年世界卫生组织(World Health Organization, WHO)分类将 PA 定义为一种具有多种细胞形态和结构特征的良性肿瘤,其主要构成成分为上皮和间叶样成分。肿瘤通常单侧发病,生长缓慢,病程长,预后良好,术后可复发,少数可恶变。

(2) 病理

1) 大体病理:肿块多为单个,大小不一,表面光滑或呈结节状,常有包膜结果。肿块剖面灰白或浅褐色,可夹杂半透明胶冻状黏液样成分、浅蓝色软骨样组织,有时可伴有囊性变、出血、梗死。复发病例可见多个大小不等的结节,表面通常无

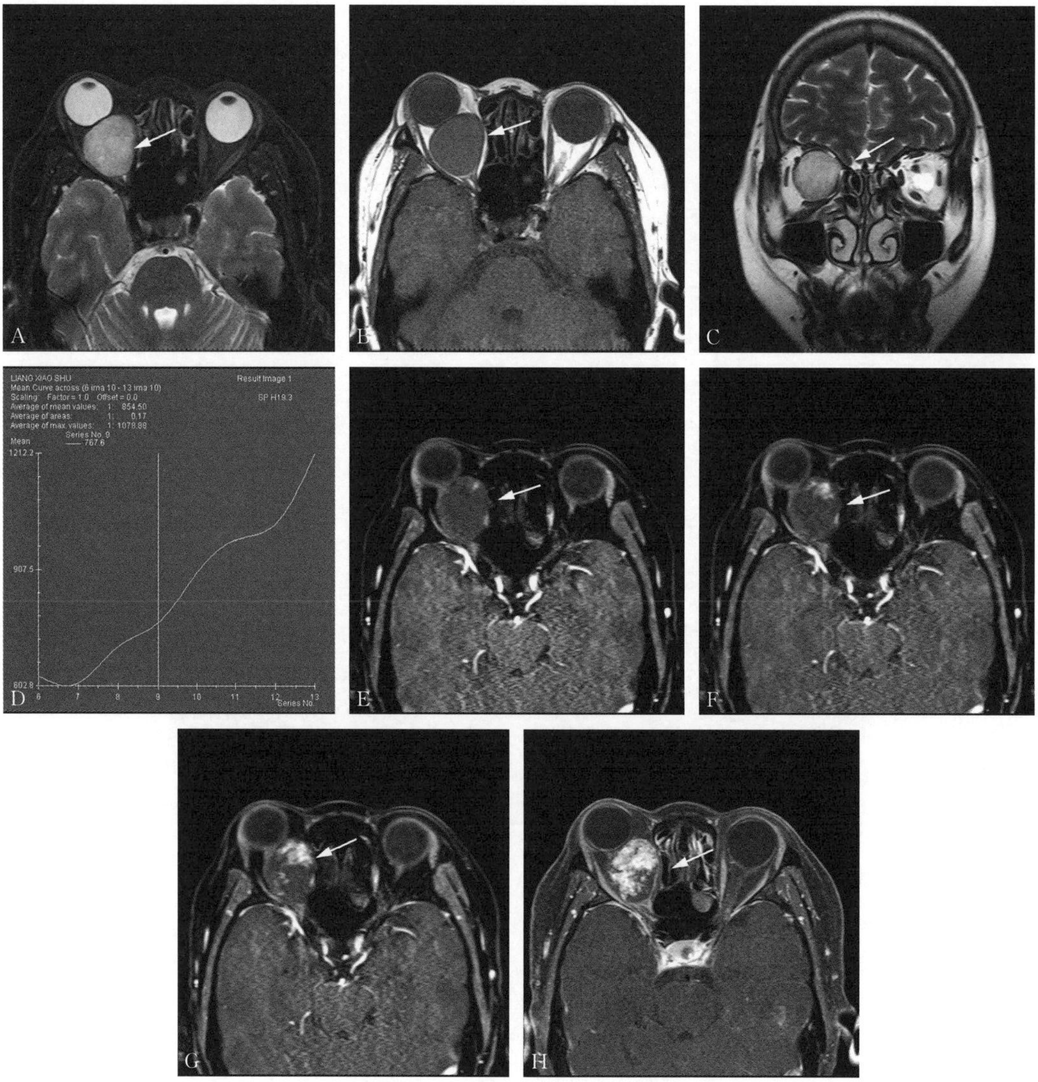

图 1-26 右侧眼眶海绵状血管瘤

注：患者，女性，49 岁，右眼球突出 5 年余，伴视力下降 3 个月。A. 横断面 $T_2$WI 压脂示右眼突出，右眶内、球后不规则团块影，呈均匀高信号（箭头）；B. 横断面 $T_1$WI 示病变呈等信号（箭头）；C. 冠状面 $T_2$WI 显示病灶位于眼眶内上象限，眼外肌受压移位（箭头）；D. 肿瘤实质 TIC 为Ⅰ型（持续上升型）；E～H. 分别为强化 30、60、90、120 s 后的 $T_1$WI 图像，可见肿瘤强化范围渐渐增大，呈“渐进式强化”（箭头）。

包膜，大多数结节由于富含黏液软骨样区域而呈半透明样。

2）镜下病理：PA 具有多形性和混合性的特征，不同肿瘤及同一肿瘤的不同部位均可有较大的形态学变异。肿瘤的主要成分为上皮和间叶样成分，不同肿瘤中两者的比例不尽相同。上皮成分为腺上皮细胞和肌上皮细胞，肌上皮细胞通常构成肿瘤的主体，可成片排列并与间叶样成分相移行，可呈上皮样、浆细胞样、梭形、透明细胞样。间叶样成分可呈黏液样、软骨样、玻璃样，其中软骨样成分对诊断 PA 是相对特异的结构；不同成分在不同肿瘤中的比例不一，有时可构成肿瘤的主体。PA 中鳞状化生较常见到，钙化及骨化少见。

（3）临床表现

临床主要表现为眼眶泪腺区无痛性、孤立性软组织肿块，一般不影响泪腺的分泌功能及面神

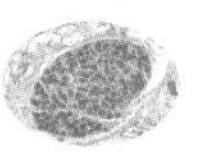

经功能。肿块较大时可推压眼球使之向下移位，眼球可有突出；肿块质地较韧，呈结节状。肿块可向后延伸累及眼外肌，造成眼球活动受限，但常无疼痛。病程较长，肿块进展缓慢，通常长于 12 个月。虽然 PA 属于良性肿瘤，由于其易复发倾向和恶变的可能，以扩大手术为主要治疗手段。切开活体组织检查、肿物切除不完全或术中包膜破裂容易导致复发，少数肿瘤可发生恶变。

（4）MRI *表现*

眼眶 PA 的解剖位置具有特征性，均表现眼眶外上象限泪腺区肿块，可向周围组织侵犯。肿块形态多呈类圆形或类椭圆形，边缘可见不同程度分叶状改变；肿块较大者可压迫邻近眶壁，眶壁骨质多受压变形或骨质吸收。MRI 信号特点：$T_2WI$ 呈中等或不均匀高信号，包膜呈弧形低信号，其内更高信号区为病理上黏液软骨样区域、出血囊变区，低信号区则代表多细胞区；$T_1WI$ 呈均匀低信号或中等信号，可夹杂高信号区，可能为出血区（图 1－27），有时在 $T_1WI$ 及 $T_2WI$ 上均可看见病灶边缘低信号包膜结构。DWI 上肿瘤实质区域呈稍高信号，ADC 值较其他腺上皮恶性肿瘤高，弥散不受限。动态增强扫描上 TIC 通常呈缓慢持续强化，偶呈平台型改变。MRS 较少出现 Cho 峰。

（5）*诊断要点*

中年女性多见，病灶均位于眼眶外上方或泪腺窝，病史多为无痛渐大肿块，数月或数年。触诊无压痛，质中等偏硬，表面光滑或呈结节状，可活动。MRI 显示 PA 呈类圆形或分叶状，边界清晰，包膜完整或不完整。$T_1WI$ 呈等信号，可混杂低信号影（黏液软骨样成分或囊变区）或混杂高信号影（出血区），$T_2WI$ 呈稍高信号，可混杂更高信号，增强扫描实性成分明显强化。DWI 实性区域

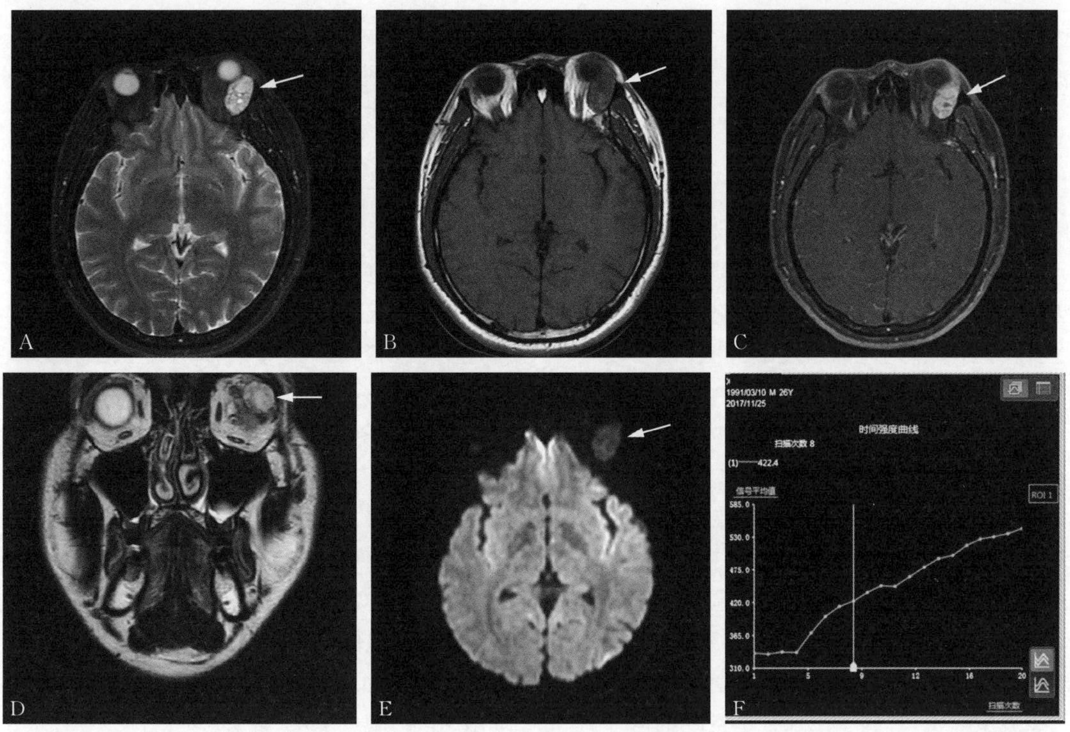


图 1－27　左侧泪腺多形性腺瘤

注：患者，男性，28 岁，发现左侧眼眶肿物 1 年余。A. 横断面 $T_2WI$ 压脂示左眶内肌锥外（泪腺区）类椭圆形团块影，呈不均匀高信号，左侧泪腺正常形态消失（箭头）；B. 横断面 $T_1WI$ 示病变呈混杂等高信号，少许片状高信号提示病灶内部有出血（箭头）；C. 增强 $T_1WI$ 横断面显示病灶不均匀强化（箭头）；D. 冠状面 $T_2WI$ 进一步提示肿块位于病灶外上方泪腺区，可见明显位于左眼眶外、上直肌肌锥外（箭头）；E. DWI 可见肿块信号略低于脑实质，证明肿瘤弥散不受限（箭头），是良性肿瘤的诊断依据之一；F. TIC 呈 Ⅰ 型（持续上升型）。

ADC 值为(1.2～1.6)$\times 10^{-3}$ mm$^2$/s,液性区域 ADC>$2\times 10^{-3}$ mm$^2$/s,动态增强扫描 TIC 呈缓慢上升型;MRS 多数无 Cho 峰,少许可见低或高的 Cho 峰。

(6) 鉴别诊断

1) 腺样囊性癌(adenoid cystic carcinoma, ACC):部分 PA 与低度恶性的泪腺肿瘤非常相似,其形态学尚未表现出浸润性生长的特征,边界光滑,内部混杂囊变、坏死、出血区。ACC、黏液表皮样癌(mucoepidermoid carcinoma, MEC)实性区域 ADC 值较 PA 低,TIC 呈平台型或流出型。

2) 淋巴瘤:肿瘤形态可表现不规则,可有包绕眼球生长形态,邻近眶壁骨质改变可不明显,ADC 值明显较低显示弥散受限是淋巴瘤的特征性改变。

3) 神经鞘瘤:可侵犯泪腺区域,有时与泪腺 PA 较难鉴别,但 MRS 上出现明显 Cho 峰可以为泪腺神经鞘瘤的诊断提供依据。

### 1.6.6 腺样囊性癌

(1) 概述

腺样囊性癌(ACC)是泪腺最常见的恶性上皮性肿瘤,占泪腺肿瘤的 29%,眼眶肿瘤的 1%～6%。发病年龄较轻,发病高峰年龄为 40 岁,无明显性别差异。肿瘤通常起源于单侧泪腺,呈浸润性生长,早期可蔓延至神经及眼外肌,预后较差,转移率高。

(2) 病理

1) 大体病理:大体上见肿块多为单个,大小不一,表面不光整,无包膜或有不完整包膜,切面可见乳头状及囊状结构。

2) 镜下病理:ACC 病理类型分为 3 种——管状型、筛状型和实体型。管状型可见肿瘤内部小导管样改变,衬以多层上皮细胞腭管状结构;筛状型中瘤巢呈筛状,其内可见部分小空腔结构,内含分泌出的黏蛋白;实体型肿瘤细胞排列紧密,呈片状或实体状。其中实体型的恶性程度较高。

(3) 临床表现

ACC 的主要临床表现为眼球向内下方突出、移位,局部疼痛及压痛,复视,视力下降等。该肿瘤嗜神经生长,早期侵犯神经、眼外肌及邻近骨膜、骨壁而引起疼痛,因此疼痛发生率高,是特征性的临床表现。因颞上眶缘发生固定、坚实、形状不规则的肿块,可引起眼球突出、移位。肿块质地较硬,多无法推动

(4) MRI 表现

泪腺 ACC 发生于眼眶外上象限泪腺窝区,泪腺正常组织常消失,向周围组织侵犯。肿块形态多呈不规则形或分叶状,边缘常不光整,与邻近的眼外肌多分界不清晰,早期可发现邻近眶壁骨质溶骨样骨质吸收破坏。少许低度恶性 ACC 表现为类椭圆形或圆形肿块,周围组织破坏不明显,此时形态学上与 PA 较难鉴别。MRI 信号特点:$T_2$WI 呈中等或不均匀高信号,$T_1$WI 呈等信号,多无完整包膜,增强后轻、中度强化,多有眼外肌侵犯,分界不清晰。功能 MRI 对于泪腺肿瘤良、恶性的提示具有重要作用,在 DWI 上 ACC 实质区域呈高信号,弥散明显受限,ADC 值多低于 $1.1\times 10^{-3}$ mm$^2$/s。动态增强扫描上 TIC 通常呈平台型或快速上升型(图 1-28)。MRS 可有一定概率出现 Cho 峰。

(5) 诊断要点

泪腺 ACC 多为单侧不明显诱因下的泪腺区肿块,病变发展迅速,病程较短,早期出现眶区明显疼痛;MRI 上表现为泪腺区不规则肿块,眼外肌明显受侵犯,邻近眶壁骨质明显虫蚀样破坏,并可侵犯至眶外。

(6) 鉴别诊断

泪腺 ACC 主要需要与泪腺 PA 进行鉴别,两者同来源泪腺上皮细胞,从发病部位上无法鉴别。ACC 病程进展迅速,早期可出现眼眶疼痛等症状,MRI 上可见更明显的眶壁骨质破坏及眼外肌浸润表现。但低度恶性 ACC 与 PA 难以鉴别,需要通过功能 MRI 来鉴别,通常 PA 在 DWI 序列上弥散不受限,ADC 值多为(1.2～1.6)$\times 10^{-3}$ mm$^2$/s,TIC 多呈持续上升型。

### 1.6.7 淋巴瘤

(1) 概述

眼眶淋巴瘤是常见的眼眶恶性肿瘤之一,

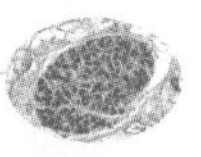

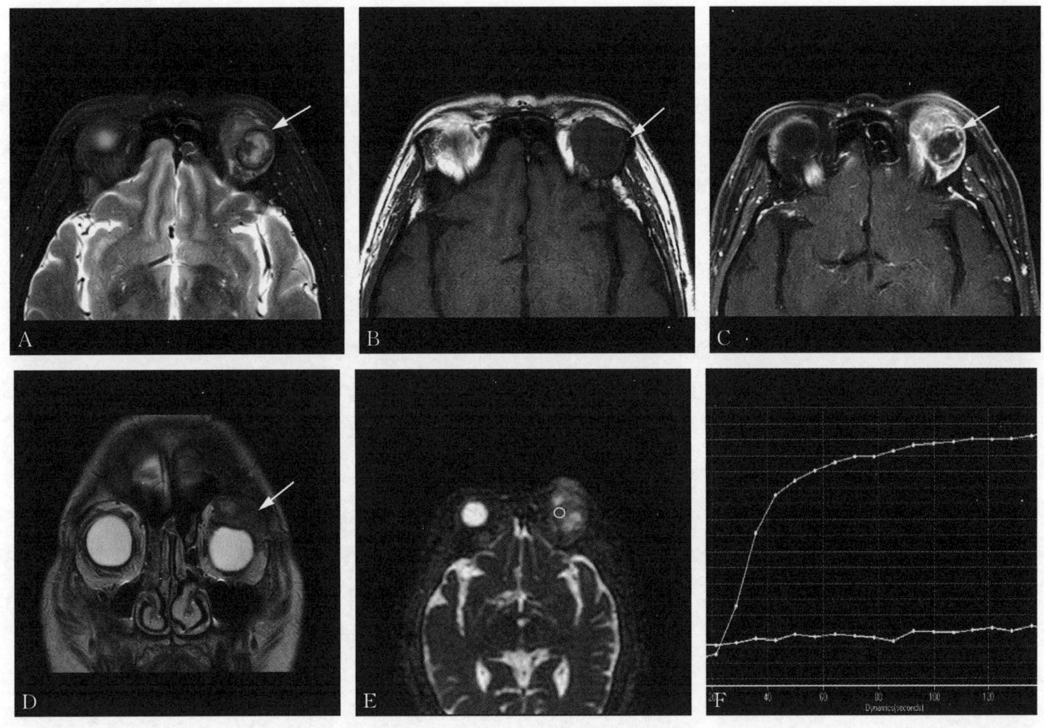

图 1－28 左侧泪腺腺样囊性癌

注：患者，男性，62 岁，左眼眶肿块伴眼球突出 3 个月余。A. 横断面 $T_2$WI 压脂示左眶内肌锥外类椭圆形团块影，呈不均匀稍高信号，其内可见坏死区域（箭头）；B. 横断面 $T_1$WI 示病变呈混杂等低信号（箭头）；C. 增强 $T_1$WI 横断面显示病灶不均匀强化，坏死区域无明显强化（箭头）；D. 冠状面 $T_2$WI 显示肿块位于眼眶外上方，肌锥外（箭头）；E. 根据 DWI 序列所得的 ADC 图提示肿瘤实质部分弥散受限（白圈），ADC 值为 $0.9\times10^{-3}$ $mm^2/s$，坏死区域则 ADC 值较高，为 $2.1\times10^{-3}$ $mm^2/s$；F. TIC 呈Ⅱ型（平台型）。

多发生于结膜、泪腺及眼球后，约占所有眼恶性肿瘤的 50%。黏膜相关淋巴组织淋巴瘤（mucosa-associated lymphoid tissue lymphoma，MALT 淋巴瘤）是最常见的眼附属器淋巴瘤类型，好发于泪腺，常伴有淋巴上皮病等基础疾病。累及视神经的淋巴瘤多由眶前部淋巴组织向后生长形成。

（2）病理

1）大体病理：最常见的眼眶淋巴瘤亚型是低度恶性的结外边缘区 B 细胞非霍奇金淋巴瘤（non-Hodgkin lymphoma，NHL）。在我国，80%以上的眼眶淋巴瘤是 MALT 淋巴瘤，其次为滤泡型淋巴瘤（19%）和侵袭型淋巴瘤（15%～20%）。大体上可见单个或多个肿块，表面不光整，切面呈灰红色。

2）镜下病理：淋巴瘤的典型病理学特征如下。①淋巴结正常滤泡性结构被大量异常淋巴细胞或组织细胞所破坏，被膜及其周围组织同样被侵及。②异常细胞的分裂指数增高。眼眶 MALT 淋巴瘤形态学上表现为边缘区的扩大，由较单一的小 B 细胞组成；作为惰性淋巴瘤，很少能看到细胞的有丝分裂，只有在转化为高等级肿瘤时，细胞的有丝分裂数才可能增加。免疫表型根据肿瘤细胞质细胞分化程度的不同，表达为 CD79a（+）、CD20（+）、CD43（+/−）以及免疫球蛋白重链或轻链的单型表达。

（3）临床表现

多见于中老年患者，MALT 淋巴瘤多继发于淋巴上皮病，因此患者多长期有眼干、口干等症状。可在无明显诱因下突然出现单侧或双侧无痛性眼睑肿物，伴有眼外肌侵犯时可伴有单侧眼球突出，眼球活动受限。视神经受累时，则出现视力下降。

(4) MRI 表现

眼部的淋巴组织位于眼睑、结膜及泪腺，因此这些部位被认为是眼眶淋巴瘤的潜在原发起源部位，然后向眶内侵犯，并可沿视神经生长。因此眼眶淋巴瘤无论为局限型或弥漫型，均呈浸润性生长，伴有不同部位、不同程度、不同数目的眼外肌受累，肿瘤形态多呈铸形生长。大多数眼眶淋巴瘤在常规 MRI 上信号均匀，与大脑皮质相比，$T_1$WI 及 $T_2$WI 呈等信号，增强扫描呈均匀强化，其强化程度与正常的泪腺及眼外肌相似。DWI 能够通过检测肿瘤水分子运动的变化来判断肿瘤性质。眼眶淋巴瘤细胞密集，细胞间质少且极少发生坏死和囊变，因此其弥散较为受限，ADC 值也明显低于其他病理类型的肿瘤。在 DCE - MRI 上，眼眶淋巴瘤的 TIC 曲线类型多为速升速降型或平台型(图 1 - 29)。

(5) 诊断要点

临床表现不典型，磁共振可见眼眶内铸状生长的肿块，以眶前部多见，可包绕眼球生长，信号均匀，且 ADC 值较低，多低于 $0.7\times10^{-3}$ $mm^2/s$，增强后呈均匀轻、中度强化，TIC 呈速升速降型或平台型。

(6) 鉴别诊断

1) 炎性假瘤：临床上多急性起病，可有劳累、情绪激动等诱因，局部表现为红、肿、热、痛，MRI 上边界不清晰，无明显肿瘤形态，但有时与生长较为弥漫的眼眶淋巴瘤较为相近；$T_1$WI 及 $T_2$WI 呈均匀等信号，增强后均匀强化。ADC 值较淋巴瘤高，这是两者鉴别的要点之一。

2) 神经鞘瘤：类椭圆形或圆形，$T_1$WI 等信号，$T_2$WI 稍高信号，其内可见囊变区域；淋巴瘤较少出现囊变区域，信号均匀。

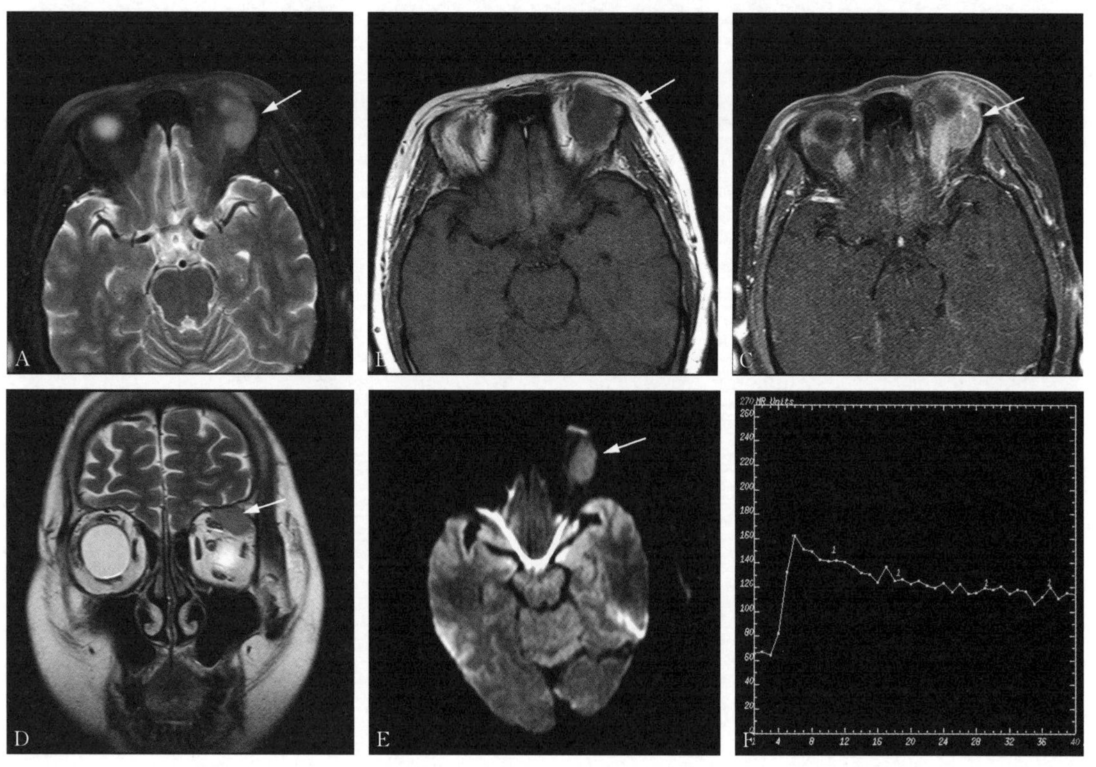


图 1 - 29 左侧眼眶淋巴瘤

注：患者，男性，68 岁，左眼眶肿块伴眼球突出 2 个月余。A. 横断面 $T_2$WI 压脂示左眶内肌锥外类椭圆形团块影，呈均匀稍高信号(箭头)；B. 横断面 $T_1$WI 示病变呈均匀等信号(箭头)；C. 增强 $T_1$WI 横断面显示病灶中度均匀(箭头)；D. 冠状面 $T_2$WI 显示肿块位于眼眶外上方肌椎外，左侧眼球受压向内下移位(箭头)；E. DWI 序列显示病灶信号高于脑实质，提示弥散受限(箭头)，测得 ADC 值为 $0.54\times10^{-3}$ $mm^2/s$；F. TIC 呈Ⅲ型(速降型)。

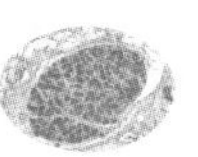

3）海绵状血管瘤：肿块呈椭圆形或不规则形，边缘可见浅分叶，边界清晰，$T_2$WI 上多呈较高信号，增强后呈“渐进性强化”；TIC 呈持续上升型。

## 1.7 眼部其他病变

### 1.7.1 白内障

（1）概述

白内障（cataract）是老年人可逆性视力丧失的首要原因。晶状体内部蛋白质结构的变化导致其变浑浊，由于晶状体在将光聚焦到视网膜上起着关键作用，因此会导致视力下降。65 岁以上高达 95%的人患有白内障，近年来随着糖尿病等代谢性疾病的发病率不断增高，白内障的发病年龄有逐渐年轻化趋势。通常累及双眼，但发展具有渐进性及不对称性。一旦视力丧失，通常就需要手术。

（2）病理

1）大体病理：根据晶状体开始出现浑浊的部位，将老年性白内障分为 3 型。①皮质性白内障，以晶状体皮质灰白色浑浊为主要特征，发展过程分为 4 期：初发期、膨胀期、成熟期、过熟期。②核性白内障，晶状体白质纤维不断进入晶状体核中，使核体积增大、致密，色素增多。③后囊下白内障，为后囊膜下浅皮质区发生浑浊。

2）镜下病理：晶状体囊膜不同程度增厚，外表附着不规则颗粒；囊下上皮细胞退变及增殖，细胞肿大、坏死，上皮细胞消失及纤维化，同时伴有增生、钙化和胆固醇沉着。晶状体皮质细胞退变，表现为点状、片状及楔形等各种不同形态，随病情发展胞质变成空泡，蛋白质溢出，形成大小不等的小球状聚集，皮质纤维间隙裂开出现透明液体，随之肿胀、混浊。随着晶状体皮质细胞逐渐嵌入晶状体中心，晶状体核体积增加，硬度增加，不断增厚，转变成有色素沉着的致密结构。

（3）临床表现

随着病情的发展逐渐出现视物浑浊、模糊。晶状体周边的浑浊可以不影响视力，而中央部的浑浊即使范围很小也会严重影响视力。当晶状体严重浑浊时，视力可降至仅有光感甚至失明。白内障超声乳化术是最常见的白内障摘除术。超声振动用于分离混浊的晶状体，在保留晶状体囊的同时，去除原有晶状体碎片，植入人工晶状体（intraocular lens，IOL）。绝大多数的人工晶状体被放置在晶状体囊内，有时放置在睫状沟或前房内。丙烯酸和硅酮是人工晶状体结构中最常用的两种材料。目前临床使用的所有人工晶状体都能进行 MRI 检查。

（4）MRI 表现

白内障晶状体在 $T_1$WI 显示正常分层信号消失。植入的人工晶状体的 MRI 表现为极度衰减的结构，相对于玻璃体呈 $T_1$WI 低信号，$T_2$WI 可见线状低信号（图 1－30）。与人工晶状体相反，原生双凸晶状体相对于玻璃体呈 $T_1$WI 轻度高信号，$T_2$WI 呈梭形低信号。

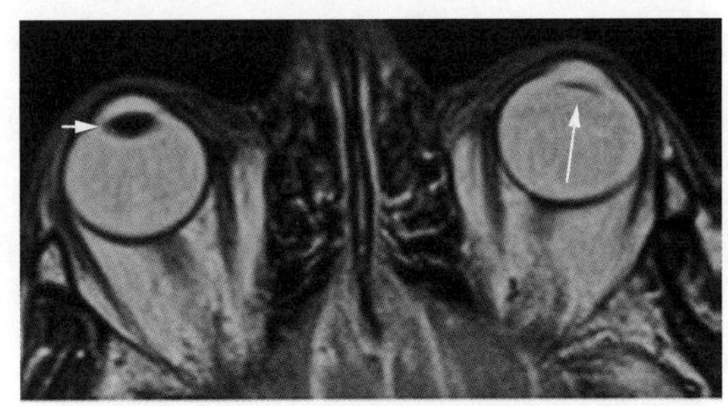

图 1－30　白内障人工晶状体植入术后

注：患者，男性，68 岁，左眼白内障人工晶状体植入术后，$T_2$WI 示左眼人工晶状体呈线状低信号（长箭头），而右眼原生晶状体呈梭形低信号（短箭头）。

（5）诊断要点

本病诊断要点：50 岁以上中老年，进行性视物模糊，裂隙灯检查见晶状体浑浊，超声见晶状体内异常回声，MRI $T_1$WI 显示晶状体正常分层信号消失。手术后植入的人工晶状体相对于玻璃体呈 $T_1$WI 轻度高信号，$T_2$WI 可见线状低信号。

### 1.7.2 玻璃体机化

（1）概述

玻璃体机化（vitreous organization）的产生有

两种原因：一种为大量玻璃体积血长期不吸收，刺激产生大量纤维细胞，在玻璃体内机化形成纤维膜；另一种是由于视网膜前增殖膜收缩牵拉视网膜血管或新生血管使之破裂出血，并进入玻璃体内，玻璃体积血促进增殖发展，形成并加重玻璃体机化，最终导致增殖性视网膜病变，造成牵拉性视网膜脱离。32%由增殖性糖尿病视网膜病变引起，也可由外伤或高血压引起。

（2）病理

1）大体病理：玻璃体内点状、形态多样的带状纤维膜，后方不与视神经盘相连。

2）镜下病理：玻璃体内大量积血长期不吸收，血浆成分及血液中的炎症细胞刺激和转化为纤维细胞，机化形成纤维膜，牵拉眼球壁，造成眼球变形和视网膜脱离。

（3）临床表现

临床表现为患侧视力减退，严重者可引起视网膜脱离，视力丧失。

（4）MRI表现

在 $T_1WI$ 和 $T_2WI$ 上可见玻璃体内呈中等信号的机化物。DWI上无弥散受限。动态增强扫描呈轻度强化（图1-31）。

（5）诊断要点

既往有玻璃体积血史，患侧视力逐渐减退，超声检查提示玻璃体内有点带状异常回声，MRI显示玻璃体内中等信号异常条带影，两端连于眼球壁，跨越视神经盘。

（6）鉴别诊断

主要与视网膜脱离和眼球肿瘤相鉴别。前者多有高度近视史，临床表现为突然视力下降及视野缺损，MRI上脱离的视网膜可呈新月形、双叶形或不规则形，完全脱离时呈典型的“V”形，一端连接视神经盘，另一端连于眼球壁；后者表现为眼球内圆形或梭形隆起，与眼球壁相连，MRI增强后一般有明显强化，内部可有坏死和钙化，可引起继发性视网膜脱离和球外侵犯。

### 1.7.3 甲状腺相关眼病

（1）概述

甲状腺相关性眼病（thyroid associated ophthalmopathy, TAO）是与甲状腺疾病相关的眼眶炎症，是临床上引起眼球突出的最常见原因。甲状腺眼病最常见于Graves病（Graves disease）患者，但也可以见于任何甲状腺功能异常的个体，甚至出现在实验室检查异常之前。90%以上的病例为双侧，以女性多见。

（2）病理

1）大体病理：最初表现为眼眶内脂肪含量增多，随后眼外肌开始肥大，通常下直肌最先受累。眼外肌累及顺序为：下直肌、内直肌、上直肌、外直肌。仅累及肌腹，肌腱不受累。疾病后期可见萎缩的眼肌脂肪浸润和纤维化。

2）镜下病理：表现为肌肉组织和其他结缔组织的炎性浸润伴间质性水肿和淋巴细胞浸润。

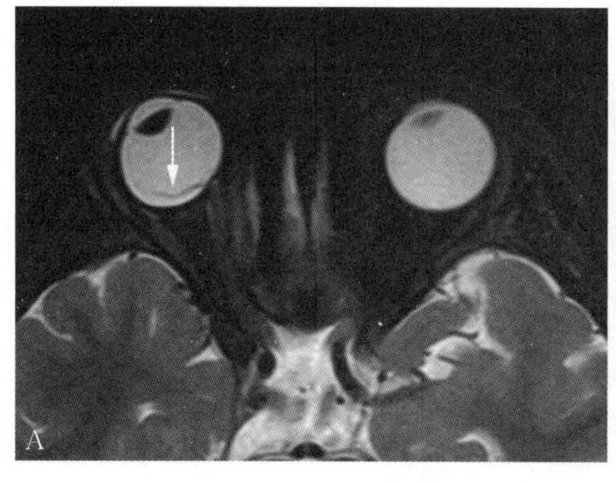

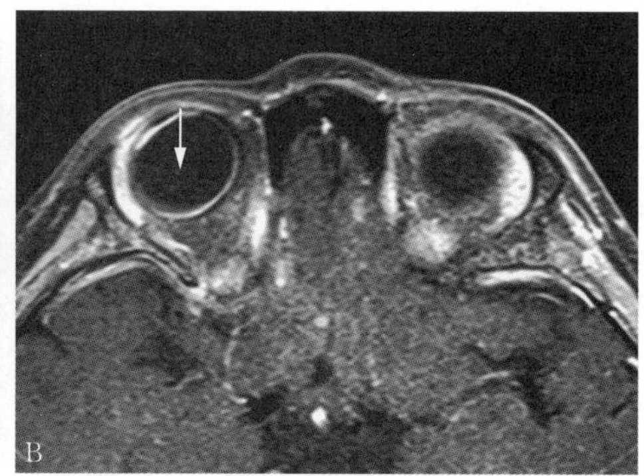


图1-31 玻璃体机化膜形成

注：患者，男性，39岁，眼外伤玻璃体积血后视力逐渐减退半年余。A. 横断面 $T_2WI$ 压脂示右眼玻璃体后部条状中等信号，两端连接眼球壁，跨越视神经神经盘（箭头）；B. 横断面增强 $T_1WI$，玻璃体内机化物轻度强化（箭头）。

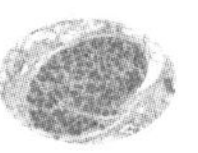

(3) 临床表现

临床表现可分为中毒性和充血性。中毒性主要表现为由甲状腺功能亢进症(甲亢)引起的上睑回缩,引起特征性凝视表征,经过对甲亢的有效治疗,该症状可以消失。充血性征象包括突眼、眶周水肿和眼球运动受限,常伴有复视,疼痛少见。激素治疗可有短暂效果,但20%的患者由于眼外肌增粗和眼眶脂肪增多,可引起眶尖部视神经受压,需要通过减压手术或放疗等方法来治疗。MRI的软组织分辨率高,可以准确显示眼肌受累的范围和程度,并能发现增粗的眼肌在眶尖部是否压迫视神经,对指导眼科医师进行眼眶减压术前的评估提供了很有价值的信息。

(4) MRI表现

本病眼肌增粗的典型表现为下直肌和外直肌增粗,多为肌腹明显受累,而肌腱附着点正常(图1-32)。但孤立性的外直肌肥大在本病中却十分罕见,如果MRI检查仅见外直肌增粗,则应考虑其

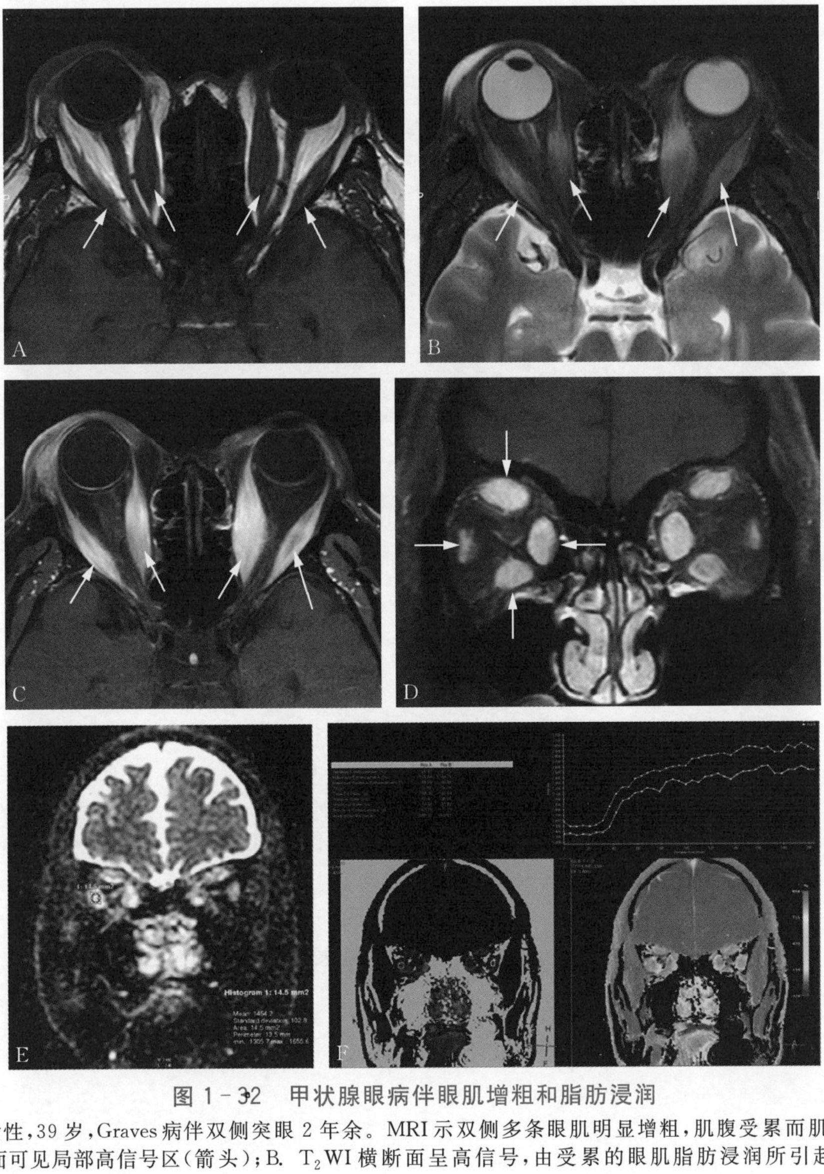

图1-32 甲状腺眼病伴眼肌增粗和脂肪浸润

注:患者,女性,39岁,Graves病伴双侧突眼2年余。MRI示双侧多条眼肌明显增粗,肌腹受累而肌腱附着点正常。A. $T_1$WI横断面可见局部高信号区(箭头);B. $T_2$WI横断面呈高信号,由受累的眼肌脂肪浸润所引起(箭头);C、D. $T_1$WI横断面和冠状面压脂增强显示增粗的眼肌明显均匀强化(箭头);E. 病变区域ADC值为$1.45\times10^{-3}$ mm$^2$/s;F. TIC呈持续上升型。

他疾病(如炎性假瘤)的可能性。

本病受累眼肌的 MRI 表现与其他炎性疾病(如炎性假瘤)的信号特点相似,$T_1$WI 上显示与肌肉组织类似的等信号,若处于慢性期有脂肪浸润,则呈高信号。在 $T_2$WI 上可呈低信号或略高信号。研究表明,近 50%的 Graves 病患者由于眼肌水肿,在 $T_2$WI 上呈高信号,这类患者对抗炎治疗往往反应性较好。DWI 上增粗的眼肌无弥散受限,ADC 值为(1.4~1.5)$\times 10^{-3}$ $mm^2/s$,TIC 呈持续上升型。

(5) *诊断要点*

本病诊断要点:女性多见,有甲状腺功能异常病史,眼球突出、眼睑回缩,多累及双侧。MRI 显示下直肌和外直肌增粗,肌腹明显受累,而肌腱附着点正常。$T_1$W 呈等信号,慢性期其内可见局灶性脂肪浸润,是本病区别于其他炎性疾病(如炎性假瘤)的重要征象;$T_2$W 呈低信号,伴有水肿时呈高信号;增强扫描眼外肌呈明显均匀强化;DWI 无弥散受限,TIC 呈持续上升型。

(6) *鉴别诊断*

主要与以下几种疾病相鉴别:①累及眼外肌的炎性假瘤,临床有眼部肿痛症状,而无上睑回缩,激素治疗有效,多累及单条眼肌,上直肌和内直肌最常受累,肌腱和肌腹同时增粗,伴周围脂肪间隙模糊;②IgG4 相关性眼病,累及眼眶时,以眼上肌群特别是上睑提肌受累最多见,肌腱和肌腹同时增粗,常同时伴有双侧泪腺弥漫性增大、眶脂体炎性改变,实验室检查血清 IgG4 浓度异常增高;③眼外肌转移瘤,多有原发恶性肿瘤病史,MRI 表现为单条或多条眼外肌结节状增粗并突入眶脂肪间隙内,诊断依赖病理活体组织检查。

(姜梦达 刘 玉 任继亮 戴晓庆 王晶波 唐为卿 司明珏 袁 瑛)

## 主要参考文献

[1] 中华医学会放射学分会头颈学组. 眼部 CT 和 MRI 检查及诊断专家共识[J]. 中华放射学杂志,2017,51(9):648-653.

[2] 李杰,孟兆臣,唐兴武,等. 影像学联合诊断视神经鞘蛛网膜囊肿 1 例[J]. 中国临床医学影像杂志,2014,25(1):68-69.

[3] 赵朋波,郭鹏德,周剑. 磁共振扩散张量成像在视神经疾病上的研究进展[J]. 国际眼科杂志,2016,16(11):2036-2038.

[4] 钱雯,胡昊,马高,等. MRI 动态增强定量分析联合扩散加权成像鉴别良性眼眶淋巴增生性疾病与淋巴瘤的价值[J]. 中华放射学杂志,2018,52(2):91-95.

[5] 鲜军舫,史大鹏,陶晓峰. 头颈部影像学—眼科卷[M]. 北京:人民卫生出版社,2014:1-198.

[6] ADAM A, DIXON A K, GILLARD J H, et al. Grainger & Allison's diagnostic radiology [M]. 6th ed. Singapore: Elsevier Health Sciences, 2015.

[7] BHATT N, GUPTA N, SONI N, et al. Role of diffusion-weighted imaging in head and neck lesions: pictorial review[J]. J Neuroradiology, 2017,30(4):356-369.

[8] FERREIRA T A, SARAIVA P, GENDERS S W, et al. CT and MRI imaging of orbital inflammation [J]. Neuroradiology, 2018,60(12):1253-1266.

[9] HAAGA, JOHN R, DANIEL B. Computed tomography & magnetic resonance imaging of the whole body E-book [M]. Amsterdam: Elsevier Health Sciences, 2016.

[10] MILSTON R, MADIGAN M C, SEBAG J, et al. Vitreous floaters: etiology, diagnostics, and management[J]. Surv Ophthalmol, 2016,61(2):211-227.

[11] RAHN R S. Graves' ophthalmopathy [J]. N Engl J Med, 2010,362(8):726-738.

[12] REINERT C P, SCHUHMANN M U, BENDER B, et al. Comprehensive anatomical and functional imaging in patients with type I neurofibromatosis using simultaneous FDG-PET/MRI [J]. Eur J Nucl Med Mol Imaging, 2019,46(3):776-787.

[13] SCHOENBERGER S D, KIM S J, THORNE J E, et al. Diagnosis and treatment of acute retinal necrosis: a report by the American academy of ophthalmology [J]. Ophthalmology, 2017,124(3):382-392.

[14] WANG Y, TOOLEY A A, MEHTA V J, et al. Thyroid orbitopathy [J]. Int Ophthalmol Clin, 2018,58(2):137-179.

# 2 鼻腔与鼻旁窦


2.1 检查技术、影像学方法比较
2.1.1 弥散加权成像
2.1.2 动态增强磁共振成像
2.2 正常解剖和MRI表现
2.2.1 鼻腔、鼻旁窦正常解剖和MRI表现
2.2.2 鼻腔、鼻旁窦解剖变异及影像学表现
2.3 先天性病变
2.3.1 先天性后鼻孔闭锁
2.3.2 先天性脑膜脑膨出
2.3.3 先天性鼻背中线皮样囊肿及瘘管
2.4 鼻窦炎
2.4.1 化脓性鼻窦炎
2.4.2 鼻息肉
2.4.3 真菌性鼻窦炎
2.4.4 鼻窦炎眼眶并发症
2.4.5 鼻窦炎颅内并发症
2.5 鼻腔与鼻旁窦肿瘤样病变
2.5.1 出血坏死性息肉
2.5.2 骨纤维异常增殖症
2.5.3 鼻腔与鼻旁窦韦格纳肉芽肿
2.5.4 鼻腔、鼻旁窦囊肿样病变
2.6 良性肿瘤
2.6.1 乳头状瘤
2.6.2 多形性腺瘤
2.6.3 血管瘤
2.6.4 神经鞘瘤
2.6.5 脑膜瘤
2.6.6 鼻咽血管纤维瘤
2.6.7 骨瘤
2.6.8 骨化性纤维瘤
2.6.9 骨纤维异常增殖症
2.7 恶性肿瘤
2.7.1 鳞状细胞癌
2.7.2 腺样囊性癌
2.7.3 腺癌
2.7.4 非霍奇金淋巴瘤
2.7.5 黏膜恶性黑色素瘤
2.7.6 嗅神经母细胞瘤
2.7.7 横纹肌肉瘤
2.7.8 神经内分泌癌
2.7.9 骨外浆细胞瘤
2.7.10 转移瘤


## 2.1 检查技术、影像学方法比较

鼻腔与鼻旁窦的影像学检查包括X线平片、CT以及MRI。X线平片可显示鼻与鼻旁窦病变引起的透光度及骨结构改变，但利用该检查方法，鼻腔与鼻旁窦与颌面、眼眶与头颅骨结构投影重叠，诊断敏感性及特异性较低。CT对鼻腔与鼻旁窦解剖细节显示良好，结构无重叠，但CT仅从软组织密度分辨病变，提供的价值有限。MRI的

软组织分辨率高，可根据信号特征对鼻腔与鼻旁窦病变进行定性诊断，在显示颅内、眼眶、脑神经及周围神经受累情况，鉴别肿瘤和阻塞性炎症方面优于 CT。

鼻腔与鼻旁窦 MRI 检查多采用头颅正交线圈或头颅多通道线圈，扫描序列包括横断面 $T_1$WI、横断面及冠状面脂肪抑制 $T_2$WI。其中横断面对于显示鼻腔与鼻旁窦前后壁和面深部结构较好，而冠状面显示病变的上下关系较清楚，对颅底、眼眶底和牙腭区病变显示较好。脂肪抑制 $T_1$WI 增强检查可进一步明确病灶范围和血供情况，较好地分辨颅内侵犯以及鉴别肿瘤和炎症病变。

随着 MRI 设备的普及和硬件的提升，功能 MRI 技术正逐渐应用于临床，其中尤以 DWI 及 DCE-MRI 的应用最为广泛。

### 2.1.1 弥散加权成像

DWI 技术基于水分子自由弥散运动(即布朗运动)原理，通过计算 ADC 值来定量反映组织结构中水分子弥散受限的程度，可在一定程度上反映病变组织病理生理学改变引起的微观结构变化。传统 DWI 技术是单次激发自旋回波平面成像(single shot echo planar imaging, ss-EPI)，易受到骨-气交界面的磁敏感伪影及运动伪影的影响，不利于病变结构的观察。近年来基于分段读取平面回波成像(readout segment EPI, rs-EPI)的高分辨率弥散加权成像(DWI-RESOLVE)不易受骨-气交界面的影响，同时可对运动伪影进行矫正，减少了图像的失真变形，更有利于病变结构的观察，目前已在临床上广泛应用。

DWI-RESOLVE 是基于高斯分布模型进行运算的，但实际上病变组织内由于存在细胞膜屏障和细胞内外间隔等因素的影响，水分子的运动呈非高斯分布。因此，DWI-RESOLVE 技术在反映活体组织内水分子弥散受限程度上常常存在偏差。弥散峰度成像(diffusion kurtosis imaging, DKI)是一项描述非高斯分布水分子弥散特性的功能 MRI 技术，较传统 DWI-RESOLVE 技术更能准确地反映病变内真实水分子弥散情况，并可根据水分子弥散运动偏离高斯分布的程度，对组织结构的复杂性进行量化，具有重要的临床应用价值。如 DKI 技术的 $D_k$ 值可反映水分子的弥散受限程度，而 $K$ 值则可反映病变组织微观结构的复杂性。但 DKI 扫描对 $b$ 值选择通常需要 4～6 个，其中大于 1 000 $s/mm^2$ 的 $b$ 值至少 2 个(复旦大学附属眼耳鼻喉科医院的高 $b$ 值选择通常为 2 000 和 2 500 $s/mm^2$)。

另外，DWI-RESOLVE 测量的 ADC 值大小不仅与活体组织内水分子的弥散有关，还受毛细血管网血流灌注效应的影响。因此，DWI-RESOLVE 技术测量的 ADC 值在反映活体组织内水分子弥散受限程度上常常偏高。体素内不相干运动(intravoxel incoherent motion, IVIM)技术是一种利用多 $b$ 值进行 DWI 的功能 MRI 技术，不但可通过高 $b$ 值(> 200 $s/mm^2$)反映水分子弥散受限情况，还可利用低 $b$ 值(< 200 $s/mm^2$)提供微循环灌注信息，并且通过多 $b$ 值进行数据拟合得到多个参数，可同时定量分析生物组织内水分子弥散受限和微循环灌注信息，如慢速弥散 $D$ 值反映细胞内外水分子弥散受限，快速弥散 $D^*$ 值反映微循环灌注，$f$ 值反映快速弥散成分所占的容积分数。目前，IVIM 对于 $b$ 值的要求为 10～15 个，同时小于 200 $s/mm^2$ 的 $b$ 值至少 5～7 个。

### 2.1.2 动态增强磁共振成像

DCE-MRI 常采用可变翻转角 $T_1$ mapping 技术，对感兴趣的层面进行连续、快速的采集，测量注射对比剂前后 $T_1$WI 信号强度随时间的改变，利用后处理软件进行定性、半定量以及定量分析，从而获得感兴趣区域的血流动力学数据，实现肿瘤组织微循环特征的影像学评价。DCE-MRI 平扫和增强使用翻转角一般分别为 6°和 15°，时间分辨率为每个循环 5～7 s，共 30 个循环。

定性分析是基于 TIC 形态对肿瘤进行诊断的，主要分为 3 种曲线类型：缓慢上升型(Ⅰ型)、平台型(Ⅱ型)和流出型(Ⅲ型)。Ⅰ型曲线多见于良性肿瘤，Ⅲ型曲线多见于恶性肿瘤，Ⅱ型曲线可见于良性或恶性肿瘤。

半定量分析是对 TIC 进行量化分析，常用参数包括增强幅度(enhancement amplitude, EA)、

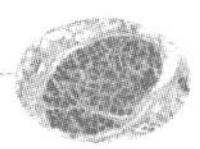

最大斜率(maximal slope, MS)、半数达峰值时间(time of half rising, THR)等。半定量分析较简便易行,可较直观地反映对比剂的流入情况,但却不能准确反映组织中的对比剂浓度。

定量分析以多种药物动力学模型为基础,通过量化病变组织血管与细胞间隙之间对比剂的血流动力学特点,评价组织灌注和血管内皮细胞的完整性。主要参数包括容量转移常数 $K^{trans}$ (volume transfer constant)、返流速率常数 $K_{ep}$ (reverse rate constant)以及血管外细胞外间隙 $V_e$ (extravascular extracellular space)。$K^{trans}$ 值指对比剂从血浆通过毛细血管壁向血管外细胞外空间的弥散,反映组织中血管通透性的高低;$K_{ep}$ 值为对比剂反流至血管内的反向转移参数,反映对比剂的廓清速率。$V_e$ 值描述了细胞外血管间隙的容积分数,反映肿瘤组织的细胞化以及坏死程度。

(1) 临床应用

1) 鼻腔与鼻旁窦良性肿瘤或肿瘤样病变与恶性肿瘤的鉴别:良性肿瘤或肿瘤样病变,如内翻性乳头状瘤、血管瘤(hemangioma)、鼻息肉(nasal polyp)以及骨化性纤维瘤(ossifying fibroma, OF)等,细胞增殖速度慢,细胞密度相对较低,水分子弥散受限不明显,采用 DWI - RESOLVE 技术测量的 ADC 值较高(图 2 - 1、彩图 1)。然而,恶性鼻腔与鼻旁窦肿瘤,如鳞状细胞癌(squamous cell carcinoma, SCC)、嗅神经母细胞瘤(olfactory neuroblastoma, ONB)、淋巴瘤以及未分化癌等,肿瘤细胞增殖速度快,排列紧密,细胞外容积分数较小,肿瘤组织内水分子的弥散明显受限,ADC 值较低(图 2 - 2、彩图 2)。因此,DWI - RESOLVE 技术在鉴别鼻腔与鼻旁窦良性肿瘤或肿瘤样病变与恶性肿瘤方面有重要价值。然而,一些良性肿瘤或肿瘤样病变,如黏液囊肿,由于囊肿内含有高浓度黏膜分泌蛋白成分,可引起细胞外的水分子弥散运动受限,DWI 呈高信号,ADC 值较低。而一些恶性鼻腔与鼻旁窦肿瘤,如软骨肉瘤(chondrosarcoma),肿瘤内含有大量的软骨基质,水分子弥散受限不明显,DWI - RESOLVE 技术测量的 ADC 值较高,需引起注意。DKI 技术是基于非高斯分布的功能 MRI 技术,避免了生物

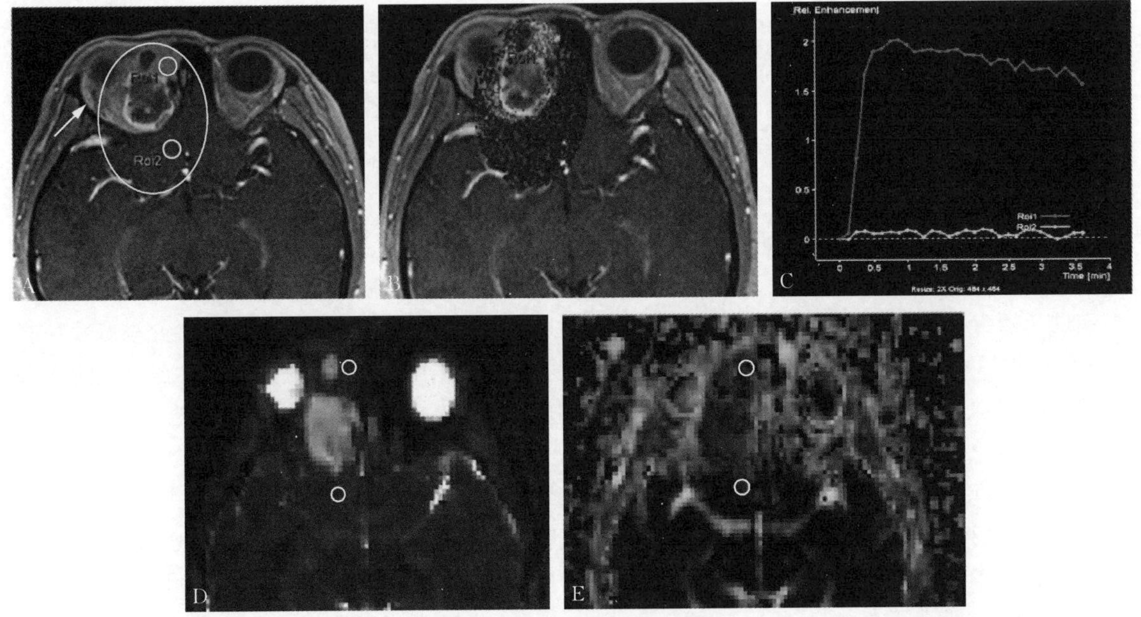


图 2 - 1 额窦骨化性纤维瘤

注:患者,女性,22 岁。A. $T_1$WI 增强示右侧额窦内不均匀强化肿块,累及右侧眼眶(箭头),ROI 1 和 ROI 2 分别置于肿瘤和正常脑组织;B. DCE - MRI 示肿块的 $K^{trans}$ 和 $K_{ep}$ 值分别为 0.23/min 和 0.56/min; C. TIC 呈平台型(Ⅱ型); D. IVIM 示病灶的 $D$ 值为 $1.31\times10^{-3}$ $mm^2/s$; E. $f$ 值为 14%。

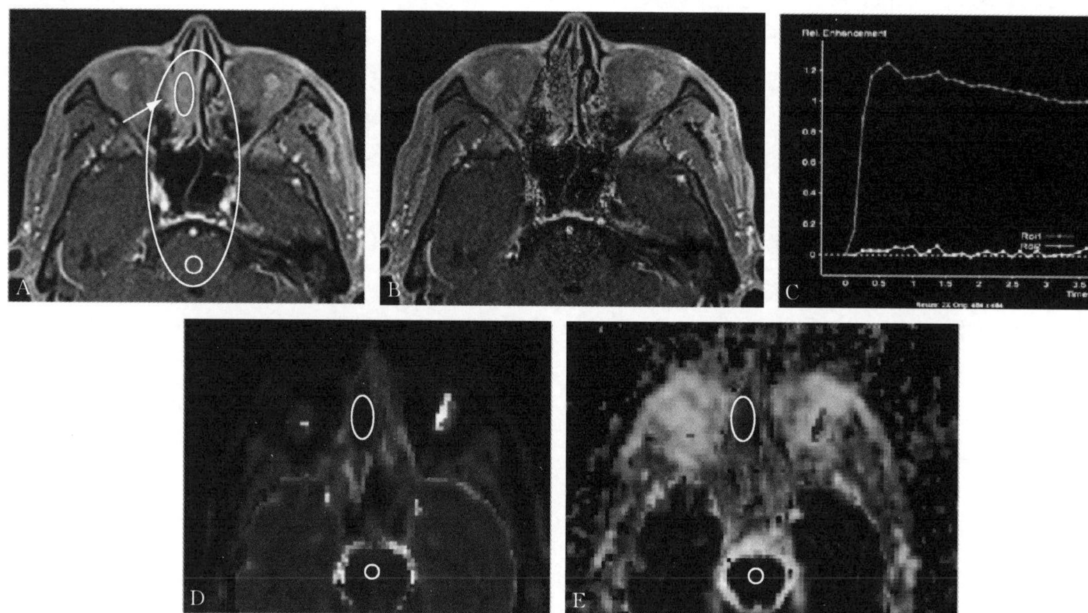


图 2-2　鼻腔与筛窦恶性小圆细胞肿瘤(嗅神经母细胞瘤)

注:患者,男性,51 岁。A. $T_1$WI 增强示右侧筛窦和鼻腔内不均匀强化肿块(箭头),ROI 1 和 ROI 2 分别置于肿瘤和正常脑组织;B. DCE-MRI 示肿块的 $K^{trans}$ 为 1.94/min,$K_{ep}$ 值为 2.18/min,$V_e$ 值为 0.47;C. TIC 呈平台型(Ⅱ型);D. IVIM 示病灶的 $D$ 值为 $0.51\times10^{-3}$ mm$^2$/s;E. $f$ 值为 29%。

组织内细胞膜屏障以及细胞器、细胞内外间隔等多种因素对水分子弥散运动的影响,可准确反映微观环境内真实水分子弥散运动,并且提供了描述组织结构复杂性的定量参数,具有重要的临床应用价值。研究表明,恶性肿瘤基于 DKI 技术的 $D_k$ 值显著高于良性肿瘤或肿瘤样病变,而且,恶性肿瘤细胞分化程度低,异型性明显,出血坏死多,组织微观结构复杂,$K$ 值亦显著高于良性肿瘤,有助于两者的鉴别。另外,DWI-RESOLVE 技术测得的 ADC 值受毛细血管网血流灌注效应的影响,测量值偏高。IVIM 技术提供多个参数(如 $D$、$D^*$ 和 $f$ 值)将生物组织内的水分子弥散和组织微循环灌注效应区分开来,降低了血流灌注效应对水分子弥散受限程度测量的误差,在良性肿瘤或肿瘤样病变与恶性肿瘤的鉴别诊断中具有重要的临床价值。研究表明,恶性肿瘤的 $D$ 值显著低于良性肿瘤,而 $D^*$ 和 $f$ 值高于良性肿瘤,有助于鉴别。DCE-MRI 技术是另一项重要的功能 MRI 方法,可描述对比剂进入和排出肿瘤的血流动力学过程,对组织微循环特征进行影像学评价,亦有助于鼻腔与鼻旁窦良性肿瘤或肿瘤样病变与恶性肿瘤的鉴别。如恶性肿瘤新生血管丰富,内皮细胞发育不完整,对比剂通透性增加,滞留时间短,导致 DCE-MRI 技术测量的 $K^{trans}$、$K_{ep}$ 值升高,TIC 呈流出型。而良性肿瘤 $K^{trans}$、$K_{ep}$ 值较低,TIC 呈流入型(图 2-2、图 2-3)。因此,DWI、DKI、IVIM 和 DCE 等功能 MRI 技术在鼻腔与鼻旁窦良性肿瘤或肿瘤样病变与恶性肿瘤的鉴别诊断中具有重要的价值,联合以上技术可进一步提高良性肿瘤或肿瘤样病变以及恶性肿瘤的鉴别诊断。

2) 鼻腔与鼻旁窦小圆细胞肿瘤与非小圆细胞肿瘤的鉴别:鼻腔与鼻旁窦恶性肿瘤按照细胞形态分为小圆细胞肿瘤和非小圆细胞肿瘤。小圆细胞肿瘤通常指瘤细胞体积相对较小、核深染、核质比高的一组肿瘤,如嗅神经母细胞瘤、淋巴瘤、恶性黑色素瘤、神经内分泌癌、髓外浆细胞瘤、横纹肌肉瘤、尤因肉瘤(Ewing sarcoma)或原始神经

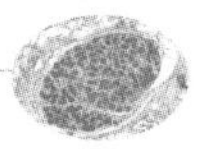

外胚叶肿瘤（primitive neuroectodermal tumor，PNET）、骨肉瘤以及未分化癌等，而非小圆细胞肿瘤主要包括鳞状细胞癌和腺样囊性癌等。两类肿瘤治疗方法和预后不同，术前鉴别对临床有较大指导意义。小圆细胞肿瘤分化差、细胞密集度高，水分子弥散明显受限，ADC值较低，而非小圆细胞肿瘤细胞较大，细胞外基质丰富，并且常伴小囊变坏死，水分子弥散受限相对较小，ADC值较高。薛康康等研究表明，小圆细胞肿瘤的ADC值为$(0.66\pm0.12)\times10^{-3}\ mm^2/s$，非小圆细胞肿瘤的ADC值为$(1.02\pm0.66)\times10^{-3}\ mm^2/s$，因此，DWI-RESOLVE技术有助于两者的鉴别诊断。高级的功能MRI技术能提供更多关于生物组织微观结构异常信息，如DKI技术的$K$值越大，肿瘤的异质性越明显，肿瘤的恶性程度越高。非小圆细胞肿瘤常存在微小坏死、囊变和出血，导致细胞密集程度低于小圆细胞肿瘤，而组织结构复杂性大于小圆细胞肿瘤。因此，非小圆细胞肿瘤基于DKI技术的$D_k$值高于小圆细胞肿瘤，而$K$值低于小圆细胞肿瘤，在两者的鉴别诊断中具有重要的价值。IVIM技术采用多$b$值进行DWI，减少了微循环灌注效应对水分子弥散运动的影响，具有重要的临床应用价值。唐作华等的研究表明，小圆细胞肿瘤D值显著低于非小圆细胞肿瘤，而非小圆细胞肿瘤微血管密度大，微循环灌注高，$D^*$和$f$值明显高于小圆细胞肿瘤，其中以$D$值具有较高的诊断准确性，选择$0.56\times10^3\ mm^2/s$为诊断阈值，ROC曲线下面积为0.825，敏感度、特异度和准确度分别为80.4%、75.0%和78.2%。然而，$D^*$值获取基于IVIM技术的低$b$值，受呼吸相关的运动影响，$D^*$值测量波动性较大，需引起注意。另外，DCE-MRI技术可提供多个定量参数，反映组织微血管生成、血管通透性以及组织坏死程度等，在肿瘤的微观结构量化中的亦具有重要的价值。例如，由于非小圆细胞肿瘤易出现微小坏死，细胞外血管外间隙相对大，$V_e$值较大，而小圆细胞肿瘤细胞密集，细胞外血管外间隙小，而$V_e$值相对较小。然而，小圆细胞肿瘤与非小圆细胞肿瘤均可呈较高的血管通透性，$K^{trans}$和$K_{ep}$值可能价值有限（图2-2、图2-3），因此，DWI、DKI、IVIM和DCE等功能MRI技术在鼻腔与鼻旁窦小圆细胞肿瘤与非小圆细胞肿瘤的鉴别诊断中具有重要的价值，联合以上技术各参数可进一步提高两者的鉴别。

3）不同病理类型鼻腔与鼻旁窦恶性肿瘤的鉴别：鼻腔与鼻旁窦恶性肿瘤有较高的细胞密集度和微血管密度，大多数具水分子弥散受限明显和微循环灌注高等特点。然而，不同病理类型的恶性肿瘤仍存在较大的组织学差异，如淋巴造血系统肿瘤病理性核分裂象多见，肿瘤细胞排列紧密，细胞核质比高，利用DWI-RESOLVE技术测量的ADC值较低，常为$(0.58\pm0.18)\times10^{-3}\ mm^2/s$，而恶性上皮肿瘤常存在不被影像学发现的微小坏死（如鳞状细胞癌），水分子弥散受限相对不明显，ADC值较高，一般为$(0.92\pm0.35)\times10^{-3}\ mm^2/s$。因此，DWI-RESOLVE技术可对不同病理学类型的肿瘤进行鉴别。高级的DWI技术，如DKI和IVIM技术，不仅可准确反映水分子弥散受限情况，还可进一步提供病变组织的异质性和微循环灌注信息。因此，高级DWI技术在不同病理类型恶性肿瘤的鉴别中能提供更多组织结构微环境信息，如淋巴瘤的细胞排列紧密，利用IVIM测量的$D$值较低，同时淋巴瘤间质成分少，微血管密度低，丰富的细胞成分导致细胞微观结构复杂，利用IVIM技术测量的$D^*$、$f$值和DKI技术测量的$K$值较高。另外，同种病理类型中不同分型肿瘤，组织微观结构也存在较大的差异，如实体型腺样囊性癌的肿瘤细胞成分多，水分子弥散受限明显，DWI可呈高信号，ADC值较低，而小管型和筛孔型腺样囊性癌细胞成分少，间质内富含黏液，水分子弥散受限不明显，ADC值较高。NK/T细胞淋巴瘤常表现为围血管生长，血管壁破坏，血液供应减少，导致肿瘤出现不同程度的坏死，水分子弥散受限程度相对较低，ADC值高。而弥漫大B细胞淋巴瘤往往包围和压迫血管，坏死程度轻，水分子弥散受限程度明显，ADC值低。再者，同种病理类型中分化程度不同，ADC值也存在差别，如小细胞神经内分泌癌（低分化）明显低于典型和不典型类癌（中-高分化）。因此，MRI新技术有助于不同病理类型鼻腔与鼻旁窦恶性肿

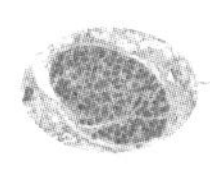


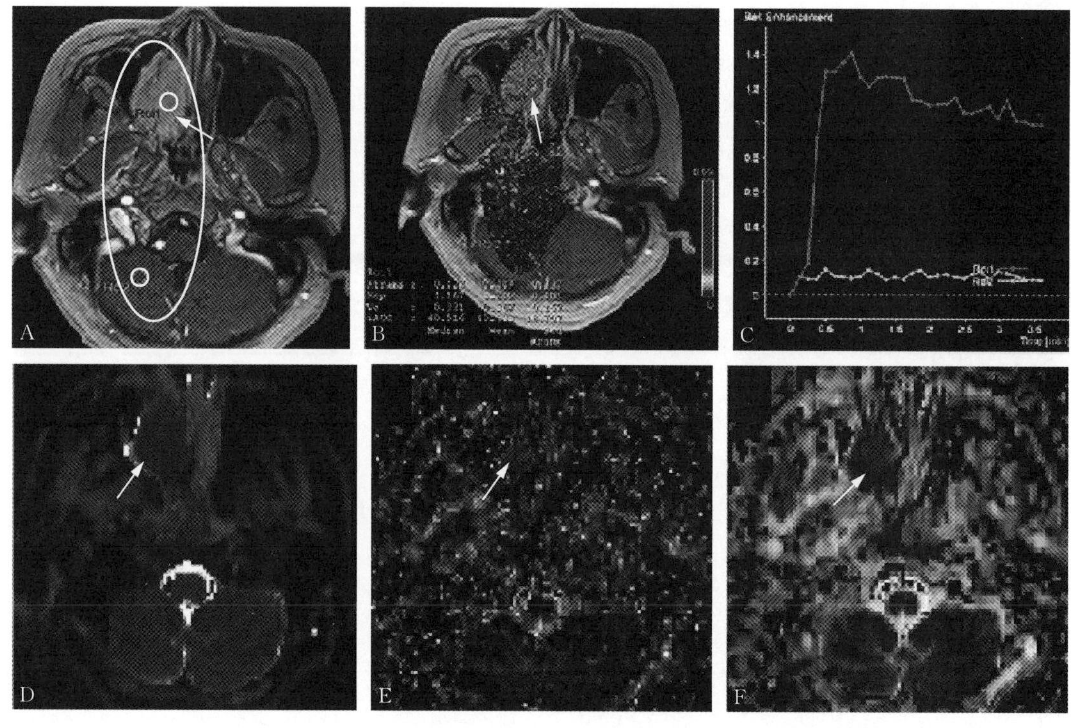

图 2-3 鼻腔与上颌窦恶性非小圆细胞肿瘤(鳞状细胞癌)

注:患者,女性,69 岁。A. $T_1$WI 增强示右侧鼻腔及上颌窦内强化肿块(箭头),ROI 1 和 ROI 2 分别置于肿瘤和正常脑组织;B. DCE-MRI 示肿块的 $K^{trans}$ 和 $K_{ep}$ 值分别为 1.85/min 和 2.13/min,$V_e$ 值为 0.59;C. TIC 呈流出型(Ⅲ型);D. IVIM 示病灶的 $D$ 值为 $0.60\times10^{-3}$ mm²/s;E. $D^*$ 值为 $74.00\times10^{-3}$ mm²/s;F. $f$ 值为 27.00%。

瘤的鉴别。

4)鼻腔与鼻旁窦炎性病变与恶性肿瘤的鉴别:鼻腔与鼻旁窦炎性病变种类繁多,根据病因可分为细胞性、病毒性、真菌性以及变态反应性等。不同部位、不同类型的炎症在影像学上的表现具有一定的特征,然而对于一些炎症病变与恶性肿瘤鉴别困难,易被误诊为恶性肿瘤,如真菌性鼻腔与鼻旁窦炎[如侵袭性真菌性鼻窦炎(fungal sinusitis)]范围广泛时常伴坏死以及窦壁骨质不规则的破坏和硬化,与恶性肿瘤的常规影像学表现重叠。DWI-RESOLVE 技术可反映病变组织内水分子弥散受限情况,定量不同病变组织内微观结构改变,可用于真菌性鼻窦炎和恶性肿瘤的鉴别,如侵袭性真菌病病灶内主要以真菌菌丝及纤维基质为主,并且内含假性结核肉芽肿结节及大量的坏死渗出,可明显抑制水分子的弥散,DWI-RESOLVE 表现为高信号,ADC 值较低,比部分恶性肿瘤的 ADC 值低。唐作华等的研究报道侵袭性真菌病的 ADC 值常为$(0.51\pm0.12)\times10^{-3}$ mm²/s,而恶性肿瘤的 ADC 值一般为$(0.88\pm0.26)\times10^{-3}$ mm²/s,有助于两者的鉴别诊断。而且,侵袭性真菌性鼻腔与鼻旁窦炎的病灶常表现为 $T_2$WI 上呈等(肉芽组织)、低(菌丝及纤维基质)信号或伴高信号(出血、积液),增强后病灶呈明显不均匀强化,病变广泛侵犯周围结构,尤其更易侵犯眼眶,窦腔外病灶范围大于窦腔病灶,亦有助于本病的诊断(图 2-4、彩图 3)。

## 2.2 正常解剖和 MRI 表现

### 2.2.1 鼻腔与鼻旁窦正常解剖和 MRI 表现

鼻(nose)由外鼻、鼻腔与鼻旁窦 3 部分组成,是呼吸、嗅觉和发音共鸣的重要器官。外鼻位于面部正中。鼻腔的上方、上后方和两侧共有 4 对鼻旁窦,其自然开口与鼻腔相通。

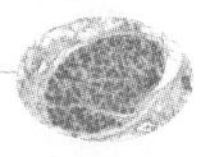

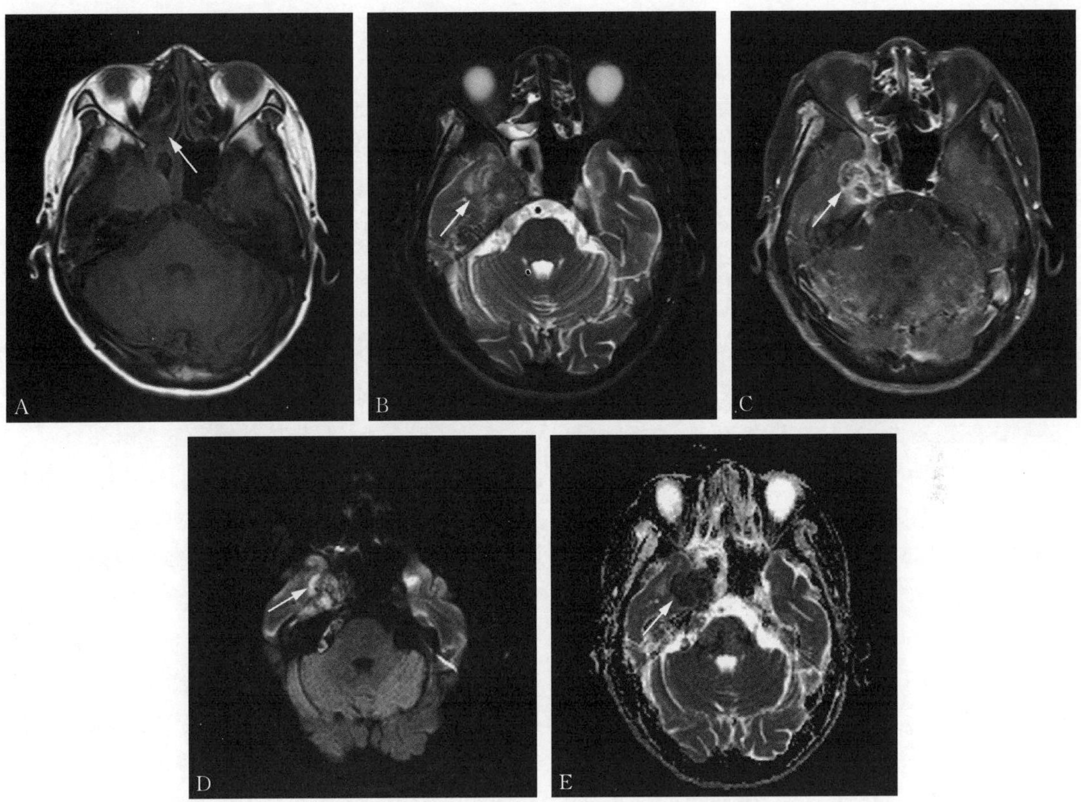

图 2-4　右蝶窦、蝶筛隐窝侵袭性真菌病

注：患者，女性，54 岁。A. MRI $T_1$WI 示病灶呈等低信号（箭头）；B. $T_2$WI 压脂呈混杂信号，累及海绵窦及梅克尔腔（箭头）；C. $T_1$WI 增强呈不均匀明显强化，内见坏死区（箭头）；D. DWI 示病变有较明显弥散受限，呈不均匀高信号（箭头）；E. ADC 呈明显低信号（箭头），平均 ADC 值为 $(0.41\pm0.03)\times10^{-3}\ mm^2/s$。

（1）外鼻

外鼻由骨、软骨构成支架，外部覆以软组织和皮肤。外鼻形似三棱锥体，上窄下宽。上端与额部相连，称为鼻根，向前下延续为鼻梁，鼻梁的两侧为鼻背，其下端向前方凸出部为鼻尖，鼻尖两侧的半圆形隆起称为鼻翼，三棱锥的底部为鼻底。

外鼻的骨性支架：由额骨的鼻突、鼻骨、上颌骨额突构成。

鼻骨上缘与额骨的鼻骨切迹相连接，形成鼻额缝；下缘宽而薄，接游离的鼻软骨，是鼻骨骨折的好发区；内缘与对侧的同名骨相连，形成鼻骨间缝；外缘与上颌骨额突相连，形成鼻上颌缝。

（2）鼻腔

鼻腔由鼻中隔分为左右各一，每侧鼻腔为一前后开放的狭长腔隙，冠状面呈三角形，前起于前鼻孔，后止于后鼻孔，每侧鼻腔分为鼻前庭和固有鼻腔。

1）鼻前庭（nasal vestibule）：位于鼻腔最前端，起于鼻缘，止于鼻内孔，相当于鼻翼内面小空腔。内壁为鼻中隔的前下部，外壁为鼻翼，前为鼻尖，后下为上颌骨。

2）固有鼻腔（nasal cavity proper）：又称鼻腔，前界为鼻内孔，后界为后鼻孔，由内、外、顶、底 4 个壁组成。

A. 内侧壁：即鼻中隔，分为软骨部和骨部，软骨部居前。骨部后上为筛骨垂直板和蝶骨嵴，后下由犁骨、上颌骨鼻嵴和腭骨鼻嵴构成。

B. 外侧壁：即上颌窦、筛窦的内侧壁，分别由泪骨、上颌骨、下鼻甲骨、筛骨、腭骨垂直板及蝶骨翼突构成。外侧壁有突出于鼻腔中的 3 个呈阶梯状排列的骨性组织，分别为上、中、下鼻甲，各鼻甲的外下方有一裂隙状空间，称为鼻道，故有上、中、下3个鼻道，各鼻甲与鼻中隔之间的共同腔隙称为总鼻道，总鼻道上界至嗅沟，后上缘至蝶筛隐窝。

a. 上鼻甲及上鼻道：属于筛骨的一部分，为各鼻甲中最小者，有时可仅为一黏膜皱襞。后组筛窦开口于上鼻道。上鼻甲后内上方有一凹陷称为蝶筛隐窝，为蝶窦的开口处。

b. 中鼻甲与中鼻道：属筛骨的一部分，分为垂直部和水平部。中鼻甲前端附着于筛窦顶壁和筛骨水平板连接处的前颅底，下端游离垂直向下，中鼻甲后端延续到筛窦下方。中鼻甲后部向后延伸，逐渐向外侧转向，附着在纸板后部，并向上连接于前颅底，称为中鼻甲基板。中鼻甲基板将筛窦分为前组筛窦和后组筛窦，其生理作用为能减少前组鼻旁窦的炎症向后组鼻旁窦扩散。

中鼻道位于中鼻甲的下外侧，前组鼻旁窦开口引流于此。

c. 下鼻甲及下鼻道：下鼻甲骨为独立呈水平状卷曲的薄骨片，是3个鼻甲中最大者，呈水平位，附着于上颌骨鼻甲嵴和腭骨垂直板。

下鼻道呈穹隆状，是各鼻道中最宽、最长者，其外侧壁常向上颌窦内膨隆，顶端有鼻泪管开口。

C. 顶壁：呈穹隆状，狭小，由鼻骨、额骨、筛骨、筛板、蝶骨等构成。分为3段，前段倾斜上升，为额骨鼻部及鼻骨的背侧面；中段呈水平状，为分隔颅前窝与鼻腔的筛骨水平板；后段倾斜向下，由蝶窦前壁构成。

D. 底壁：即硬腭的鼻腔面，与口腔相隔，前3/4由上颌骨腭突构成，后1/4由腭骨水平部构成，左右两侧在中线相接形成上颌骨鼻嵴和腭骨鼻嵴，构成条状的鼻中隔骨部的最下部分，与犁骨下缘相接。

E. 后鼻孔：是鼻腔与鼻咽部的通道，被鼻中隔分隔，左右各一，由蝶骨体下部（上壁）、蝶骨翼突内侧板（外侧壁）、腭骨水平部后缘（下壁）、犁骨后缘（内侧壁）构成，通常两侧对称。

(3) 鼻旁窦

鼻旁窦为鼻腔周围颅骨中的一些含气空腔，左右成对，共4对，依其所在颅骨命名，为上颌窦、额窦、筛窦和蝶窦。依照窦口引流的位置、方向和鼻旁窦的位置，将鼻旁窦分为前组鼻旁窦和后组鼻旁窦，前组鼻旁窦包括额窦、上颌窦、前组筛窦，引流至中鼻道；后组鼻旁窦包括后组筛窦、蝶窦，后组筛窦引流至上鼻道，蝶窦引流至蝶筛隐窝，进而引流至上鼻道。

1) 上颌窦(maxillary sinus)：上颌窦位于上颌骨体内，为近似锥体的腔洞，为4对鼻旁窦中最大者，有5个壁，左右对称。

A. 前壁：中央处骨质最薄，略凹陷，称为尖牙窝。在尖牙窝的上方，眶下缘之下有一骨孔，称眶下孔，有眶下神经和血管通过。

B. 后外壁：与翼腭窝及颞下窝毗邻。

C. 内壁：鼻腔外侧壁下部分，内上方邻接后组筛窦，上颌窦自然开口位于内侧壁前上方。

D. 上壁：即眼眶底壁，骨壁薄，有从后向前走行的眶下管，内有眶下神经、血管。

E. 底壁：上颌骨牙槽突，为上颌窦各骨壁中骨质最厚者，上颌牙根常与上颌窦仅由一层菲薄的骨质相隔，有时直接埋藏于窦内黏膜之下，故牙根尖感染容易侵入窦内，引起牙源性上颌窦炎。

2) 额窦(frontal sinus)：额窦位于额骨的内、外侧骨皮质之间，在筛窦的前上方。额窦在出生时还未形成，6个月至2岁开始气化，6～7岁额窦向上发展更快，20岁发展至成人形态。

A. 前壁：为额骨鳞部外板，骨质坚厚，含有骨髓。

B. 后壁：为额骨鳞部内板，较薄，窦内黏膜静脉常通过此壁与硬脑膜静脉相连，故额窦炎有发生颅内并发症的潜在危险。

C. 内壁：为分隔两侧额窦的骨性间隔。

D. 底壁：外侧3/4为眼眶顶部，其余内侧部分为前组筛窦顶，骨质最薄。

额窦通过额窦口与额隐窝相通，引流至中鼻道。

3) 筛窦(ethmoidal sinus)：筛窦位于鼻腔外上方筛骨内，是鼻腔外侧壁上部与眼眶、蝶窦、前颅底之间的蜂窝状气房结构，在4对鼻旁窦中解剖关系最复杂、变异最多，与毗邻器官联系最密切。筛窦被中鼻甲基板分成前组筛窦和后组筛窦。前组筛窦开口于中鼻道；后组筛窦气房数少，开口于上鼻道。

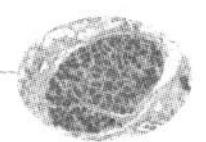

A. 前壁:由额骨筛切迹、鼻骨嵴和上颌骨额突组成。

B. 后壁:为蝶窦前壁。

C. 内侧壁:鼻腔外侧壁上部,附有上鼻甲和中鼻甲。

D. 外侧壁:即眼眶内侧壁,大部分由泪骨、筛骨纸样板构成,额骨下缘、蝶骨前部、上颌骨、腭骨眶突亦参与外侧壁构成。

E. 顶壁:内侧与筛骨水平板连接,外侧与额骨眶板延续。筛窦顶上方为颅前窝。

F. 下壁:为中鼻道的外侧壁结构,有筛泡、钩突、筛漏斗等结构。

4) 蝶窦(sphenoid sinus):位于蝶骨体内,居鼻腔最上后方,由蝶窦中隔分为左右两腔。蝶窦在3岁时开始发育,且两侧发育较对称;6岁时大部分已发育;至青春期两侧发育极不一致,故成人两侧蝶窦的大小、形状多不相同。

A. 上壁:构成蝶鞍底壁,蝶鞍上方为脑垂体,前有视交叉沟。

B. 下壁:为后鼻孔上缘和鼻咽顶,其外侧有翼管,内为翼管神经。

C. 前壁:参与构成鼻腔顶壁的后部和筛窦后壁,前壁内侧界为蝶骨嵴,连接鼻中隔后上缘,前壁外侧为后组筛房的后壁,即蝶筛板。

D. 后壁:骨质较厚,毗邻枕骨斜坡。

E. 内壁:即骨性蝶窦中隔;若缺如,蝶窦则为1个窦腔。

F. 外壁:毗邻结构复杂,与海绵窦、视神经管、颈内动脉毗邻。在气化良好的蝶窦,视神经管和颈内动脉在外侧壁上形成隆起,骨壁菲薄甚至缺如。

蝶窦的自然开口位于前壁上方近鼻中隔处,开口于蝶筛隐窝。

(4) 正常MRI表现

鼻腔、鼻旁窦MRI检查时,横断面$T_1WI$和$T_2WI$为基本扫描序列,冠状面和矢状面对某些疾病是必须的。MRI上,气体及骨皮质表现为无信号;黏膜层表现为$T_1WI$中等信号、$T_2WI$高信号的线状结构,增强$T_1WI$上呈明显强化;窦壁内的骨髓组织、窦周脂肪间隙在常规$T_1WI$、$T_2WI$上呈高信号(图2-5、图2-6)。

### 2.2.2 鼻腔、鼻旁窦解剖变异及影像学表现

(1) 外鼻

外鼻解剖变异少见。

(2) 鼻腔

鼻腔的解剖变异主要为内侧壁、外侧壁的变异。

1) 内侧壁:鼻中隔解剖变异多见。偏曲最常见,偏曲严重者可导致双鼻腔呼吸和引流障碍。根据鼻中隔偏曲形态分为:①C形偏曲(图2-7A、B),鼻中隔软骨与筛骨垂直板向一侧偏曲;②S形偏曲(图2-7C),筛骨垂直板向一侧偏曲,鼻中隔软骨向另一侧偏曲,常导致双侧鼻腔呼吸和引流障碍。

2) 外侧壁:上、下鼻甲解剖变异少;中鼻甲解剖变异较多。①中鼻甲气化(图2-7D、E):最常见,并且可伴发炎症;②中鼻甲反向弯曲(图2-7F):指中鼻甲后部与前部相延续处出现过度外折现象,即中鼻甲呈弧形凸向中鼻道,引起中鼻道狭窄。

(3) 鼻旁窦

1) 发育不全或缺如:鼻旁窦发育时因骨质吸收不好、气化不良,致骨壁增厚、窦腔缩小或缺如,可为双侧或单侧。以额窦、蝶窦多见(图2-8A),筛窦少见。

2) 发育过度:气化过度形成的变异是筛窦的主要变异:①鸡冠气化(图2-8B),引流至额隐窝,如引流不畅,鸡冠气房内可发生炎症或黏液囊肿;②向额骨眶上板伸展形成额筛气房;③向眼眶内下壁气化形成哈勒(Haller)气房,开口于中鼻道,可导致筛窦和上颌窦开口狭窄;④前组筛房向泪骨气化形成筛泪气房;⑤后组筛房向翼板或腭骨眶突气化形成筛腭气房,扩展至蝶骨大、小翼或居蝶窦前上形成筛蝶气房,如扩展至蝶窦的上方或外侧,延伸到视神经管上方成为奥诺蒂(Onodi)气房(图2-8C)。

蝶窦气化过度可伸展至枕骨基底部,蝶骨大、小翼,眶板,鼻中隔后部等,可有局部骨壁缺损,窦腔黏膜直接与硬脑膜相连(图2-8D)。

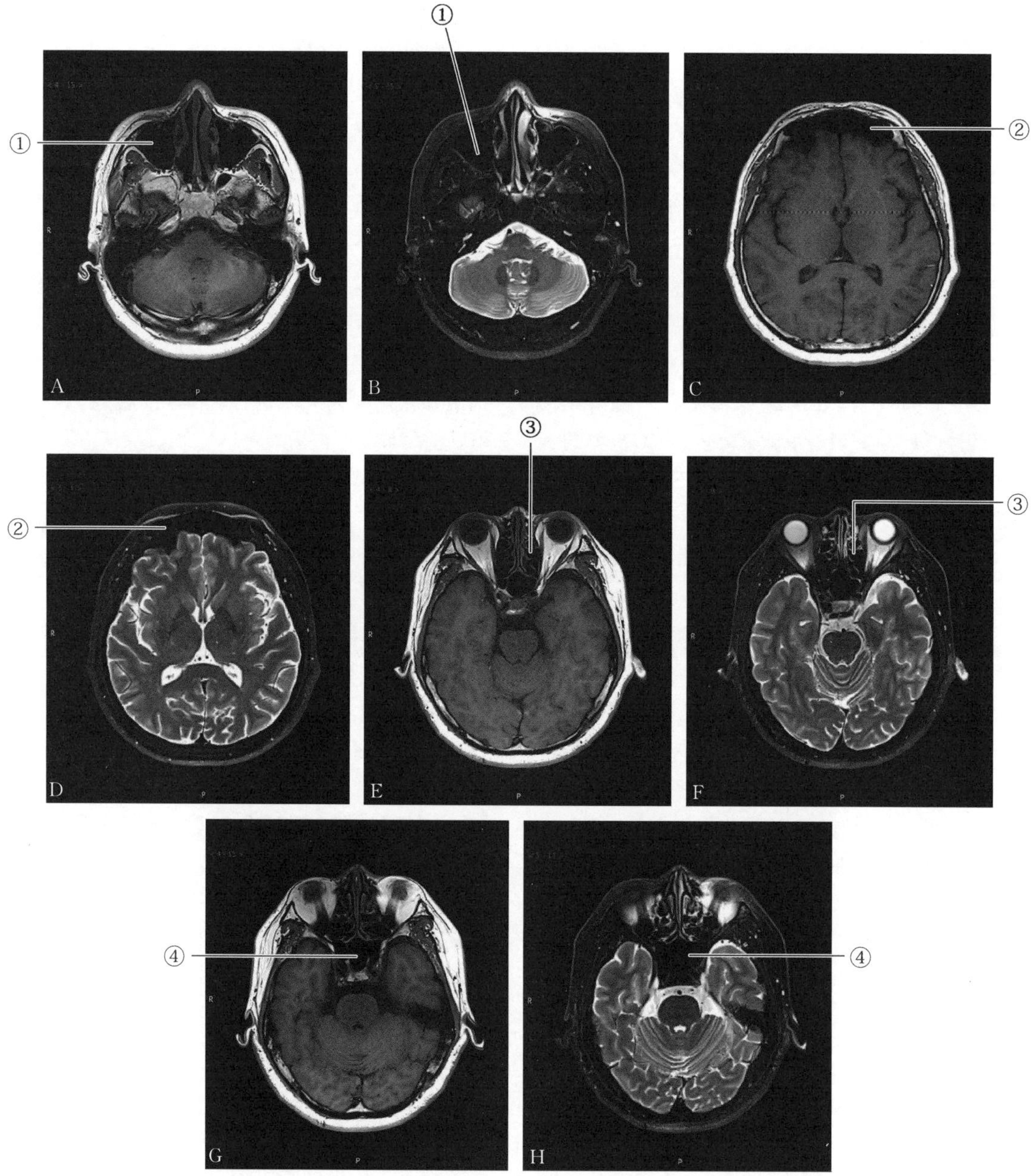

①上颌窦；②额窦；③筛窦；④蝶窦。

图 2－5　正常鼻腔、鼻旁窦各窦层面 MRI 表现

注：A、B. 上颌窦层面的横断面 $T_1WI$、$T_2WI$ 压脂平扫；C、D. 额窦层面的横断面 $T_1WI$、$T_2WI$ 压脂平扫；E、F. 筛窦层面的横断面 $T_1WI$、$T_2WI$ 压脂平扫；G、H. 蝶窦层面的横断面 $T_1WI$、$T_2WI$ 压脂平扫。

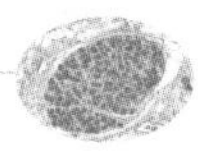

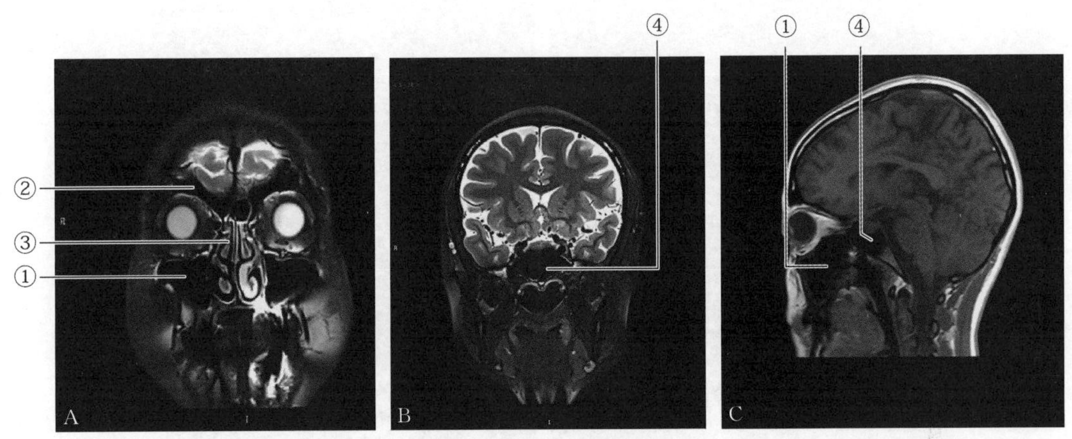


①上颌窦;②额窦;③筛窦;④蝶窦。

图 2-6 正常鼻腔、鼻旁窦冠状面与矢状面 MRI 图像

注:A、B. 冠状面常规 $T_2$WI 平扫,A 可见正常鼻腔、额窦、上颌窦、鼻中隔等结构,B 可见正常蝶窦、后鼻孔区等结构;C. 矢状面常规 $T_1$WI 平扫,可见正常上颌窦、蝶窦等结构。

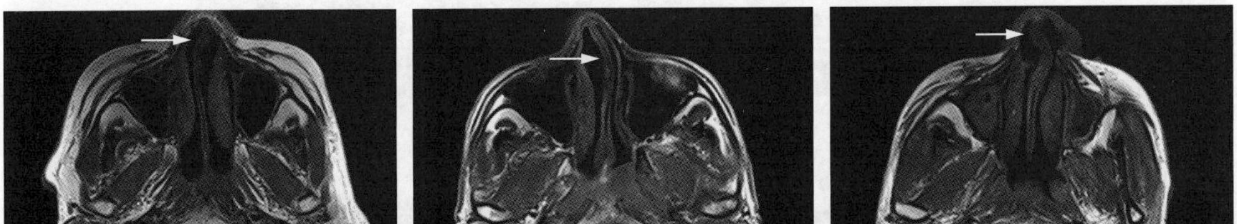

图 2-7 正常鼻腔解剖变异

注:A. 横断面常规 $T_1$WI 平扫,可见鼻中隔右侧“C”形偏曲(箭头);B. 横断面常规 $T_1$WI 平扫,可见鼻中隔左侧“C”形偏曲(箭头);C. 横断面常规 $T_1$WI 平扫,可见鼻中隔“S”形偏曲(箭头);D. 横断面常规 $T_2$WI 压脂平扫,可见右侧中鼻甲气化(箭头);E. 横断面常规 $T_2$WI 压脂平扫,可见右侧中鼻甲气化伴积液(箭头);F. 冠状面 CT 平扫,可见右侧中鼻甲反向弯曲(箭头)。

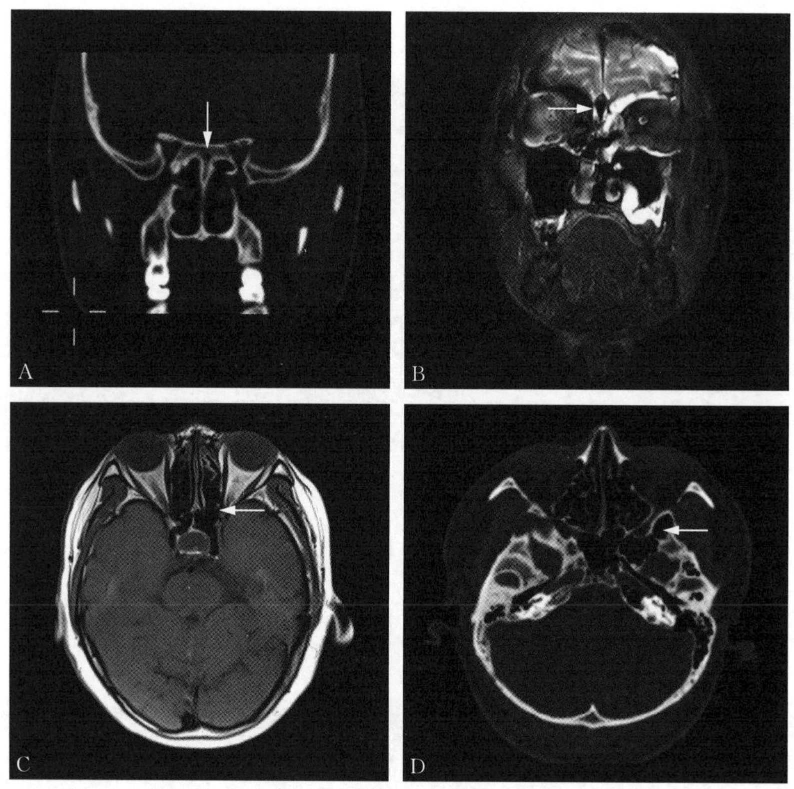

图 2-8　正常鼻旁窦解剖变异

注：A. 冠状面 CT 骨窗，可见双侧蝶窦气化不良（箭头）；B. 冠状面压脂 $T_2$WI，可见鸡冠气化（箭头）；C. 横断面常规 $T_1$WI 平扫，可见左侧后组筛窦气化至蝶窦（箭头）；D. 横断面 CT 平扫，可见左蝶窦气化过度至蝶骨大翼（箭头）。

## 2.3　先天性病变

鼻部发育与遗传性病变的种类繁多，可单独累及外鼻、鼻孔、鼻腔及鼻旁窦，也可以同时累及上述部位，且可伴随颅面部其他畸形，难尽其详，以下仅介绍先天性后鼻孔闭锁（congenital choanal atresia，CCA）、先天性脑膜脑膨出（congenital meningoencephalocele）、先天性鼻背中线皮样囊肿及瘘管（congenital dermoid cyst and fistula of nose）的影像学表现。

### 2.3.1　先天性后鼻孔闭锁

（1）概述

先天性后鼻孔闭锁（CCA）是一种少见的鼻部畸形，也是导致新生儿鼻部阻塞最常见的先天性原因之一，新生儿发病率为 1/8 000～1/6 000，属家族遗传性疾病；可合并身体其他部位畸形，以心脏疾病最常见。本病的胚胎发生学迄今不甚清楚，多数学者认为系胚胎时期鼻颊黏膜或颊咽黏膜遗留所致。闭锁可单侧或双侧发病，以单侧多见。根据闭锁的程度，可分为部分性或完全性闭锁；根据闭锁隔的成分，可分为膜性、骨性或混合性闭锁，其中骨性闭锁约占 80%～90%。

（2）病理

1）大体病理：闭锁隔厚薄不一，大多周边厚而中央薄呈小凹陷，有时中央可见小孔。闭锁隔可分为 4 缘 2 面：上缘附着于蝶骨体；下缘连于腭板上；前缘为鼻面；后缘为咽面；两面的黏膜分别与所在腔体的黏膜相延续。

2）镜下病理：闭锁隔可由鼻腔黏（骨）膜、鼻咽黏（骨）膜和/或中间的骨板层（偶尔含软骨、肌肉纤维、淋巴组织）组成。

（3）临床表现

临床上，新生儿可出现阵发性呼吸困难、发绀、

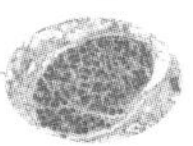

哺乳困难，双侧后鼻孔闭锁者可因窒息而死亡。儿童或成年人可出现自幼鼻塞、鼻道大量分泌物、张口呼吸、嗅觉减退、睡眠打鼾等。先天性后鼻孔闭锁的诊断除临床病史外，最基本的检查方法为棉絮试验，CT为本病的首选影像学检查方法。

（4）MRI表现

本病直接的MRI征象为后鼻孔闭锁隔的形成。完全性闭锁：骨性闭锁表现为鼻腔后部逐渐狭窄，硬腭、犁骨、蝶骨体底部及翼突内侧板增厚直至融合，致后鼻孔完全闭锁；闭锁隔 $T_1WI$、$T_2WI$ 均为低信号，增强扫描无强化。膜性闭锁表现为后鼻孔区厚度不均的软组织信号增厚影，$T_1WI$ 为中等信号、$T_2WI$ 为较高信号，增强扫描可见强化，周围骨质变化不明显（图2-9）。混合性闭锁表现为犁骨后缘、蝶骨翼突局部增厚，逐渐狭窄的鼻腔后部同时伴有膜性闭锁结构（图2-10）。非完全性闭锁表现为部分层面图像闭锁隔局部缺如。

其他MRI征象有鼻甲及鼻腔黏膜增厚、鼻腔内滞留分泌物、硬腭高拱、鼻中隔弯曲、鼻甲发育不全、增殖体肥厚（adenoid hypertrophy，AH）以及鼻部其他并发畸形等。

（5）诊断要点

本病诊断要点：①常见婴幼儿发病；②临床表现有鼻塞、张口呼吸、发绀、鼻道内较多分泌物等；③影像学检查显示后鼻孔区闭锁隔。

（6）鉴别诊断

1）后天性后鼻孔粘连瘢痕狭窄：临床上多有特殊感染史、外伤史、鼻腔与鼻旁窦手术史或肿瘤放疗史，MRI表现为后鼻孔和/或鼻咽腔不规则软组织增厚、粘连，可伴有周围骨性结构的缺损或增生硬化，结合病史可明确诊断。

2）下鼻甲后端肥大：较常见，可双侧对称发生，其边缘较光整，与周围骨性结构有空隙，无骨质增生硬化。

3）后鼻孔息肉：临床上成人常见，MRI表现为后鼻孔区软组织肿块，信号较均匀，常与上颌窦开口相连；肿块较大时可向后突入鼻咽腔内。

### 2.3.2 先天性脑膜脑膨出

（1）概述

先天性脑膜脑膨出是指由于颅骨发育异常，脑膜及脑组织经缺损的颅骨和硬脑膜膨出颅外，膨出的组织与蛛网膜下腔相延续，好发于颅底或颅顶中线。按膨出的位置可分为3型：①额筛型，经前颅底前部额筛骨之间膨出于鼻根部或眶内部；②颅底型，经前颅底后部、蝶骨膨出于鼻腔或鼻咽部；③枕后型，自枕骨膨出。在鼻科临床中遇到的病例主要为额筛型和颅底型。按膨出的内容物可分为：①脑膜膨出，仅为脑膜及脑脊液膨出；②脑膜脑膨出，膨出内容物为脑膜、脑脊液和部分脑组织。

（2）病理

1）大体病理：①脑膜膨出，切面呈灰红、灰白色、半透明实性软组织，按之局部有清亮液体流出；②脑膜脑膨出，切面呈灰白色实性软组织，质中。

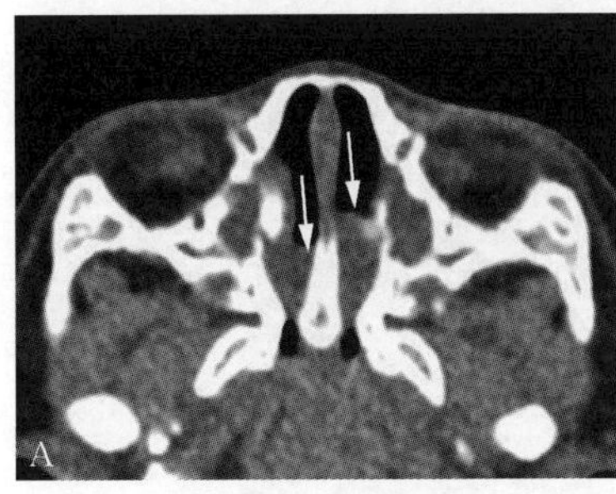


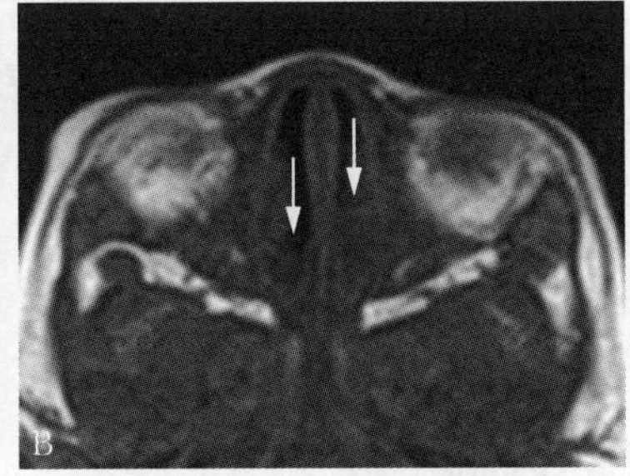


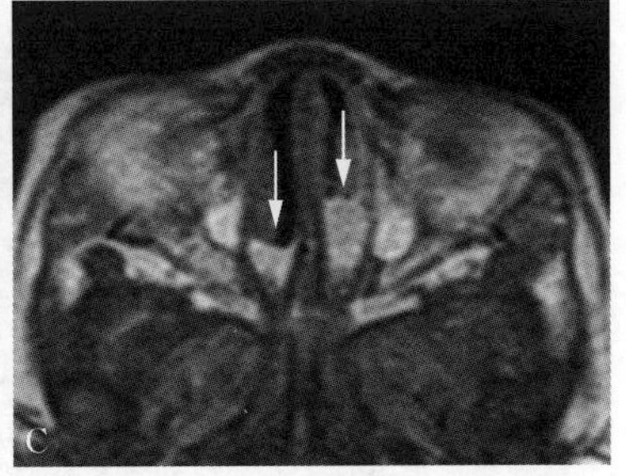


图2-9 先天性后鼻孔膜性闭锁

注：患者出生后即被确诊为先天性后鼻孔闭锁，双侧后鼻孔区见软组织灶，致后鼻孔闭锁。A. 横断面平扫CT，病灶为均匀中等密度，双侧后鼻孔区骨性腔道略狭窄（箭头）。B. 横断面 $T_1WI$，病灶为均匀中等信号（箭头）。C. 横断面 $T_2WI$，病灶为均匀较高信号（箭头）。

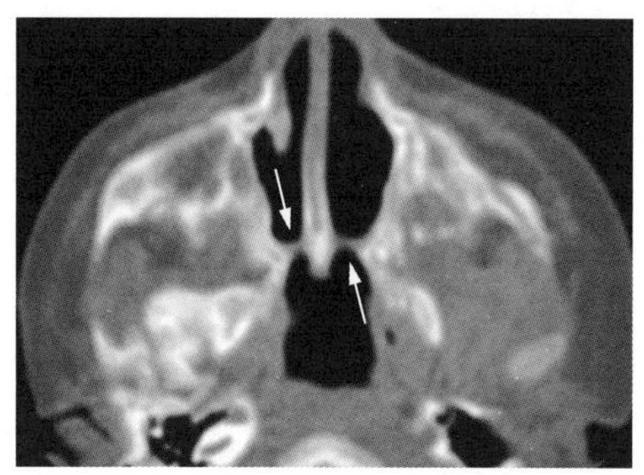

图 2-10　先天性后鼻孔混合性闭锁

注:CT 示双侧后鼻孔区高密度灶,致后鼻孔闭锁(箭头)。

2) 镜下病理:①脑膜膨出,为脑膜组织;②脑膜脑膨出,为成熟的神经胶质及脑膜组织。

(3) 临床表现

额筛型膨出患者自幼鼻根部或内眦部有肿块,质软,有搏动感,哭闹时颅内压增高可致肿块增大。颅底型膨出临床表现较隐匿,患者发病年龄相对较大,多表现为鼻塞、长期流清水涕、呼吸与吞咽困难或反复发作脑膜炎,临床检查可发现鼻腔或鼻咽腔内类似于息肉样的软组织团块。

(4) MRI 表现

单纯脑膜膨出表现为囊状脑脊液样信号团块,$T_1WI$ 为低信号、$T_2WI$ 为明显高信号,向上与颅内蛛网膜下腔直接延续,包膜完整,边缘光滑;增强扫描内容物无明显强化,组成囊壁的脑膜可强化。脑膜脑膨出表现为局部类似脑组织信号的软组织灶膨出,向上与脑组织相延续,$T_1WI$、$T_2WI$ 均为等信号、欠均匀;增强扫描为中等强化,脑膜可强化。MRI 在确定膨出内容物成分上有重要价值,多方位扫描能更直观显示脑膜脑膨出的形态、位置和方向(图 2-11、图 2-12)。

(5) 诊断要点

本病诊断要点:①婴幼儿或青少年多见;②出现鼻塞、流清水涕、呼吸困难或反复发作脑膜炎等症状;③鼻腔顶、鼻旁窦或鼻咽腔内囊性信号团块影,与颅内蛛网膜下腔相通,可包含脑实质信号灶;④结合 CT 可见相应颅底骨质缺损。

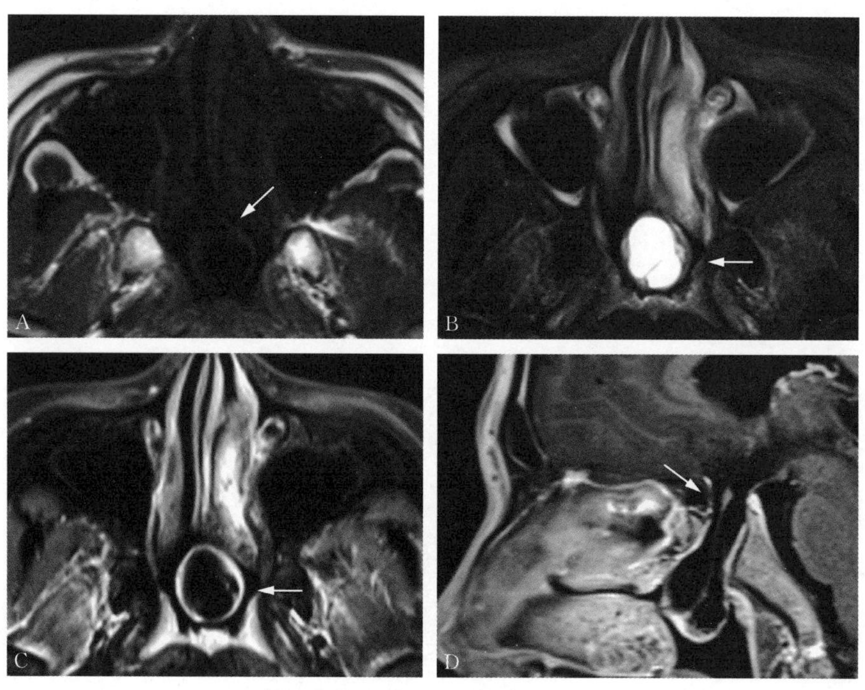


图 2-11　先天性脑膜膨出

注:患者鼻咽腔内异常信号灶。A. 横断面 $T_1WI$,病灶为低信号,信号较均匀(箭头);B. 横断面 $T_2WI$ 压脂,病灶为明显高信号,信号较均匀(箭头);C、D. 横断面、矢状面增强 $T_1WI$,病灶向上与中颅底蛛网膜下腔直接延续,包膜完整,边缘光滑,内容物无明显强化,组成囊壁的脑膜明显强化。

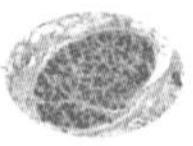

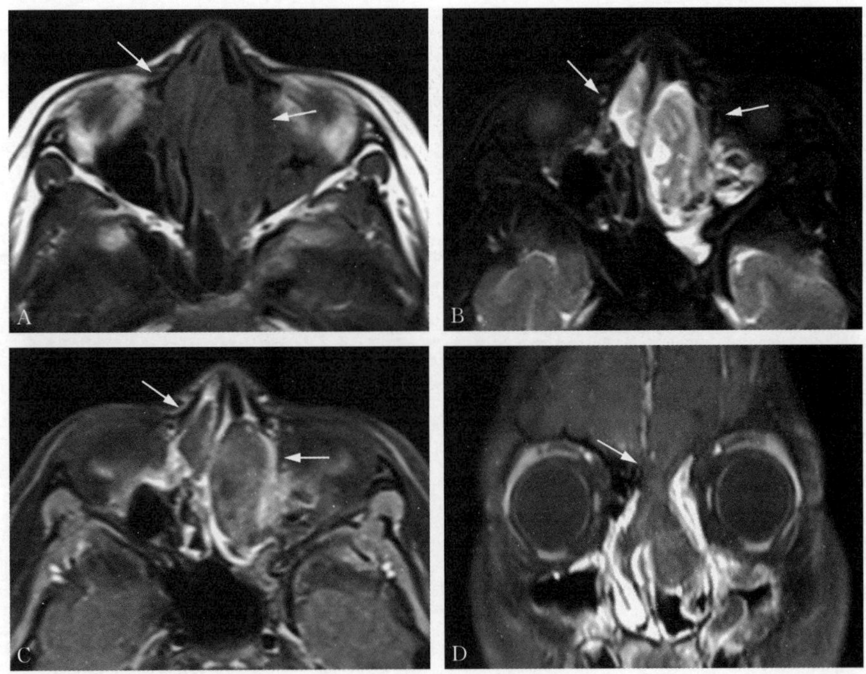



图 2-12　先天性脑膜脑膨出

注：患者双侧鼻腔内异常信号灶，信号欠均匀。A. 横断面 $T_1WI$，病灶为稍低、中等信号(箭头)；B. 横断面 $T_2WI$ 压脂，病灶为混杂中等、高信号(箭头)；C～D. 横断面、冠状面增强 $T_1WI$，病灶向上与脑组织、脑膜及脑脊液相延续(箭头)，增强扫描膨出脑组织中等强化，周围脑膜明显强化。

(6) 鉴别诊断

1) 鼻息肉：成人多见，一般有慢性鼻炎及鼻窦炎病史，病灶多位于中鼻道周围，与颅内无交通，MRI 增强扫描可见边缘黏膜强化。

2) 鼻旁窦囊肿(paranasal sinus cyst)：窦腔内膨大性肿块影，MRI 上囊肿壁完整，一般与颅内不相通。如囊肿内蛋白质含量较高时，$T_1WI$ 为等或较高信号，增强扫描不强化。

3) 鼻神经胶质瘤：系神经外胚层脑组织在鼻内封闭、隔离形成，可位于鼻腔、眉间区皮下或筛窦，与蛛网膜下腔不连通，$T_1WI$ 为等信号，$T_2WI$ 为较高信号，增强扫描无强化。

### 2.3.3　先天性鼻背中线皮样囊肿及瘘管

(1) 概述

先天性鼻背中线皮样囊肿及瘘管属于鼻额区少见的先天畸形。在胚胎期鼻额区发育过程中，存在一个暂时性间隙，即鼻前隙，随胚胎发育硬脑膜回缩后间隙封闭；若脑膜突出发生不完全退化，部分外胚层组织残留引起的囊肿，称为皮样囊肿；具有瘘管穿通浅表皮肤者，称为瘘管。较多见于婴幼儿，成人罕见。

(2) 病理

1) 大体病理：皮样囊肿一般呈类圆形或分叶状，质软，囊的张力大或继发感染时，硬度增加如肿瘤样，囊壁较厚，囊内含有油脂样物质，呈淡黄色或灰黄色，黏稠半固体状态，其中可见毛发。具有瘘管穿通浅表皮肤者，标本近端为瘘管组织，带有皮肤及瘘管口。

2) 镜下病理：皮样囊肿外包一层结缔组织囊膜，表皮组织面向囊腔，囊腔内有皮脂腺样物质、角化物质、胆固醇、毛发、坏死细胞等；瘘管可见管壁为瘘管上皮组织，管腔周围包绕纤维瘢痕组织。并发感染时，可见肉芽组织及白细胞浸润。

(3) 临床表现

婴幼儿发现鼻背中线处局部皮肤表面增厚隆起，以鼻梁远端 1/3 处常见；囊肿随年龄增长缓慢增大，引起鼻梁变宽、眶间距增大、眉间隆起等。

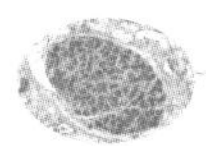



如有瘘管形成，可从瘘口挤出干酪样或皮脂样分泌物；若瘘管开于鼻内则不易被发现。较大的囊肿或瘘管常常反复感染，引起瘘口周围皮肤红肿、流脓，或隆起呈团块状；若向颅内蔓延可致脑膜炎和额叶脓肿。

（4）MRI 表现

皮样囊肿在 MRI 上表现为鼻中线处小囊状异常信号灶，$T_1$WI 为等或略低信号、$T_2$WI 为高信号，信号欠均匀；囊肿内部含有较多脂质、毛发等不同成分时，$T_1$WI 为不均匀高信号，$T_2$WI 为混杂信号，脂肪抑制序列脂肪高信号消失，增强扫描病灶无强化；包膜 $T_1$WI、$T_2$WI 均为低信号，反复感染后可增厚并明显强化，伴周围弥漫性软组织增厚。瘘管形成时，可见管状结构穿通表浅皮肤。囊肿或瘘管向后可累及鼻中隔，致鼻中隔前端受压扩大呈分叉状改变，向顶后部扩展可致盲孔扩大、鸡冠偏移（图 2－13、图 2－14）。病灶亦可位于鼻翼软骨之间、鼻额突及眉弓之间、筛骨垂直板或筛板，相应部位骨缝增宽，骨髓脂肪信号缺损。

（5）诊断要点

本病诊断要点：①首发于婴幼儿期，于儿童或成人期易被发现；②鼻背中线处逐渐增大肿物，可伴瘘口形成，部分可挤出干酪样或皮脂样分泌物；③$T_1$WI 为等、略低或高信号，$T_2$WI 为高或混杂信号，增强扫描无强化；④可致鼻中隔分叉、盲孔扩大、鸡冠偏移。

（6）鉴别诊断

1）先天性脑膜脑膨出：婴幼儿常见，有鼻塞、流清水涕或呼吸困难等症状；MRI 示鼻腔顶或鼻旁窦内异常信号团块影，疝囊内呈脑脊液信号，可包含脑实质信号，向上与颅内蛛网膜下腔相通。

2）鼻神经胶质瘤：系神经外胚层脑组织在鼻内封闭、隔离形成，可位于鼻腔、眉间区皮下或筛窦，与蛛网膜下腔不连通；$T_1$WI 为等信号，$T_2$WI 为较高信号，增强扫描无明显强化。

3）鼻前庭囊肿：位于一侧鼻前庭区，呈类圆形异常信号灶，$T_1$WI 为稍低或等信号，$T_2$WI 为

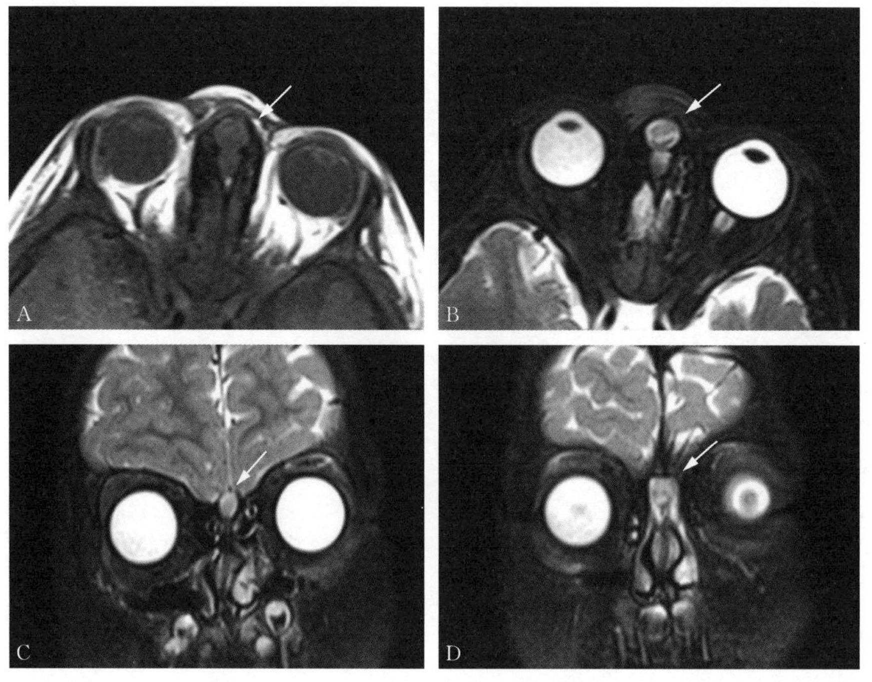


图 2－13　先天性鼻背中线皮样囊肿

注：患者鼻顶部中线处异常信号灶。A. 横断面 $T_1$WI，病灶为等信号，信号欠均匀（箭头）；B. 横断面 $T_2$WI 压脂，病灶为混杂中等、高信号，周围包膜为低信号，边界清楚（箭头），并可见鼻背部软组织增厚；C～D. 冠状面 $T_2$WI 压脂，病灶累及前颅底脑外、鼻中隔软骨段（箭头）。

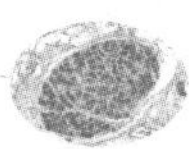

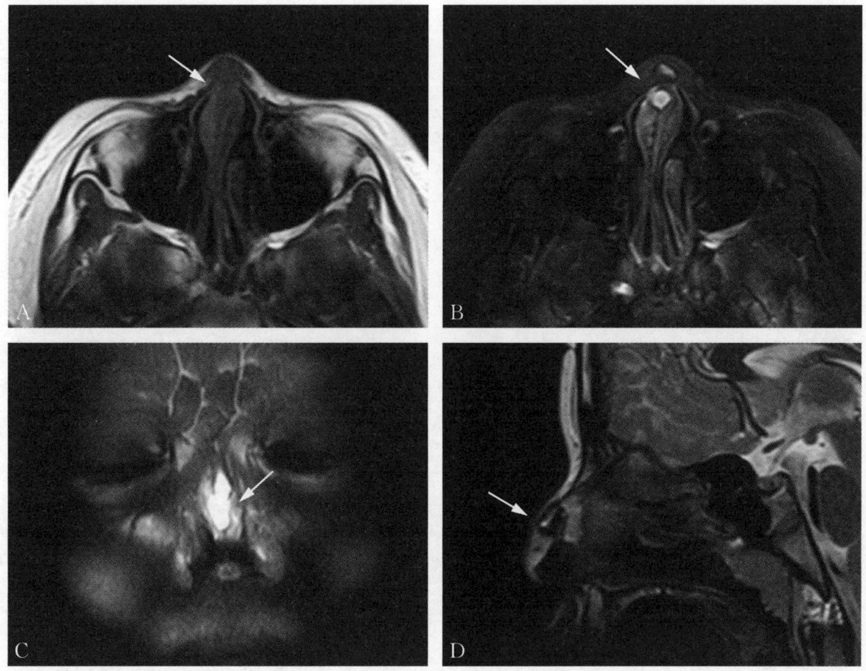



图 2-14　先天性鼻背中线瘘管

注：患者鼻背中线处、鼻中隔软骨段异常信号灶。A. 横断面 $T_1$WI，病灶为略低信号，信号较均匀（箭头）；B～D. 横断面、冠状面及矢状面 $T_2$WI，病灶为高信号，信号较均匀，周围包膜为低信号，边界清楚，病灶向前下方累及鼻背部皮下，穿通浅表皮肤（箭头）。

高信号，增强扫描无强化。

## 2.4　鼻窦炎

### 2.4.1　化脓性鼻窦炎

（1）概述

化脓性鼻窦炎（purulent sinusitis）根据发病情况分为急性和慢性化脓性鼻窦炎。急性化脓性鼻窦炎多继发于急性鼻炎，慢性化脓性鼻窦炎多由急性化脓性鼻窦炎迁延所致。可以发生于单一窦腔，也可以多个窦腔同时发生，以多个窦腔同时受累多见。多为混合性细菌感染，主要包括葡萄球菌、溶血性链球菌、肺炎链球菌及部分厌氧菌类。若治疗不及时，可引起诸多并发症，如眼眶蜂窝织炎、眶骨膜下脓肿和颅内并发症等，严重威胁人体健康。

（2）病理

1）大体病理：鼻旁窦黏膜可见充血、水肿、增厚及隆起，黏膜表面呈灰红色，常有较多的分泌物附着。切面上见黏膜可呈灰红色及灰白色，质地较软或呈中等密度。

2）镜下病理：部分上皮细胞脱落，纤毛细胞数量减少，杯状细胞数量增多；黏膜固有层腺体数量增多，体积增大，分泌旺盛，并伴有不同程度的炎细胞浸润。浸润的炎症细胞主要为淋巴细胞及浆细胞，有时可有少量散在的中性粒细胞、嗜酸性粒细胞、组织细胞及肥大细胞。腺体的基底膜可增厚，黏膜的间质可发生水肿，小血管扩张充血。部分黏膜萎缩和纤维化，可形成黏膜下囊肿。

（3）临床表现

常见症状包括持续性鼻塞、流涕、头部胀痛或局部疼痛等。前组鼻窦炎多表现为头面部表面胀痛，后组鼻窦炎肿痛多位于头颅深部。长期慢性鼻窦炎会导致嗅神经变性，使嗅觉减退或消失。

（4）MRI 表现

主要表现为窦腔黏膜增厚，窦腔内分泌物（积液）。黏膜增厚，2～5 mm 为轻度增厚，5～10 mm 为中度增厚，10 mm 以上为重度增厚。增厚的黏

膜呈 $T_1WI$ 等、低信号，$T_2WI$ 高信号，增强后黏膜强化(图 2-15)。窦腔内分泌物的信号改变主要与蛋白质含量有关，增强检查无强化，当分泌物中以自由水为主，蛋白质含量＜5%时，$T_1WI$ 呈低信号、$T_2WI$ 呈明显高信号；随着分泌物中水分吸收，蛋白质含量达到 5%～25%时，$T_1WI$ 和 $T_2WI$ 均呈高信号；随着分泌物内蛋白质浓度进一步增加，$T_2WI$ 信号逐渐减低；当分泌物呈半凝固状态时，$T_1WI$ 和 $T_2WI$ 均呈低信号。由于分泌物成分不均匀，信号常见混杂。合并窦壁骨髓炎时，显示窦壁正常信号消失，并不同程度强化。慢性期可合并鼻腔、鼻旁窦息肉。

(5) 诊断要点

临床上表现为持续的鼻塞、流涕，头面部胀痛病史。CT 显示窦腔内软组织灶，伴或不伴窦壁骨质增生硬化。MRI 显示窦壁黏膜增厚，呈 $T_1WI$ 等、低信号，$T_2WI$ 高信号，增强后黏膜边缘强化。窦腔内积液，$T_1WI$ 信号因蛋白质含量不同而异，$T_2WI$ 多呈高信号，增强扫描无强化，窦壁黏膜强化。

(6) 鉴别诊断

1) 鼻旁窦肿瘤：临床上常表现为鼻塞、鼻出血或面部隆起。MRI 可见窦腔内实质性肿块，形态不规则，常伴窦壁骨质吸收破坏，$T_2WI$ 呈不均匀稍高信号，弥散多有受限，增强扫描多呈不均匀明显强化，可伴液化坏死。

2) 真菌性鼻窦炎：临床常见鼻出血、鼻异味。病变窦壁骨壁增生硬化，CT 平扫窦腔内多见斑块状钙化或高密度影，MRI 显示窦腔内软组织信号影不均匀，$T_2WI$ 呈不均匀低信号，弥散明显受限，ADC 值多低于 $0.6\times10^{-3}\ mm^2/s$，增强扫描黏膜强化。

## 2.4.2 鼻息肉

(1) 概述

鼻息肉是发生在鼻腔或鼻旁窦黏膜的肿块，好发于中鼻道，其次为上颌窦、筛窦。好发于中年人，男性多于女性，单侧或双侧发病，以双侧多见。根据病因和发病部位，一般分为 3 种类型。①炎症性息肉：单侧或单个息肉形成，多由局部感染引起，切除后不易复发。②过敏性息肉：常为双侧、多发息肉，如不去除过敏原因，息肉切除后易复发。③后鼻孔息肉：因鼻息肉有一长蒂从鼻腔经后鼻孔伸入鼻咽部而得名。

(2) 病理

1) 大体病理：大体表现为单个或多个表面光滑、灰白色或半透明的新生物，类似新鲜荔枝肉样，触之柔软、不痛，可移动，不易出血。

2) 镜下病理：镜下改变以变态反应和鼻黏膜的慢性炎症为主，为高度水肿的疏松结缔组织，表面为复层柱状上皮覆盖，组织间隙明显扩大，腺体扩张，血管的通透性增高。

(3) 临床表现

鼻塞、流涕、嗅觉减退，合并鼻窦炎症状、耳鸣及听力减退等。

(4) MRI 表现

鼻息肉可发生于鼻腔任何部位，可单侧或双侧发生，好发于中鼻道，大小不一，大者可堵满鼻

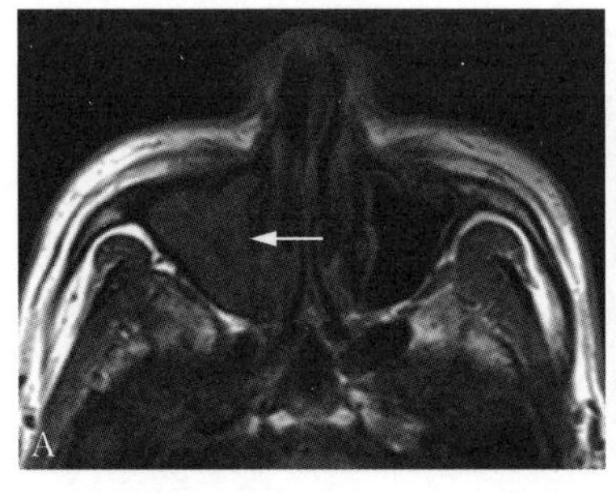

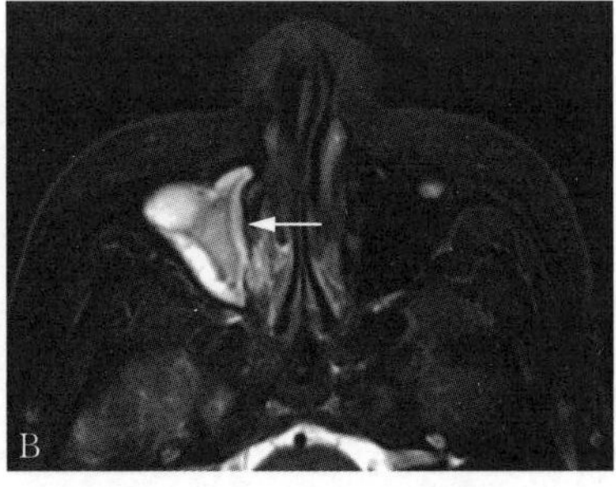

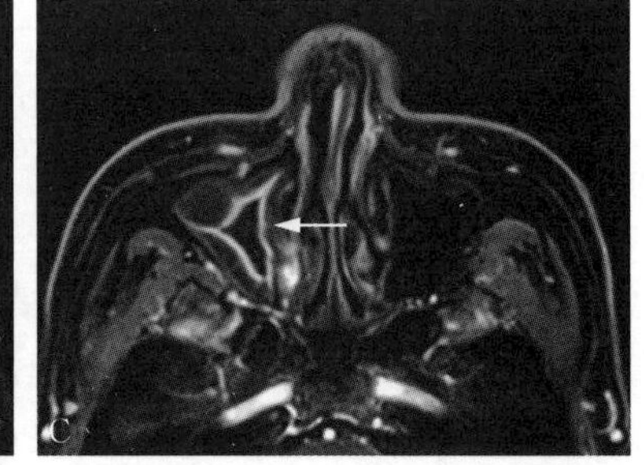


图 2-15 右侧上颌窦炎

注：A. 横断面 $T_1WI$ 示右侧上颌窦周壁黏膜肥厚，呈中等信号影，窦腔内分泌物呈低信号影(箭头)；B. 横断面 $T_2WI$ 压脂示右侧上颌窦肥厚黏膜呈明显高信号影，窦腔内分泌物呈偏高信号影(箭头)；C. 横断面增强 $T_1WI$ 示右侧上颌窦黏膜线样强化(箭头)。

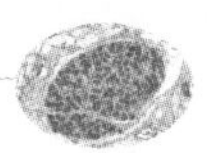

腔，也可向后突入后鼻孔及鼻咽腔，部分可突入对侧后鼻孔及鼻腔，呈椭圆形或分叶状，边缘较光整；$T_1$WI 呈等、低信号，$T_2$WI 呈高信号多见，DWI 无弥散受限，ADC 值多高于 $1.5\times10^{-3}$ $mm^2/s$；增强扫描不强化或黏膜轻度强化，可呈延迟强化（图 2-16）。周围鼻甲、鼻中隔可有受压、偏移改变。

（5）诊断要点

长期反复鼻塞、流涕、鼻音、嗅觉减退。鼻腔内软组织团块影，MRI 信号特点是 $T_1$WI 呈中等或偏低信号，$T_2$WI 呈高信号，DWI 无明显弥散受限，增强后呈轻度黏膜强化。

（6）鉴别诊断

1）内翻性乳头状瘤：起自中鼻道附近外侧壁，向鼻腔生长，表面不规则，在 $T_2$WI 和增强 $T_1$WI 上病变呈卷曲脑回样（convoluted cerebriform pattern，CCP）改变。

2）真菌球性鼻窦炎：应与上颌窦口区鼻息肉相鉴别。真菌球常发生在上颌窦，CT 上可见条状或斑块状钙化；MRI $T_2$WI 为低信号，增强后不强化。

### 2.4.3　真菌性鼻窦炎

（1）概述

真菌性鼻窦炎属于鼻腔和鼻旁窦的特异性炎症，是真菌在鼻腔、鼻旁窦内引起的一种感染性和/或变应性疾病。最常见的病原菌为曲霉菌，其次为毛霉菌。低氧、低 pH 血症、低免疫功能下降及高血糖环境是适合真菌生存的环境。鼻腔、鼻旁窦解剖结构异常和病变导致鼻腔、鼻旁窦引流障碍是继发真菌感染的重要因素。

目前真菌性鼻窦炎根据临床表现、治疗方案的不同分为真菌球、变应性真菌性鼻窦炎、急性暴发性真菌性鼻窦炎和慢性侵袭性真菌性鼻窦炎 4 种类型，前两者属于非侵袭性鼻窦炎，后两者属于侵袭性鼻窦炎。真菌球多发生于免疫功能正常者，常累及单个窦腔，以上颌窦最为常见，其次是蝶窦，少数病例可累及多个鼻旁窦。变应性真菌性鼻窦炎病因不明，可能是人体对真菌的一种 Ⅰ 型变态反应，多见于有过敏体质的年轻人，可有家

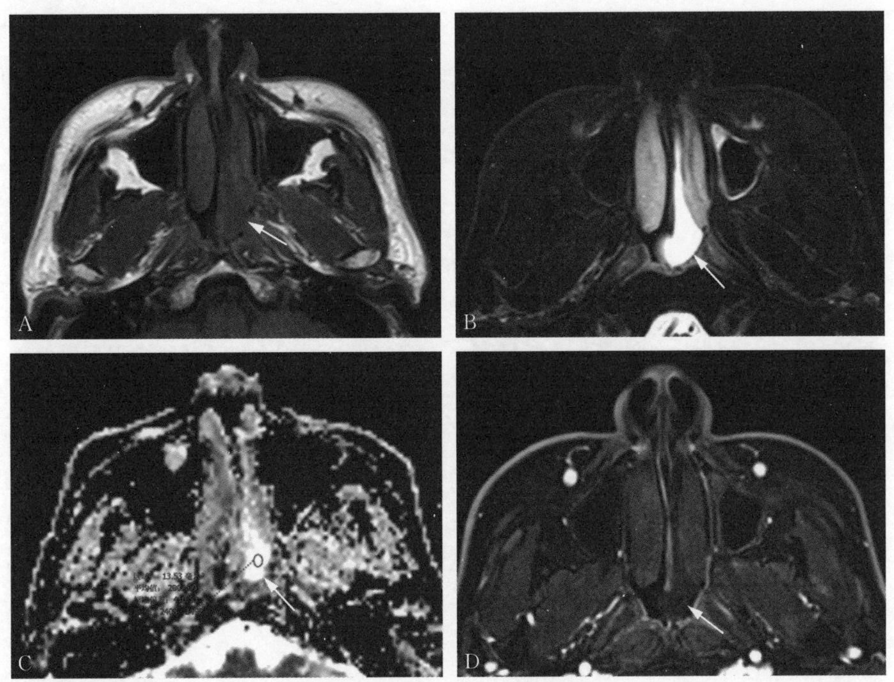


图 2-16　左侧后鼻孔息肉

注：A. 横断面 $T_1$WI 示左侧鼻腔、后鼻孔区低信号团块影（箭头）；B. 横断面 $T_2$WI 压脂示肿块呈均匀高信号，边缘光整（箭头）；C. 横断面 ADC 图示病变弥散不受限（箭头），ADC 值约 $2.80\times10^{-3}$ $mm^2/s$；D. 增强扫描病变无明显强化（箭头）。

族过敏史，多数患者有长期反复多组鼻窦炎或鼻息肉病史。急性暴发性真菌性鼻窦炎几乎全部发生于免疫功能低下或缺陷者，起病急，进展快，病程<4 周；病变早期侵犯鼻腔和鼻旁窦，接着沿血管扩散，短期内蔓延整个颅面部，危及患者生命，需及时手术和抗真菌治疗。慢性侵袭性真菌性鼻窦炎多发于免疫功能低下或缺陷者(如肿瘤、糖尿病、艾滋病、化疗、激素治疗者等)，有基础疾病者达 40%～70%，以糖尿病患者最为多见；为病程进展缓慢的侵袭性炎症，病程在 4 周以上。

(2) 病理

1) 大体病理：真菌球常见窦腔内形状不规则的软组织团块，多数质软如泥，颜色各异，黄色、棕色、黑色不等，伴有臭味，窦黏膜水肿或增厚。变应性真菌性鼻窦炎分泌物呈油灰样、花生酱样、泥沙样或油脂样，常伴恶臭。急性暴发性真菌性鼻窦炎常见鼻黏膜肿胀及增厚，表面有血性黏稠分泌物或脓性分泌物覆盖及结痂，鼻黏膜可发生坏死而呈灰褐色，鼻腔内常有异味并可见出血。慢性侵袭性真菌性鼻窦炎可见鼻旁窦黏膜明显肿胀及增厚，暗红色，质地较软或较脆，触之易出血，黏膜表面有黏液脓性分泌物及较厚的膜形成；鼻腔、窦腔内常有暗褐色、灰黑色污秽、碎屑状干酪样物，有腥臭味。

2) 镜下病理：真菌球镜下见黏膜不同程度的间质水肿，小血管扩张充血，并见较多的淋巴细胞、浆细胞、中性粒细胞浸润，菌丝呈疏密不均的网状分布，菌丝可聚集成团块状物，伴钙质沉着，窦壁黏膜和骨壁中无真菌侵犯。变应性真菌性鼻窦炎的特征性镜下表现是分层的“潮汐样”或“波纹状”黏蛋白伴退化的细胞碎片，主要成分为嗜酸性粒细胞，嗜酸性粒细胞常发生退化及脱颗粒，偶尔形成长针状或双锥形夏科-莱登(Charcot-Leyden)结晶。急性暴发性真菌性鼻窦炎常见鼻腔、鼻旁窦黏膜发生大片凝固性坏死，在坏死组织中有多量崩解的细胞及组织碎片，伴脓肿形成，真菌侵犯小动脉和小静脉而形成血管炎，管壁可见坏死，管腔内血栓形成，病变内上皮样肉芽肿形成，病变和坏死组织内均可见菌丝。慢性侵袭性真菌性鼻窦炎见肉芽组织增生和较多的淋巴细胞、浆细胞和中性粒细胞等浸润，真菌菌丝可侵入鼻旁窦黏膜、黏膜下、血管及骨质，黏膜溃疡性坏死，骨坏死，纤维肉芽组织重度慢性炎。特殊染色：各型均可见 PAS 染色(+)，六胺银染色(+)。

(3) 临床表现

主要表现有鼻塞、涕多、涕中带血，可伴有头痛。侵袭性真菌性鼻窦炎常伴有眼眶、海绵窦、颅内受累症状，如眼球突出、眼球固定，视力下降、剧烈头痛等。变应性真菌性鼻窦炎鼻腔分泌物多伴有异味，分泌物涂片显示嗜酸性粒细胞增多。实验室检查，血清总 IgE 或特征性 IgE 升高。

(4) MRI 表现

1) 真菌球：好发于上颌窦，其次是蝶窦，单一窦腔多见。表现为受累窦腔内软组团块影。因真菌球内菌丝含有锰等顺磁性物质，以及分泌物中蛋白质含量不同，故 $T_1WI$ 信号多样，呈高信号、低或等信号；$T_2WI$ 呈不均匀等、低混杂信号或低信号；ADC 值极低，多低于 $0.6\times10^{-3}\ mm^2/s$；增强扫描真菌球无强化，周围增厚黏膜强化(图 2-17)。

2) 变应性真菌性鼻窦炎：常累及多个鼻旁窦，单侧或双侧发炎，多伴有鼻息肉。窦腔内弥漫异常信号影，$T_1WI$ 信号多样，可为片状高信号影、低或等信号影；$T_2WI$ 为低信号影。增强扫描窦壁黏膜强化。

3) 急性暴发性真菌性鼻窦炎：多发生于上颌窦，其次是蝶窦。窦腔内充满软组织病灶，常广泛侵犯眼眶、翼腭窝、颞下窝，严重者侵犯颅内，出现脑膜炎、脑脓肿和脑梗死。病变在 $T_1WI$ 多为低或等信号，$T_2WI$ 呈高信号，增强后有明显强化。

4) 慢性侵袭性真菌性鼻窦炎：最常发生在上颌窦，其次是蝶窦。鼻旁窦及受累结构的软组织病变，$T_1WI$ 呈等信号、高或低信号，$T_2WI$ 呈不均匀等、低混杂信号或极低信号。在 DWI 上，病变不均匀弥散受限，部分 ADC 值较低，多低于 $0.6\times10^{-3}\ mm^2/s$。增强扫描，鼻旁窦病变以窦壁黏膜增厚强化为主，受累邻近结构不均匀明显强化。窦腔病变向周围蔓延至邻近眼眶、翼腭窝、颞下窝和颅内结构，严重者可出现脑脓肿；脓肿弥散受限，DWI 呈高信号，增强扫描脓肿壁环形强化(图 2-18)。

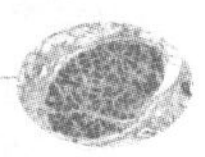

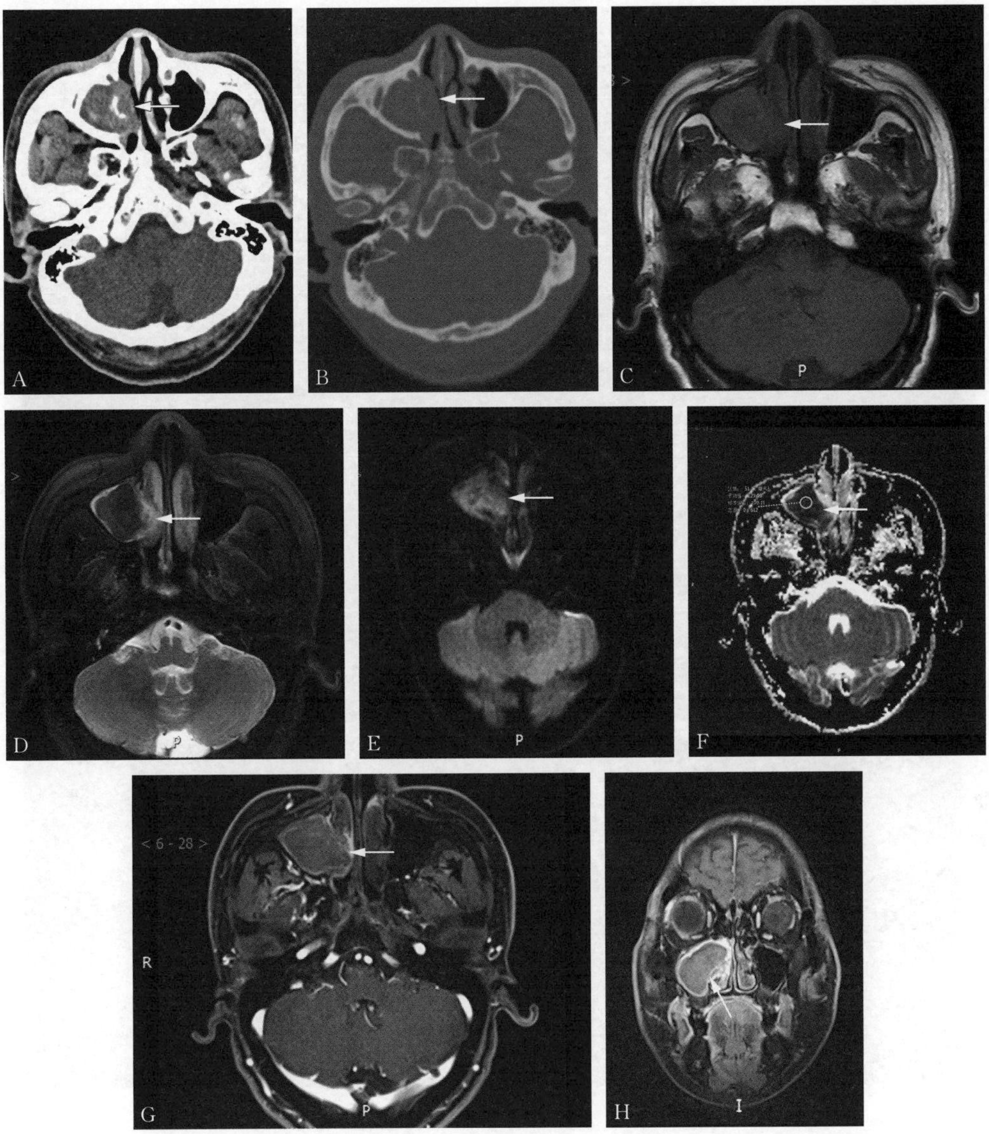

图 2－17　右侧上颌窦真菌球

注：A. 横断面 CT 平扫示右侧上颌窦、中鼻道稍低密度软组织灶，伴条片状钙化灶（箭头）；B. 横断面 CT 平扫骨窗示右侧上颌窦壁骨质明显增生硬化（箭头）；C. 横断面 $T_1$WI 示右侧上颌窦软组织影，呈等、低信号影（箭头）；D. 横断面 $T_2$WI 压脂示右侧上颌窦病变呈明显低信号影（箭头）；E. 横断面 DWI 示右侧上颌窦病变呈高信号影（箭头）；F. 横断面 ADC 图示右上颌窦病变 ADC 值极低（箭头），平均 ADC 值 $0.229\times10^{-3}$ $mm^2/s$；G、H. 横断面、冠状面增强 $T_1$WI 示右侧上颌窦黏膜强化，窦腔内病变无明显强化（箭头）。

（5）诊断要点

窦腔内软组织团块影，CT 上真菌球多伴有斑块状钙化，窦壁骨质增生硬化；变应性真菌性鼻窦炎，多发窦腔内磨玻璃密度高密度影。$T_2$WI 不均匀等、低混杂信号或极低信号，ADC 值极低，多为 $(0.3\sim0.6)\times10^{-3}$ $mm^2/s$。真菌球和变应性真菌性鼻窦炎增强扫描无明显实质性强化肿块。侵袭性真菌性鼻窦炎，鼻旁窦及周围受累结构见不均匀强化灶。

（6）鉴别诊断

1）出血坏死性息肉（hemorrhagic necrotizing polyp）：真菌球需要与之鉴别。上颌窦多见，窦腔内团块影，$T_2$WI 上病变周边常见低信号环，增强扫描病变内部呈斑片状强化。

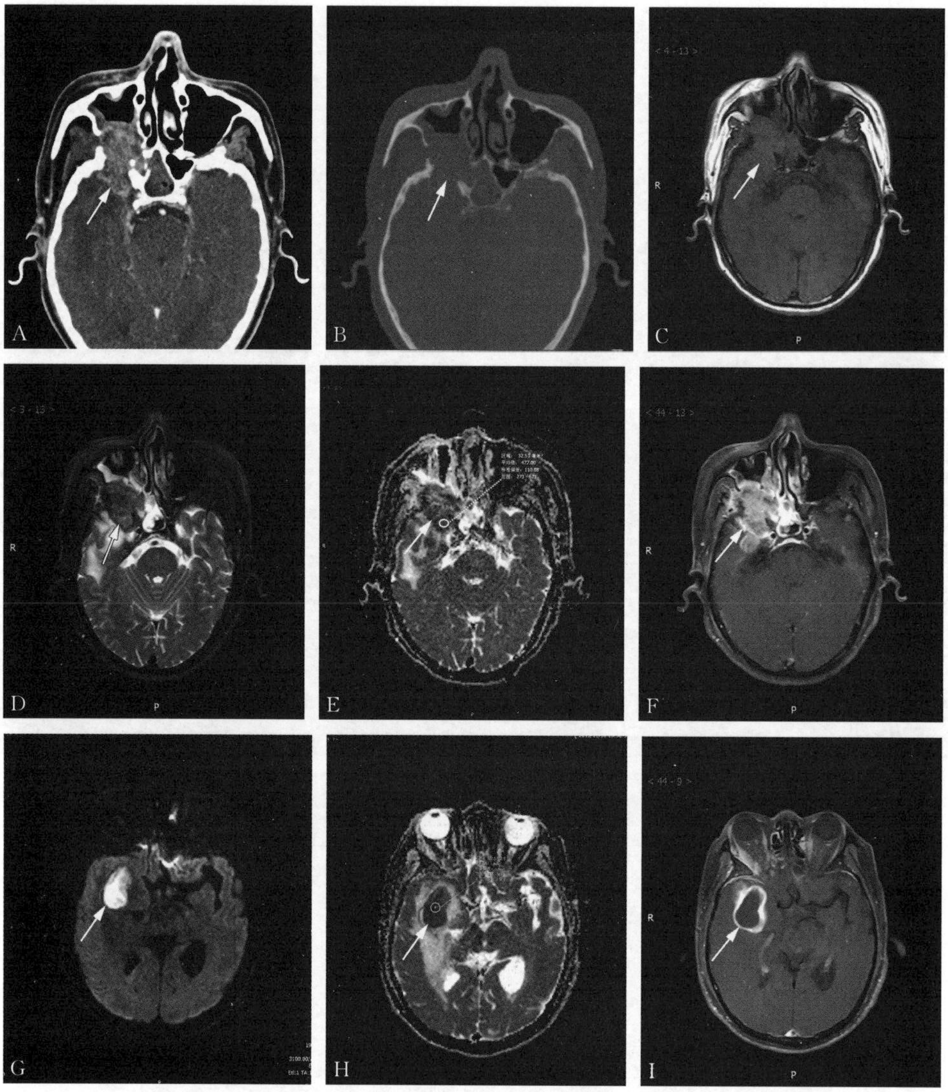

图 2-18　右侧慢性侵袭性真菌性鼻窦炎

注：A. 横断面增强 CT 示右侧蝶窦外侧壁、上颌窦后壁、翼腭窝、中颅底强化肿块（箭头）；B. 横断面增强 CT 骨窗示右蝶窦骨壁增生硬化，伴吸收破坏（箭头）；C. 横断面 $T_1$WI 示右侧翼腭窝、中颅底肿块呈中等信号（箭头）；D. 横断面 $T_2$WI 压脂示肿块呈不均匀等低信号；E. 横断面 ADC 图示肿块不均匀低信号（箭头），ADC 值较低区 $0.477\times10^{-3}$ $mm^2/s$；F. 增强扫描肿块不均匀强化（箭头）；G. 横断面 DWI 示右颞叶脑脓肿呈高信号影（箭头）；H. 横断面 ADC 图示脑脓肿，ADC 值 $0.465\times10^{-3}$ $mm^2/s$（箭头）；I. 横断面增强 $T_1$WI 示脓肿壁环形强化（箭头）。

2）鼻旁窦恶性肿瘤：侵袭性真菌性鼻窦炎需要与恶性肿瘤鉴别。恶心肿瘤多伴有广泛的骨质破坏，一般无骨质增生硬化，$T_2$WI 信号中等或不均匀等、高信号，增强扫描不均匀明显强化。

3）韦格纳肉芽肿（Wegner granulomatosis，WG）：鼻甲、鼻中隔骨质破坏，常造成鼻中隔穿孔，鼻腔中线区软组织肿块，$T_1$WI 呈等或低信号，$T_2$WI 呈低信，信号不均匀，增强后多呈均匀强化。

### 2.4.4　鼻窦炎眼眶并发症

（1）概况

鼻旁窦与眼眶解剖关系密切，鼻源性眼眶炎症比较常见。可能的发病机制：①感染鼻旁窦的细菌或脓液通过解剖途径累及眼眶；②鼻旁窦外伤或手术损伤相邻眶壁；③机体免疫力降低。此

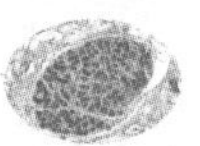

病临床起病急，可发生于任何年龄，多见于儿童，秋冬季高发。根据病变范围可分为眶隔前炎性水肿、眶壁骨膜下脓肿、眶内蜂窝织炎、眶内脓肿和球后视神经炎。

（2）病理

1）大体病理：大量脓液聚集在眶骨膜下形成眶骨膜下脓肿，大量炎症细胞弥漫性浸润眼眶疏松结缔组织，形成眶内蜂窝织炎。

2）镜下病理：眼眶组织急、慢性炎症表现，大量中性粒细胞、淋巴细胞、浆细胞浸润，并见大量炎性渗出及坏死、脓液聚集。

（3）临床表现

本病临床表现：①眶隔前炎性水肿：眼睑水肿、轻压痛；②眶壁骨膜下脓肿：眼睑充血、肿胀、压痛，视力减退、眼球突出、移位和眼球运动障碍；③眶内蜂窝织炎和眶内脓肿：眼球突出，运动障碍，视力下降，球结膜水肿，眶深部痛，常合并全身症状，如高热，白细胞计数增高；④球后视神经炎：视力明显下降，甚至失明。

（4）MRI 表现

眶隔前蜂窝织炎表现为眼睑弥漫肿厚，$T_2$WI 信号增高。眼眶蜂窝织炎表现为眼眶脂肪间隙模糊，$T_1$WI 等、低信号，$T_2$WI 高信号，范围局限或弥漫，增强扫描可见弥漫斑片状强化，眼外肌受累时，可见眼外肌增粗，$T_2$WI 信号增高，明显强化；视神经受累，可见视神经周围软组织影增多，视神经增粗、边缘模糊、鞘膜强化。眶骨膜下脓肿表现为眶壁下宽基底或带状异常信号影，$T_1$WI 等、低信号，$T_2$WI 高信号，DWI 上脓肿明显弥散受限，ADC 值多为（0.4～0.8）×$10^{-3}$ mm$^2$/s，增强扫描病灶周壁强化（图 2－19）。眼静脉血栓形成时，上眼静脉流空信号消失，信号增高。

（5）诊断要点

本病儿童多见，临床起病急，合并发热等全身症状，眼睑水肿，眼球突出，伴疼痛，同时伴有鼻塞、脓涕等鼻窦炎症状。MRI 显示眼睑增厚，眼眶病变较弥漫，边缘模糊，可累及眼外肌、视神经等结构，眶壁与鼻旁窦相邻处病灶较多，增强后病灶弥漫不均匀强化，常伴眶骨膜下脓肿形成，DWI 示脓腔病变弥散受限，ADC 值较低，多为（0.4～0.8）×$10^{-3}$ mm$^2$/s，周围脓肿壁强化。

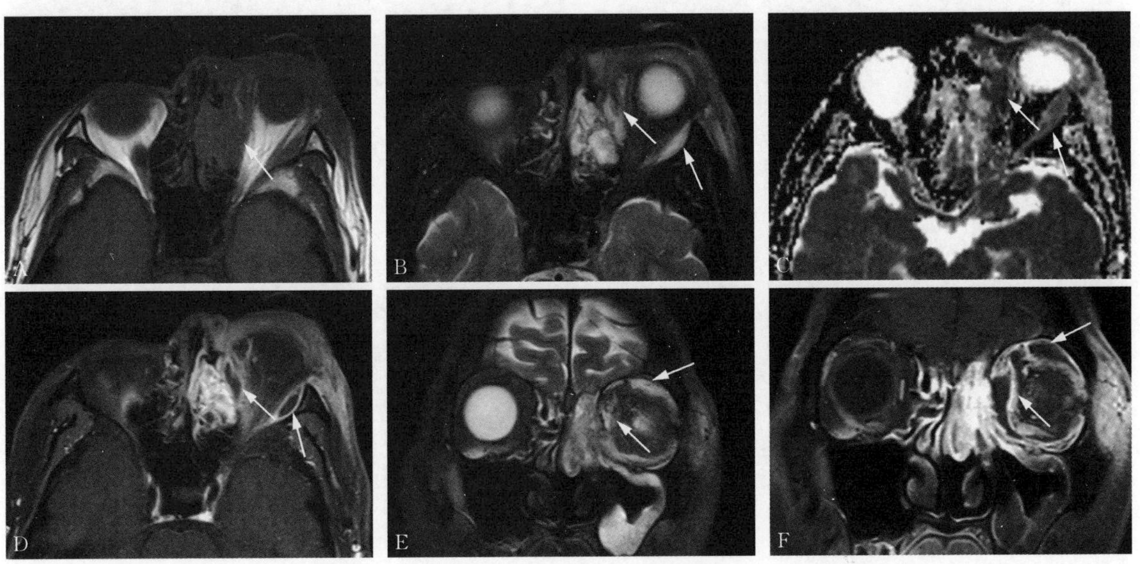


图 2－19　左侧眼眶鼻源性炎症

注：A. 横断面 $T_1$WI 示左眼睑弥漫增厚，眼眶内侧及外侧肌锥外软组织增生灶，呈中等信号（箭头）；B. 横断面 $T_2$WI 压脂示左眼睑、眼眶肌锥外病灶呈高信号，左筛窦内积液（箭头）；C. 横断面 ADC 图示眼眶肌锥外病灶弥散受限，ADC 值较低（箭头），平均 ADC 值为 0.659×$10^{-3}$ mm$^2$/s；D. 增强扫描病变不均匀明显强化，眼眶内侧及外侧病灶环形强化（箭头），提示眶骨膜下脓肿形成；E、F. 冠状面 $T_2$WI 压脂和增强 $T_1$WI 示左眼眶肌锥外炎症，伴眶骨膜下脓肿形成（箭头），左侧筛窦、上颌窦炎症。

(6) 鉴别诊断

1) 炎性假瘤：眼眶病变反复发作，激素治疗有效。病变位于肌锥内、外间隙，范围相对局限，多伴有眼外肌增粗，$T_2WI$ 平扫一般呈稍低信号或低信号，弥散轻度受限，ADC 值多为(0.7～0.9)×$10^{-3}$ $mm^2/s$，强化较均匀，不伴眶骨膜下脓肿。

2) 骨膜下血肿：有外伤史，多伴有眶壁骨折，增强扫描无强化。

## 2.4.5 鼻窦炎颅内并发症

(1) 概况

鼻窦炎症向颅内蔓延，可造成颅底脑膜炎，严重者可形成鼻源性脑脓肿。鼻源性脑脓肿以额叶最多见，可发生于任何年龄，以青中年占多数。鼻源性真菌性脑脓肿多见于免疫功能低下者。

(2) 病理

1) 大体病理：脑膜炎时，脑组织局限性出血、水肿，脓肿形成后，脑组织变性、软化、坏死，脓肿腔内有大量脓性分泌物。

2) 镜下病理：局限性脑膜炎时，脑膜充血、水肿，大量炎症细胞浸润。脑脓肿形成时，脑组织软化、坏死，液化坏死区融合，形成脓肿，脓腔周围由肉芽组织、纤维结缔组织及神经胶质细胞形成包膜，包膜周围脑组织水肿。

(3) 临床表现

既往有鼻窦炎病史，如鼻塞、流脓涕、嗅觉功能减退或丧失。局限性脑膜炎可出现头痛、发热、恶心、呕吐、颈项强直等。脑脓肿形成后，可出现颅内高压症、癫痫甚至瘫痪。脑脊液检查：中性粒细胞增多，涂片细菌阳性。

(4) MRI 表现

脑膜炎常表现为颅底脑膜增厚，$T_1WI$ 信号中等，$T_2WI$ 稍高信号，增强后脑膜明显强化。脓肿 $T_1WI$ 多呈低信号，$T_2WI$ 呈高信号，弥散明显受限，DWI 呈高信号；增强扫描脓肿壁均匀环形强化，无壁结节，脓腔及周围脑水肿无强化(图 2-20)。

(5) 诊断要点

本病诊断要点：①鼻窦炎病史，鼻腔、鼻旁窦内软组织病变；②头痛、呕吐、发热等全身症状及颅内高压症表现；③MRI 发现鼻旁窦周围颅底脑膜

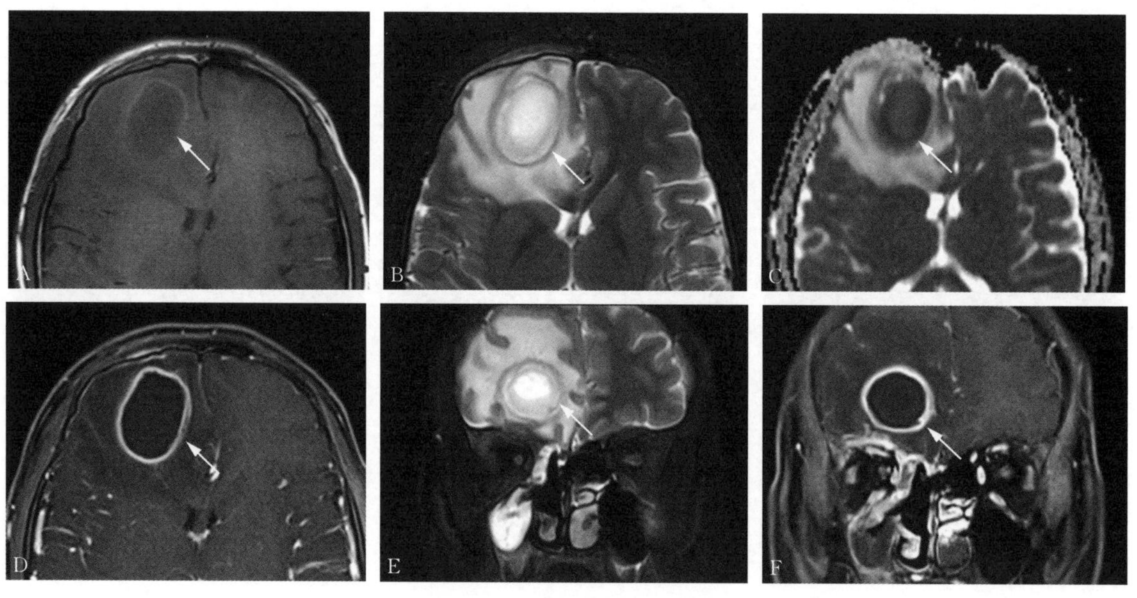


图 2-20 右侧鼻源性脑脓肿

注：A. 横断面 $T_1WI$ 示右额叶一椭圆形软组织肿块影(脓肿)，呈低信号为主，边缘见环形稍高信号带(箭头)，周围脑组织肿胀，呈稍低信号；B. 横断面 $T_2WI$ 压脂示脓肿中央呈高信号(箭头)，脓肿壁呈环形等、高信号，周围伴大片脑水肿；C. 横断面 ADC 图示脓腔内容物弥散明显受限，ADC 值较低(箭头)，平均 ADC 值为 0.726×$10^{-3}$ $mm^2/s$；D. 增强扫描脓肿壁呈环形强化，脓液及周围脑水肿无强化(箭头)；E、F. 冠状面 $T_2WI$ 压脂和增强 $T_1WI$ 示右额叶脓肿形成(箭头)，右侧筛窦、上颌窦炎症。

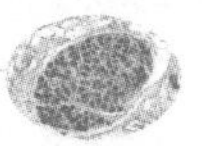

增厚强化；脑脓肿形成后，可见脑实质内占位病变，周边环形强化，病变中央无强化，但弥散明显受限，ADC 值较低，多为（0.4～0.8）×$10^{-3}$ $mm^2/s$，周围伴环形脑水肿带；④抗感染治疗效果明显。

（6）鉴别诊断

1）脑膜瘤：鼻源性脑膜炎需要与扁平型脑膜瘤鉴别，扁平型脑膜瘤常见弥漫性脑膜增厚强化，脑膜增厚更明显，厚度不均匀，可形成肿块影，$T_1WI$、$T_2WI$ 信号中等，增强扫描明显均匀强化，边界相对清楚，周围颅骨多见增生硬化，骨质边缘不光整，部分可有吸收，一般不伴鼻窦炎或脑组织水肿。

2）胶质瘤：鼻源性脑脓肿需要与胶质瘤鉴别。胶质瘤水肿带多在脑深部，强化灶多不规则、分叶状或结节状，肿瘤壁厚薄不均匀，DWI 上肿瘤强化实性成分可有不同程度弥散受限。脑脓肿的脓肿壁多呈均匀环形强化，脓肿腔内容物无强化，但弥散明显受限，ADC 值多为（0.4～0.8）×$10^{-3}$ $mm^2/s$，与胶质瘤鉴别相对容易。

3）转移瘤：有原发肿瘤病史。脑内多发结节，明显强化或环形强化，结节壁厚薄不均，DWI 上有不同程度的弥散受限。脑脓肿的脓腔内容物无强化，但弥散明显受限，鉴别相对容易。

## 2.5　鼻腔与鼻旁窦肿瘤样病变

### 2.5.1　出血坏死性息肉

（1）概述

出血坏死性息肉是一组以上颌窦腔内息肉伴反复出血，坏死物蓄积、机化为特征的疾病。病变膨胀性发展，导致周围骨质吸收破坏。它的病因和发病机制尚不明，有创伤、炎症、息肉扭转等学说。

（2）病理

1）大体病理：大体表现为不规则暗红色、黄褐色组织，附大量血凝块，质脆，触之易出血。

2）镜下病理：病变表面被斑块状化生的鳞状上皮所覆盖，大部分为不规则的薄壁血管，血管中有散在的纤维蛋白血栓，海绵样血管聚集区与无血管区相间，散在大量吞噬含铁血黄素的巨噬细胞，并伴有斑片状新鲜的出血灶及纤维素样坏死，小部分呈典型炎性息肉表现。

（3）临床表现

临床表现为鼻出血或涕中带血，鼻塞，颌面部肿胀、隆起，溢泪和眼球突出等。息肉可阻塞鼻旁窦引流，可引起鼻窦炎，出血鼻腔分泌物增多伴头痛。

（4）MRI 表现

主要位于上颌窦、中鼻道，常伴上颌窦腔膨大。$T_1WI$ 多呈不均匀等、高信号，可见斑片状高信号影，$T_2WI$ 病变边缘常见带状低信号环，内部多呈不均匀高低混杂信号，DWI 上病变不均匀弥散受限，出血区域 ADC 值较低，低于 0.8×$10^{-3}$ $mm^2/s$，增强扫描肿块内见斑片状、云絮状不均匀强化（图 2－21）。

（5）诊断要点

本病诊断要点：①反复鼻出血或涕中带血；②上颌窦、中鼻道团块影，可伴上颌窦腔膨大、吸收；③$T_2WI$ 信号不均匀，呈高低混杂信号，边缘常见低信号环，增强扫描呈不均匀斑片状、云絮状强化。

（6）鉴别诊断

1）真菌球：上颌窦、蝶窦好发，窦腔内多见钙化灶，窦壁骨质增生硬化。$T_2WI$ 信号较低，增强扫描无强化。

2）内翻性乳头状瘤：多见于中鼻道、筛窦、上颌窦区，肿瘤边缘不规则，$T_2WI$ 呈不均匀高信号，弥散无明显受限，增强扫描呈脑回样强化。

### 2.5.2　骨纤维异常增殖症

（1）概述

骨纤维异常增殖症（fibrous dyspasia of bone，FDB）又称骨纤维结构不良，是一种发展缓慢、自限性、以骨的纤维变性为特点的骨骼系统性疾病，并非真正的肿瘤。发病原因不明，可能与胚胎期间叶组织发育异常有关。全身骨骼均可发病，以四肢长骨和颅面骨多见，病变可累及单块骨（70％）

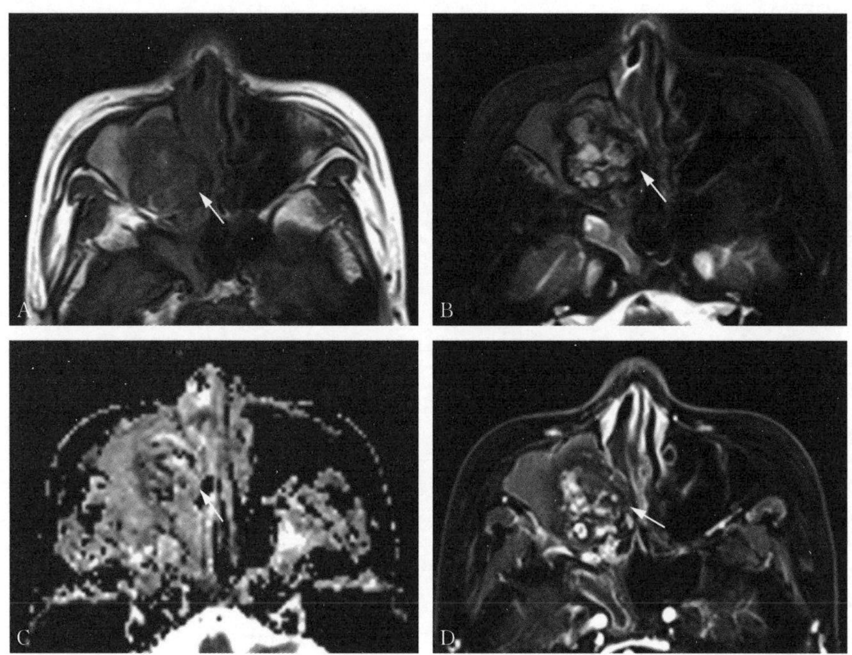


图 2-21　右侧上颌窦出血坏死性息肉

注：A. 横断面 $T_1WI$ 示右侧上颌窦软组织肿块，涉及中鼻道，呈中等信号为主，信号不均匀，混杂少量片絮状高信号(出血)(箭头)；B. 横断面 $T_2WI$ 压脂示右侧上颌窦病灶呈不均匀高低混杂信号，周边见低信号环(出血)(箭头)；C. 横断面 ADC 图示右上颌窦病灶不均匀弥散受限，部分 ADC 值较低(箭头)，较低处 ADC 值约为 $0.792\times10^{-3}\ mm^2/s$；D. 增强扫描病变呈不均匀明显强化，内见斑片状、云絮状明显强化(箭头)。

或多骨(30%)，以头颈部累及多骨者常见。多骨纤维结构不良伴皮肤色素斑和性早熟者称为奥尔布赖特(Albright)综合征。病变进展缓慢，一般青少年起病出现症状，成年后病变有自行静止的趋势，极少数恶变为骨肉瘤或纤维肉瘤。

(2) *病理*

1) 大体病理：病变组织大体呈白色、灰白色或表现为不规则暗红色、黄褐色组织，质地较正常骨组织稍软，切割时有含砂感或弹性感。

2) 镜下病理：网状骨小梁的大小、形状和分布不一，无规律地包埋于质地疏松或致密的富含细胞和血管的结缔组织中。骨小梁形态变异较大，多呈球形，骨细胞腔隙宽阔。骨小梁由粗纤维的原骨构成，在偏振光镜下呈网状而非板状，多数骨小梁缺乏成骨细胞构成的轮廓。

(3) *临床表现*

颌面部(鼻腔、鼻旁窦)骨纤维异常增殖体的主要临床表现为面部畸形和疼痛、流涕、眼球突出、复视和视力下降等。

(4) *MRI 表现*

颌面骨(鼻腔、鼻旁窦)、颅骨弥漫性骨体的增生肥厚膨大，可发生于单骨或多骨，多骨常见，累及鼻旁窦病变中，以蝶窦、筛窦更多见。膨大骨体髓腔信号多不均匀，$T_1WI$、$T_2WI$ 呈不均匀低信号，$T_2WI$ 可伴有高信号病灶，病灶边界不清，增强扫描可呈不同程度强化(图 2-22)。

(5) *诊断要点*

本病诊断要点：①缓慢进展的颌面部隆起畸形或眼球突出、复视；②颌面骨(鼻腔、鼻旁窦)、颅骨弥漫性增生肥厚膨大，常累及多骨；②CT 示增生肥厚骨体呈磨玻璃样密度，一般不伴骨性包壳；③$T_1WI$、$T_2WI$ 呈不均匀低信号，$T_2WI$ 可伴部分高信号，增强扫描可呈不同程度强化。

(6) *鉴别诊断*

1) 骨化性纤维瘤：肿块局限，边界清楚，周围有骨性包壳，瘤体内常见囊性变。

2) 骨瘤(osteoma)：局限性致密骨性肿块，边界清楚，$T_1WI$、$T_2WI$ 呈极低信号。

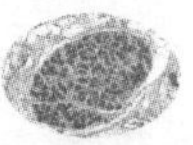

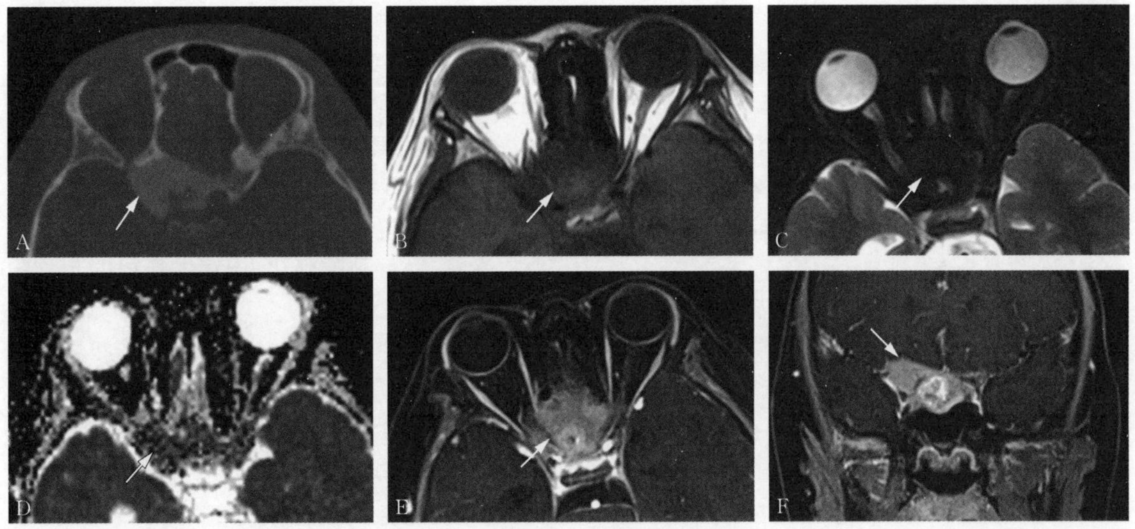

图 2-22　蝶骨骨纤维异常增殖症

注：A. 横断面骨窗 CT 示双侧蝶骨小翼、蝶窦顶壁骨质增生肥厚，呈磨玻璃样密度(箭头)，涉及蝶骨平板及前床突；B. 横断面 $T_1$WI 示病变呈中等稍低信号(箭头)；C. 横断面 $T_2$WI 压脂示病变呈明显低信号(箭头)，内见少量小片状高信号；D. 横断面 ADC 图示病变 ADC 值较低(箭头)，平均 ADC 值为 $0.736\times10^{-3}$ $mm^2/s$；E、F. 横断面和冠状面增强扫描示病变呈较明显强化(箭头)。

3）脑膜瘤：骨质增生为轻度弥漫性，边缘不清楚，周围伴有软组织增生或肿块，软组织病变 $T_1$WI、$T_2$WI 信号中等，增强扫描呈显著强化，颅底病变伴脑膜尾征。

4）佩吉特病（Paget's disease）：患者年龄较大，表现为多发颅骨弥漫性肥大，涉及颅盖骨，病变呈“棉絮状”。

### 2.5.3　鼻腔与鼻旁窦韦格纳肉芽肿

（1）概述

韦格纳肉芽肿病（WG）是一种少见的慢性进行性、破坏性巨细胞溃疡性肉芽肿病。病因不明，其发病可能与自身免疫、感染、环境和遗传因素有关，目前多数学者认为其是一种自身免疫性疾病。可累及全身任何部位，但主要累及上、下呼吸道和肾脏，皮肤、眼球、眼眶、耳、关节和淋巴结也可受累。任何年龄均可发病，50 岁是发病高峰。包括局限性和全身性 2 种类型：局限于某器官或系统的，为局限性韦格纳肉芽肿；累及鼻、肺、肾脏等全身器官或系统的，为全身性韦格纳肉芽肿。

（2）病理

1）大体病理：鼻窦慢性溃疡性病变，送检物为坏死组织碎块。

2）镜下病理：病变组织坏死、肉芽肿性炎症及血管炎。肉芽肿中心常有纤维素样坏死的小血管炎，周围有淋巴细胞、单核细胞浸润，伴上皮样细胞、多核巨细胞、成纤维细胞增生。鼻旁窦的胶原渐进性坏死（溶胶原性坏死）和间叶样组织最具特征性。细致或粗糙的颗粒状的地图样嗜碱性坏死是发生于头颈部韦格纳肉芽肿病的特异性表现。

（3）临床表现

本病病程缓慢，临床表现多样，包括鼻塞、鼻背疼痛、脓涕、涕中带血、鼻腔异味、嗅觉减退或消失，严重者可出现反复鼻出血、鼻部骨性结构破坏、鼻中隔穿孔、外鼻畸形等。查体可见鼻腔大量结痂、黏膜糜烂、肉芽组织形成。结痂和黏膜破坏最常见于鼻甲和鼻中隔。血管炎引起的黏膜下软骨坏死导致鼻中隔穿孔较常见。实验室检查中抗中性粒细胞胞质抗体（ANCA）是诊断该病的敏感指标。

（4）MRI 表现

鼻甲、鼻中隔破坏，鼻腔扩大，窦壁增厚。肉芽肿多表现为 $T_1$WI 呈等或低信号，$T_2$WI 呈中等稍低信号，信号不均匀，弥散受限不明显，增强扫描病变中等或中高强化，坏死组织无强化，病变可向周围侵犯眼眶、翼腭窝等结构，晚期累及颅底时，脑膜增厚强化（图 2-23）。MRI 在显示骨质破坏方面不及 CT，但可以帮助判断病变范围，了解有无颅底、海绵窦等结构受累情况。

（5）诊断要点

长期慢性鼻窦炎伴鼻腔异味，鼻旁窦骨质破坏及骨质增生硬化。鼻中隔、鼻甲等中线骨质结构破坏，鼻中隔穿孔，鼻背塌陷，晚期鼻腔形成一个大的空腔，可累及颅底。实验室检查 ANCA 阳性。

（6）鉴别诊断

1）淋巴瘤：NK/T 淋巴瘤进展快，可导致鼻中隔、鼻甲等中线结构破坏，可见鼻腔、鼻中隔软组织不规则增厚，鼻背、面颊部软组织增厚，$T_1$WI、$T_2$WI 信号中等，弥散明显受限，增强后呈中等强化。

2）鼻硬结病：残存骨质常有明显增生硬化。外鼻常出现变形，鼻周软组织显著增厚。

3）侵袭性真菌性鼻窦炎：多见于免疫功能缺陷患者，以上颌窦、蝶窦最常见，窦腔内常见钙化或高密度影，窦壁骨质增生硬化伴破坏，可侵犯周围眼眶、颅底等结构，$T_1$WI 信号多样，呈等、高信号或低信号，$T_2$WI 呈不均匀低信号或极低信号，弥散受限，窦壁黏膜强化，肉芽肿形成时不均匀强化。

## 2.5.4 鼻腔、鼻旁窦囊肿样病变

（1）鼻旁窦囊肿

鼻旁窦囊肿在临床上较为常见。囊肿较小时，通常没有明显的临床症状，长大后可压迫邻近骨质，使之被吸收、变形，导致面部畸形及侵入邻近器官，引起不同程度的功能障碍。主要包括鼻旁窦黏膜下囊肿和鼻旁窦黏液囊肿。

1）黏膜下囊肿：

A. 概述：黏膜下囊肿包括黏液腺潴留囊肿和

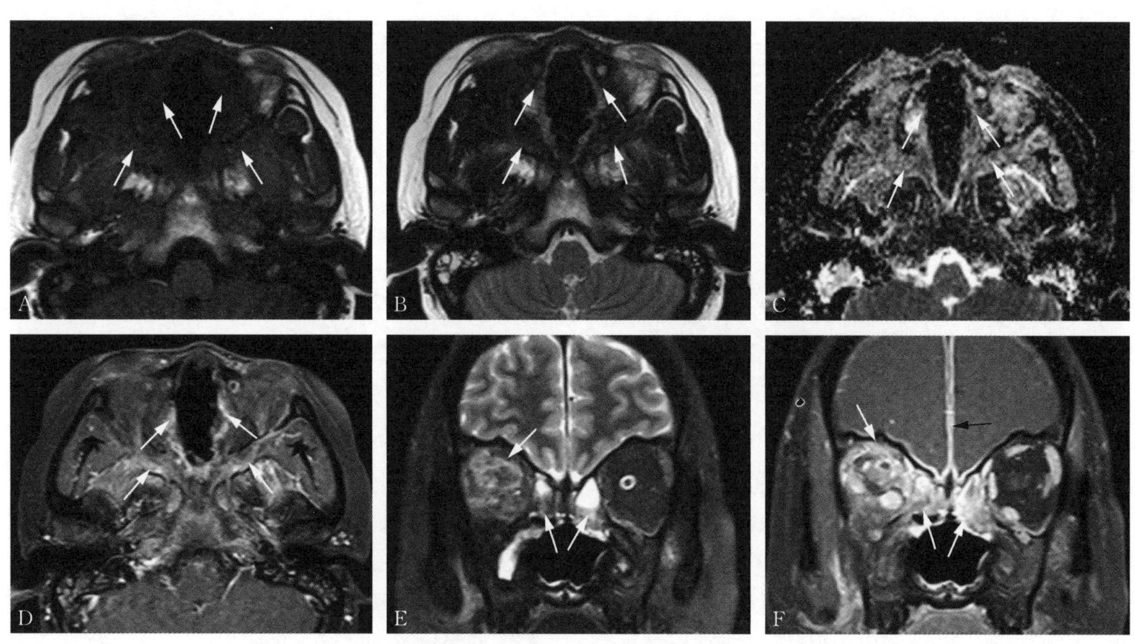


图 2-23 韦格纳肉芽肿

注：A. 横断面 $T_1$WI 示双侧中下鼻甲、鼻中隔部分结构破坏，鼻腔下部形成空腔，双侧鼻腔周壁、翼腭窝软组织增厚，呈中等信号（箭头）；B. 横断面 $T_2$WI 示双侧鼻腔周壁软组织增厚，呈偏高信号，双侧翼腭窝软组织增厚，呈中等稍低信号（箭头）；C. 横断面 ADC 图病灶弥散受限不明显，ADC 值中等（箭头），平均 ADC 值约为 $1.042\times10^{-3}$ mm$^2$/s；D. 增强扫描鼻腔、翼腭窝病变呈不均匀中高强化（箭头）；E. 冠状面 $T_2$WI 压脂示病变累及右眼眶肌锥内外，涉及眼外肌，双侧眶下神经，病变呈偏高信号，边界不清（箭头）；F. 冠状面增强 $T_1$WI 示双侧鼻腔、筛窦、右眼眶病变不均匀强化，双侧眶下神经增粗强化，前颅底脑膜增厚强化（箭头）。

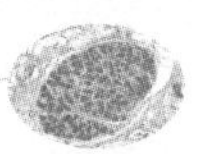

黏膜下浆液性囊肿 2 种类型。黏液腺潴留囊肿也称分泌性囊肿，多由腺体阻塞、腺体内分泌物潴留所致，多发生于上颌窦，蝶窦次之，可单发和多发。黏膜下浆液性囊肿多由炎症或变态反应所致，由毛细血管渗出性的浆液流入黏膜下层疏松的结缔组织内，逐渐膨大形成囊肿，仅发生于上颌窦，一般为单发，大多位于窦底壁。囊肿生长缓慢，长大到一定程度可自然破裂，囊液从窦口自然流出。临床上一般无症状，多在影像学检查时意外被发现。

B. 病理：

a. 大体病理：窦腔内光滑囊性肿块，黏液腺潴留囊肿也称分泌性囊肿，囊肿多较小，内含黄色液体。黏膜下浆液性囊肿内含淡黄色血浆。

b. 镜下病理：黏液腺潴留囊肿，囊肿壁为腺体立方上皮，囊肿多较小，内含黄色液体，不含胆固醇结晶，多不凝固。黏膜下浆液性囊肿，无明显囊壁上皮，表层覆以炎性改变的鼻旁窦黏膜，内含淡黄色血浆，多含胆固醇结晶，易凝固。

C. 临床表现：囊肿较小时，一般无明显症状，往往在影像学检查时被意外发现。少数患者有面颊部压迫感、钝痛，间断性从鼻腔流出黄色液体。

D. MRI 表现：窦腔内半圆形或类圆形囊性信号影，边界清楚，与肌肉相比，一般平扫 $T_1WI$ 呈低或等信号，$T_2WI$ 呈均匀高信号，DWI 成像病变弥散不受限，ADC 值多高于 $2.0\times10^{-3}\ mm^2/s$，增强后囊内容物无强化，囊壁可轻度强化（图 2－24）。窦黏膜下浆液性囊肿多位于上颌窦底壁，表现为单发。若一个窦腔内有多个囊肿或伴有窦内轻度黏膜增厚，则多属黏液腺潴留囊肿。

E. 诊断要点：①以上颌窦最常见，沿窦壁生长半圆形或圆形肿块，边缘光整；②$T_2WI$ 多呈均匀高信号，弥散不受限，增强扫描囊内容物不强化。

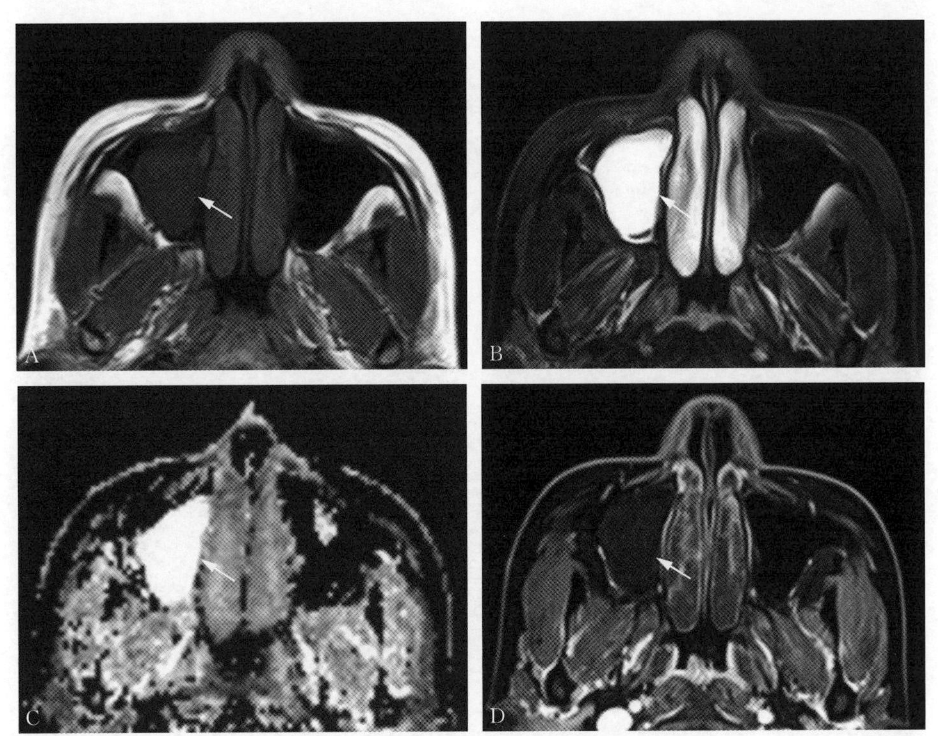


图 2－24　右上颌窦黏膜下囊肿

注：A. 横断面 $T_1WI$ 示右侧上颌窦腔内一光滑囊状低信号软组织团块（箭头）；B. 横断面 $T_2WI$ 压脂示病变（囊肿）呈均匀高信号（箭头）；C. 横断面 ADC 图示右上颌窦病变弥散不受限，ADC 值较高（箭头），平均 ADC 值约为 $2.798\times10^{-3}\ mm^2/s$；D. 增强扫描病变无强化，边缘包膜轻度强化（箭头）。

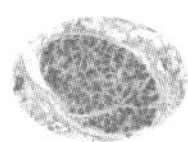



F. 鉴别诊断：①鼻旁窦黏液囊肿，多发生于筛窦和额窦，鼻旁窦区膨胀性、无强化肿块，伴窦腔膨大及骨质吸收；②鼻旁窦肿瘤，病变呈不同程度强化。

2）黏液囊肿：

A. 概述：黏液囊肿是由于窦口阻塞而导致的窦腔膨胀性病变。多发生于筛窦和额窦，上颌窦和蝶窦少见，多见于青年和中年人。多为单发，极少数多发。

B. 病理：

a. 大体病理：窦腔内囊性肿块，囊液呈淡黄、黄绿或棕褐色，大多含胆固醇结晶，合并感染时囊腔为脓液。窦腔可膨大，窦壁骨质变薄。

b. 镜下病理：黏液囊肿壁，即囊腔膜因受压而变薄，纤毛柱状上皮变为扁平形，黏膜下层可见炎症细胞浸润，有时呈现息肉或纤维性变。

C. 临床表现：囊肿一般增生缓慢。囊肿小，局限在窦腔内时，可无任何症状。若囊肿增大压迫窦壁和周围结构，侵入眼眶和颅内，则出现相应症状。额窦黏液囊肿表现为前额部隆起、眼球突出、复视和眼眶内上方肿块；筛窦黏液囊肿表现为眼球突出、视物模糊、视力丧失及眼眶内侧肿块；上颌窦黏液囊肿表现为鼻塞、鼻腔溢液；蝶窦黏液囊肿表现为视力丧失、动眼神经麻痹、头痛等。

D. MRI表现：窦腔膨胀性肿块，边缘清楚。囊肿所在窦腔扩大、变形，窦壁可发生吸收、缺损，但窦腔轮廓仍保持。病变MRI信号多变，信号差异主要因囊液中蛋白质含量、水含量、水化状态和黏稠度的变化而不同。多数为长 $T_1$、长 $T_2$ 信号，当蛋白质含量增高时，$T_1$WI信号增高，当蛋白质含量到一定程度时，$T_1$WI信号最高，蛋白质含量继续增高时，$T_1$WI信号降低，蛋白质含量非常高时，$T_1$WI和 $T_2$WI均为极低信号。增强后囊内容物不强化，囊壁（周边黏膜）环形强化，囊壁厚度均匀一致（图2-25）；继发感染时，环形强化的囊壁厚度不一致。

E. 诊断要点：①多发生于额窦和筛窦，窦腔膨胀性改变，但窦腔轮廓保持；②增强扫描后囊内

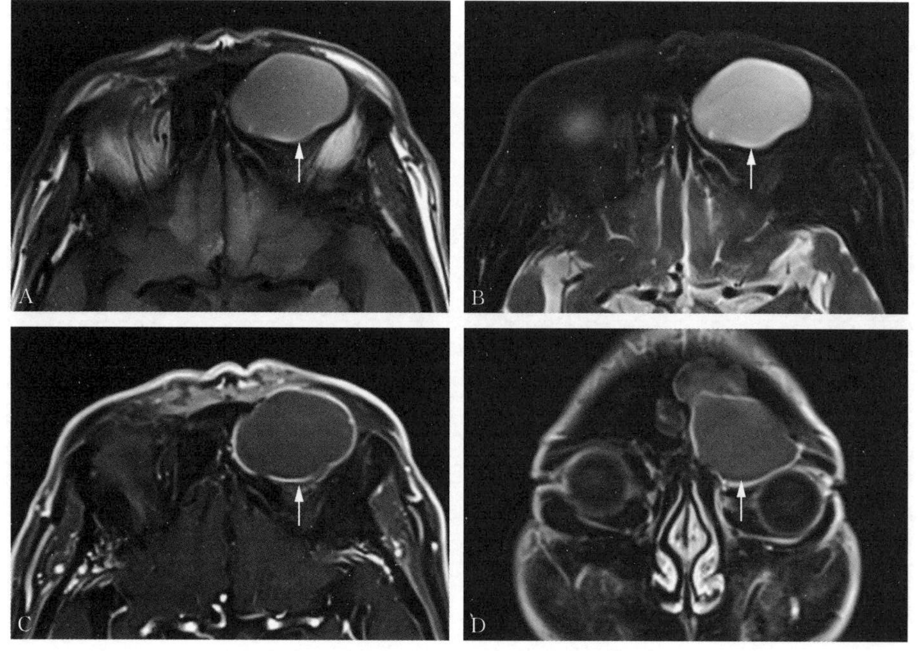


图2-25　左额窦黏液囊肿

注：A. 横断面 $T_1$WI示左侧额窦区一光滑膨胀性软组织团块，涉及左眶顶，病变呈均匀偏高信号（箭头）；B. 横断面 $T_2$WI压脂示病变（黏液囊肿）呈均匀高信号（箭头）；C、D. 横断面和冠状面增强扫描示左额窦黏液囊肿包膜强化，病变突向左眶顶肌锥外（箭头）。

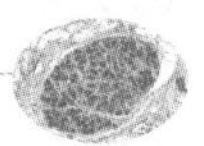

容物不强化；③常突入眼眶、颅内等邻近结构。

F. 鉴别诊断：①鼻旁窦黏膜下囊肿，多见于上颌窦，沿窦壁呈单一圆形或类圆形肿块，窦腔一般无骨质吸收、膨大；②真菌性鼻窦炎，CT可见窦腔内条片状高密度影，窦腔膨胀性改变不明显；③鼻旁窦肿瘤，鼻旁窦区有不均匀或均匀增强的实质性肿块。

(2) 牙源性囊肿

牙源性囊肿(odontogenic cyst)是一组发生于颌骨内、与牙有关的上皮性囊肿，分为根尖囊肿和滤泡囊肿两类，滤泡囊肿又分为含牙囊肿、角化囊肿和始基囊肿；以根尖囊肿、含牙囊肿和角化囊肿最为多见，占90%以上；男性多见。

1) 根尖囊肿：

A. 概述：根尖囊肿是最常见的牙源性囊肿，占所有牙源性囊肿的60%～75%，男性多于女性，可发生于任何年龄，起源于龋齿持久存在的根尖周围肉芽肿。根据囊肿和部位的不同分为根尖周囊肿、侧根囊肿和残余囊肿3种类型。根尖周囊肿位于残坏牙齿的根尖周围，侧根囊肿发生于牙根的一侧；残余囊肿是由根尖周囊肿的病源牙拔除后刮除不彻底，残留组织继发所致。

B. 病理：

a. 大体病理：根尖囊性肿块，囊液为棕黄色透明黏液，内含胆固醇结晶。

b. 镜下病理：囊肿内壁为鳞状上皮，有时是柱状上皮，如有感染，上皮被破坏，代之以纤维组织。

C. 临床表现：根尖囊肿多发生于上颌切牙、尖牙和前磨牙牙根，其上有深龋、死根或死髓牙。初期无自觉症状，较大囊肿可使唇颊侧骨壁膨隆变薄，扪诊时有乒乓球感，如继发感染可有疼痛，表面黏膜红肿，颌骨膨隆。

D. MRI表现：局部可见囊性信号影，$T_1WI$呈低信号，$T_2WI$呈明显高信号，高信号囊中可见低信号的牙根，增强扫描一般不强化，囊壁可强化(图2-26)。

E. 诊断要点：①多发生于上颌切牙、尖牙和前磨牙牙根；②根尖周围有囊性灶，包绕根尖，增强后囊内容物无强化，囊壁可强化。

F. 鉴别诊断：①含牙囊肿，囊壁连于牙冠、根尖交界处，所含牙齿的牙冠朝向囊肿的中央；②鼻腭囊肿，牙根周膜正常，与根尖周囊肿牙根间隙增宽、囊肿接触牙根不同。

2) 含牙囊肿：

A. 概述：含牙囊肿是较常见的牙源性囊肿，占所有牙源性囊肿的10%～15%，常见于10～40岁，男性多见。多为单发，偶有双侧发生，好发于下颌第三磨牙和上颌前牙，容易累及上颌窦。含牙囊肿的发生与牙齿的发育缺陷有关，所含牙齿绝大多数为未萌出的恒牙，偶尔为多余齿。含牙囊肿是在牙冠形成后，残余釉上皮和牙面间潴留液体所形成的。

B. 病理：

a. 大体病理：磨牙区或上颌窦底囊性肿块，囊腔内有棕色或黄色黏液，液体内有胆固醇结晶，未长出的牙齿和增殖的成釉细胞被包围在囊内。

b. 镜下病理：囊肿有纤维组织包膜，内层为鳞状上皮，囊腔内有棕色或黄色黏液，液体内有胆固醇结晶。

C. 临床表现：囊肿较小时一般无临床症状，病变区受累牙齿萌出障碍，囊肿生长缓慢。囊肿较大时可引起面颊部隆起，鼻塞，眼球突出、移位及视力障碍等，甚至出现面部畸形。

D. MRI表现：一般多呈单房卵圆形膨胀性囊性肿块。与肌肉相比，$T_1WI$呈低或等信号，$T_2WI$呈均匀高信号，高信号囊中可见低信号的牙齿，增强扫描囊内容物不强化，囊壁可轻度环形强化(图2-27)。

E. 诊断要点：①发于下颌第三磨牙和上颌前牙，易累及上颌窦；②囊肿内含有牙冠，牙根位于囊外，增强扫描囊内容物不强化；③囊肿邻近常有缺牙。

F. 鉴别诊断：

a. 黏液囊肿：囊肿内不含牙齿。

b. 根尖囊肿：囊肿小，并包绕牙根。

c. 成釉细胞瘤(ameloblastoma)：可以含牙，囊内实质有强化。

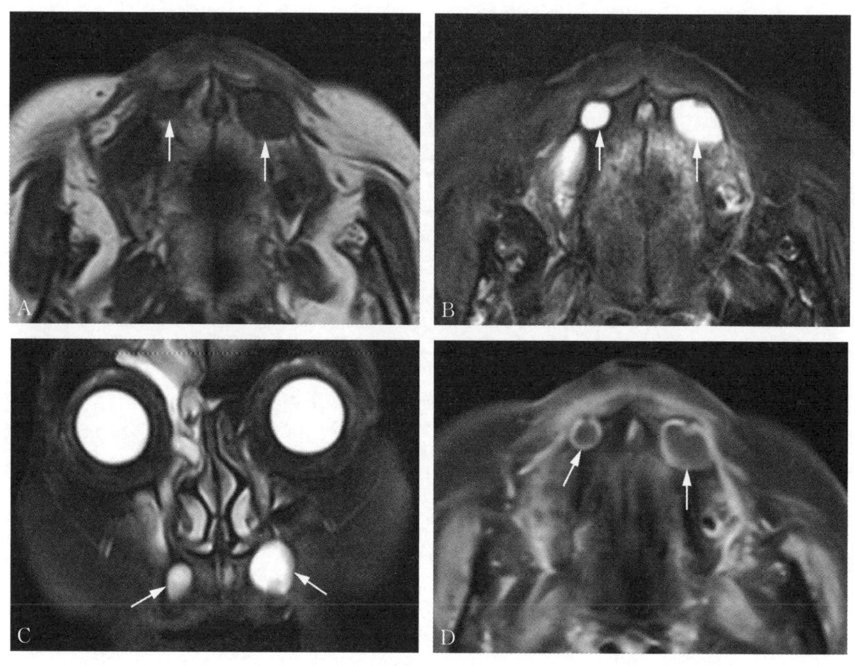

图 2-26　双侧根尖囊肿

注：A. 横断面 $T_1$WI 示双侧侧切牙根尖区各见一膨胀性囊性结节，$T_1$WI 信号中等（箭头）；B、C. 横断面 $T_2$WI 压脂和冠状面 $T_2$WI 示病变（根尖囊肿）呈均匀高信号，左侧囊肿稍大，囊肿底部隐约见低信号根尖影（箭头）；D. 横断面增强扫描示双侧根尖囊肿包膜强化（箭头）。

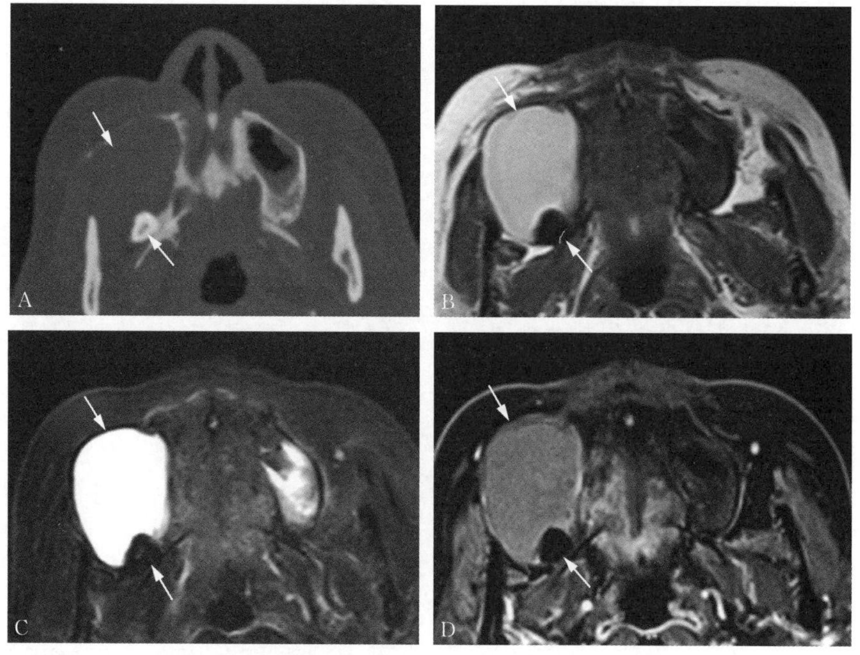

图 2-27　右侧上颌窦含齿囊肿

注：A. 横断面 CT 示右侧上颌窦膨胀性骨质吸收伴软组织团块，病变后壁见一枚牙齿影，牙冠朝向上颌窦病变（箭头）；B. 横断面 $T_1$WI 示病变（含齿囊肿）呈均匀高信号，后壁见一枚低信号牙齿影（箭头）；C. 横断面 $T_2$WI 压脂示囊肿呈明显高信号，信号均匀，囊肿后壁见低信号牙齿影（箭头）；D. 横断面增强扫描示囊腔内容物无强化，囊肿壁轻度强化（箭头）。

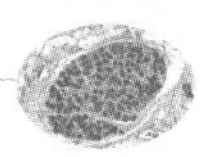

## 2.6 良性肿瘤

鼻腔与鼻旁窦良性肿瘤按组织来源的不同，可以分为软组织源性的乳头状瘤、多形性腺瘤(PA)、血管瘤、神经鞘瘤、脑膜瘤和鼻咽血管纤维瘤(nasopharyngeal angiofibroma, NA)等，以及骨源性的骨瘤、骨化性纤维瘤(OF)和骨纤维异常增殖症(FDB)等。各种良性肿瘤具有一定的好发部位，且生长缓慢，通常这些病灶紧邻鼻腔、鼻旁窦、鼻咽部、眼眶、泪器、颅底、翼腭窝、颞下窝等重要结构，临床首发症状也主要表现为上述结构或其内容物被肿瘤压迫受累后导致的功能障碍、结构改变或畸形等。其中部分良性肿瘤还具有手术彻底切除困难、容易复发，甚至恶变等特点。

### 2.6.1 乳头状瘤

(1) 概述

鼻腔、鼻旁窦乳头状瘤(papilloma)起源于鼻腔、鼻旁窦黏膜[施奈德(Schneiderian 黏膜)]，是最常见的鼻腔、鼻旁窦良性肿瘤之一，约占鼻腔、鼻旁窦良性肿瘤的 47%，占鼻腔、鼻旁窦肿瘤的 0.4%～5%。乳头状瘤至今病因不明，多数学者认为该病起因与环境因素、病毒感染、炎症刺激及一些变态反应等有关。鼻腔、鼻旁窦乳头状瘤可分为 3 种亚型：内翻性乳头状瘤(inverting papilloma, IP)、外生性乳头状瘤(exophtic papilloma, EP)和嗜酸性细胞型乳头状瘤(oncocytic papilloma, OP)。

(2) 病理

1) 大体病理：呈红色-灰色的不透明乳头状肿块。

2) 镜下病理：①IP 是鼻腔、鼻旁窦乳头状瘤最常见的类型，镜下表现为鳞状上皮、呼吸上皮及黏液细胞混合性增生，并向上皮下基质内呈乳头状生长，但基底膜完整，且常合并有外生性生长；②EP 以鳞状上皮增生为主，部分区域可以呼吸上皮为主，并混有黏液细胞；③OP 为多层胞质内呈嗜酸性的呼吸上皮细胞乳头状或叶状增生，并夹杂有黏液细胞，形成特征性的小黏液囊肿。

(3) 临床表现

鼻腔、鼻旁窦乳头状瘤一般为单侧鼻腔、鼻旁窦发病，约 10%为双侧受累。①IP 最为常见，好发于 50～60 岁，男性居多，男女之比为(2.5～3)∶1。鼻腔外侧壁和上颌窦内侧壁为最常见发病部位。患者通常表现为非特异性症状，如鼻塞、鼻出血、嗅觉减退和头痛等。虽然是良性肿瘤，但 IP 手术根除困难，术后易复发，约 10%可能恶变为鳞状细胞癌。②EP 好发于 30～60 岁男性，男女之比为(2～10)∶1。病灶通常发生于鼻腔前下部，临床表现为单侧间断性鼻塞和鼻出血。术后 20%可复发，恶变罕见。③OP 在 3 型中最少见，多见于 50 岁以上中老年人，男女发病率大致相同。多发生于单侧鼻腔外侧壁、上颌窦及筛窦，主要症状是间歇性鼻塞和鼻出血。术后可复发，一般不恶变。

因此，通过术前影像学检查明确病灶的起源部位和范围，预判是否恶变，对于制订合理的手术方案、彻底切除乳头状瘤以及预防术后复发等都具有非常重要的临床价值和意义。

(4) MRI 表现

目前尚未发现鼻腔、鼻旁窦乳头状瘤的 3 种亚型之间的影像学差异。

IP 在 MRI 上常表现为分叶状或结节状软组织增生或肿块(图 2-28、图 2-29)。在 $T_1$WI 上呈等、低信号，在 $T_2$WI 呈较高信号，弥散不受限，ADC 值较高，一般为$(1.95\pm0.23)\times10^{-3}$ $mm^2/s$。卷曲脑回征(CCP)是 IP 的特征，即在 $T_2$WI 和增强 $T_1$WI 上表现为交替的低信号和高信号带，类似于脑回一样，其病理基础可能如下：$T_2$WI 上 CCP 的高信号区代表较厚、缺乏细胞的基质，增强扫描呈明显强化；低信号区代表较薄、化生的鳞状上皮，增强扫描呈轻度强化或不强化。当病灶 CCP 遭破坏、局部坏死或骨质破坏，与周围组织分界不清时，表明乳头状瘤有恶变可能，此时可有部分弥散受限[ADC 值为$(1.5\pm0.27)\times10^{-3}$ $mm^2/s$]。可通过 CT 识别窦壁局部骨质肥厚，来确定 IP 的起源部位。

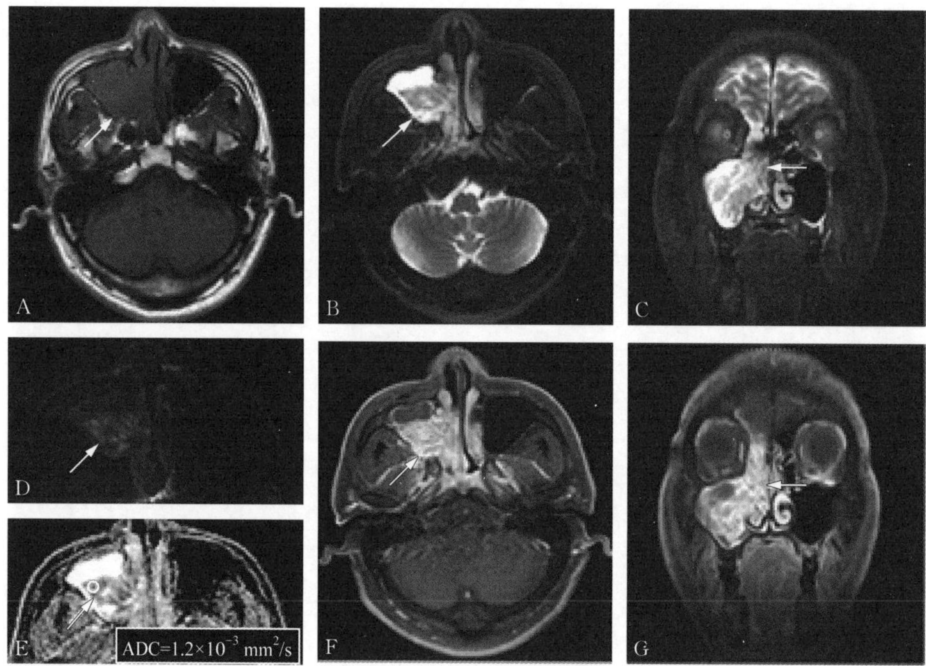


图 2-28　右侧鼻腔乳头状瘤

注：右侧中鼻道内病变（箭头）平扫时 $T_1$WI（A）呈略低信号、$T_2$WI 压脂（B、C）混杂等、高信号影，涉及右侧鼻腔顶及上颌窦，未见明显弥散受限（ADC＝1.2×$10^{-3}$ $mm^2$/s）（D、E），增强后（F、G）病灶明显不均匀强化，呈卷曲脑回样强化。

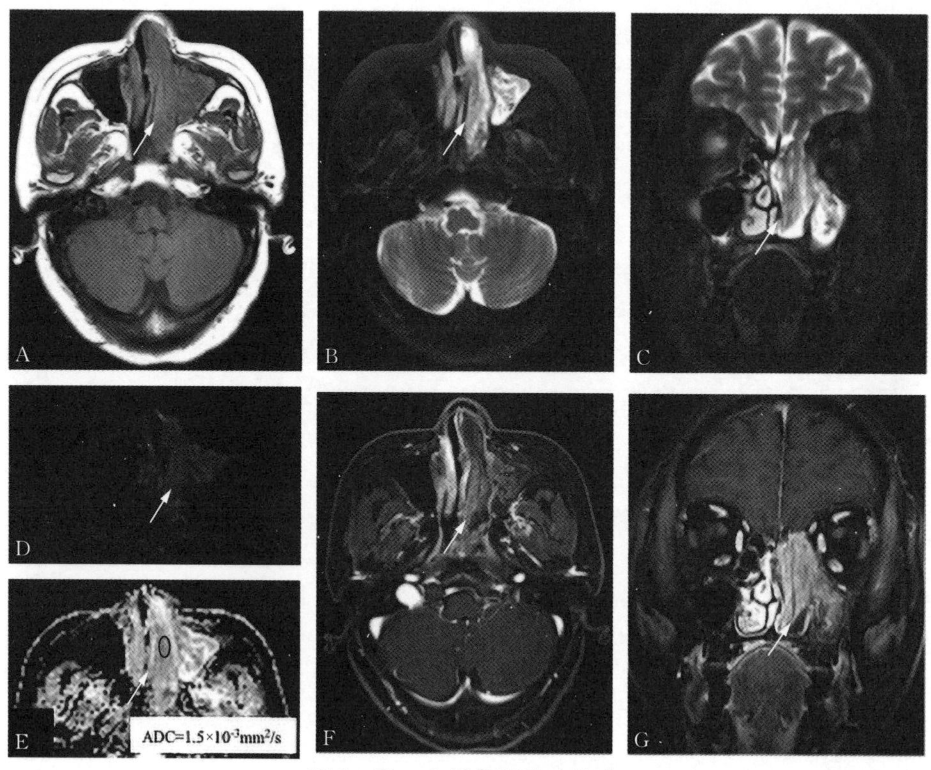


图 2-29　左侧鼻腔乳头状瘤

注：左侧鼻腔顶、中鼻道和总鼻道内病变（箭头）平扫时 $T_1$WI（A）呈略低信号、$T_2$WI（B、C）混杂等、高信号影，向外突入左侧上颌窦，向后达后鼻孔区，未见明显弥散受限（ADC＝1.5×$10^{-3}$ $mm^2$/s）（D、E），增强后（F、G）病灶呈卷曲脑回样不均匀强化。

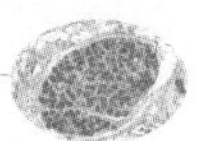

(5) 诊断要点

鼻腔、鼻旁窦内边缘不规则的乳头状或脑回样软组织肿块，CCP 是 IP 的特征性标志，当病灶 CCP 被破坏、局部坏死或骨质破坏、与周围组织分界不清、ADC 值较低时，应考虑乳头状瘤恶变。

(6) 鉴别诊断

应与鼻腔、鼻旁窦息肉及恶性肿瘤鉴别：鼻腔、鼻旁窦息肉多为双侧，肿块边缘较光滑，$T_1$WI 呈低信号，$T_2$WI 呈高信号，弥散不受限，ADC 值较高[$(1.61\pm0.54)\times10^{-3}$ mm²/s]，增强后只有外周黏膜呈线性强化或不强化。鼻腔、鼻旁窦恶性肿瘤呈浸润性生长，与周边组织分界不清，弥散受限，ADC 值较低[$<(0.88\pm0.26)\times10^{-3}$ mm²/s]。

### 2.6.2 多形性腺瘤

(1) 概述

多形性腺瘤(PA)又名混合瘤，是指组织细胞形态及结构多样的腺上皮源性良性唾液腺肿瘤。PA 主要来源于腮腺等大唾液腺，其次为颌下腺、舌下腺及口腔内的小唾液腺。发生于鼻腔、鼻旁窦的 PA 临床上少见，主要来源于鼻腔、鼻旁窦或腭部等分布的黏液性或浆液性小唾液腺，约占鼻腔、鼻旁窦良性肿瘤的 1.71%。PA 的发病机制尚不清楚。有学者认为，发生于鼻中隔黏膜的 PA 来源于外胚层细胞的异位；也有人认为，来源于胚性残余犁鼻器或发育成熟的唾液腺组织。

(2) 病理

1) 大体病理：瘤体呈半球形或圆形，表面光滑，可有完整包膜。肿块切面呈灰白或淡红色，可见灰白色纤维束将肿瘤分隔成许多小叶，偶见小囊腔及黏液丝。

2) 镜下病理：PA 具有多种细胞形态和结构表现，可由上皮、肌上皮和间充质基质等成分组成。大约 65%的 PA 来源于大唾液腺，主要是腮腺，35%的 PA 来源于小唾液腺。与大液腺的 PA 相比，来源于小唾液腺的鼻腔、鼻旁窦 PA，上皮成分更多(相对于基质成分)。

(3) 临床表现

PA 发生于鼻腔、鼻旁窦时，多见于 30～60 岁女性，最常见的症状是单侧鼻塞、头痛、面部麻木和溢泪等。病灶多发生于鼻中隔、鼻尖、上颌窦，也有发生于鼻翼、鼻根、鼻底等部位的病例。肿块直径 0.5～7 cm。大约 80%的 PA 出现在鼻中隔黏膜下层而不破坏周围组织，并且可向上颌窦等周围结构延伸。据报道，2.4%～10%的 PA 存在恶变可能。

(4) MRI 表现

常表现为类圆形肿块，多有低信号的纤维包膜(图 2-30)。肿块主体在 $T_1$WI 为中等信号，$T_2$WI 呈等、高混杂信号，通常弥散不受限，ADC 值较高，常高于 $1.5\times10^{-3}$ mm²/s。瘤内如有黏液样变则呈不均质信号，囊变区信号在 $T_1$WI 信号较低，$T_2$WI 为高信号；若囊内蛋白质含量较高时，在 $T_1$WI 上亦呈高信号。增强后呈不均匀强化，而非增强部分代表肿瘤内的囊性区域。肿瘤邻近有炎症时，其黏膜亦可强化，致肿瘤边缘欠清晰或较实际肿瘤更大。肿瘤较大时亦可破坏骨质侵入上颌窦或口咽侧壁。

(5) 诊断要点

鼻腔、鼻旁窦 PA，表现为边界清晰的软组织团块影，有时可成分叶状，$T_1$WI 呈中等信号，$T_2$WI 呈等、高混杂信号，其内可见小斑片状明显 $T_2$WI 高信号影，ADC 值较高($>1.5\times10^{-3}$ mm²/s)，增强扫描肿块呈不均匀强化。PA 的信号表现多样性，与肿瘤内上皮成分及基质成分比例不同有关，如果肿瘤以基质成分为主，肿块 $T_2$WI 信号偏高。

(6) 鉴别诊断

应与鼻腔、鼻旁窦乳头状瘤及神经鞘瘤相鉴别：鼻腔、鼻旁窦乳头状瘤肿块边缘欠光滑，$T_2$WI 和 $T_1$WI 增强后可见卷曲脑回征。鼻腔、鼻旁窦神经鞘瘤肿块内显示结节状或斑片状影，$T_1$WI 略低信号，$T_2$WI 等、高混杂信号，弥散不受限或轻度受限，增强后不均匀强化，Antoni A 区强化较明显，而 Antoni B 区不强化。

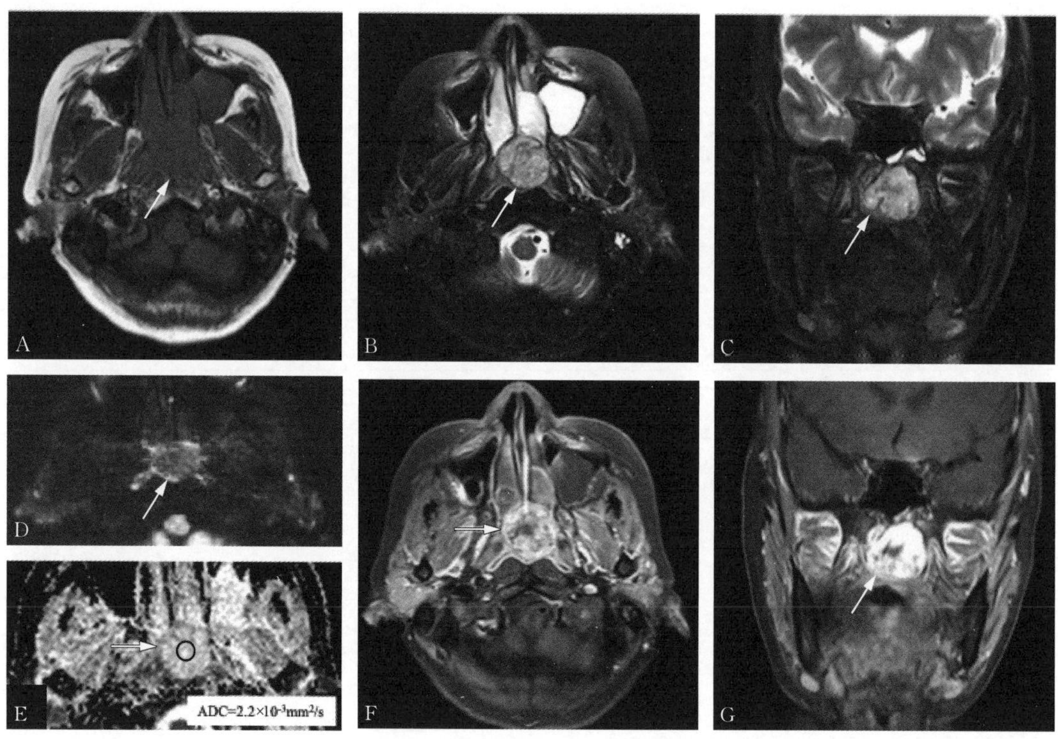


图 2-30　鼻中隔后端多形性腺瘤

注：鼻中隔后端类圆形团块影，边界光整（箭头），$T_1$WI（A）等信号，$T_2$WI 压脂（B、C）呈等、高混杂信号，未见明显弥散受限（ADC＝1.9×$10^{-3}$ $mm^2$/s）（D、E），增强后（F、G）明显不均匀强化。

### 2.6.3　血管瘤

（1）概述

鼻腔、鼻旁窦为血管瘤好发部位之一，主要可分为毛细血管瘤和海绵状血管瘤两类，前者更常见（约占 80％），是鼻腔最常见的良性肿瘤之一，约占头颈部血管瘤的 10％。血管瘤发病机制及病因不明，有胚胎残余、慢性炎症反应、外伤及内分泌因素等多种假说。

（2）病理

1）大体病理：黏膜下红色或褐色息肉样肿块，质软。毛细血管瘤常伴右表面溃疡灶；海绵状血管瘤的肿瘤切面呈海绵状。

2）镜下病理：毛细血管瘤包括分叶状毛细血管瘤或化脓性肉芽肿，肿块较小、有蒂，由毛细血管大小的血管组成，血管内衬有被胶原基质分开的扁平上皮细胞。海绵状血管瘤由多个大的囊性薄壁、充满血液的血窦腔组成，由内皮细胞排列，并由少量结缔组织基质分开。

（3）临床表现

鼻腔、鼻旁窦血管瘤在各年龄段均可发病，多见于儿童和青少年男性、育龄女性，以及 50 岁以上的中年人（男、女发病率相似）。婴儿期多见毛细血管瘤，通常可逐渐消退；儿童、青少年和孕妇以海绵状血管瘤多见，孕期血管瘤产后可消退。临床常表现为鼻出血和鼻塞，以反复鼻出血为典型表现，出血量不等。

（4）MRI 表现

肿块 $T_1$WI 呈低信号，亚急性出血区呈高信号；$T_2$WI 呈高信号，亚急性出血区呈低信号或高、低混杂信号，弥散无明显受限（ADC 值为 1.2×$10^{-3}$ $mm^2$/s）；增强后 $T_1$WI 上的低信号区强化明显，出血区不强化，肿块较大时可呈不均匀强化；动态对比增强时海绵状血管瘤可呈渐进式填充强化（图 2-31、图 2-32）。

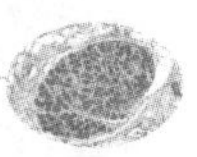

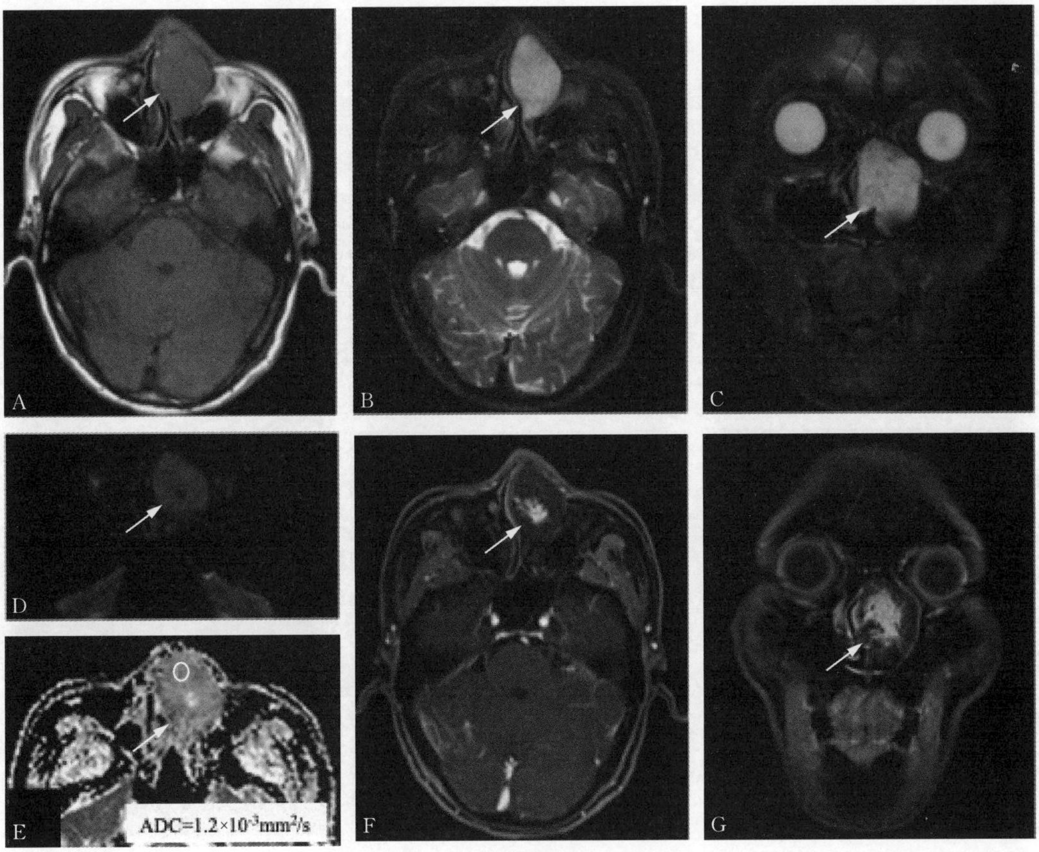

图 2-31 左侧鼻腔血管瘤(一)

注:左侧鼻腔椭圆形软组织肿块(箭头)。$T_1$WI(A)呈稍低信号,$T_2$WI压脂(B、C)呈较高信号,未见明显弥散受限(ADC=1.2×$10^{-3}$ $mm^2/s$)(D、E),增强后(F、G)$T_1$WI不均匀渐进式填充强化。

(5) 诊断要点

临床反复鼻出血,鼻内镜检查见单侧鼻腔有红色肿块。$T_2$WI呈高信号,弥散不受限,ADC值较高,为(1.2±0.3)×$10^{-3}$ $mm^2/s$,边界清楚,增强后显著强化;而$T_1$WI上呈轻度高信号,增强后呈渐进式填充强化,提示是血管瘤。

(6) 鉴别诊断

发生于鼻腔前部的血管瘤临床较易诊断,鼻腔深部和后鼻孔区的血管瘤需与鼻咽血管纤维瘤相鉴别。后者多发生于青少年男性,肿瘤易侵犯翼腭窝、眶下裂、蝶窦,甚至颅内,可伴有相应区域骨质压迫或吸收破坏。

## 2.6.4 神经鞘瘤

(1) 概述

神经鞘瘤为有包膜的良性肿瘤,由分化良好的施万细胞构成。鼻腔、鼻旁窦神经鞘瘤多来源于三叉神经的眼支、上颌支或自主神经,常发生于筛窦区,其次为上颌窦、鼻腔,额窦和蝶窦少见;约占头颈部神经鞘瘤的4%。神经鞘瘤的发病机制不清。

(2) 病理

1) 大体病理:肿块呈类圆形,质软,切面呈灰白色,可见出血、坏死或囊变。

2) 镜下病理:光镜下神经鞘瘤的瘤细胞排列有2种类型,即Antoni A型和Antoni B型。Antoni A型肿瘤细胞成梭形,排列紧密,胞核呈梭形或卵圆形,细胞质界限不清或融合成合体细胞样,细胞排列呈栅状、交叉状或旋涡状,称贝罗凯(Verocay)小体;Antoni B型肿瘤细胞排列稀疏而零乱,细胞质量少,胞质疏松。免疫组化是神经鞘瘤确诊的重要依据,S-100染色阳性是神经鞘

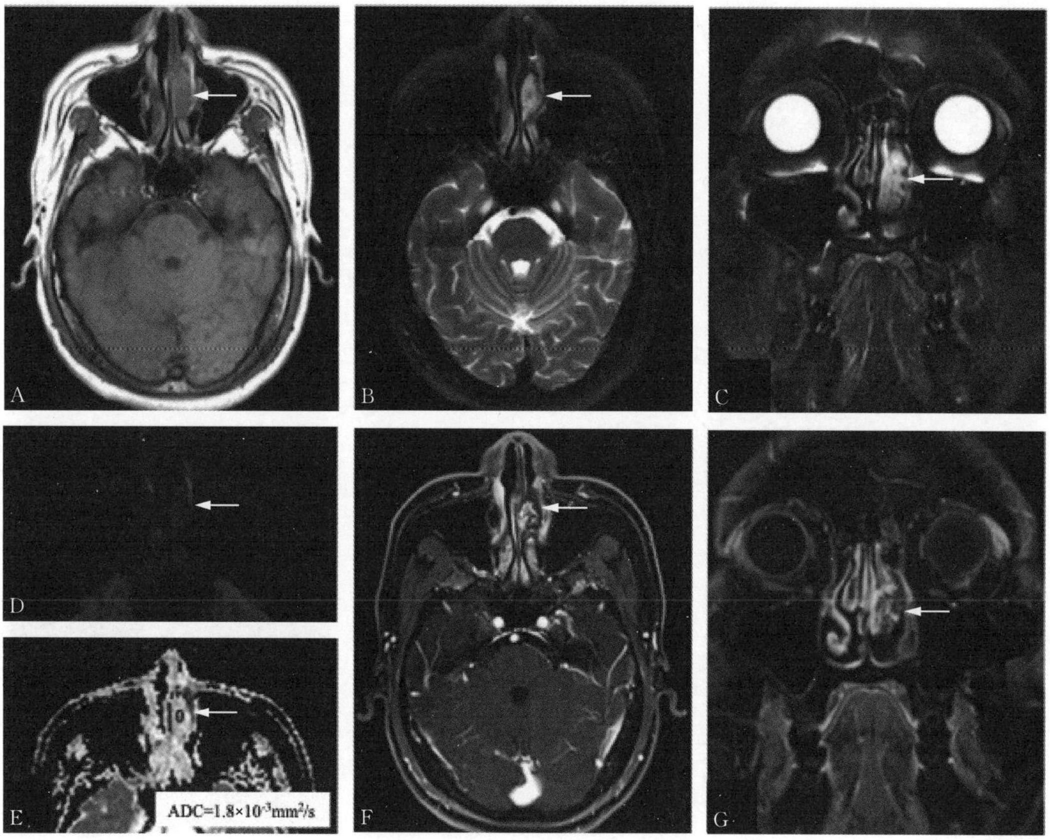

图 2-32 左侧鼻腔血管瘤(二)

注:左侧鼻腔椭圆形软组织肿块(箭头),边界清,有包膜,基底附着于鼻中隔,$T_1$WI(A)呈等略低信号,$T_2$WI压脂(B、C)呈高信号,局部可见小片低信号,未见明显弥散受限(ADC=$1.8\times10^{-3}$ $mm^2/s$)(D、E),增强后 $T_1$WI(F、G)不均匀填充式强化。

瘤的特征性标记物,而上皮性标志物[比如上皮膜抗原(EMA)]和肌肉来源标志物[比如平滑肌肌动蛋白(SMA)]等均为阴性。

(3) 临床表现

各年龄段均可发病,多见于成年人(20～50岁最多见),男性多于女性,男女比为(2～4)∶1。病变生长缓慢,早期症状不典型,常因鼻塞、流涕、鼻出血、嗅觉减退,面颊部隆起、疼痛、麻木或感觉异常,眼球突出、复视、视力减退,头痛等症状就诊。鼻腔、鼻旁窦神经鞘瘤多起自三叉神经眼支、上颌支或自主神经(颈动脉丛的交感纤维和蝶腭神经节的副交感纤维),好发于筛窦区,其次是上颌窦和鼻腔。肿瘤可扩展到眼眶、鼻咽和颅腔。很少见术后复发或恶变。

(4) MRI 表现

$T_1$WI 上呈中等或偏低信号。$T_2$WI 呈等、高信号,肿块中的 Antoni A 区域呈中等信号或稍高信号,Antoni B 区域呈高信号,与脂肪信号相当(图 2-33)。鼻旁窦神经鞘瘤可能比其他部位的神经鞘瘤在 $T_2$WI 上有更多的中等信号,此与肿瘤中 Antoni A 区的比例较高有关。弥散不受限或轻度受限,增强后,Antoni A 区明显强化,而 Antoni B 区不强化或无明显强化,这是由其组织结构所决定的。Antoni A 区细胞多、血供丰富,强化早且显著,而 Antoni B 以黏液基质为主,强化相对弱且慢。大多数病例在动态研究中显示出显著的延迟强化,这可能是因为静脉引流不良和造影剂堆积。

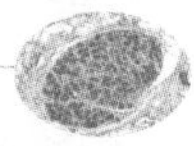

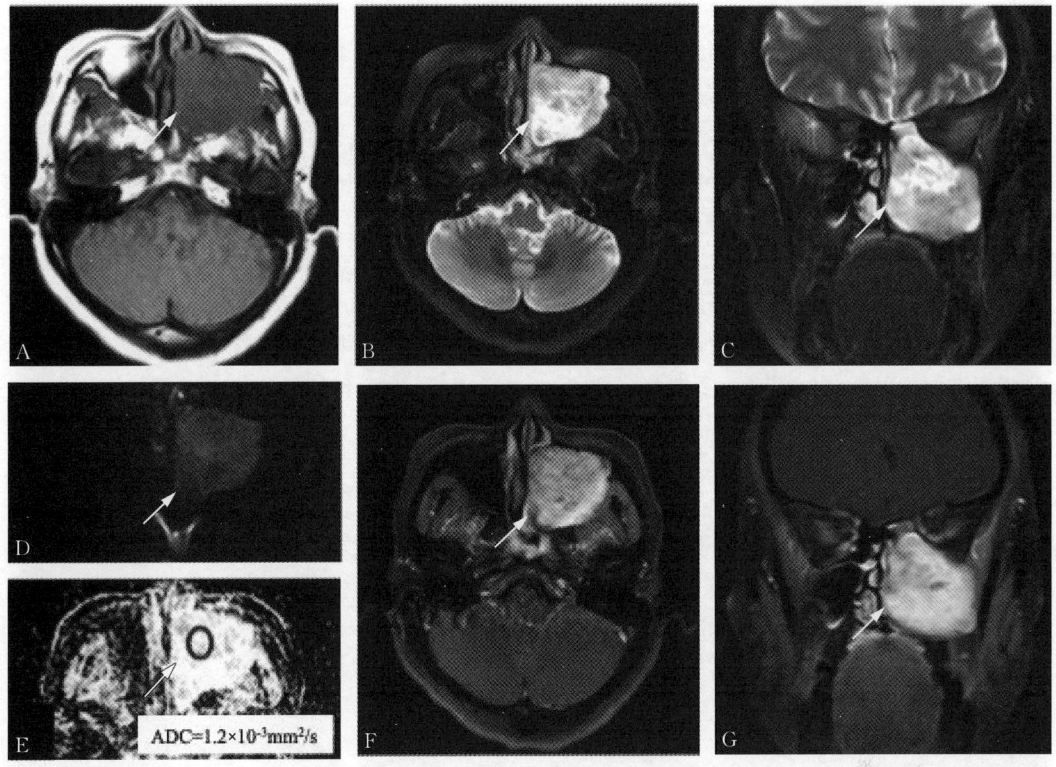


图 2-33　左侧上颌窦区神经鞘瘤

注：左侧上颌窦区神经鞘瘤（箭头），突入压迫左侧鼻腔、筛窦、眼眶底、翼腭窝和颞下窝。$T_1$WI（A）呈略低信号，$T_2$WI 压脂（B、C）等、高混杂信号，未见明显弥散受限（ADC＝$1.2\times10^{-3}$ $mm^2/s$）（D、E），增强后（F、G）不均匀强化。

（5）诊断要点

肿块内显示结节状或斑片状 $T_1$WI 略低信号，$T_2$WI 等、高信号混杂，弥散不受限或轻度受限［ADC 值为（1.3～2.3）$\times10^{-3}$ $mm^2/s$］，增强后不均匀强化，Antoni A 区强化较明显，而 Antoni B 区不强化。

（6）鉴别诊断

鼻腔、鼻旁窦神经鞘瘤需要与鼻腔、鼻旁窦的恶性肿瘤、乳头状瘤等相鉴别。恶性肿瘤常病程短、进展快、症状重，$T_1$WI 和 $T_2$WI 多为等信号，中度强化，易侵犯周围结构和骨质破坏，肿块弥散受限，ADC 值通常低于 $1.0\times10^{-3}$ $mm^2/s$。乳头状瘤多呈分叶状，$T_2$WI 和增强 $T_1$WI 呈卷曲脑回征，弥散通常不受限（ADC＞$1.0\times10^{-3}$ $mm^2/s$）。

## 2.6.5　脑膜瘤

（1）概述

脑膜瘤是一种常见的颅内或椎管内原发性肿瘤，起源于蛛网膜粒帽细胞，成人多见，罕见于儿童，男女发病比率约 2∶3，发病高峰年龄为 40～60 岁。

鼻腔、鼻旁窦脑膜瘤是发生于颅内或椎管内以外的异位脑膜瘤，经常与呼吸道上皮性肿瘤相混淆，其大多数病理为Ⅰ级，而Ⅱ级和Ⅲ级脑膜瘤少见。鼻旁窦脑膜瘤占所有脑膜瘤不到 2%，1960 年霍伊（Hoye）等根据异位脑膜瘤来源不同，又分原发性和继发性，并提出 4 点以资鉴别：①脑膜瘤起源于脑神经鞘内的蛛网膜细胞（原发性）；②与脑神经孔及颅内结构无任何关系的异位脑膜瘤（原发性）；③由原发于颅内的脑膜瘤向颅外扩展而来（继发性）；④由颅内起源的脑膜瘤转移而来（继发性）。

（2）病理

1）大体病理：多为圆形或分叶形软组织肿块，质地坚硬，血供丰富，包膜完整，边界清楚；有时脑膜瘤内可见钙化灶。

2）镜下病理：镜下脑膜瘤可为 3 级，Ⅰ级为良性，约 90%的脑膜瘤属Ⅰ级，镜下具有多形性，偶见核分裂象。Ⅱ级为非典型性，有丝分裂活跃，至少具有以下 5 个特点中的 3 个，即细胞密集、核质比高的小细胞、核仁明显且突出，典型结构消失而呈弥漫性或片状生长，区域性或地图样坏死。Ⅲ级为恶性，包括横纹肌样型、乳头型、间变型 3 型。镜下横纹肌样型脑膜瘤见大量圆形肿瘤细胞与偏心核，乳头型脑膜瘤显示了假乳头状增长模式，间变型脑膜瘤见细胞核退变及多数核分裂象。

（3）临床表现

鼻腔、鼻旁窦异位脑膜瘤的临床症状和体征无特异性，包括鼻塞、鼻出血、头痛和颜面部特别是鼻旁和眼的外突或畸形，而鼻塞为最常见的就诊主诉。成年人（平均发病年龄为 50 岁）女性多见[男女比为 1∶(1.7～2.1)]。临床表现通常是非特异性的，包括肿块或息肉和鼻塞。鼻旁窦脑膜瘤最常发生部位是鼻腔，其次是额窦。

（4）MRI 表现

MRI 检查 $T_1$WI 呈等或稍低信号，$T_2$WI 信号变化较大，约 1/3 的肿瘤呈等信号，2/3 为略高或高信号（图 2-34）。弥散受限，ADC 值较低（约为 $0.7\times10^{-3}$ $mm^2/s$），增强扫描呈均质显著强化，部分脑膜瘤可见肿瘤区周围脑膜增厚强化，显示“脑膜尾征”（dural tail sign）。与其他肿瘤不同，约 2/3 的脑膜瘤都可引起局部骨质硬化改变，此时结合 CT 检查有明显钙化对肿瘤的定性诊断有很大帮助。

（5）诊断要点

表现为类圆形或不规则形肿块，肿瘤多广基与颅底紧密相连，可见脑膜尾征及邻近骨质吸收或增生。$T_1$WI 和 $T_2$WI 呈中等信号，弥散受限，ADC 值较低[为$(0.8\pm0.3)\times10^{-3}$ $mm^2/s$]，增强后显著强化。

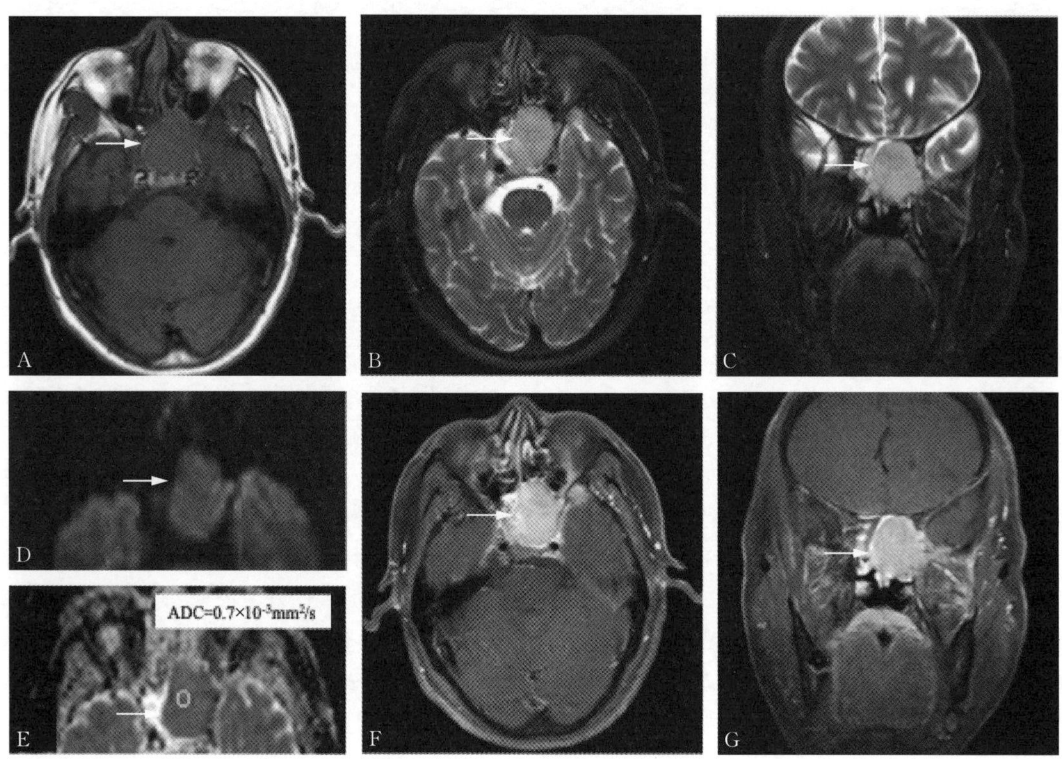


图 2-34　左侧蝶窦区脑膜瘤

注：左侧蝶窦区软组织肿瘤（箭头），广基底与硬脑膜相连。$T_1$WI(A)呈等信号，$T_2$WI 压脂(B、C)呈稍高信号，弥散受限（ADC=$0.7\times10^{-3}$ $mm^2/s$）(D、E)，增强后(F、G)均匀较明显强化。

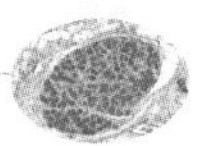

(6) 鉴别诊断

鼻腔、鼻旁窦脑膜瘤需与鼻腔、鼻旁窦神经鞘瘤、鼻咽血管纤维瘤相鉴别。鼻腔、鼻旁窦神经鞘瘤多数起源于三叉神经，肿瘤形态及分布可沿三叉神经走行累及颅内、外，同时可引起海绵窦区结构向中线移位。$T_1$WI 呈低信号，$T_2$WI 呈高信号，弥散不受限或轻度受限，肿瘤边界清晰，增强扫描多呈较均质强化，发生囊变时，亦可呈环状或不均匀强化。鼻咽血管纤维瘤多位于鼻咽顶部，多见于青年男性，常侵犯近邻器官，可引起反复鼻出血。纤维血管瘤主要由纤维组织和血管组成，其信号随两者比例的不同而变化，瘤内或周围大血管因流空效应可呈条状低信号；$T_1$WI 呈等信号，$T_2$WI 呈混杂信号，部分肿瘤内部有短条状流空信号，弥散不受限，ADC 值较高，平均为 $1.8\times10^{-3}\ mm^2/s$，中等到明显强化。

### 2.6.6 鼻咽血管纤维瘤

(1) 概述

鼻咽血管纤维瘤(NA)也称为青少年鼻咽血管纤维瘤(juvenile nasopharyngeal angiofibroma, JNA)，在头颈部肿瘤中的比例约为 0.5%，占鼻咽部良性肿瘤的 0.05%。JNA 是一种组织学良性、血供丰富的肿瘤。来自丹麦的一项调查显示，JNA 的发病率为 0.4/100 万，男性(10～24 岁)的发病率为 3.7/100 万；国内缺乏相关流行病学资料。病因及发病机制不清，有学者提出 JNA 的性激素依赖学说，认为 JNA 是由雌激素不足或雄激素相对过多引起的，雄激素刺激血管纤维组织增生。还有研究者认为，第一鳃弓动脉退化不完全及青春期生长发育的刺激，使残留的鳃弓动脉发展为纤维血管瘤。

(2) 病理

1) 大体病理：表面光滑，圆形、椭圆形、结节形或呈分叶状的暗红色或黑红色肿块，表面可见较明显的血管纹，有时表面可伴有溃疡灶。

2) 镜下病理：肿块通常由错综复杂的血管网与纤维基质两部分构成，根据血管与纤维组织成分的比例差异，NA 又分为纤维血管瘤(纤维成分为主)及血管纤维瘤(血管成分为主)。肿瘤血管网表现为从毛细血管到静脉管不同口径血管呈星状分布，这就造成血管容量的扩大，手术时易发大出血。另外，纤维基质成分表现为从致密的纤维区到水肿或黏液样结缔组织，即使在同一肿瘤内也是不均匀的，细胞呈梭形、星形，囊性变纤维瘤具有圆形的、有时深染的细胞核，但是细胞核的多形性和有丝分裂不明显。

(3) 临床表现

NA 几乎完全发生于青春期和年轻男性(平均年龄 17 岁)，男女比例为 13.4∶1，这可能与 NA 表达雄激素受体有关。肿瘤大多数起源于碟、枕骨间纤维软骨膜或骨膜，常侵犯翼腭窝、鼻腔后外侧壁，也可广泛侵犯颅底及颅内。患者最主要表现为反复发作的顽固性鼻出血，可出现经典的鼻塞、鼻出血和鼻咽肿块三联征，怀疑本病时应避免活体组织检查。

(4) MRI 表现

NA 由富含胶原和纤维原细胞的纤维基质和不同口径的血管以不同比例构成，而且血管缺乏肌层、弹性纤维和自主神经支配，因此肿瘤血供异常丰富而又容易出血，因此信号变化较为复杂。NA 的 MRI 通常表现为鼻咽部分叶状或不规则软组织肿块，边界清晰，$T_1$WI 呈等信号，$T_2$WI 呈不均匀高信号，可伴有点状或条状血管流空信号；弥散不受限，ADC 值较高，约为 $1.8\times10^{-3}\ mm^2/s$；增强后病灶明显强化的特点几乎可以肯定诊断(图 2-35)。$T_2$WI 信号不均匀性及应用 MRI 动态增强扫描技术可以反映肿瘤内部的这种组织学特性和构成。

(5) 诊断要点

青春期男性，有鼻塞、鼻出血、鼻溢等症状，以及 MRI 检查发现鼻咽部肿块，上颌窦壁、蝶骨、硬腭等邻近骨质膨隆变形或压迫性吸收破坏，鼻中隔移位等，$T_2$WI 呈等、高信号，$T_1$WI 低信号，弥散不受限，ADC 值较高，为$(2.16\pm0.27)\times10^{-3}\ mm^2/s$，增强后明显强化，可高度怀疑本病。

(6) 鉴别诊断

NA 在 MRI 影像学上虽具有一定的特征性，

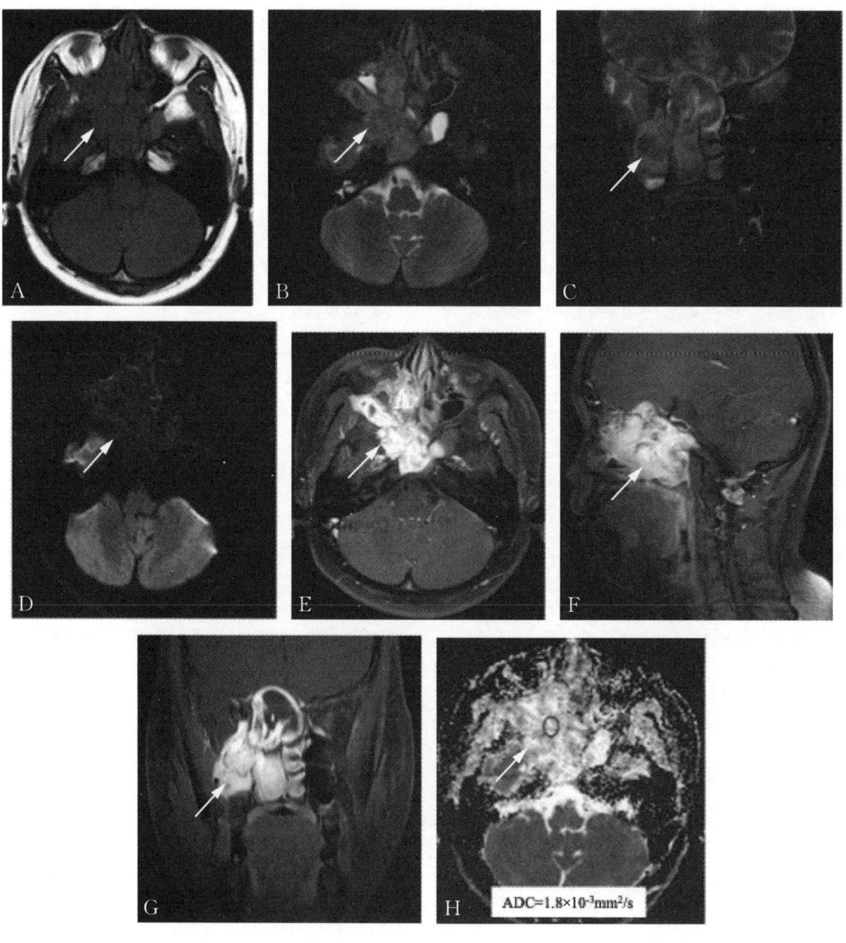


图 2-35　右侧鼻咽血管纤维瘤

注：右侧鼻腔及鼻咽部软组织肿块（箭头），突入右侧翼腭窝、颞下窝、双侧后鼻孔、蝶窦及颅中窝，边界欠清，$T_1$WI(A)为等信号，$T_2$WI压脂(B、C)为不均匀等、高混杂信号，内见小片状 $T_1$WI 和 $T_2$WI 均呈低信号的出血灶，增强后(E、F、G)肿块不均匀明显强化；肿块未见明显弥散受限($ADC = 1.8 \times 10^{-3}\ mm^2/s$)(D、H)。

但仍需与鼻咽部恶性肿瘤相鉴别：①鼻咽癌(nasopharyngeal carcinoma, NPC)，以中老年多见，瘤体边界欠清，常伴淋巴结转移，咽隐窝变浅或消失，邻近骨质以增生硬化或不规则浸润性破坏为主；两侧鼻腔多不对称；弥散受限，ADC值较低；强化程度弱于纤维血管瘤，以轻中度强化为主。②纤维瘤好发青少年，以病灶周围骨质为压迫性吸收破坏，且以显著均匀强化为主，多不伴淋巴转移，边界较清。

### 2.6.7　骨瘤

(1) 概述

骨瘤是鼻腔、鼻旁窦最常见的良性肿瘤之一，仅次于血管瘤和乳头状瘤，发病率为 0.01%～0.43%，生长缓慢，通常无明显临床症状，随着CT检查的广泛运用，偶在鼻旁窦CT检查中被发现，其检出率约为3%。关于骨瘤的发病原因众说纷纭，主要有胚胎性软骨残余学说、外伤炎症学说和进化学说等。

(2) 病理

1) 大体病理：有蒂或广基底，多呈圆或卵圆形，色粉红，外表光滑且覆有正常黏膜。

2) 镜下病理：镜下骨瘤可以分为3种类型。①密质型：质硬如象牙，可能为膜成骨，较小，多有蒂，生长缓慢，常发生于额窦内。②松质型：质松软，可能由骨化的纤维软骨组织形成，多广基

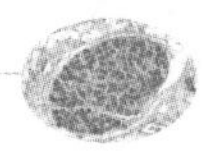

底，生长较快，有时中心可见液化腔，表面有坚硬的骨壳，常见于筛窦、上颌窦。③混合型：较多见，外硬而内疏松，常见于额窦内。

（3）临床表现

鼻腔、鼻旁窦骨瘤最易发生于额窦，约占80%，其次是筛窦、上颌窦、蝶窦。好发于20～40岁成年人，其中，额窦骨瘤好发于50～60岁人群，男性发病率高于女性。鼻腔、鼻旁窦骨瘤的临床症状主要与其发生部位、大小和生长速度有关。尽管肿瘤生长速度缓慢，但鼻旁窦解剖毗邻眼眶、颅底等结构，瘤体逐渐增大侵入眼眶或颅内后，会压迫眶内容物及颅脑组织，引起眶内、颅内并发症。

（4）MRI表现

肿块边缘清晰，沿骨性窦壁有宽阔的基底部。依据肿块病理类型不同，MRI表现可有不同（图2-36、图2-37）。密质型骨瘤表现为致密性骨质，在MRI各序列图像上均呈明显低信号，而松质型和混合型骨瘤除外层可有致密骨壳外，其内部存在纤维软骨组织成分，$T_1$WI呈等信号，$T_2$WI呈高信号，增强后较明显强化。由于是骨源性疾病，CT在显示病灶范围、病灶内纤维和骨的构成比，以及显示病变区自然孔道、窦腔等的受累程度方面更有优势。

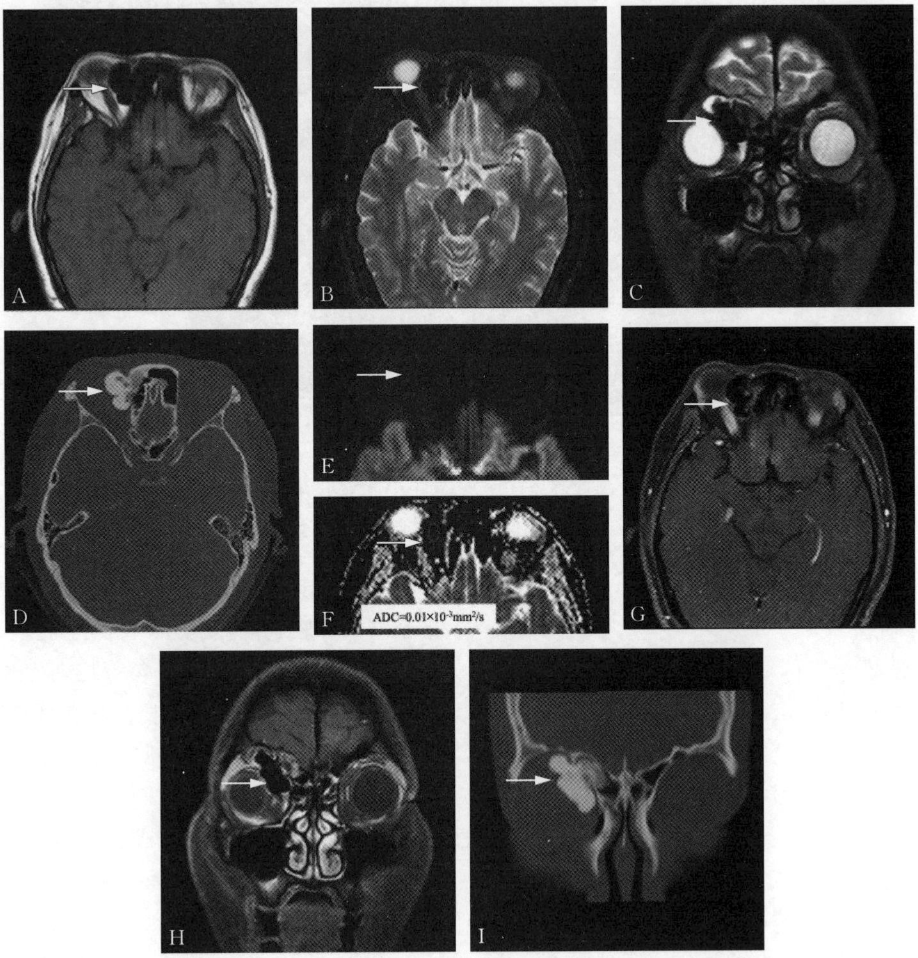

图2-36　右侧额骨骨瘤

注：右侧额骨见分叶状肿块（箭头），突入右侧额窦及眼眶，$T_1$WI(A)、$T_2$WI压脂(B、C)、DWI(E)和增强后(G、H)均呈明显低信号，ADC=0.01×$10^{-3}$ $mm^2$/s(F)，说明肿块内含水量少，结合CT(D、I)示该病灶为骨性肿块，可明确诊断为额骨骨瘤。

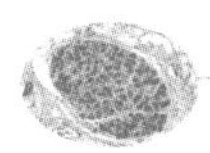



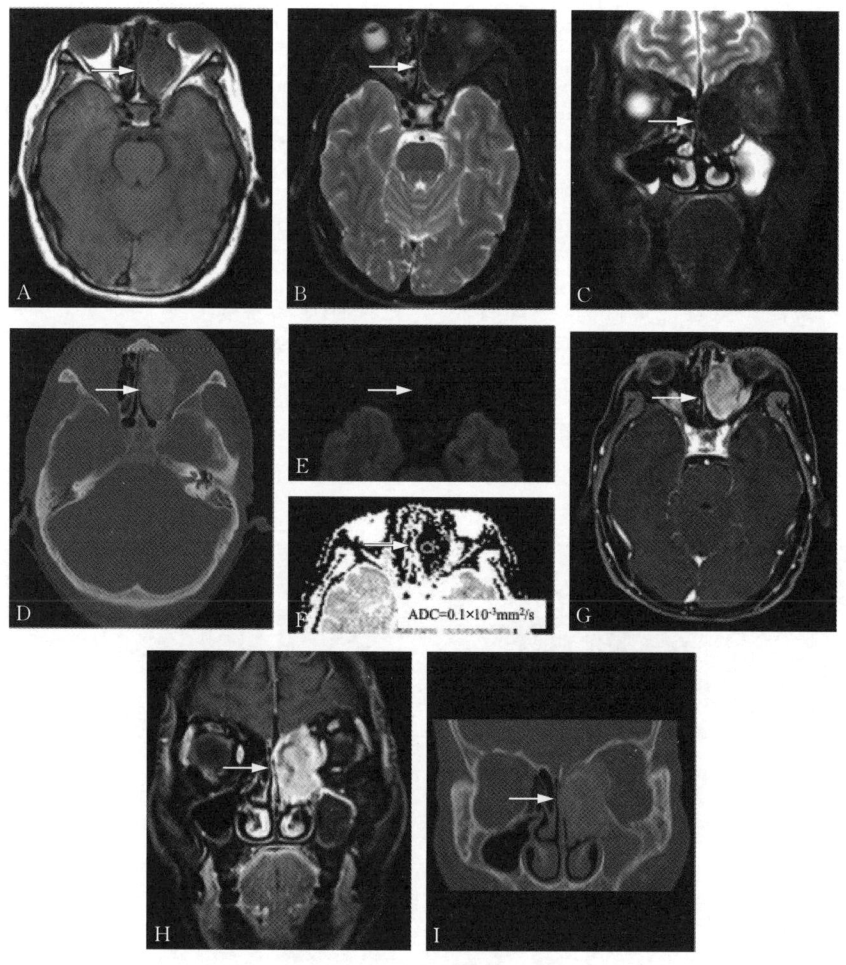


图 2-37　左侧筛骨骨瘤

注：筛骨左侧分叶状肿块（箭头），突入左侧额窦及眼眶，$T_1$WI（A），$T_2$WI 压脂（B、C）和 DWI（E）呈明显低信号，增强后（G、H）呈中等强化；DWI 呈低信号，ADC=$0.1\times10^{-3}$ $mm^2/s$（F），提示肿块内含水量少；结合 CT（D、I）示病灶为磨玻璃样骨性肿块，边界清，呈膨胀性改变，可以诊断为筛骨骨瘤。

（5）诊断要点

鼻腔、鼻旁窦内局限性团块，多呈圆或卵圆形，有时可呈分叶状，边界清楚。肿瘤中骨性成分在 MRI 中呈明显低信号，纤维软骨成分 $T_1$WI 呈等信号、$T_2$WI 为高信号，可强化；结合 CT 检查更有利于诊断。

（6）鉴别诊断

根据患者的一般情况、病史、临床表现，以及鼻旁窦 CT 检查，鼻腔、鼻旁窦密质型骨瘤通常表现为单发，致密骨化肿块，边界清，突向窦腔内生长，不难诊断。但鼻腔、鼻旁窦松质型或混合型骨瘤需与骨化性纤维瘤和单骨型骨纤维异常增殖症相鉴别。鼻腔、鼻旁窦松质型或混合型骨瘤，亦是常见单骨单发、边界清、突向窦腔内生长，但含有一定纤维成分的骨化性肿块。骨化性纤维瘤表现为以髓腔为中心向周围膨胀性生长，单骨受累多见，边界清楚；骨化性纤维瘤较小时，一般有明显包膜，可剥离，较大变形时需切除或骨移植，预后好，复发少。骨化性纤维瘤主要应与骨纤维异常增殖症相鉴别：①影像学上肿瘤生长方式和病灶边界是两者的主要区别点；②骨纤维异常增殖多从髓腔开始弥漫性生长，常多骨受累，病灶没有包膜，与正常骨质区无明确边界，结合 CT 检查基本可以明确诊断；③骨化性纤维瘤及单骨型骨纤维

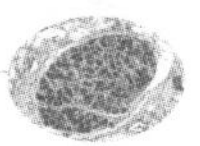

异常增殖症多发生于上颌窦骨壁上，生长速度较骨瘤快，且易引起面部畸形。

### 2.6.8 骨化性纤维瘤

（1）概述

骨化性纤维瘤（OF）是一种由纤维组织和骨样组织构成的良性纤维骨性肿瘤，易发于筛骨、额骨、蝶骨等。鼻旁窦骨质、眼眶及颅底骨结构皆可受累，且呈膨胀性生长。发病原因不明，可能与外伤及发育异常有关。目前，国内外学者均认为早期手术切除肿瘤是治疗 OF 的有效措施。

（2）病理

1）大体病理：肿瘤组织外观呈淡红色或灰白色，质硬，触之有砂粒感。部分肿瘤有包膜，与周围组织分界清楚。肿瘤多呈圆形或椭圆形，直径为 2～10 cm。

2）镜下病理：肿瘤组织有 3 种主要成分，即致密的纤维基质、骨质小体及黏液样物质。骨质小体是 OF 的主要病理特征，其数目、大小、形态各异，散在分布于纤维基质中。骨质小体中心呈深蓝色，密集的骨质小体可发生融合。纤维基质不规则排列，疏密不等。肿瘤中心部分的骨小梁为纤维性骨，其外周则向板状骨过渡；在肿瘤周边部分的骨小梁可为完全成熟的板状骨。近骨小梁及骨质小体有成骨细胞及破骨细胞。成纤维细胞可呈圆形或梭形，胞质致密浓缩。上述细胞成分无细胞异型及核分裂象。基质内可见出血、炎症细胞及巨噬细胞。黏液性基质嗜碱性，可发生局灶性黏液样变，形成小囊泡，亦可融合为大的囊肿。

（3）临床表现

OF 以青少年和儿童多见，平均年龄 29 岁，20～40 岁最多见，约占 2/3；女性多见，男女比例约为 1∶5。病变部位以颅面骨多见，其中颅骨以额骨、筛骨、蝶骨易发，偶见于颞骨；面骨以上颌骨受累最多。鼻腔、鼻旁窦 OF 临床症状比较隐蔽，多表现为无痛性、进行性面部肿胀，眼球突出和移位。其他症状为鼻塞、流涕、鼻出血、头痛，无明确特异性。

（4）MRI 表现

$T_1$WI 呈低或等信号，$T_2$WI 多为低信号，增强后表现为不均匀强化。当肿块局部黏液样变或囊性变时，$T_1$WI 呈低信号，$T_2$WI 呈高信号，弥散不受限，ADC 值较高（ADC>$1.5\times10^{-3}\ mm^2/s$），且增强后囊壁及肿块周边“蛋壳”样部分强化明显，囊变部分不强化（图 2－38）。

（5）诊断要点

肿物 $T_1$WI 多为等信号，$T_2$WI 多为低信号；肿块局部黏液样变或囊性变时，$T_1$WI 呈低信号，$T_2$WI 呈高信号，弥散不受限，ADC 值较高（ADC>$1.5\times10^{-3}\ mm^2/s$），且增强后囊壁及“蛋壳”部分强化明显，囊变部分不强化，可据此与骨纤维异常增殖症相鉴别。

（6）鉴别诊断

鼻腔、鼻旁窦 OF 需与鼻腔、鼻旁窦骨瘤和骨纤维异常增殖症相鉴别，详见前述。

### 2.6.9 骨纤维异常增殖症

（1）概述

骨纤维异常增殖症（FDB）是一种以病灶内正常骨和骨髓组织被异常增生的纤维组织和随意排列的编织骨所替代，以不同程度的骨组织变性为特征的良性骨源性疾病。根据是否累及多骨，分为单骨型 FDB、多骨型 FDB，其中多骨受侵伴有皮肤牛奶咖啡斑和内分泌功能障碍者称为纤维性骨营养不良综合征[麦库恩-奥尔布赖特（McCune-Albright）综合征，MAS]。其发病机制至今仍不明确，比较公认的是遗传学说，认为 FDB 是由于体内激活型 G 蛋白受体 Gsα 亚基的突变所引起的环磷酸腺苷（cAMP）上调造成的。

（2）病理

1）大体病理：大多为黄白色、苍黄色，较正常骨组织软，切割时为砂砾感、弹性感。

2）镜下病理：组织类型分为 4 型。①中国字型：最常见，骨小梁纤细而不连接，有时弯曲，骨小梁的纤维组织在病灶表面疏松而在内部密集。最显著的特点是在骨小梁外有大量沙比（Sharpey）纤维。②变形性骨炎型：骨小梁密集而硬化，而且有佩吉特（Paget）病样的黏液线，骨小梁在纤维组织表面形成不间断的网状。③小骨型：骨小梁不连续且小，有丰富的透明纤维基质。

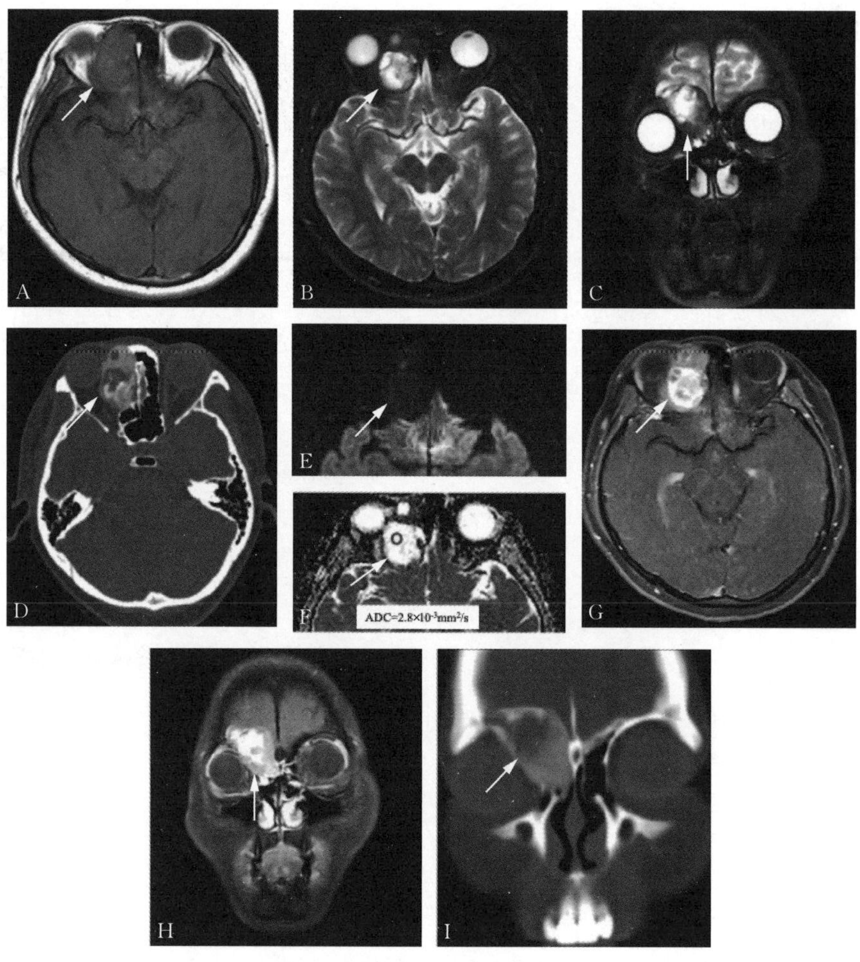


图 2-38　右侧额部骨化纤维瘤

注：右侧额部一椭圆形团块（箭头）。$T_1$WI（A）呈等信号，$T_2$WI 压脂（B、C）呈等高混杂信号，局部可见囊变区，DWI（E）呈低信号（ADC=2.8×$10^{-3}$ $mm^2/s$）（F），增强后（G、H）肿块呈中度强化。肿块 CT（D、I）表现为不均匀骨样高密度，边界清楚，瘤周可见骨壳。

④平行骨型：光镜下可见大量的骨小梁呈不连续状，有非常显著的平行图案排列。

（3）临床表现

FDB 好发于 20 岁左右的年轻人，一般年龄小于 30 岁，并可能继续发展直到骨骼成熟，可跨越骨缝，累及多骨。早期没有临床症状，随着病变的进展，可表现为半侧面部畸形、视力障碍及脑神经受压等症状。

（4）MRI 表现

MRI 表现取决于病灶整体细胞结构、胶原蛋白含量、骨小梁病变程度和囊肿形成等因素。虽然纤维组织在 $T_1$WI 和 $T_2$WI 上均呈低信号，但是主要成分为纤维组织的 FDB 病灶却在 $T_1$WI 上为均匀的低信号，在 $T_2$WI 上呈多种不同信号，增强扫描呈不均匀强化。若病灶内有大量成熟骨小梁形成，$T_2$WI 呈低信号；而纤维组织在 $T_2$WI 上呈中等低信号；若纤维组织内血运较丰富，则在 $T_1$WI 上呈等信号，$T_2$WI 上呈高信号；若病灶有坏死液化，$T_1$WI 呈低信号，$T_2$WI 呈高信号；若病灶内出现坏死组织亚急性出血，$T_1$WI、$T_2$WI 均呈高信号；若病灶内出现骨化、钙化及硬化性反应，$T_1$WI、$T_2$WI 均呈为低信号，增强扫描无强化（图 2-39）。

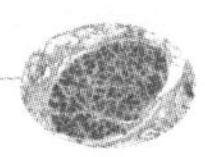

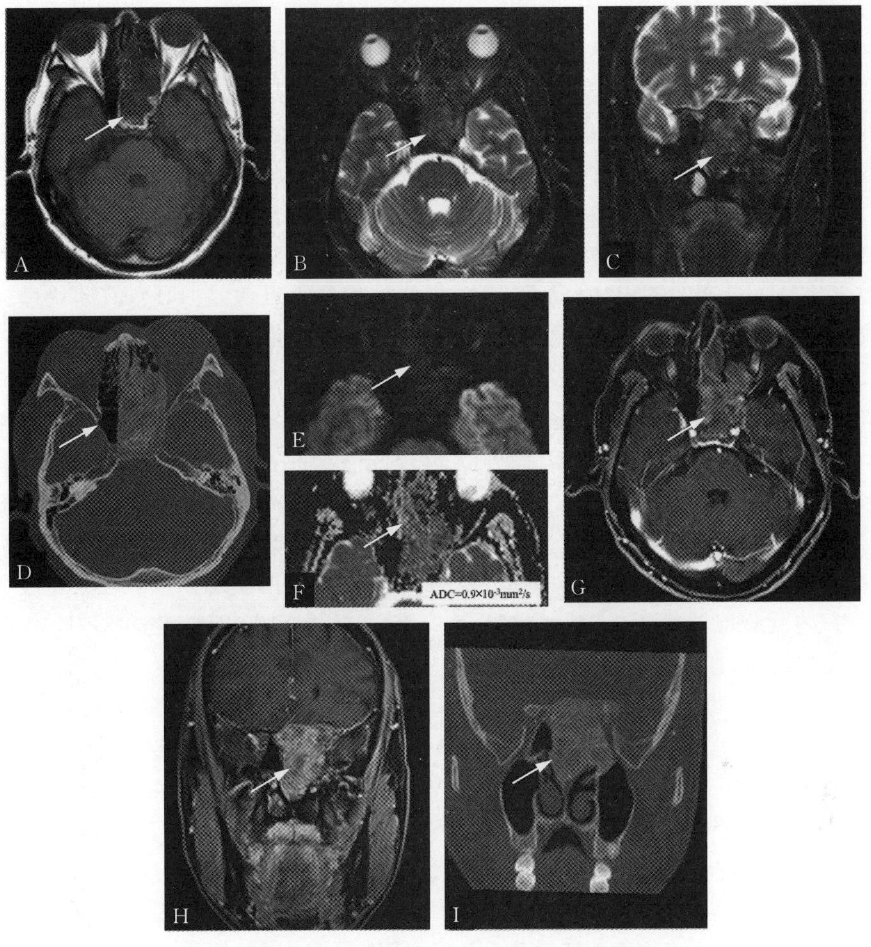


图 2-39　左侧骨纤维异常增殖症

注：左侧蝶骨、筛骨区一个边界不清肿块（箭头），累及左侧筛窦、蝶窦及上颌窦，以及鼻腔顶和鼻中隔；$T_1$WI(A)、$T_2$WI 压脂(B、C)和 DWI(E)以低信号为主，局部可呈等或稍高信号，ADC=0.9×$10^{-3}$ $mm^2$/s(F)，增强后(G、H)不均匀强化；CT(D、I)上表现为累及多骨，且与相邻骨之间边界模糊的磨玻璃样密度肿块。

（5）诊断要点

$T_1$WI 多为均匀低信号，如有组织亚急性出血时 $T_1$WI 为高信号。$T_2$WI 信号依据病变内组织病理成分的不同，会呈相应不同信号。增强扫描病灶呈不同程度强化。由于是骨源性疾病，CT 能清晰显示病灶范围、病灶区皮质厚度、纤维和骨的构成比，还能显示病变区自然孔道、窦腔等的受累程度。

（6）鉴别诊断

鼻腔、鼻旁窦 FDB 需与鼻腔、鼻旁窦骨化性纤维瘤和骨瘤鉴别，详见前述。

## 2.7　恶性肿瘤

鼻腔、鼻旁窦恶性肿瘤占全身恶性肿瘤的1%～2%，占头颈部恶性肿瘤的3%左右；其种类多样，以上皮源性最多见。最常侵犯部位为上颌窦，其次为鼻腔和筛窦。鼻腔、鼻旁窦为空腔器官，病变早期临床表现常无特征性，易被忽视，被发现时常常已达晚期，其周围毗邻的眼眶、颅脑等重要结构易受侵犯。CT 和 MRI 等影像学检查手段有助于早期鉴别肿瘤良恶性，明确肿瘤侵犯范围，有重要的临床价值。

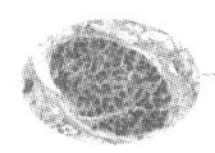



### 2.7.1 鳞状细胞癌

（1）概述

鳞状细胞癌（SCC）简称鳞癌，又称皮样癌，为上皮源性肿瘤，是鼻腔、鼻旁窦最常见的恶性肿瘤，占鼻腔、鼻旁窦恶性肿瘤的60%～70%。原发于上颌窦者最多见，约占70%；其次为筛窦、鼻腔、鼻前庭，欧美国家统计报道的筛窦鳞癌的发病率高于我国；额窦鳞癌和蝶窦鳞癌相对少见。好发年龄为40岁以上中老年人，以男性居多，男女比例为（1.6～2.5）∶1，危险因素包括长期接触木材和皮革粉尘、镍、铬、焊接烟气、异丙醇、甲醛、砷以及人乳头瘤病毒（human papilloma virus，HPV）感染等。

（2）病理

1）大体病理：肿瘤呈外生性、真菌样或乳头状生长，色白或灰白色，质脆且硬、易出血、部分区域有坏死，界限可清晰或呈浸润型。

2）镜下病理：根据分化程度可分为高分化癌、中分化癌和低分化癌。光镜下分为角化性和非角化性。角化性鳞癌有明显的细胞外角化、细胞内角化和细胞间桥，细胞呈巢状、片状或小簇状排列；非角化性癌细胞以丛状、带状方式生长，异型性相对明显，浸润性边界，癌巢中无明显角化。

（3）临床表现

早期症状隐匿，发现时往往已达晚期。上颌窦鳞癌可引起面部麻木及胀痛感、顽固性牙痛或头痛、牙齿松动，晚期出现一侧面部隆起变形、眼球突出、特罗特（Trotter）综合征等。额窦和蝶窦鳞癌可引起头痛，筛窦鳞癌还可导致眼眶内侧疼痛。鼻腔鳞癌可表现为鼻塞、反复鼻出血、鼻部麻木感、顽固性头痛、嗅觉障碍等，体检可见鼻腔内息肉样、乳头样红色新生物，表面粗糙，质硬且脆，触之易出血，可同时伴有鼻腔息肉。预后与病理分化程度无明显相关，与肿瘤侵犯范围相关。2%～12%的患者可能伴有面颈部淋巴结转移，导致预后更差，转移部位包括咽后、颏下、颌下以及颈深、浅间隙淋巴结群。

（4）影像学表现

上颌窦鳞癌以原发为主，发现时往往已占据大部分或整个窦腔。筛窦鳞癌可原发，也可由鼻腔侵犯而来。鼻腔鳞癌多继发于鼻旁窦、外鼻或鼻咽部鳞癌，少数原发于鼻腔；肿块常侵占中鼻道、总鼻道，并逐步占据整个鼻腔。额窦和蝶窦鳞癌少见。鼻腔、鼻旁窦互相连通，肿瘤早期局限于单个部位，随病程进展，常常跨越侵犯2个或2个以上窦腔，不易确定原发部位。

1）CT表现：呈肿块样、团块样、结节样软组织影，平扫呈等密度，密度欠均匀或不均匀，肿块内部出血可呈稍高密度，筛窦鳞癌尚可伴不规则钙化或骨化。肿瘤常与窦腔内阻塞性炎症、鼻腔内分泌物相混，平扫不易区分。增强后肿瘤中等到明显强化，强化不均匀，内部常见斑片状低密度液化坏死灶，阻塞性炎症及分泌物不强化。肿瘤以周围窦壁的不规则侵袭性骨质破坏为特征（图2-40），容易侵犯周围组织；不同部位来源的肿瘤可有不同的表现。

A. 上颌窦鳞癌：窦壁多呈广泛侵蚀性骨质吸收破坏，以内侧壁最常见，其次为顶壁、外后壁，偶尔可见骨膜反应。肿块可经窦口鼻道复合区侵入鼻腔内，或直接突破上颌窦内侧壁侵犯鼻腔，可见上颌窦内侧壁向鼻侧移位，且上颌窦开口明显扩大。肿瘤常侵犯周围结构，引起窦腔周围脂肪间隙密度增高、模糊不清，如面颊部皮下、眶底区、翼腭窝、颞下窝、齿槽骨等。

B. 鼻腔鳞癌：较小时可仅有鼻甲轻微吸收，增大后可压迫鼻中隔向对侧偏曲，伴中、下鼻甲吸收破坏。肿瘤侵犯可向上侵入筛窦、嗅沟区；向外经窦口侵入同侧上颌窦腔内，或直接破坏外侧壁侵入上颌窦内，可见上颌窦内侧壁向外移位，上颌窦腔内肿块多位于内侧壁附近；向内可突破鼻中隔，浸润至对侧鼻腔，甚至筛窦内；向下可破坏鼻底硬腭区；向后经后鼻孔侵犯鼻咽部。

C. 筛窦鳞癌：早期仅见筛窦间隔轻度吸收，增大后筛窦间隔和纸板可呈广泛的侵蚀性骨质吸收、破坏。较大的肿块常突破筛窦向周围结构侵犯，最常侵犯邻近鼻腔、嗅沟区，其次为同侧眼眶肌锥外间隙、蝶窦等。少数可向上突破筛板，侵犯颅前窝。

D. 额窦鳞癌：较少见，常向下侵犯前组筛窦

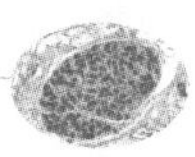

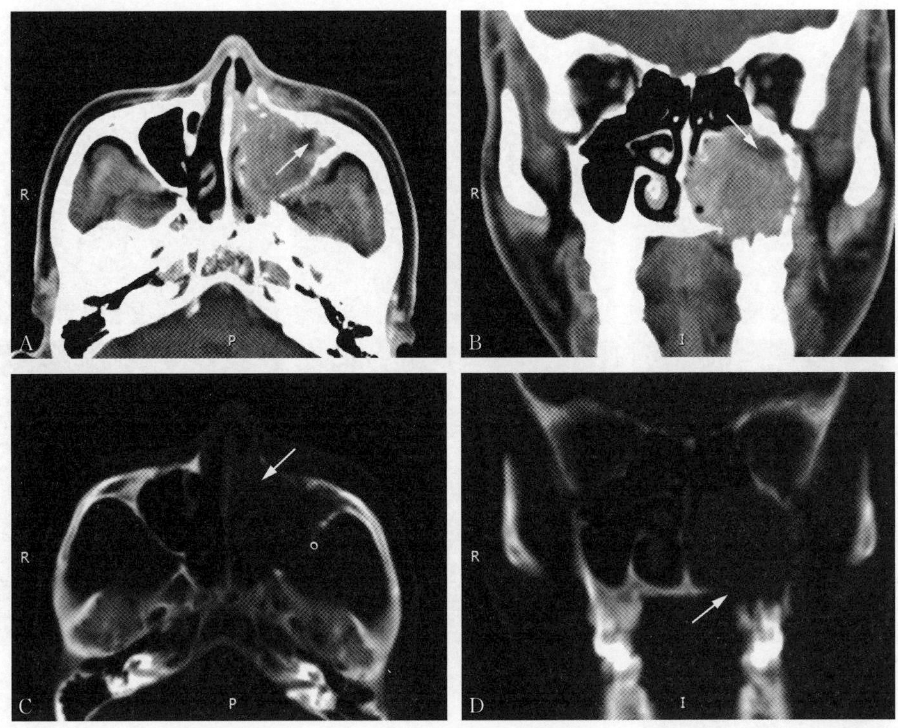


图 2-40 左侧上颌窦鳞癌

注：患者，男性，52 岁。CT 增强扫描示左侧上颌窦区软组织肿块，强化欠均匀，见低密度坏死区（A、B）（箭头），左侧筛窦底、上齿槽等骨质侵蚀性破坏（C、D）（箭头）。

和眶顶区，部分可越过中线侵犯对侧额窦，或向上突破顶壁侵犯颅前窝。

蝶窦鳞癌：亦少见，常侵犯后组筛窦、蝶筛隐窝、对侧蝶窦、海绵窦区、视神经管、眶下裂、鞍区等。

2）MRI 表现：$T_1WI$ 上肿瘤实质部分呈等信号，液化坏死区信号低于实质区，肿瘤内部出血可呈稍高信号；阻塞性炎症 $T_1WI$ 呈稍低、等或高信号。$T_2WI$ 肿瘤实质部分呈等或略高信号，液化坏死区及阻塞性炎症信号高于实质区。增强后实质部分呈明显、不均匀强化，液化坏死区不强化；阻塞性炎症可见黏膜明显强化。肿瘤可侵犯颅底，颅底骨皮质 $T_1WI$ 及 $T_2WI$ 低信号带不连续，邻近脑膜增强扫描呈线样强化，甚至形成颅内软组织肿块影。DWI 上，肿瘤实质部分弥散受限，ADC 值为（0.9～1.1）$\times 10^{-3}$ $mm^2/s$（$b$ 值为 1 000 $s/mm^2$）（图 2-41）。

*（5）诊断要点*

本病诊断要点：①40 岁以上中老年人；②鼻塞、鼻出血、面部麻木感及胀痛、牙齿松动；③多见于上颌窦、筛窦、鼻腔，可侵犯 2 个或 2 个以上窦腔；④形态不规则；⑤边界不清楚；⑥增强后不均匀强化，可伴液化坏死灶及出血灶；⑦骨壁多呈不规则、侵蚀性吸收破坏；⑧DWI 弥散受限，ADC 值为（0.9～1.1）$\times 10^{-3}$ $mm^2/s$。

*（6）鉴别诊断*

1）息肉：鼻腔内最常见良性肿块，好发于筛窦、上颌窦，多数累及中鼻道，CT 平扫呈低密度，密度均匀，边界较清楚，MRI 上 $T_1WI$ 呈低信号，$T_2WI$ 呈高信号，增强一般无明显强化，多数伴同侧鼻旁窦炎症，DWI 弥散一般不受限，ADC 值为（1.5～2.5）$\times 10^{-3}$ $mm^2/s$（$b$ 值为 1 000 $s/mm^2$）。

2）内翻乳头状瘤：中鼻道多见，多累及后鼻孔，也可见于上颌窦和筛窦。呈不规则软组织结节影，可有分叶状改变，内部可伴钙化灶，MRI 增强后出现脑回征强化，对鉴别诊断有帮助。DWI 弥散一般不受限，ADC 值多高于 $1.0\times 10^{-3}$ $mm^2/s$

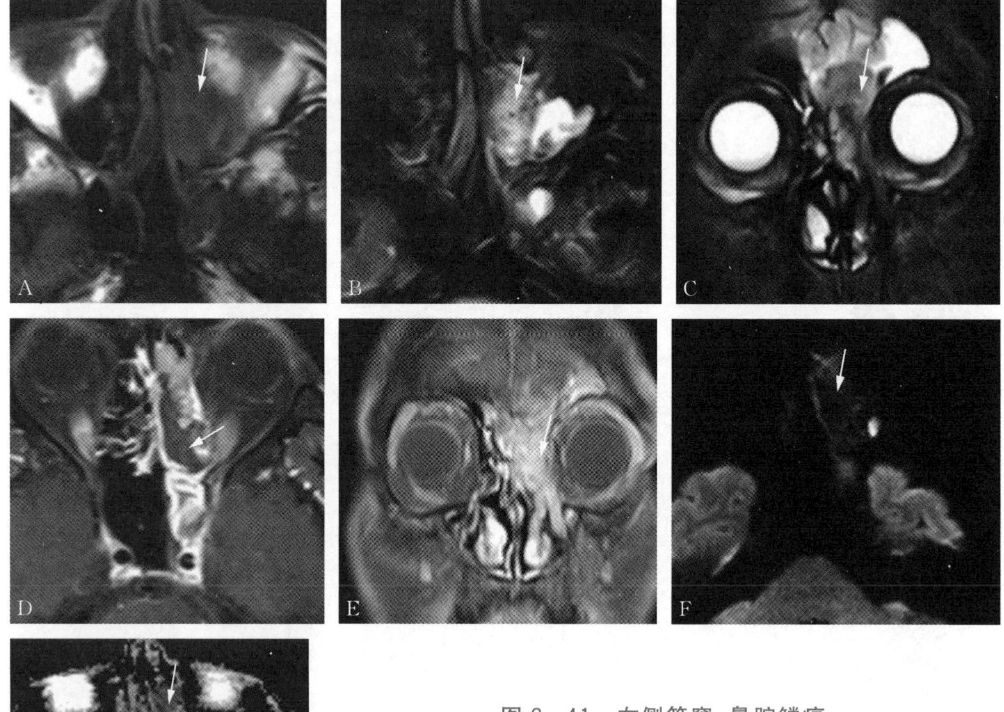


图 2-41　左侧筛窦、鼻腔鳞癌

注:患者,男性,36 岁,左侧筛窦、鼻腔上部鳞癌。左侧筛窦弥漫型软组织增生,$T_1$WI 呈等信号(A)(箭头),$T_2$WI 压脂呈等、稍高混杂信号(B、C)(箭头),增强扫描(D、E)(箭头)明显、不均匀强化,伴部分液化坏死(D)(箭头),侵犯左侧前颅底、左侧上颌窦开口,轻度侵犯右侧前组筛窦顶和额窦底区。DWI 显示弥散受限(F)(箭头),ADC 值为 $0.928\times10^{-3}$ $mm^2/s$($b$ 值为 1000 $s/mm^2$)(G)。

($b$ 值为 1000 $s/mm^2$)。

3) 嗅神经母细胞瘤:多起源于鼻腔顶部和筛窦,肿块密度/信号多不均匀,增强后明显强化,典型者向上突破筛板侵犯颅前窝。DWI 弥散受限,呈现较高信号,ADC 值为($0.7\sim1.2$)$\times10^{-3}$ $mm^2/s$($b$ 值为 1000 $s/mm^2$)。

4) 腺样囊性癌:肿块常沿三叉神经分支扩散,蔓延至眶下孔、眶上裂、眶下裂、翼腭窝、圆孔,甚至达颅内,不均匀强化,常见囊变或坏死灶。DWI 部分区域弥散轻度受限,ADC 值为($1.0\sim1.5$)$\times10^{-3}$ $mm^2/s$($b$ 值为 1000 $s/mm^2$),较鳞癌稍高。

5) 淋巴瘤:NK/T 淋巴瘤位于鼻前庭、下鼻道、鼻中隔,呈弥漫性生长,沿鼻黏膜蔓延,病变进展迅速,易出现液化、坏死。弥漫大 B 细胞淋巴瘤多发生于鼻窦区,呈肿块样,肿块密度/信号较均匀,增强后轻-中度强化,DWI 弥散受限,ADC 值为($0.5\sim0.8$)$\times10^{-3}$ $mm^2/s$($b$ 值为 1000 $s/mm^2$),较鳞癌低。一般无骨质破坏或轻微骨质破坏,可呈虫蚀样或虚线样骨质吸收,骨质破坏范围小于病灶软组织病灶范围。

6) 侵袭性真菌性鼻窦炎:急性暴发型见于免疫功能低下或缺陷患者,引起广泛的骨质破坏,易侵犯周围结构,甚至侵入颅内;慢性型病程较长,病变内可出现钙化灶,强化不明显,窦腔可呈膨大性改变,有局限性骨质破坏。DWI 弥散受限,ADC 值为($0.3\sim0.6$)$\times10^{-3}$ $mm^2/s$($b$ 值为 1000 $s/mm^2$),较鳞癌明显低。

### 2.7.2　腺样囊性癌

(1) 概述

腺样囊性癌(ACC),又称圆柱瘤形腺癌,是鼻

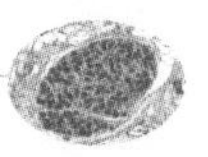

腔、鼻旁窦最常见的恶性唾液腺型肿瘤。它来源于鼻腔、鼻旁窦黏膜浆液腺、黏液腺及导管上皮，是一种生长较为缓慢的低度恶性肿瘤。多数发生于上颌窦，其次为鼻腔和筛窦；好发年龄为20～60岁，女性较多。

(2) 病理

1) 大体病理：肿瘤呈淡红、暗红或灰白色，触之中等硬度，易出血，大部分肿瘤形态不规则，具有沿神经、血管及导管浸润生长的特征。

2) 镜下病理：可见多个形态不同的囊性间隙，周围被恶性上皮细胞包绕，形成假囊性结构。病理上可分3型：①筛状型，最多见，基底样瘤细胞排列成不规则的上皮条索，其间见圆形或椭圆形的腔隙，呈筛孔状，细胞成分及分化程度介于小管型和实体型之间；②小管型，上皮条索间见复层立方细胞形成腺管，细胞成分少，分化较好；③实体型，肿瘤细胞排列成实性团块，其内常见灶状瘤细胞破坏和筛孔样腔隙形成，细胞成分最多，分化差，预后最差。

(3) 临床表现

疾病常隐匿，可表现为鼻塞、鼻出血、面部麻木和胀痛感，其他症状有突眼、溢泪、牙齿松动、头痛等；体检可见鼻腔内红色或暗红色肿块，质脆，易出血。肿瘤生长缓慢，但易侵袭性破坏周围结构，具有沿神经周围，以及骨性管道、孔裂等浸润、扩散的特征。症状出现较晚，容易复发，长期预后差，多数患者都死于局部扩散。

(4) 影像学表现

以上颌窦最多见，其次是鼻腔和筛窦，额窦和蝶窦相对少见。

1) CT表现：肿瘤呈圆形或类圆形等密度肿块，边界不清，密度多不均匀，内见混杂斑点状、片状低密度灶，有时可见小片状高密度残留骨组织；增强后肿块不均匀强化，内见斑点状、片状无强化囊性区。当肿瘤充满窦腔时，窦腔呈现膨胀性扩大、骨壁浸润性吸收破坏。

ACC的最大特点为癌组织沿周围神经和骨性管道、孔、裂广泛浸润，肿块沿三叉神经上颌支向眶下裂、翼腭窝、圆孔、海绵窦区扩散，沿三叉神经眼支向眶上裂、海绵窦区扩散，呈现“跳跃性”生长，相应孔裂扩大，并伴骨质虫蚀样吸收破坏。肿块侵犯血管，如颈内动脉鞘，可见颈内动脉周围脂肪间隙模糊。肿块还可侵犯面颊部、眼眶、颞下窝、硬腭等。

2) MRI表现：$T_1$WI平扫呈等信号；$T_2$WI信号多不均匀，可见等、高混杂信号；增强后肿块不均匀强化，外观近似管状、筛状，并见散在分布的斑点状、片状低信号囊性区。DWI显示弥散轻度受限，ADC值为$(1.0\sim1.5)\times10^{-3}$ mm$^2$/s($b$值为1000 s/mm$^2$)(图2-42、图2-43)。癌组织沿周围神经和管道浸润时，可见神经增粗、强化，神经周围间隙脂肪信号消失。

(5) 诊断要点

本病诊断要点：①中年以上多见，女性略多；②疼痛、面部麻木；③原发于上颌窦多见，其次位于鼻腔和筛窦；④软组织肿块密度或信号不均匀；⑤骨质浸润性吸收破坏；⑥容易沿神经周围浸润；⑦DWI不均匀稍受限，ADC值为$(1.0\sim1.5)\times10^{-3}$ mm$^2$/s。

(6) 鉴别诊断

1) 鳞状细胞癌：多发生于中老年男性，上颌窦最多见，密度/信号欠均匀，易伴坏死或液化区，窦壁广泛侵蚀性破坏，DWI上肿瘤实质部分弥散受限，ADC值为$(0.9\sim1.1)\times10^{-3}$ mm$^2$/s($b$值为1000 s/mm$^2$)。

2) 腺癌(adenocarcinoma)：少见，多见于筛窦和鼻腔，边界不清楚，密度/信号欠均匀，内可见残留骨片或钙化灶，增强后不均匀强化，骨壁破坏以侵蚀性吸收破坏为主。DWI弥散受限，呈现较高信号，ADC值为$(0.8\sim1.2)\times10^{-3}$ mm$^2$/s($b$值为1000 s/mm$^2$)。

3) 淋巴瘤：NK/T细胞淋巴瘤常见于前鼻腔和鼻中隔侧面，沿黏膜蔓延，多呈弥漫性生长，中线骨质易穿孔、破坏。弥漫大B细胞淋巴瘤多位于上颌窦，增强扫描强化相对均匀。淋巴瘤DWI弥散明显受限，ADC值为$(0.5\sim0.8)\times10^{-3}$ mm$^2$/s($b$值为1000 s/mm$^2$)，小于ACC。

4) 嗅神经母细胞瘤：起源于鼻腔顶部和筛窦，肿块密度/信号多不均匀，增强后明显强化，常向上突破筛板侵犯颅前窝。DWI弥散受限，呈现

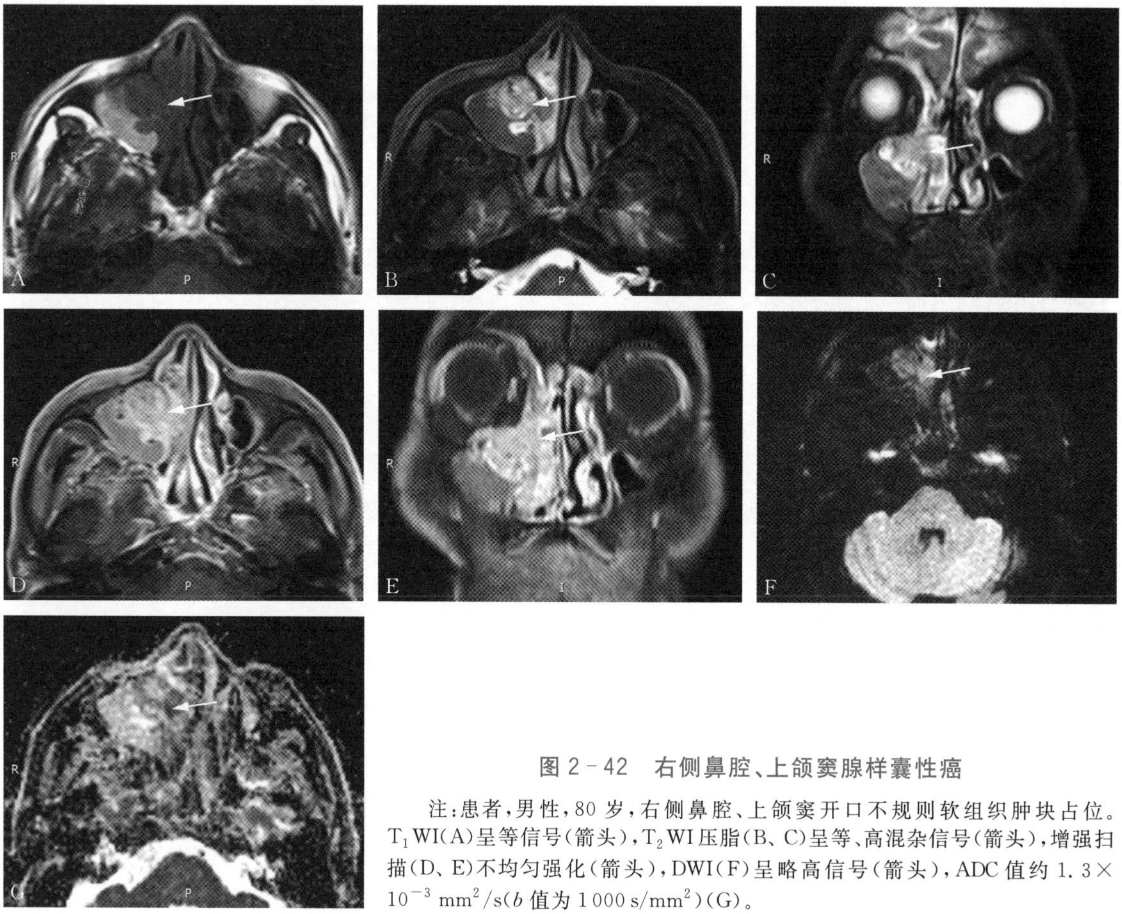

图 2-42　右侧鼻腔、上颌窦腺样囊性癌

注:患者,男性,80 岁,右侧鼻腔、上颌窦开口不规则软组织肿块占位。$T_1$WI(A)呈等信号(箭头),$T_2$WI 压脂(B、C)呈等、高混杂信号(箭头),增强扫描(D、E)不均匀强化(箭头),DWI(F)呈略高信号(箭头),ADC 值约 $1.3\times10^{-3}\ mm^2/s$($b$ 值为 $1\,000\ s/mm^2$)(G)。

较高信号,ADC 值为$(0.7\sim1.2)\times10^{-3}\ mm^2/s$。

5) 软骨肉瘤:CT 可见结节或不规则钙化,伴有骨质破坏;MRI 增强 $T_1$WI 外观近似蜂窝状,形态相对规整,$T_2$WI 可见软骨基质或黏液高信号,DWI 无明显弥散受限,信号不高,ADC 值为$(1.5\sim2.2)\times10^{-3}\ mm^2/s$($b$ 值为 $1\,000\ s/mm^2$)。

### 2.7.3　腺癌

(1) 概述

鼻腔、鼻旁窦非唾液腺型的腺癌为上皮源性肿瘤,有 2 种类型:肠型腺癌(intestinal type adenocarcinoma, ITAC)和非肠型腺癌(non-intestinal type adenocarcinoma),约占鼻部恶性肿瘤的 6.3%,进一步可分为低度恶性和高度恶性 2 种亚型。ITAC 好发于 40 岁以上人群,男性多见,木工、制鞋工等有木粉尘和皮革接触史者好发;非肠型腺癌好发于成年人,50 岁以上男性较多见。肿瘤最常见于筛窦,其次为中鼻甲,并蔓延至眼眶,向上侵犯颅前窝。

(2) 病理

1) 大体病理:ITAC 以外生性的、不规则的粉红色或白色肿块突出于鼻腔或鼻旁窦黏膜为特征,肿块表面常坏死、变脆。非肠型腺癌外观变化较多,如界限清楚或无明显界限,侵袭性生长、扁平或外生性腺样或乳头样生长,色泽呈棕灰色到白色、粉红色,质地脆或坚硬。

2) 镜下病理:ITAC 组织上和正常的肠黏膜相似,可分为 5 型:①乳头型,高分化,有明显的乳头结构,细胞异型性轻微,核分裂象少见;②结肠型,中分化,以腺管样结构为主,乳头状结构较少,核异型性更加明显,核分裂象多见,此型最多见;③实性型,低分化,呈实性和小梁状生长,立方

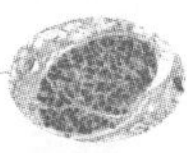

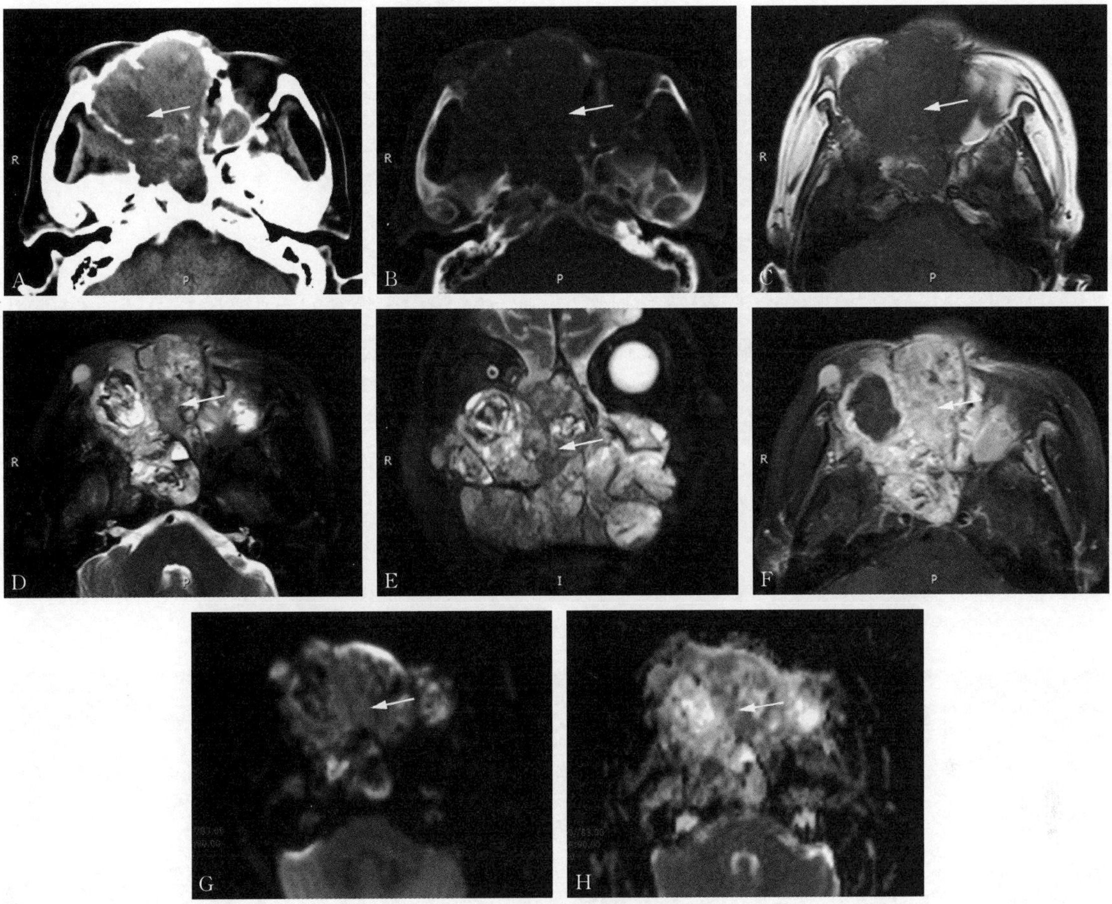

图 2-43 双侧鼻腔、鼻旁窦腺样囊性癌

注：患者，女性，64 岁，双侧鼻腔、鼻旁窦巨大软组织肿块，右侧更著，CT 平扫(A)呈中等密度，内见片状低密度坏死影(箭头)及高密度骨破坏残留影(箭头)。MRI 上 $T_1$WI(C)呈等信号(箭头)，$T_2$WI 压脂(D、E)呈等、高混杂信号(箭头)，增强扫描(F)明显强化，强化不均匀(箭头)。肿块广泛侵犯双侧齿槽骨硬腭、面颊部、右侧颞下窝、右侧翼腭窝、翼肌间隙、右眼眶底、内壁、右前中颅底。DWI(G)弥散受限，ADC(H)约为 $0.94\times10^{-3}$ $mm^2/s$($b$ 值为 1000 $s/mm^2$)。

形细胞明显增加，核异型性显著，核分裂象多见；④黏液性型，由大量黏液组成，黏液可以在细胞内或腺体内；⑤混合型，由 2 种或多种类型混合构成。非肠型腺癌分为低度恶性和高度恶性。低度恶性者，为局限性或侵袭性，见大量一致的小腺体或腺泡以背靠背或相互衔接的方式排列，无间质浸润，细胞异型性轻-中度，无病理性核分裂象和坏死；高度恶性者，为侵袭性，以实性增生为主，细胞异型性中-高度，病理性核分裂象活跃。

(3) 临床表现

肿瘤起病较为隐匿，生长缓慢。患者多数以鼻塞为首发症状前来就诊，可伴有鼻出血、嗅觉丧失，其次有面部麻木、胀痛感，肿瘤侵犯周围结构可出现眼痛、视物不清、眼球外突、溢泪、张口困难等，晚期可出现脑神经症状。

(4) 影像学表现

腺癌最多见于筛窦，其次为中鼻道，常位于鼻腔中后段和后鼻孔，上颌窦亦常受侵犯。肿瘤呈团块状软组织影，形态不规则，呈浸润性生长，边界欠清楚或不清楚。

1) CT 表现：肿块呈等密度或稍低密度，密度欠均匀或不均匀，部分肿块内可见到残留的高密度致密骨性成分或钙化灶；增强后肿块多数呈轻-

中度强化，部分强化较明显，强化欠均匀或不均匀，有时可见斑片状低密度液化坏死或囊变灶，但不如腺样囊性癌常见。较大的肿块常致窦腔膨大，骨壁以侵蚀性吸收破坏为主，也可伴压迫性变形或吸收。筛窦肿块最常侵犯同侧鼻腔，其次是眼眶。鼻腔肿块常侵入上颌窦内，或经后鼻孔侵犯鼻咽侧壁，向上可侵犯颅前窝。

2）MRI 表现：与脑灰质相比，$T_1$WI 平扫呈等或略低信号，$T_2$WI 呈等信号或等、高混杂信号（图 2－44）；增强后肿块常明显、不均匀强化，可见斑片状低信号区；DWI 上肿瘤实质部分弥散轻度受限，ADC 值为（0.8～1.2）$\times 10^{-3}$ mm$^2$/s（$b$ 值为 1000 s/mm$^2$）。

（5）诊断要点

本病诊断要点：①中年以上男性，患者有特定职业史；②常以鼻塞、鼻出血为首发症状就诊；③以筛窦最多见，其次是鼻腔，常侵犯上颌窦、眼眶；④浸润性生长，形态不规则，边界不清晰；⑤CT/MRI 密度/信号欠均匀或不均匀；增强后中度-明显强化，可伴低密度（信号）未强化区；⑥窦壁可以受压扩大，骨壁常见吸收破坏。

（6）鉴别诊断

1）腺样囊性癌：上颌窦最好发，肿块内常见囊性变，且有沿周围神经和骨性孔裂浸润生长的特点，常向眶上裂、眶下裂、翼腭窝、圆孔、海绵窦区等侵犯扩散。

2）鳞状细胞癌：较腺癌常见，最多见于上颌窦，增强扫描后强化较明显，周围骨质一般呈侵蚀性破坏，DWI 上肿瘤实质部分弥散受限，ADC 值为（0.9～1.1）$\times 10^{-3}$ mm$^2$/s（$b$ 值为 1000 s/mm$^2$）。

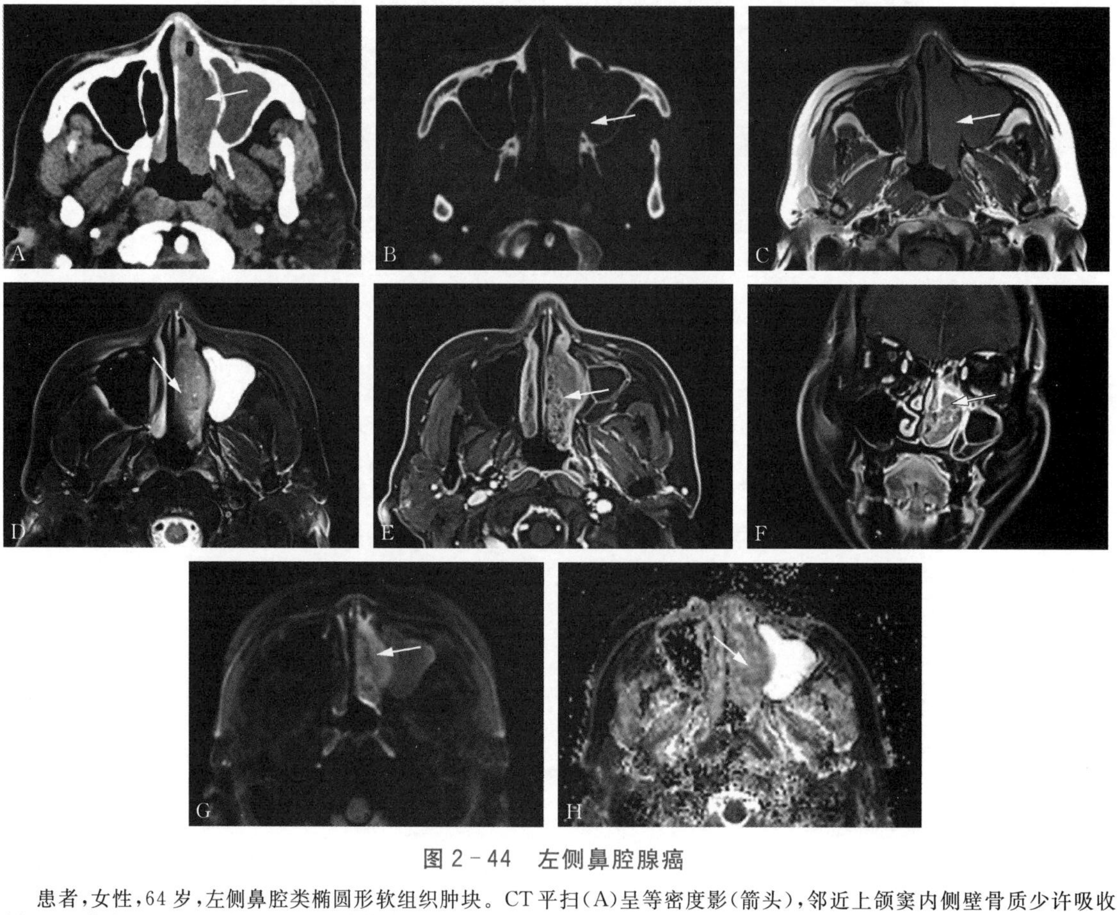

图 2－44　左侧鼻腔腺癌

患者，女性，64 岁，左侧鼻腔类椭圆形软组织肿块。CT 平扫（A）呈等密度影（箭头），邻近上颌窦内侧壁骨质少许吸收破坏（B）（箭头）。MRI 平扫 $T_1$WI（C）呈等信号（箭头），$T_2$WI（D）呈稍高信号（箭头），增强扫描（E、F）强化不均匀（箭头），DWI 弥散稍受限（G）（箭头），ADC 值约为 0.99$\times 10^{-3}$ mm$^2$/s（$b$ 值为 1000 s/mm$^2$）（H）。

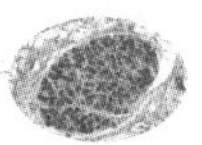

3) 嗅神经母细胞瘤：以鼻顶嗅区为中心的软组织肿块，常侵犯筛窦，易向上侵入颅前窝内，呈浸润性生长，边界模糊不清，不均匀强化，ADC 值为 $(0.5\sim0.7)\times10^{-3}\ mm^2/s$（$b$ 值为 $1\,000\ s/mm^2$）。

4) 内翻乳头状瘤：以中鼻道多见，常累及后鼻孔，也可位于上颌窦和筛窦，呈不规则软组织结节影，内部可伴钙化灶；MRI 增强后出现特征性脑回状强化，ADC 值较高，多高于 $1.0\times10^{-3}\ mm^2/s$（$b$ 值为 $1\,000\ s/mm^2$），有助于鉴别诊断。

### 2.7.4　非霍奇金淋巴瘤

(1) 概述

原发于鼻腔和鼻旁窦的淋巴瘤为结外淋巴瘤，是鼻腔、鼻旁窦第二位的常见恶性肿瘤，并且是鼻腔非上皮源性恶性肿瘤中较常见的一种。90%以上鼻腔、鼻旁窦淋巴瘤为非霍奇金淋巴瘤（NHL）。原发于鼻腔的淋巴瘤绝大多数为 NK/T 细胞型和 T 细胞型，与 EB 病毒密切相关，国内常见；B 细胞型又称弥漫性大 B 细胞淋巴瘤（diffuse large B cell lymphoma，DLBCL），多见于鼻旁窦，欧美多见。总体上，鼻腔淋巴瘤的发生多于鼻旁窦淋巴瘤。发病年龄可包括儿童到老年的各个阶段，其中，中年男性多见。

(2) 病理

1) 大体病理：鼻黏膜肿胀增厚，表面见坏死、糜烂、溃疡，可见黑、褐色结痂。

2) 镜下病理：①NK/T 型，表现为血管中心性浸润、凝固性坏死，肿瘤细胞以中等或大细胞为主，分布弥漫，细胞异型性明显。②外周 T 细胞型，肿瘤细胞主要为中等或大细胞混合，胞核形态不规则，核仁不清楚，染色质呈中等密度。③B 细胞型，肿瘤细胞主要为大细胞，弥漫分布，核空，核仁明显，胞质嗜碱性。

(3) 临床表现

鼻腔、鼻旁窦淋巴瘤早期临床多表现为鼻塞、流涕、头痛、鼻腔分泌物增多、鼻背肿胀并疼痛，随后可出现涕中带血或小块坏死组织，鼻腔分泌物可呈恶臭气味。体检可见鼻腔黏膜弥漫性增厚，表面粗糙、质脆或黏膜糜烂，出现难治性溃疡及坏死。发生于鼻腔者，病变多位于鼻腔前部、中下鼻甲、鼻中隔等处，以中线分布居多，其中，局限型 NK/T 淋巴瘤最常见，其次是弥漫型 NK/T 淋巴瘤。发生于鼻旁窦者，上颌窦较常见。淋巴瘤具有沿黏膜、皮肤和淋巴道生长的特性，易累及周围结构。

(4) 影像学表现

1) CT 表现：CT 呈等密度，鼻腔 NK/T 细胞淋巴瘤密度可不均匀，可伴不成形坏死组织形成的低密度影（图 2-45），鼻旁窦弥漫大 B 细胞淋巴瘤密度一般较均匀。肿瘤较小时，无骨质破坏；较大时，可见骨质重塑变形和侵蚀形成的骨破坏。其中，位于鼻腔的局限型 NK/T 细胞淋巴瘤和鼻旁窦的 B 细胞淋巴瘤骨质改变不明显，少数可见邻近鼻中隔及鼻甲、窦壁轻微骨质侵蚀。位于鼻腔的弥漫型 NK/T 细胞淋巴瘤可呈现明显骨质破坏。但总体而言，骨质吸收破坏范围通常小于肿瘤侵犯范围，并且一般无溶骨性骨质破坏。肿块增强扫描轻-中度强化，NK/T 细胞淋巴瘤强化不均匀，内可见低密度无强化区，B 细胞淋巴瘤强化相对均匀。

鼻腔肿块可向前蔓延至颌面部皮下脂肪垫，致皮下脂肪间隙模糊或消失；向后经后鼻孔蔓延至鼻咽顶侧壁，侵犯咽淋巴环；过中线累及对侧鼻腔。筛窦肿块易向外侵犯同侧眼眶，向上侵犯前颅底。上颌窦肿块易侵犯眶底、眶下裂、翼腭窝、颞下窝和面颊部。另外，蝶窦淋巴瘤可侵犯眶尖视神经管和鞍旁海绵窦区。

2) MRI 表现：$T_1WI$ 呈稍低或等信号，信号较均匀，其中，NK/T 细胞型易出现液化坏死区，且信号更低，欠均匀；$T_2WI$ 呈等或稍高信号，液化坏死区在 $T_2WI$ 上显示斑片状更高信号（图 2-45）。增强后肿块呈轻到中等强化，强化程度低于鼻腔黏膜；B 细胞型淋巴瘤强化相对均匀，NK/T 细胞型强化欠均匀，可伴内部无强化坏死区。肿瘤实质部分弥散明显受限，ADC 值为 $(0.5\sim0.8)\times10^{-3}\ mm^2/s$（$b$ 值为 $1\,000\ s/mm^2$），NK/T 细胞淋巴瘤较 B 细胞型淋巴瘤的 ADC 值高（图 2-46）。

(5) 诊断要点

本病诊断要点：①40 岁以上中老年人多见；

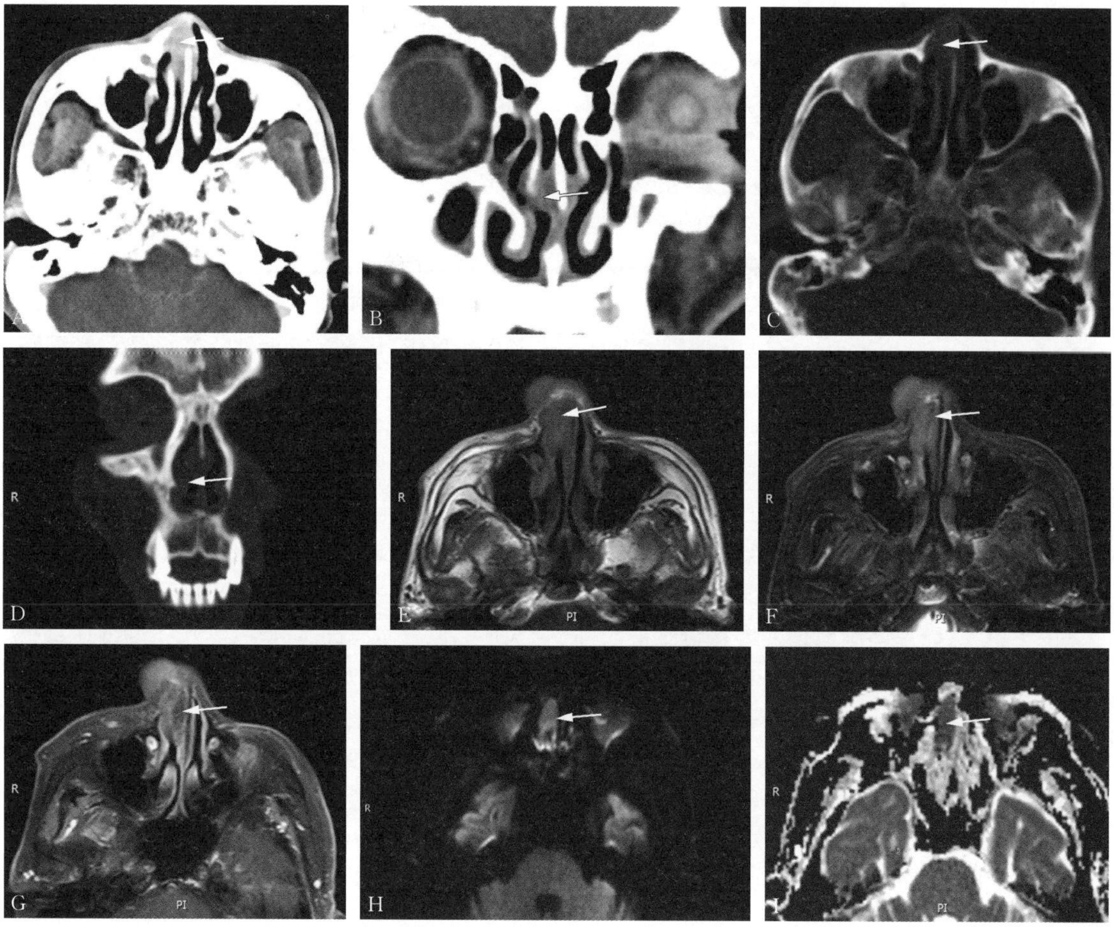

图 2-45　右侧鼻腔 NK/T 细胞淋巴瘤

注：患者，男性，87 岁，右侧鼻腔前部、鼻翼部软组织密度肿块，CT 平扫（A、B）呈现等密度（箭头），未见明显骨质破坏（C、D）（箭头）。MRI 呈现 $T_1$WI（E）低信号（箭头），$T_2$WI 压脂（F）较高信号，伴更高信号为液化坏死，增强扫描（G）轻度强化，强化欠均匀（箭头）；DWI（H）肿块部分弥散受限（箭头），ADC＝0.62×$10^{-3}$ $mm^2/s$（I）。

②出现鼻塞、涕血、涕中排出小块坏死组织、鼻面部肿痛、头痛；③好发于鼻翼、鼻前庭区、中下鼻道、下鼻甲周围、鼻中隔、鼻腔侧壁，或上颌窦和筛窦；④弥漫性生长为主，边界模糊不清；⑤强化均匀（B 细胞型）或不均匀（NK/T 细胞型），可伴液化坏死区（NK/T 细胞型）；⑥骨质吸收破坏呈虫蚀样；⑦易沿淋巴管、黏膜及皮肤蔓延，侵犯周围结构；⑧ADC 值为（0.5～0.8）×$10^{-3}$ $mm^2/s$。

（6）鉴别诊断

1）鼻息肉：MRI 上 $T_1$WI 信号较低，$T_2$WI 信号较高，增强扫描息肉本身无强化，边缘比较光整，周围骨质一般无破坏，DWI 上无明显弥散受限，ADC 值较高。

2）内翻性乳头状瘤：典型者在 $T_2$WI 和增强 $T_1$WI 上呈卷曲脑回征，DWI 上弥散不受限，ADC 值为（1.7～2.1）×$10^{-3}$ $mm^2/s$（$b$ 值为 1000 s/$mm^2$）。

3）鳞状细胞癌：发病部位更靠后，易液化坏死，密度/信号常不均匀，骨质破坏更严重，少见鼻旁软组织侵犯，颈部转移性淋巴结坏死相对多见。DWI 弥散明显受限，ADC 值为（0.9～1.1）×$10^{-3}$ $mm^2/s$（$b$ 值为 1000 s/$mm^2$）。

4）鼻咽癌侵犯鼻腔：鼻咽部弥漫性软组织增厚为主要表现，鼻咽深层组织常受侵犯，颅中底骨质增生硬化和/或吸收破坏，伴同侧中耳乳突炎症，累及鼻腔时，主要位于后鼻孔和鼻腔后上部。

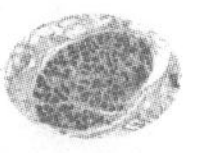

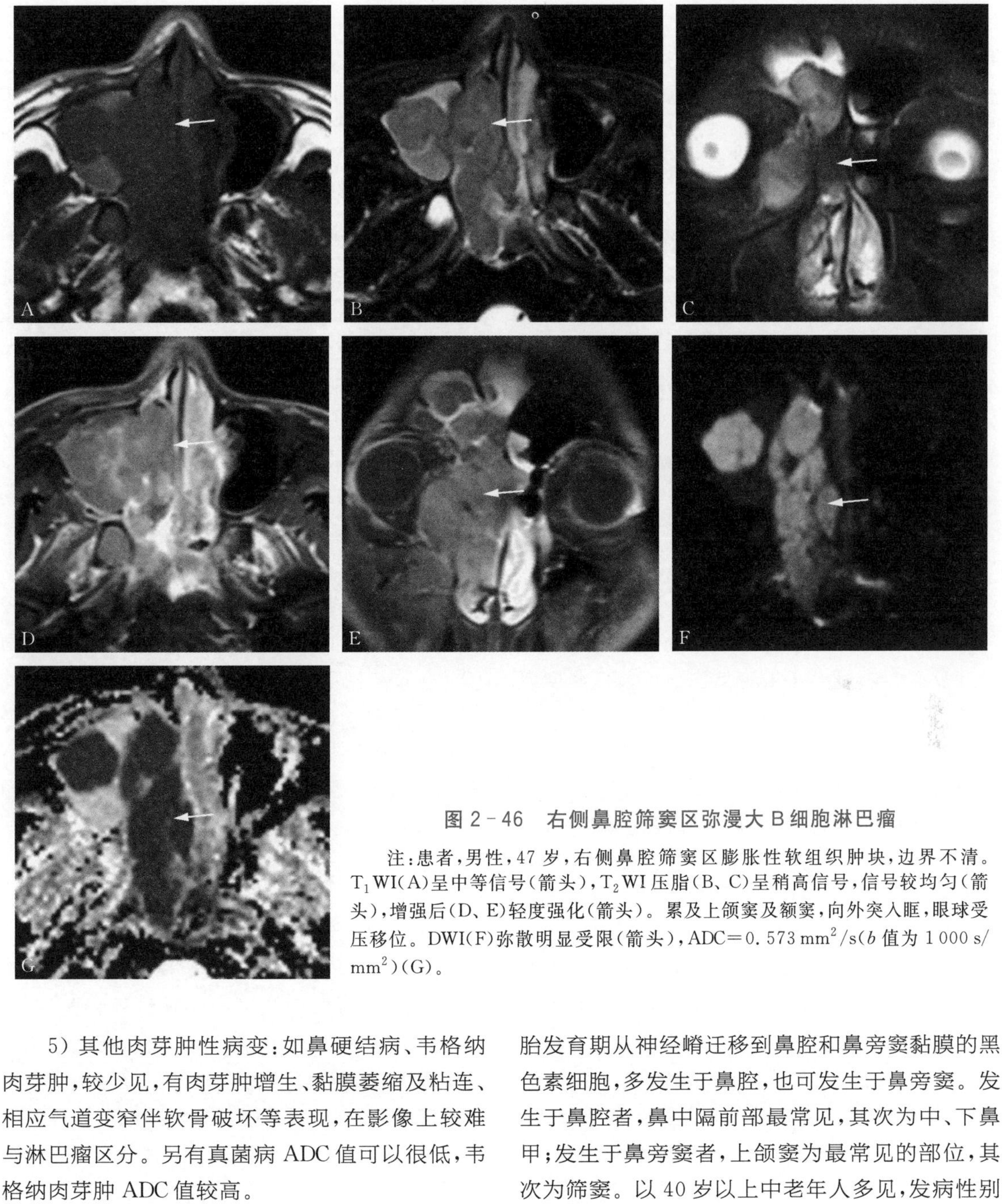

图 2-46　右侧鼻腔筛窦区弥漫大 B 细胞淋巴瘤

注：患者，男性，47 岁，右侧鼻腔筛窦区膨胀性软组织肿块，边界不清。$T_1$WI(A)呈中等信号(箭头)，$T_2$WI 压脂(B、C)呈稍高信号，信号较均匀(箭头)，增强后(D、E)轻度强化(箭头)。累及上颌窦及额窦，向外突入眶，眼球受压移位。DWI(F)弥散明显受限(箭头)，ADC＝0.573 $mm^2/s$($b$ 值为 1 000 $s/mm^2$)(G)。

5) 其他肉芽肿性病变：如鼻硬结病、韦格纳肉芽肿，较少见，有肉芽肿增生、黏膜萎缩及粘连、相应气道变窄伴软骨破坏等表现，在影像上较难与淋巴瘤区分。另有真菌病 ADC 值可以很低，韦格纳肉芽肿 ADC 值较高。

## 2.7.5　黏膜恶性黑色素瘤

(1) 概述

恶性黑色素瘤(malignant melanoma)是起源于黑色素细胞的高度恶性肿瘤，多数位于皮肤，少数位于黏膜。鼻腔、鼻旁窦恶性黑色素瘤(sinonasal mucosal melanoma，SNMM)起源于胚胎发育期从神经嵴迁移到鼻腔和鼻旁窦黏膜的黑色素细胞，多发生于鼻腔，也可发生于鼻旁窦。发生于鼻腔者，鼻中隔前部最常见，其次为中、下鼻甲；发生于鼻旁窦者，上颌窦为最常见的部位，其次为筛窦。以 40 岁以上中老年人多见，发病性别无明显差异。

(2) 病理

1) 大体病理：呈黑色、棕色、淡褐色、灰白色或淡红色肿块，颜色与色素含量有关，常伴出血、坏死及溃疡。

2) 镜下病理：光镜下，肿瘤细胞呈上皮样、气球样、梭形等多种形态。典型黑色素瘤细胞含大量黑色素颗粒，但发生于鼻腔、鼻旁窦者，近50%肿瘤为无色素或少色素。免疫组化有重要的诊断价值，S-100蛋白、HMB-45和波形蛋白染色呈阳性。电镜下观察到瘤细胞胞质内前黑色素小体和黑色素小体有助于色素型黑色素瘤的诊断。

(3) 临床表现

临床常表现为黏稠鼻涕，常伴出血或涕中带血，或有黑色腐烂物自口内吐出；进展后，可侵犯同侧眼眶，引起复视、眼痛、眼球移位等症状，亦可侵犯颅内，引起不同程度的头痛。淋巴结转移早期即可发生，可转移至颌下区、颈部等淋巴结，远处转移可发生于肝、脑、肺和腹部等。鼻腔、鼻旁窦恶性黑色素瘤恶性程度高，易复发，预后差，5年生存率小于30%。

(4) 影像学表现

鼻腔较鼻旁窦多见，鼻中隔前部最常见，鼻旁窦中最常见的部位为上颌窦。

1) CT表现：与肌肉比较，肿块呈中等密度，密度多不均匀，可伴稍高密度出血区及低密度囊变坏死区，增强扫描呈中度不均匀强化。邻近中鼻甲、钩突、筛窦间隔、上颌窦内侧壁等常伴侵蚀性骨质破坏(图2-47)。

鼻腔内肿块可向后经后鼻孔侵入鼻咽腔内，上颌窦肿块可向上侵犯眼眶底壁，筛窦肿块可向外向上侵犯同侧眼眶。另外，鼻腔、筛窦肿块较大时，可向上突破鼻腔顶壁、筛骨，侵入颅前窝内。

2) MRI表现：典型黑色素瘤含有较多黑色素，黑色素具有顺磁性特点，缩短$T_1$WI和$T_2$WI弛豫时间，可呈现特征性的条片状$T_1$WI高信号，$T_2$WI低信号，信号常不均匀。不典型黑色素瘤无黑色素或少黑色素，呈$T_1$WI低或等信号，$T_2$WI等或高信号。肿瘤内伴出血时，也可导致$T_1$WI高信号；伴液化坏死时，内可见斑片状$T_1$WI低信号、$T_2$WI高信号。增强扫描，呈现轻-中度、不均匀强化，少数可明显强化。DWI弥散明显受限，ADC值为$(0.4\sim0.7)\times10^{-3}$ $mm^2/s$($b$值为1000 $s/mm^2$)(图2-47)。

(5) 诊断要点

本病诊断要点：①40岁以上中老年人较多见；②一侧鼻塞、鼻出血，或伴有头痛；③鼻腔内黑色、黑褐色或淡红色新生物；④多位于鼻中隔前部或上颌窦；⑤典型肿块呈现特征性的条片状$T_1$WI高信号，$T_2$WI低信号；⑥轻度到中度强化，可伴液化坏死区或出血灶；⑦DWI弥散受限，ADC值为$(0.4\sim0.7)\times10^{-3}$ $mm^2/s$。

(6) 鉴别诊断

1) 出血坏死性息肉：肿块位于一侧鼻腔和上颌窦内，上颌窦开口或窦腔受压扩大；增强可见斑片状或云絮状强化，周围见无强化囊样影；上颌窦壁可硬化增厚。DWI弥散不受限，ADC值为$(0.8\sim1.0)\times10^{-3}$ $mm^2/s$。

2) 嗅神经母细胞瘤：肿块位于鼻顶嗅沟嗅沟区，浸润性生长，边界模糊不清，可伴出血、坏死，强化不均匀，易向上突破筛窦，且侵入颅前窝内。DWI弥散明显受限，ADC值为$(0.7\sim1.0)\times10^{-3}$ $mm^2/s$。

3) 鳞状细胞癌：鼻旁窦较鼻腔多见，出血较少见，DWI上肿瘤实质部分弥散受限，ADC值为$(0.9\sim1.1)\times10^{-3}$ $mm^2/s$($b$值为1000 $s/mm^2$)。

4) 内翻性乳头状瘤：典型者在$T_2$WI和增强$T_1$WI上呈卷曲脑回征，DWI上弥散不受限，ADC值为$(1.7\sim2.1)\times10^{-3}$ $mm^2/s$($b$值为1000 $s/mm^2$)。

### 2.7.6 嗅神经母细胞瘤

(1) 概述

鼻腔、鼻旁窦嗅神经母细胞瘤(ONB)，是起源于鼻腔、鼻旁窦嗅上皮的恶性神经外胚层肿瘤。最常见的原发部位为鼻腔顶嗅沟区，起源部位包括犁鼻器、蝶腭(翼状腭)神经节、嗅基板和Loci神经节(神经末端)；“异位”起源部位可为鼻腔下部或某个鼻旁窦(如上颌窦)。可发生于5个月至90岁各年龄段人群，2个发病高峰年龄为11～20岁和51～60岁。

(2) 病理

1) 大体病理：为血管丰富的息肉样肿物，有光泽，呈暗红或粉红色，被覆黏膜，质软，触之易出血。

2) 镜下病理：肿瘤位于黏膜下层，分叶状或巢状，境界清楚，间隔以丰富的血管纤维间质。按

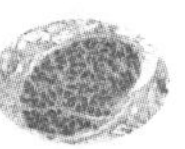

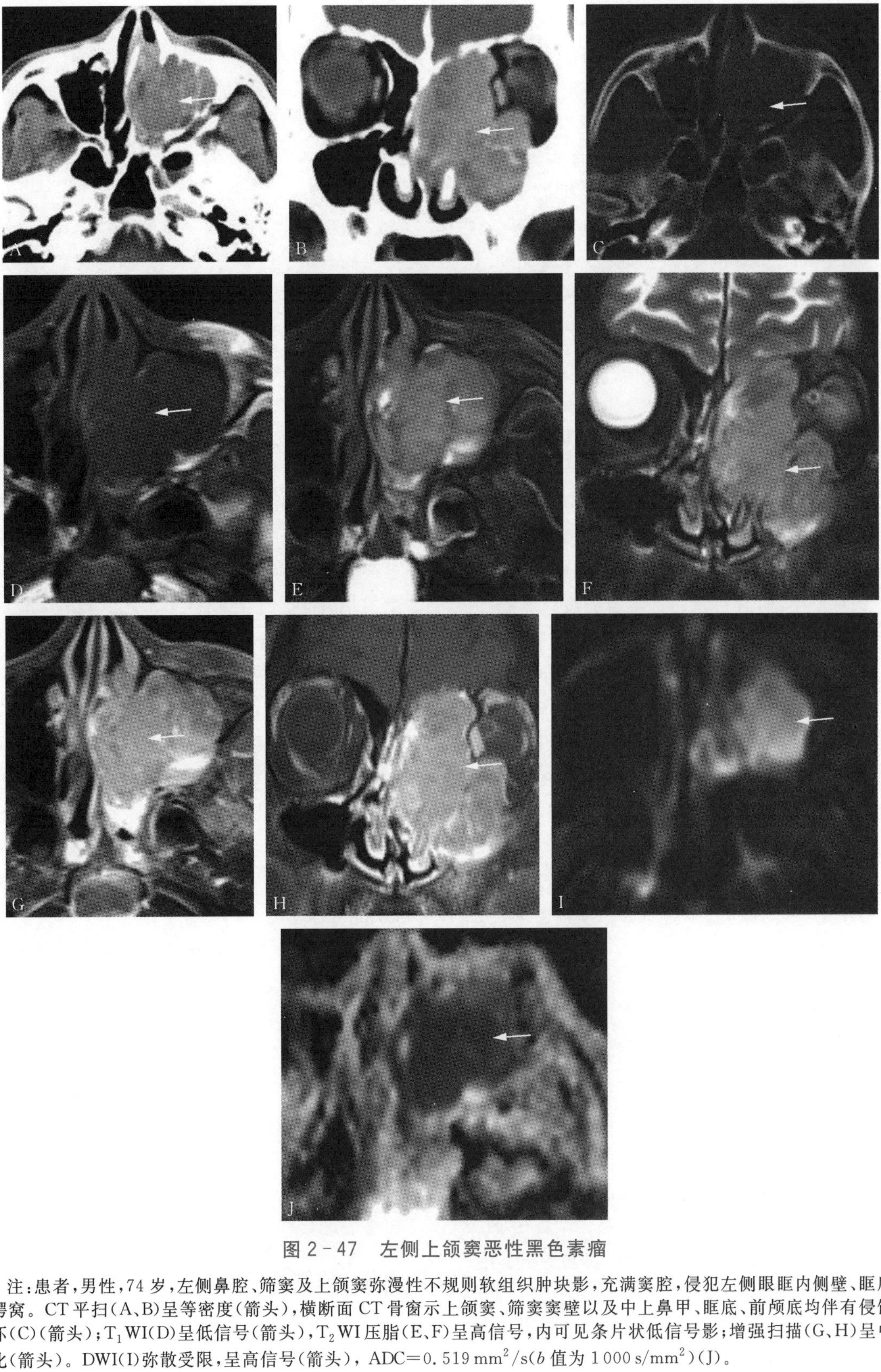

图 2-47　左侧上颌窦恶性黑色素瘤

注：患者，男性，74 岁，左侧鼻腔、筛窦及上颌窦弥漫性不规则软组织肿块影，充满窦腔，侵犯左侧眼眶内侧壁、眶底及翼腭窝。CT 平扫(A、B)呈等密度(箭头)，横断面 CT 骨窗示上颌窦、筛窦窦壁以及中上鼻甲、眶底、前颅底均伴有侵蚀性破坏(C)(箭头)；$T_1$WI(D)呈低信号(箭头)，$T_2$WI 压脂(E、F)呈高信号，内可见条片状低信号影；增强扫描(G、H)呈中度强化(箭头)。DWI(I)弥散受限，呈高信号(箭头)，ADC=0.519 $mm^2/s$($b$ 值为 1 000 $s/mm^2$)(J)。

分化程度分成 4 级：Ⅰ级，分化最好，有小叶结构，瘤细胞核被神经原纤维物质包绕，有荷马-赖特(Homer-Wright)菊形团(假菊形团)，无坏死；Ⅱ级，仍呈小叶样结构，瘤细胞核异型性明显，神经原纤维成分相对较少，可有假菊形团；Ⅲ级，仍有小叶状结构及血管间质，细胞更加间变，染色质深染，有弗莱克斯纳-温特施泰纳(Flexener-Wintersteiner)菊形团(真菊形团)；Ⅳ级，保留大体上的小叶结构，但肿瘤细胞分化差，间变明显，菊形团罕见，神经原纤维缺乏，恶性程度最高。

(3) 临床表现

本病起病较为隐匿，早期主要症状为单侧鼻塞、鼻内流血或涕中带血、嗅觉丧失(单侧更易被忽视)，晚期可伴有头痛、复视、眼球突出、视力障碍。儿童和青少年患者以鼻塞和突眼较多见，成人患者以鼻塞和鼻出血多见。体检发现鼻顶嗅沟区息肉样新生物，肿块常占据中鼻道及总鼻道，并向后达后鼻孔，甚至鼻咽腔内，部分病例可扪及颌下区或颈部肿大淋巴结。预后与病变范围有关。卡迪什(Kadish)将其分为 3 期：Ⅰ期，肿瘤局限于鼻腔，预后相对较好；Ⅱ期，肿瘤已侵入 1 个或数个鼻旁窦；Ⅲ期，超出鼻腔，侵入眼眶、颅内或已有颈淋巴结或远处转移，预后差。

(4) 影像学表现

多位于鼻腔上部、筛窦顶，极少数位于鼻腔下部、额窦、蝶窦及鼻咽，肿瘤大小不等，最大径从数毫米到数厘米。

1) CT 表现：等或略高密度不规则软组织影，分叶状或哑铃状，密度多不均匀，可见低密度液化坏死影、高密度钙化和骨化影；增强扫描肿块呈中等到明显强化，强化欠均匀，内见低密度无强化液化坏死区；邻近骨质可见破坏，以鼻中隔上部最常见。肿块向上侵犯额窦，越过鼻中隔侵犯对侧鼻腔顶和筛窦，破坏筛窦外侧纸板侵入眼眶内，也可经窦口侵入上颌窦，向后侵犯蝶窦。常突破筛板或沿嗅神经侵入颅前窝内，见额叶底部受压上抬；增强扫描脑实质内出现低密度水肿带时提示脑组织有浸润可能，冠状面扫描对显示肿瘤颅前、中窝侵犯较有价值。

2) MRI 表现：$T_1$WI 呈略低或等信号，$T_2$WI 呈略高信号，肿块内出现液化坏死灶时可见斑片状更高信号区；增强后肿块呈中等或明显强化，可伴片状低信号未强化区。DWI 弥散受限，呈不均匀高信号，ADC 值 $0.7\sim1.2\times10^{-3}$ mm$^2$/s(图 2-48)。

肿瘤若侵犯颅前窝，表现为颅底骨皮质低信号带中断，颅内出现软组织信号，与鼻腔、鼻旁窦病灶相连；若脑实质受侵犯，$T_2$WI 可见高信号水肿带，增强扫描显示脑膜增厚及强化，冠状面、矢状面扫描显示更清楚和直观。

(5) 诊断要点

本病诊断要点：①11～20 岁和 51～60 岁是两个发病高峰；②单侧鼻塞、鼻内流血或涕中带血，嗅觉丧失；③位于一侧鼻腔顶嗅沟区和筛窦；④增强后中等到明显强化，强化不均匀；⑤肿瘤常向上突破鼻腔顶壁、筛骨纸板或沿嗅神经侵入颅前窝内；⑥ADC 值 $0.7\sim1.2\times10^{-3}$ mm$^2$/s。

(6) 鉴别诊断

1) 出血性息肉：多数位于中鼻道内及上颌窦开口，可达后鼻孔，呈膨胀性生长，增强后肿块内见斑片状、云絮状强化，周围出血区可呈 $T_2$WI 低或高信号影，上颌窦内侧壁骨质吸收最常见。

2) 内翻性乳头状瘤：典型者在 $T_2$WI 和增强 $T_1$WI 上呈卷曲脑回征，DWI 上弥散不受限，ADC 值为$(1.7\sim2.1)\times10^{-3}$ mm$^2$/s($b$ 值为 1 000 s/mm$^2$)。

3) 鳞状细胞癌：鼻旁窦较鼻腔病变多见，出血较少见，DWI 上肿瘤实质部分弥散受限，ADC 值为$(0.9\sim1.1)\times10^{-3}$ mm$^2$/s($b$ 值为 1 000 s/mm$^2$)。

4) 鼻腔横纹肌肉瘤：好发于儿童、青少年；病变进展快。肿块生长迅速，易出血、坏死，易侵犯破坏周围结构，DWI 弥散明显受限，呈现高信号，ADC 值$(0.5\sim0.7)\times10^{-3}$ mm$^2$/s。可有咽后及颈部淋巴结转移。

### 2.7.7 横纹肌肉瘤

(1) 概述

横纹肌肉瘤(rhabdomyosarcoma, RMS) 是儿

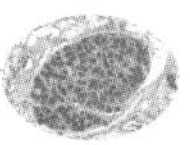

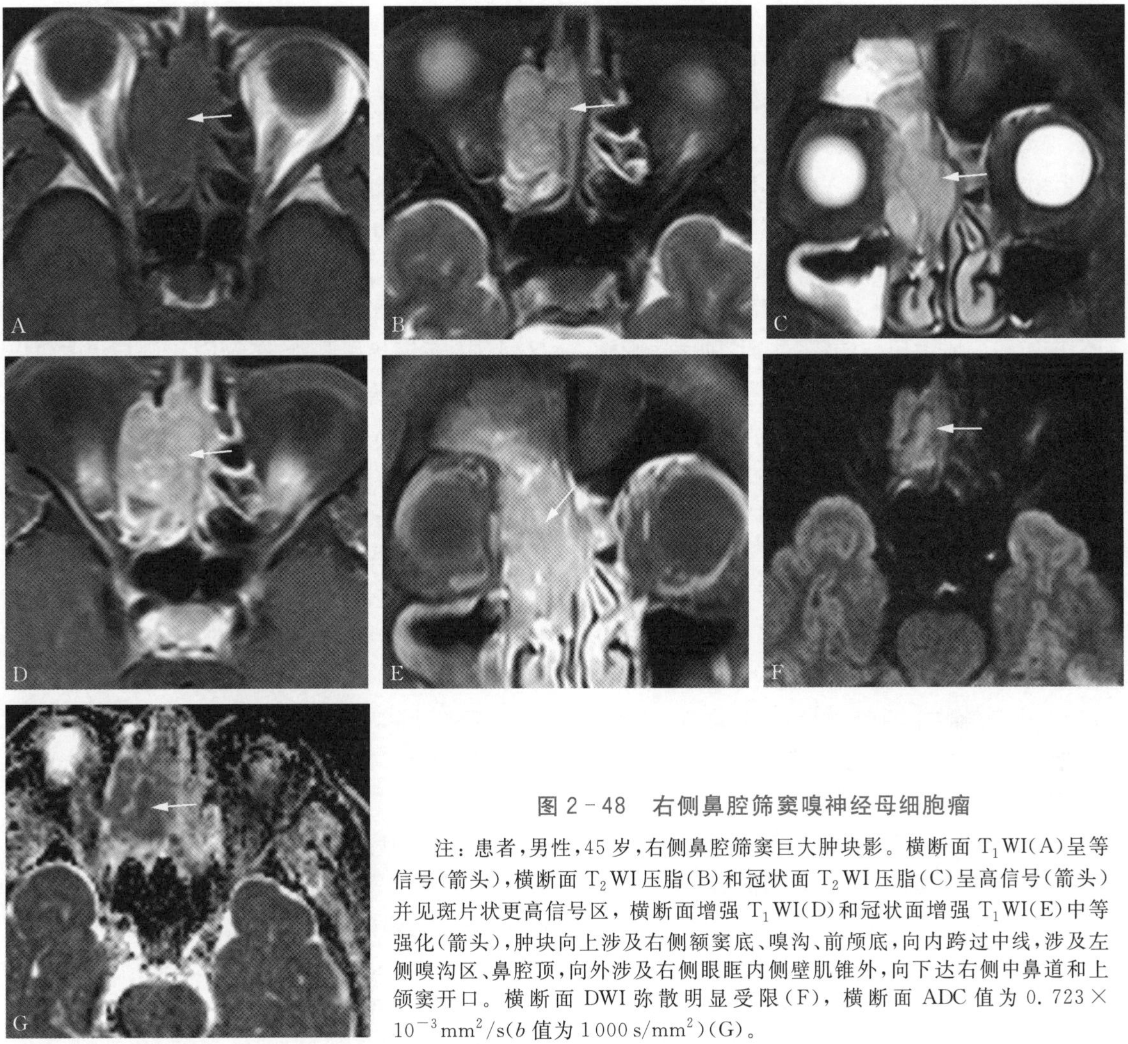

图 2-48 右侧鼻腔筛窦嗅神经母细胞瘤

注：患者，男性，45 岁，右侧鼻腔筛窦巨大肿块影。横断面 $T_1$WI(A)呈等信号（箭头），横断面 $T_2$WI 压脂(B)和冠状面 $T_2$WI 压脂(C)呈高信号（箭头）并见斑片状更高信号区，横断面增强 $T_1$WI(D)和冠状面增强 $T_1$WI(E)中等强化（箭头），肿块向上涉及右侧额窦底、嗅沟、前颅底，向内跨过中线，涉及左侧嗅沟区、鼻腔顶，向外涉及右侧眼眶内侧壁肌锥外，向下达右侧中鼻道和上颌窦开口。横断面 DWI 弥散明显受限(F)，横断面 ADC 值为 $0.723\times10^{-3}\,mm^2/s$（$b$ 值为 $1\,000\,s/mm^2$）(G)。

童和青少年较常见的软组织恶性肿瘤，起源于将分化为横纹肌的未成熟间叶细胞，分为胚胎型、腺泡型和多形性型。几乎 40%的 RMS 发生在头颈部，20%发生在鼻腔、鼻旁窦和鼻咽。胚胎型最常见，多见于儿童；腺泡型少见，多见于成人；多形性型罕见，见于中老年人。成人 RMS 最常见于筛窦，其次是上颌窦。12 岁以上的患者中男性略多于女性。

（2）病理

1）大体病理：胚胎型 RMS 边界不清，肉样，苍白到棕灰色，可分为梭形细胞型和葡萄状型。其中梭形细胞型较硬，切面编织状；葡萄状型呈葡萄样或息肉样外观。腺泡型 RMS 为肉样，质坚硬，色灰白到棕黄。

2）镜下病理：胚胎型 RMS 的典型结构是在疏松黏液间质中分布小圆形或梭形未分化细胞，掺杂有少量圆形、带状或蝌蚪状横纹肌母细胞，部分胞质内见横纹结构。腺泡型 RMS 主要由圆形、大的未分化梭形细胞组成，掺杂部分嗜酸性横纹肌母细胞和多核巨细胞，沿纤维结缔组织和血管排列成腺泡状结构。多形性型 RMS 由体积较大、奇异的横纹肌母细胞构成，排列不规则。免疫组化已成为较可靠的诊断方法，胚胎型 RMS 的结蛋白、肌动蛋白和转录因子 MyoDl 呈阳性。

(3) 临床表现

主要症状有鼻塞、流涕、涕中带血,侵犯鼻旁窦或颅底时出现头痛,侵犯眼眶时出现眼球突出、流泪、视力障碍等,体检发现鼻腔内暗红色或息肉样新生物,质脆,易出血。胚胎型 RMS 中的梭形细胞型预后相对较好,腺泡型 RMS 预后最差,影响预后的主要因素是局部复发和远处转移。国际上按临床标准将其分为 4 期:Ⅰ期,肿瘤局限,可完整切除,无区域淋巴结转移;Ⅱ期,肿瘤局限性浸润周围结构,或区域淋巴结转移;Ⅲ期,肿瘤已广泛侵犯周围结构,无法完整切除,有肿瘤组织残留;Ⅳ期,发生远处转移。据报道,随着手术治疗与放、化疗的联合运用,本病临床Ⅰ期的 5 年生存率可达 70%以上。

(4) 影像学表现

肿瘤可以发生于任何部位,最常见起源于鼻腔和筛窦,典型表现为上、中鼻腔和筛窦区占位;也可位于鼻腔中后段,向后达后鼻孔。位于其他鼻旁窦的肿块大多数为鼻腔、筛窦侵犯而来。

1) CT 表现:大部分呈等密度不规则弥漫性生长的软组织肿块影,部分呈现稍低密度,密度多不均匀,大小可从几毫米到数厘米变化;较大肿块内伴斑点状、片状低密度囊变、坏死区,有时可见斑片状高密度出血区及高密度的残留未吸收破坏的骨质。增强扫描呈明显不均匀强化。常见广泛侵蚀性骨质破坏,可伴有少许压迫性吸收,骨质改变以鼻甲、鼻中隔、筛窦间隔、眼眶内侧壁和上颌窦内侧壁较常见(图 2-49)。

肿瘤发展迅速,被发现时常常已侵犯周围结构。筛窦区肿块最常见侵犯同侧眼眶,可呈结节状突入或广泛浸润眼眶鼻侧肌锥外间隙,鼻腔筛窦肿块常经窦口长入上颌窦内,或直接破坏上颌窦内侧壁侵入窦腔,位于鼻腔中后段的肿块常经后鼻孔侵犯鼻咽腔内;肿瘤极易侵犯颅底,发生率可达 40%~55%,冠状面扫描显示筛骨筛板不连续,脑膜强化,额叶、颞叶受压,海绵窦区亦可受累增宽。

2) MRI 表现:肿瘤实质部分 T1W1 呈略低信号或等信号,常伴有更低信号坏死囊变区,有时可见小片高信号出血灶;脂肪抑制 $T_2$WI 上肿瘤实质呈等或略高信号,其中,胚胎型 RMS 内部疏松的黏液间质成分或液化坏死灶形成点状、条状或片状更高信号区,信号不均匀。增强扫描肿瘤呈不均匀明显强化,伴散在大小不等低信号未强化区,其中,葡萄状型 RMS 在 MRI 增强扫描时可出现葡萄样环形强化。肿瘤 DWI 弥散受限,呈现明显高信号,ADC 值为(0.5~0.7)$\times 10^{-3}$ $mm^2/s$(图 2-50)。

(5) 诊断要点

本病诊断要点:①儿童、青少年发病;②出现鼻塞、涕中带血、视力障碍、头痛等症;③肿瘤多数位于鼻腔上中部和筛窦;④增强后不均匀强化,可见散在液化坏死区;⑤易侵犯眼眶和颅内;⑥骨质广泛侵蚀性吸收破坏;⑦DWI 弥散明显受限,呈现明显不均匀高信号,ADC 值为(0.5~0.7)$\times 10^{-3}$ $mm^2/s$。

(6) 鉴别诊断

1) 嗅神经母细胞瘤:位于鼻腔顶、嗅沟区和筛窦,不均匀强化,边界不清楚,ADC 值为(0.7~1.2)$\times 10^{-3}$ $mm^2/s$,易向上侵犯颅前窝。

2) 鳞状细胞癌:鼻旁窦较鼻腔病变多见,出血较少见,DWI 上肿瘤实质部分弥散受限,ADC 值为(0.9~1.1)$\times 10^{-3}$ $mm^2/s$($b$ 值为 1000 $s/mm^2$)。

3) NK/T 细胞淋巴瘤:多位于鼻前庭、鼻翼、鼻中隔、鼻腔侧壁,沿黏膜弥漫性浸润生长,不均匀强化,可见鼻中隔、硬腭穿孔,向后可蔓延至鼻咽部。ADC 值为(0.5~0.8)$\times 10^{-3}$ $mm^2/s$。

4) 内翻乳头状瘤:典型者在 $T_2$WI 和增强 $T_1$WI 上呈卷曲脑回征,DWI 上弥散不受限,ADC 值为(1.7~2.1)$\times 10^{-3}$ $mm^2/s$($b$ 值为 1000 $s/mm^2$)。

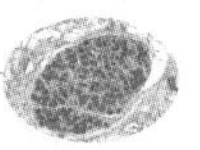

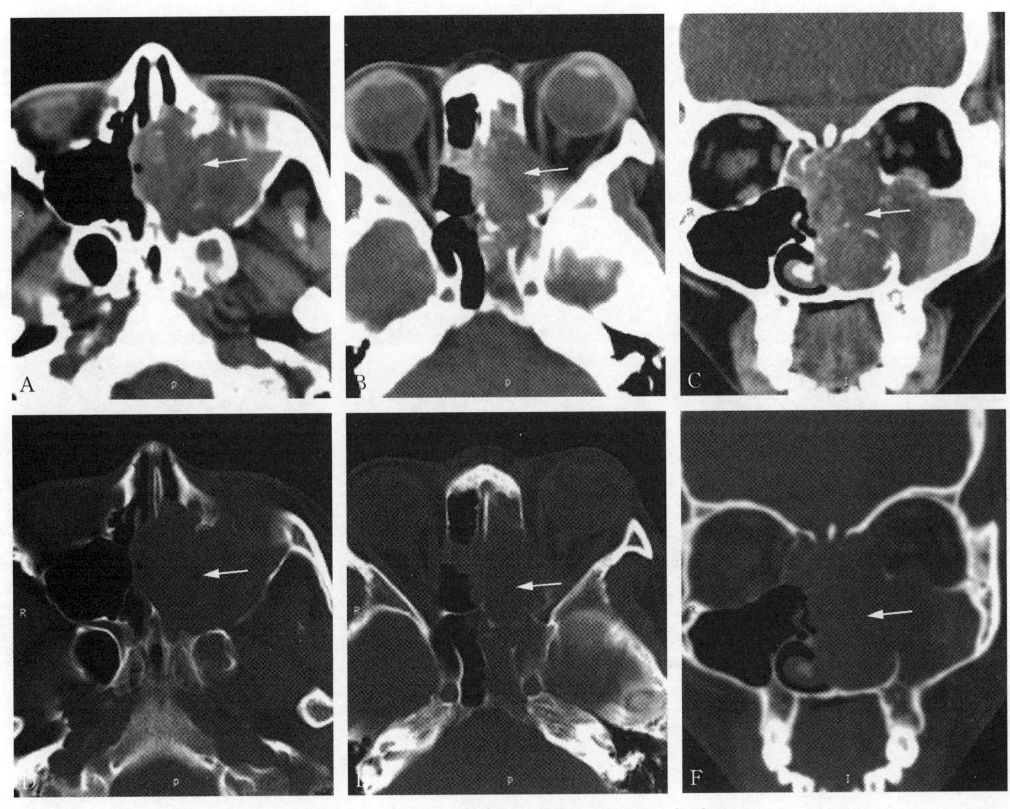

图 2-49　左侧鼻腔、筛窦横纹肌肉瘤

注：患者，女性，19 岁，左侧鼻腔、筛窦弥漫型软组织增生肿块，横断面 CT 增强扫描(A、B)、冠状面 CT 增强扫描(C)示病灶中等密度伴内部片状低密度坏死区(箭头)，横断面 CT 骨窗(D、E)、冠状面 CT 骨窗(F)示左侧筛窦壁、上颌窦内侧壁、眼眶内侧壁广泛骨质破坏(箭头)。

### 2.7.8　神经内分泌癌

(1) 概述

鼻旁窦神经内分泌癌(sinonasal neuroendocrine carcinoma，SNEC)是一种罕见的高度恶性上皮肿瘤，起源于神经嵴内分泌细胞，目前划归为胺前体摄取和脱羧化(amine precursor uptake and decarboxylation，APUD)肿瘤系列，约占鼻肿瘤的 3%。根据肿瘤分化程度和病理类型，2005 年《WHO 分类：头颈部肿瘤分类》将鼻旁窦神经内分泌肿瘤明确分为 4 种亚型：典型类癌(高分化)、不典型类癌(中分化)、小细胞癌神经内分泌型(低分化)，以及神经内分泌癌“无确定分型”。大细胞神经内分泌癌(低分化)与部分无法分类的神经内分泌癌被归类为神经内分泌癌“无确定分型”。2017 年第 4 版《WHO 分类：头颈部肿瘤分类》将其重新分为 2 种类型：小细胞神经内分泌癌(small cell neuroendocrine carcinoma，SmCC)和大细胞神经内分泌癌(large cell neuroendocrine carcinoma，LCNEC)。文献报道发生于鼻腔、鼻旁窦 SNEC 以小细胞神经内分泌癌多见，好发于中老年男性；LCNEC 患者平均年龄 49～65 岁，SmCC 患者平均年龄 40～55 岁。肿瘤最常见于筛窦，其次为鼻腔、上颌窦和蝶窦。其病因与高危 HPV 阳性转录物和既往辐射暴露有关，但与吸烟无关。

(2) 病理

1) 大体病理：灰白色，质脆，易出血。

2) 镜下病理：光镜下苏木精-伊红(HE)染色表现出神经内分泌分化的形态学特征。SmCC 多由小到中等大小的细胞排列呈巢状、片状和骨小梁样，偶呈核栅栏状或菊团状，细胞核浓染，染色质呈细颗粒状，核仁不明显，胞质少，细胞核明显受压、坏死、凋亡、亲银染色阳性[阿佐帕迪(Azzopardi)现象]是典型的特征。肿瘤细胞浸润

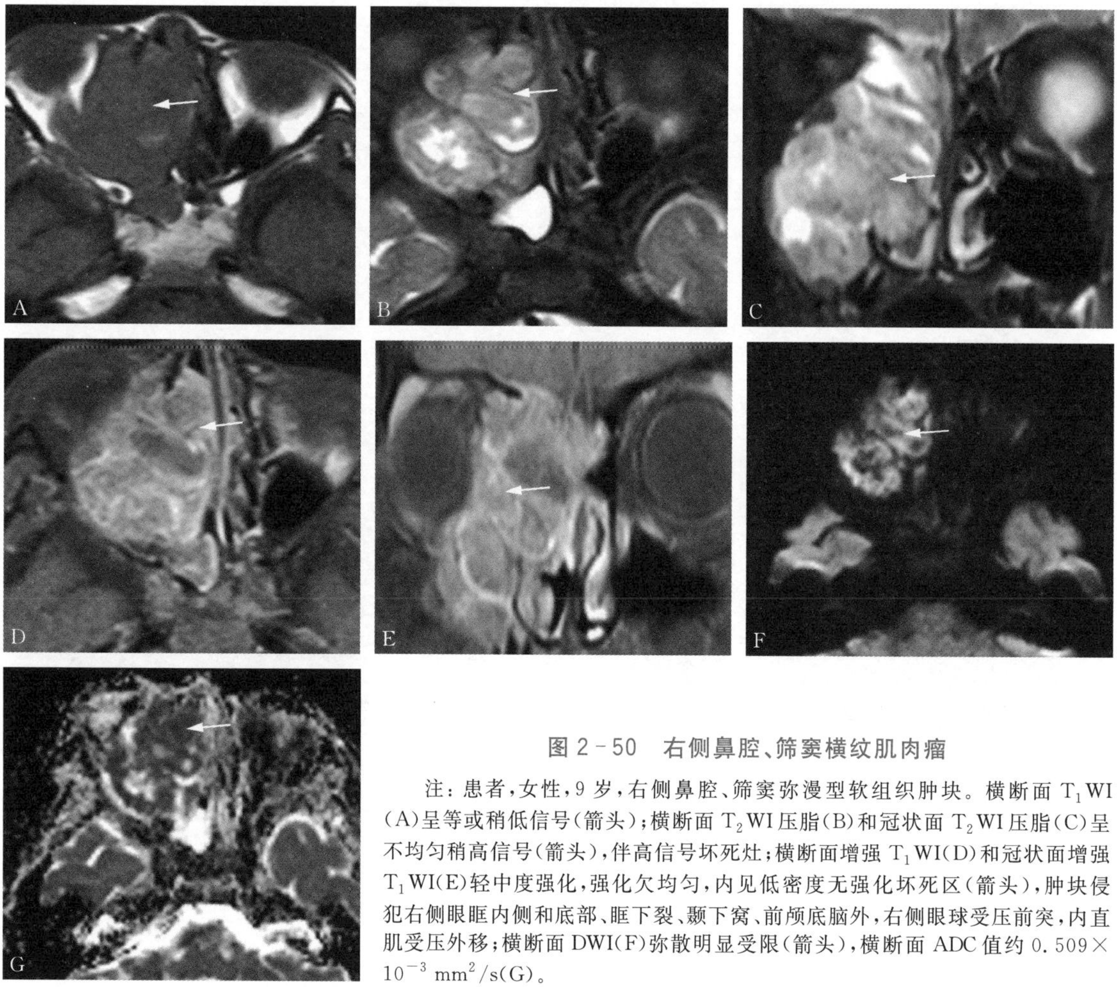

图 2－50　右侧鼻腔、筛窦横纹肌肉瘤

注：患者，女性，9 岁，右侧鼻腔、筛窦弥漫型软组织肿块。横断面 $T_1WI$(A)呈等或稍低信号（箭头）；横断面 $T_2WI$ 压脂(B)和冠状面 $T_2WI$ 压脂(C)呈不均匀稍高信号（箭头），伴高信号坏死灶；横断面增强 $T_1WI$(D)和冠状面增强 $T_1WI$(E)轻中度强化，强化欠均匀，内见低密度无强化坏死区（箭头），肿块侵犯右侧眼眶内侧和底部、眶下裂、颞下窝、前颅底脑外，右侧眼球受压前突，内直肌受压外移；横断面 DWI(F)弥散明显受限（箭头），横断面 ADC 值约 $0.509\times10^{-3}\ mm^2/s$(G)。

性强，常侵犯周围神经及淋巴血管。LCNEC 的癌细胞较大，呈多角形，核质比低，胞质呈嗜酸性细颗粒状，核染色质粗糙或泡状，通常有一个突出的核仁；肿瘤细胞呈实性巢团和片块状，并可见器官样、栅栏状或菊形团结构，可见粉刺样坏死，SmCC 和 LCNEC 有丝分裂率较高，为每 $2\ mm^2$ 或 1 个高倍视野有丝分裂>10 次。电镜观察可见神经内分泌颗粒，对确诊具有决定意义。

3）免疫组化：常提示存在神经内分泌肿瘤及上皮来源肿瘤的标志，常用的神经内分泌标志有突触素（Syn）、嗜铬素（CgA）、神经元特异性烯醇化酶（NSE），其中，NSE 在 LCNEC 不常见，一般认为 Syn 是神经内分泌肿瘤最敏感和特异的标志物，在 SmCC 中，当 S100 蛋白染色阳性时，常为一过性而非持续性；常用上皮性标志物包括细胞角蛋白（CK）、上皮膜抗原（EMA）、癌胚抗原（CEA）和 CD56，其中细胞角蛋白（如 EAM5.2 和 AE1/AE3）和 EMA 常呈强免疫阳性，表现为核周圆点状阳性（较为特征性）。一般认为至少 2 种以上染色结果结合 HE 染色综合分析来诊断 SNEC。SNEC 常见 p16 阳性，p63 可能呈局灶性弱阳性，通常不表达 CK5/6。

极少部分肿瘤可能合并鳞状细胞癌或腺癌，一般认为缺乏神经内分泌分化的光学显微镜特征的鳞状细胞癌（SCC）或腺癌即使表现出局灶性或片状神经内分泌免疫反应性，也必须保留在原始类别中，而不被诊断为神经内分泌癌。

（3）临床表现

主要表现为鼻部症状（鼻塞、流涕、鼻出血），局部占位症状（面部肿胀、突眼、复视、视力减退

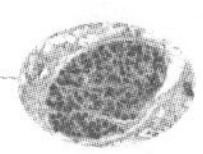

等)、局部浸润症状(嗅觉减退、面部麻木与肿胀等)和颅底侵犯症状(如头痛、脑神经受累、脑脊液鼻漏等),极少部分患者可有副肿瘤综合征表现。肿瘤进展快,常见复发和转移,多表现为颈部淋巴结转移,也可见肺、肝、骨等远处转移。

SNEC恶性程度高、进展快、易复发、预后差,患者5年无瘤生存率为50%~65%,发生于蝶窦的肿瘤预后(5年生存率80%)比上颌窦和筛窦的肿瘤预后(5年生存率33%)更好,LCNEC患者往往比SmCC患者预后更好。目前尚无统一的有效治疗方案,常联合手术切除和/或化疗、新辅助化疗、放疗2种或3种方式治疗,早期明确诊断、及时治疗是提高SNEC患者生存率的关键。

(4) 影像学表现

当病变位于双侧蝶窦时,呈对称分布或"鸽子"状,被认为是该病较特征性的影像表现。病灶进展快,常广泛侵犯邻近结构,向上可侵及颅窝并向脑内进展,也可侵入眼眶,累及视神经。

CT扫描可清晰显示骨质破坏类型和程度,有助于肿瘤良恶性的判断,MRI可进一步帮助评估肿瘤的性质和浸润范围,CT联合MRI有助于临床诊断及治疗。

1) CT表现:肿瘤最常见于筛窦,其次为鼻腔、上颌窦和蝶窦;早期肿块较小时(最大径<3 cm)可局限于鼻旁窦,边界清晰,形态较规则,圆形或椭圆形,但因部位隐匿,大部分患者在出现症状和初次就诊时,瘤体已较大(最大径>3 cm),形态不规则,常累及单侧或双侧鼻腔、鼻旁窦。肿瘤进展快,易广泛侵犯邻近结构,向上可侵及颅窝向脑内进展,也可侵入眼眶,累及视神经。病灶边界不清,CT平扫呈中等稍高密度或等密度,密度欠均匀或均匀,易囊变,表现为灶状、斑片状低密度灶,或表现为线环状或葡萄状低密度,较为特征;钙化少见,或表现为见斑点、线条状高密度影;邻近骨质易发生破坏,呈膨胀性和浸润性骨质破坏共存,但骨质轮廓可见,且增强多呈中度不均匀强化。

2) MRI表现:病灶$T_1$WI呈等信号,信号均匀或稍不均匀;$T_2$WI呈混杂信号,肿瘤实质部分呈等或稍高信号,丝环状、分房状或葡萄状高信号囊变具有一定特点;增强后多呈不均匀中度强化或明显不均匀强化,而位于双侧蝶窦病变者可为不均匀轻度强化,并且呈对称分布或"鸽子"状,被认为是该病的特征性影像表现(图2-51)。MRI能更好地显示周围组织浸润情况,肿瘤实质部分DWI弥散受限,ADC图呈低信号,病例报道ADC值为$(0.45\sim0.65)\times10^{-3}$ $mm^2/s$。

(5) 诊断要点

本病诊断要点:中老年男性,有鼻塞、鼻出血、鼻溢等症状;CT以及MRI检查发现鼻旁窦较大不规则软组织肿块,广泛浸润性生长,边界不清,周围骨质表现为膨胀性及浸润性骨质破坏并存,但骨质轮廓可见且不伴骨质硬化;$T_1$WI上呈等信号,$T_2$WI上混杂信号区,增强后中度至明显强化并非鳞状细胞癌、淋巴瘤和腺样囊性癌的典型影像学表现,ADC值较低,为$(0.45\sim0.65)\times10^{-3}$ $mm^2/s$($b$值为1000 $s/mm^2$),则应考虑SNEC的可能性。如果患者为中青年,病变位于蝶窦且对称分布或呈"鸽子"图案,CT示骨质破坏但轮廓可见,增强后不均匀轻度强化,可高度怀疑本病。

(6) 鉴别诊断

1) 嗅神经母细胞瘤:肿瘤在鼻腔上部、筛窦顶沿嗅丝分布,典型者呈"葫芦"样或长条状突入颅前窝底,骨质破坏较明显。MRI呈等$T_1$、混杂$T_2$信号,增强扫描强化显著;DWI弥散受限,ADC值为$(0.7\sim1.2)\times10^{-3}$ $mm^2/s$($b$值为1000 $s/mm^2$),较SNEC高。

2) 鳞状细胞癌:CT示骨质破坏更明显,呈完全性溶骨性骨质破坏、骨质轮廓消失;MRI信号不均匀,常见囊变、坏死,增强后中度至明显强化;DWI示肿瘤实质部分弥散受限,ADC值为$(0.9\sim1.1)\times10^{-3}$ $mm^2/s$($b$值为1000 $s/mm^2$),较SNEC高。

3) 恶性淋巴瘤:好发于一侧或双侧鼻腔前下部,易累及鼻前庭、鼻翼、鼻背及邻近面部软组织,肿瘤以弥漫性生长为主,边界不清;一般无骨质破坏或有轻微骨质破坏,可呈虫蚀样或虚线样骨质吸收,骨质破坏范围小于病灶软组织病灶范围。大B细胞型肿块密度/信号较均匀,T/NK细

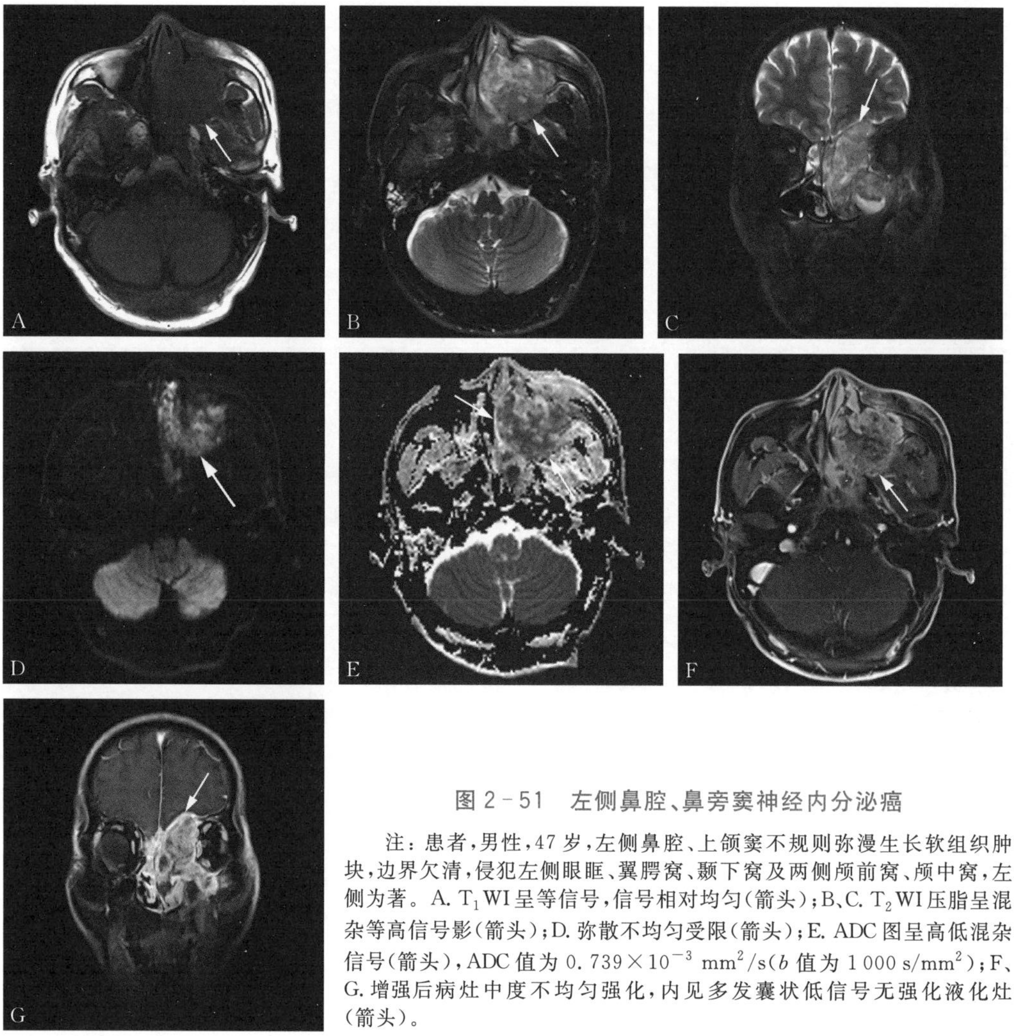

图 2-51　左侧鼻腔、鼻旁窦神经内分泌癌

注：患者，男性，47 岁，左侧鼻腔、上颌窦不规则弥漫生长软组织肿块，边界欠清，侵犯左侧眼眶、翼腭窝、颞下窝及两侧颅前窝、颅中窝，左侧为著。A. $T_1$WI 呈等信号，信号相对均匀（箭头）；B、C. $T_2$WI 压脂呈混杂等高信号影（箭头）；D. 弥散不均匀受限（箭头）；E. ADC 图呈高低混杂信号（箭头），ADC 值为 $0.739\times10^{-3}$ $mm^2/s$（$b$ 值为 1 000 $s/mm^2$）；F、G. 增强后病灶中度不均匀强化，内见多发囊状低信号无强化液化灶（箭头）。

胞型易出现液化、坏死，增强后轻-中度强化，淋巴瘤 DWI 弥散明显受限，ADC 值大小为 $(0.5\sim0.8)\times10^{-3}$ $mm^2/s$（$b$ 值为 1 000 $s/mm^2$）。

4）腺样囊性癌：肿瘤有沿神经生长特点，可呈不规则的条束状，跳跃样生长；密度/信号不均匀，囊变多见，增强后明显不均匀强化；ADC 值为 $(1.0\sim1.5)\times10^{-3}$ $mm^2/s$（$b$ 值为 1 000 $s/mm^2$），较 SNEC 高。

### 2.7.9　骨外浆细胞瘤

（1）概述

骨外浆细胞瘤（extraosseous plasmacytoma），在 2017 年第 4 版《WHO 分类：头颈部肿瘤分类》出版前被命名为髓外浆细胞瘤（extramedullary plasmacytoma，EMP），系指发生于骨（髓外）由于单克隆性浆细胞异常增殖而形成的软组织肿块，呈低度恶性，无潜在多发性骨髓瘤的诊断证据。骨外浆细胞瘤可发生在任何有淋巴网状组织的器官，约 80%发生于上呼吸道，最常见的部位是鼻腔和副鼻旁窦（80%），其次是鼻咽、口咽和喉部，其他头颈部较少见的原发部位包括下咽、唾液腺和甲状腺、颈部淋巴结、气管和食管，约 15%患者可继发颈部淋巴结受累。该病临床罕见，世界范围内发病率约为每年 3/10 万，占浆细胞瘤的 3%～5%、头颈部恶性肿瘤的 1%、鼻部非上皮源性肿瘤的 4%。其病因目前尚不清楚，可能与慢

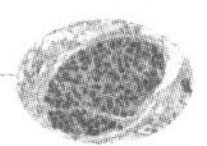

性吸入性刺激和病毒感染有关。

（2）病理

1）大体病理：灰红色软组织，表面光滑，触之易出血。

2）镜下病理：可见分化程度不一的浆细胞弥漫浸润分布，细胞排列紧密，分化成熟的肿瘤细胞与正常浆细胞相似，中等偏小，呈卵圆形，胞质丰富，弱嗜碱性，细胞核呈车轮状、偏一侧，核旁有亮晕；分化差的肿瘤细胞体积大，核仁大，异型性明显，核分裂象易见；细胞间质少，可能有淀粉样物沉积。

免疫组化：免疫组织化学染色对排除多发性骨髓瘤、鉴别骨髓外浆细胞瘤与非肿瘤性浆细胞增生很有帮助。肿瘤细胞常表达浆细胞分化的标志物有 CD138、CD38、VS38 和 MUM1/IRF4(232)；可不同程度 B 细胞分化标志 CD79a，但很少表达 CD20，PAX5 通常为阴性；免疫组织化学染色常表现为轻链限制，即 κ(＋)、λ(－) 或 κ(－)、λ(＋)，重链染色可能显示 IgA 或 IgG 表达，而 IgM 染色可能提示 B 细胞淋巴瘤；Ki-67 指数均低于多发性骨髓瘤。

（3）临床表现

骨外浆细胞瘤病变生长较缓慢，早期症状不典型，从出现症状到就诊，平均时间为 4.5 个月，也可延迟至数年，临床表现主取决于病灶体积发生部位，主要表现为软组织肿块(80％)、气道阻塞(35％)、鼻出血(35％)、局部疼痛(20％)、突出(15％)、鼻分泌物(10％)、局部淋巴结病(10％)、脑神经麻痹(5％)。少数患者(＜25％)血清单克隆免疫球蛋白表达，主要为 IgA 型。

骨外浆细胞瘤诊断标准尚不统一，英国骨髓瘤协会工作指南组推荐的 EMP 诊断标准包括：①由于单克隆浆细胞增生引起的单发骨髓外软组织肿块；②细针穿刺或活体组织检查示骨髓病理学正常；③骨骼检查包括长骨的 X 线检查正常；④没有因浆细胞病恶液质造成的贫血、高血钙或肾功能不全；⑤血清或尿液单克隆免疫球蛋白缺乏或水平低下。因此确诊 EMP 需要结合临床表现及骨髓、血清学与影像学检查等多方面检查。

放疗是头颈部骨外浆细胞瘤的首选治疗方法。绝大多数患者接受单纯局部放疗便可痊愈，放疗后局部复发率＜5％。远处转移的风险似乎小于 30％，往往发生在初诊后的 2～3 年内。约 2/3 的患者生存率超过 10 年。约 15％的患者可发展为多发性骨髓瘤，所以患者需定期随访，在初诊后每 6 周随访一次，随访 6 个月后可延长随访间隔。头颈部骨外髓细胞瘤应尽量避免根治性手术治疗。如果患者已经过一次外科手术治疗，则仅在切缘受累的患者中才需接受放疗。化疗仅适用于难治性(如肿瘤最大径＞5 cm、分化较差)、复发性疾病的患者，化疗方案可参考多发性骨髓瘤的化疗方案。

（4）影像学表现

CT 表现：好发于鼻腔、上颌窦，常累及单侧或双侧鼻腔、鼻旁窦，表现为椭圆形、分叶状或不规则软组织肿块，可累及眼眶、颅底，但一般边界清楚，与周围肌肉密度相比，呈等密度或稍高密度，密度均匀，钙化、出血、囊变及坏死少见，受累鼻腔、鼻旁窦可有不同程度扩大，周围骨质受压、变形、变薄、移位，可见溶骨性骨质破坏，内可见短条状残留小骨片，对比增强后，一般呈中等至明显程度均匀强化，病灶内可见特征性的细小、迂曲血管影。

MRI 表现：$T_1$WI 呈等信号，$T_2$WI 呈等或稍高信号，信号较均匀，无明显囊变、坏死灶，病灶周围和/或病灶内可见流空血管，增强后一般呈明显均匀强化，病灶内可见数量不一、形状各异、强化更显著的特征性间隔，对应组织学上血管丰富的疏松的间质结构，可为该病诊断的线索(图 2-52)。肿瘤弥散明显受限，DWI 呈高信号，ADC 图呈低信号，ADC 值为$[(0.402\sim0.453)\pm0.08]\times10^{-3}$ $mm^2/s$。

（5）诊断要点

中老年男性，鼻腔、鼻旁窦显著软组织团块，与邻近组织分界清晰，密度/信号相对均匀。CT 平扫为等密度，周围骨质为膨胀性溶骨性骨质破坏，内见短条状残存骨片，而骨质无硬化改变等征象。MRI 示 $T_1$WI 等信号，$T_2$WI 等或稍高信号，弥散受限显著，ADC 值为$(0.53\pm0.06)\times10^{-3}$ $mm^2/s$($b$ 值为 1000 $s/mm^2$)，增强后明显不均匀

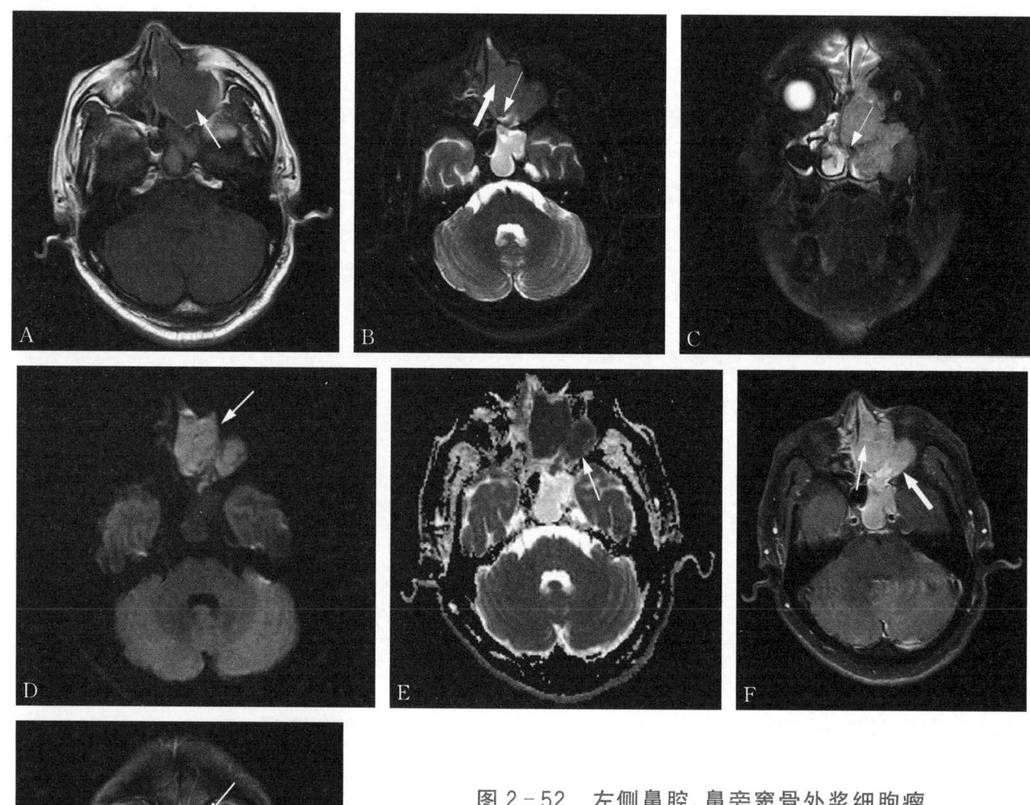

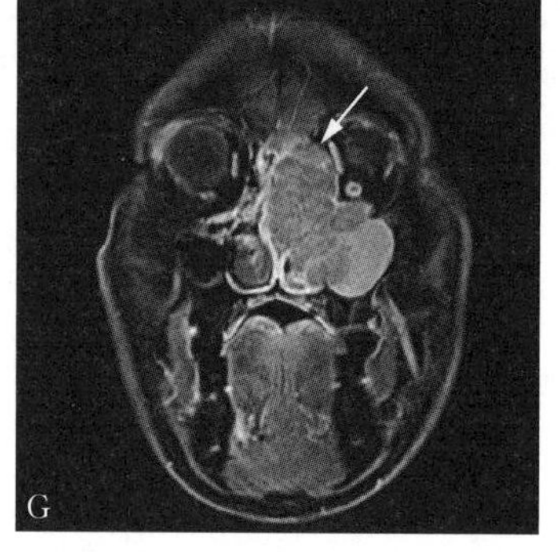

图 2-52　左侧鼻腔、鼻旁窦骨外浆细胞瘤

注：患者，男，51岁，左侧鼻腔、额窦、筛窦、上颌窦区弥漫软组织肿块，左侧蝶窦稍受累，肿块侵犯左侧眼眶，边界清，并外周高信号阻塞性炎。与脑灰白相比：A. $T_1$WI 呈等信号，信号相对均匀（箭头）；B、C. $T_2$WI 呈等信号，并伴多发稍高信号分隔（粗箭头），可见极低信号流空血管影从肿瘤边缘穿入（细箭头）；D. 弥散明显受限（箭头）；E. ADC 图呈低信号（箭头），ADC 值为 $0.446\times10^{-3}$ mm²/s（$b$ 值为 1000 s/mm²）；F、G. 增强后中度至明显强化，信号相对均匀（粗箭头），内可见多发强化更明显线状分隔（细箭头），对应 $T_2$WI(B) 稍高信号（粗箭头）。

强化，瘤体内或周边可见穿行血管影，病灶内可见数量不一、形状各异、强化更显著的间隔，不完全符合淋巴瘤或头颈部鳞癌时，需考虑骨外浆细胞瘤的诊断。

（6）鉴别诊断

1）非霍奇金淋巴瘤：增强扫描后一般为轻-中度强化，强化不如骨外浆细胞瘤明显；弥散明显受限；淋巴瘤 DWI 弥散明显受限，ADC 值为 $(0.5\sim0.8)\times10^{-3}$ mm²/s（$b$ 值为 1000 s/mm²），较 EMP 稍高。

2）鳞状细胞癌：鳞癌易广泛侵犯周围结构，边界模糊不清，而 EMP 边界清楚，常与周围组织有明显分界；其邻近骨质破坏较 EMP 更明显，为完全性溶骨性骨质破坏，骨质轮廓消失；密度/信号不均匀，常见囊变、坏死。ADC 值为 $(0.9\sim1.1)\times10^{-3}$ mm²/s（$b$ 值为 1000 s/mm²），较 EMP 明显高。

3）横纹肌肉瘤：好发于儿童和青少年，生长迅速，形态不规则，边界不清楚，弥散明显受限，ADC 值低，为 $(0.5\sim0.7)\times10^{-3}$ mm²/s（$b$ 值为 1000 s/mm²），增强后不均匀强化，内常见散在点状、条状或片装低密度/低信号液化坏死区。

4）恶性黑色素瘤：好发于 40 岁以上中老年人。典型黑色素瘤含有较多黑色素，黑色素具有顺磁性特点，$T_1$WI 和 $T_2$WI 弛豫时间缩短，因而呈现特征性的条片状 $T_1$WI 高信号、$T_2$WI 低信

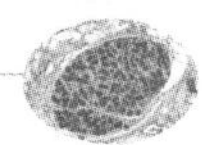

号,可辅助鉴别诊断。

## 2.7.10 转移瘤

(1) 概述

鼻腔、鼻旁窦转移性恶性肿瘤较为罕见,约占鼻腔、鼻旁窦恶性肿瘤1%,在文献报道中,约50%病例为肾透明细胞癌(renal clear cell carcinoma, RCC)的转移,也可见肺、乳腺、结肠、甲状腺、前列腺、肝脏和宫颈等其他部位肿瘤的转移,可能通过血循环、淋巴或椎体静脉丛途径转移至鼻腔、鼻旁窦区域。多见于50～70岁患者,上颌窦最常受累,其次为蝶窦、筛窦、鼻腔,常为单发病灶。

(2) 病理

与原发部位的肿瘤有相似的组织病理学改变,但需要综合患者的临床资料和免疫组织化学染色结果进行最终诊断。如鼻腔、鼻旁窦转移性RCC HE染色可见瘤细胞大小一致,细胞胞质透亮,呈巢状分布,间质血窦丰富,与RCC镜下形态一致,但该部位的原发性RCC细胞样癌组织学表现也有相似表现,此时应首先考虑鼻腔、鼻旁窦原发的RCC,并需要排除转移性RCC的可能,可进一步加做免疫组织化学进行鉴别。该部位原发的RCC和RCC转移均可以表达广谱细胞角蛋白(CKpan)、EMA、波形蛋白及CA9,但RCC通常表达CD10而不表达细胞角蛋白CK7,鼻腔、鼻旁窦原发的RCC与此相反,几乎均表达CK7而不表达CD10。

(3) 临床表现

临床表现无特异性,鼻出血是鼻旁窦转移的最常见症状(>70%),其他常见鼻部症状为鼻塞、流涕、颌面部肿胀和麻木、头痛、突眼、眼球运动和视力变化等,肿瘤累及海绵窦或颅底时,可出现各种脑神经麻痹症状。据文献报道,蝶窦病灶向外侵犯累及颞下窝时,还可表现为霍纳(Horner)综合征。有时这些症状可能是隐匿性原发肿瘤的首次表现。

此病预后较差,大多数患者目前多采用姑息治疗法,主要目的是减轻疼痛和预防出血,单独或联合放、化疗进行手术切除有助于缓解症状,但很少能延长生存期。

(4) 影像学表现

上颌窦最常受累,其次为蝶窦、筛窦、鼻腔,常为单发病灶;肿瘤呈浸润性生长,边界模糊不清,常同时累及多个鼻腔、鼻旁窦,广泛侵犯周围结构。上颌窦肿块易侵犯面颊部、眶底、颞下窝、翼腭窝等,筛窦区肿块常见侵犯同侧眼眶,也可向上侵犯前颅底,蝶窦肿块在发现时可能已广泛侵犯海绵窦、眶尖、枕骨斜坡等部位。另外,转移性肿瘤更易侵犯眼眶。

1) CT表现:肿瘤的密度和强化表现常与原发灶相似,平扫多为等或稍低密度。绝大多数病灶表现为富血供肿块,密度欠均匀。窦腔可呈膨大性改变,周围骨质浸润性骨质吸收、破坏,部分肿瘤可先侵犯窦壁,少部分病例合并成骨性改变并可见特征性的放射状骨膜反应。

2) MRI表现:转移瘤的MRI信号特征常与原发肿瘤类似,与脑灰质相比,$T_1$WI呈等或稍低信号,信号欠均匀,$T_2$WI呈混杂信号,常见囊变坏死。肾癌、黑色素瘤鼻腔转移常见出血,增强后不均匀强化,ADC值多变,多与原发灶相似。MRI有助于评估病变的真实范围(图2-53),并可以提供其他信息,例如是否存在颅底侵犯和软脑膜侵犯。

(5) 诊断要点

本病诊断要点:中老年患者,若CT/MRI发现鼻腔、鼻旁窦内富血供软组织肿块、溶骨性骨质破坏和广泛周围侵犯,即使对于无原发病史的患者,也应考虑有转移性继发肿块的可能性,尤其是肾源性肿块。对于有原发肿瘤病史的患者,应首先考虑转移瘤的诊断和鉴别诊断。

(6) 鉴别诊断

1) 鼻息肉:鼻腔内最常见良性肿块,边缘较光滑,增强后无强化或边缘轻度强化,多数伴同侧鼻旁窦炎症,DWI弥散一般不受限。

2) 内翻乳头状瘤:好发于中老年男性,内部可伴钙化灶。MRI增强后卷曲脑回征是内翻乳头状瘤的特征性影像学表现,DWI弥散一般不受限。

3) 鳞状细胞癌:多见于中老年人,多发生于上

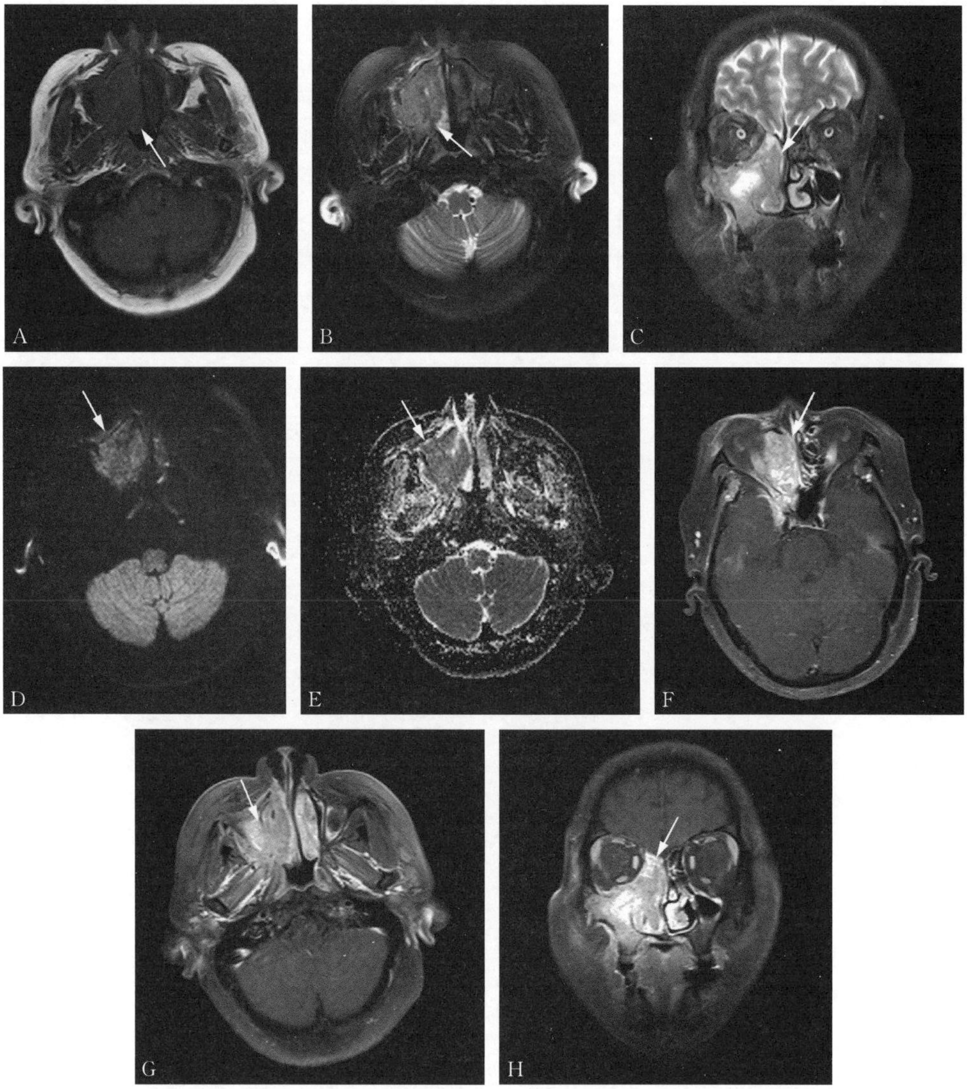

图 2-53　右侧鼻腔、鼻旁窦乳腺癌转移瘤

注：患者，女性，58 岁，右侧筛窦、上颌窦、蝶窦及鼻腔弥漫性软组织肿块，边界不清，涉及眶底肌锥外、海绵窦、翼腭窝、眶下裂、前面部、颞下窝及上齿槽区。A. $T_1$WI 呈等信号（箭头）；B、C. $T_2$WI 压脂呈等、高混杂信号（箭头）；D. DWI 呈轻度弥散受限（箭头）；E. ADC 值为 $0.877\times10^{-3}$ mm$^2$/s（$b$ 值为 1 000 s/mm$^2$）；F～H. 增强后明显不均匀轻至中度强化（箭头），内见斑片无强化坏死灶。

颌窦，病程短，进展快；肿块密度/信号欠均匀，增强后明显强化；液化坏死常见，骨质破坏多为侵蚀性吸收破坏，周围结构易受侵犯；弥散受限，ADC 值为（$0.9\sim1.1$）$\times10^{-3}$ mm$^2$/s。结合患者原发肿瘤病史，可资鉴别。

4）腺样囊性癌：中年以上女性多见，有沿三叉神经支和骨性管道、孔裂浸润生长的特点。

5）恶性黑色素瘤：好发于 40 岁以上中老年人，典型表现为 $T_1$WI 高信号、$T_2$WI 低信号，ADC 值低，为（$0.4\sim0.7$）$\times10^{-3}$ mm$^2$/s（$b$ 值为 1 000 s/mm$^2$），增强后多呈中等或明显不均匀强化。

（肖泽彬　王　鹏　齐　萌　耿　悦　程玉书　吴灵捷　郭林英　段　斐）

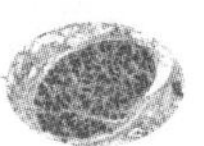

## 主要参考文献


[1] 于焕新,刘钢. 鼻源性脑脓肿的临床分析[J]. 中华耳鼻咽喉头颈外科,2014,49(3):214-217.

[2] 王卫华,应丽韫,朱正华,等. 消化系统恶性肿瘤鼻转移2例[J]. 临床耳鼻咽喉头颈外科杂志,2015,29(12):1134-1136.

[3] 王飞,王振常,鲜军舫. 眼眶蜂窝织炎的CT、MRI表现. 临床放射学杂志[J],2009,28(5):618-620.

[4] 王永哲,杨本涛,鲜军舫. MRI扩散加权成像表观扩散系数鉴别鼻腔鼻窦实性肿块的价值[J]. 中华放射学杂志,2014,48(3):207-210.

[5] 王臣,齐志刚,杜祥颖,等. 鼻腔鼻窦及颅底腺样囊性癌的CT和MRI特点分析[J]. 医学影像学杂志,2019,29(11):1823-1826.

[6] 王振常,鲜军舫,兰宝森. 中华影像医学头颈部卷[M]. 2版. 北京:人民卫生出版社,2011.

[7] 王振常. 中华临床医学影像学—头颈部卷[M]. 北京:北京大学医学出版社,2016.

[8] 王振常. 头颈部影像学—耳鼻咽喉头颈外科卷[M]. 北京:人民卫生出版社,2014.

[9] 王婷婷,董江宁,林婷婷,等. 头颈部及胸部髓外浆细胞瘤影像学征象分析[J]. 中国CT和MRI杂志,2018,16(11):30-32.

[10] 孔维佳,许庚,周梁,等. 耳鼻咽喉头颈外科学[M]. 北京:人民卫生出版社,2010.

[11] 孔维佳,周梁. 耳鼻咽喉头颈外科学[M]. 北京:人民卫生出版社,2015.

[12] 吕翔,张湘燕. 鼻腔、鼻窦及鼻咽部病理学[M]. 贵阳:贵州科技出版社,2017.

[13] 刘红刚,高岩. 头颈部肿瘤病理学和遗传学[M]. 北京:人民卫生出版社,2006.

[14] 许庚,王跃建. 耳鼻咽喉科临床解剖学[M]. 济南:山东科学技术出版社,2010.

[15] 杨本涛,刘淑玲,王振常,等. 鼻及鼻咽孤立性髓外浆细胞瘤的CT和MRI表现[J]. 临床放射学杂志,2010,29(3):307-311.

[16] 李文华. 头颈部疾病影像鉴别诊断[M]. 北京:化学工业出版社,2007.

[17] 李树荣,杨智云,郑少燕. 鼻腔鼻窦胚胎型横纹肌肉瘤磁共振表现及临床价值[J]. 中华耳鼻咽喉头颈外科杂志,2010,45(5):393-396.

[18] 李鹏,刘莹,侯炜寰. MRI诊断出血坏死性鼻息肉[J]. 中国医学影像技术,2015,31(1):37-40.

[19] 沙炎,罗德红,李恒国,等. 头颈部影像学—耳鼻咽喉头颈外科卷[M]. 北京:人民卫生出版社,2016.

[20] 张青,朱庆强,吴晶涛,等. 鼻窦神经内分泌癌的CT和MRI诊断[J]. 中华放射学杂志,2012,46(7):615-618.

[21] 张春艳,程敬亮,薛康康,等. 鼻腔鼻窦神经内分泌癌的常规CT、MRI表现及ADC值[J]. 中国医学影像技术,2016. 32(12):1857-1861.

[22] 明伟,王保华,梁美庚. 先天性鼻背中线皮样囊肿及瘘管[J]. 临床耳鼻咽喉科杂志,2014,11(18):698-700.

[23] 金志发,龙晚生,胡茂清,等. 头颈部腺样囊性癌的CT、MRI诊断[J]. 医学影像学杂志,2012,22(10):1602-1605.

[24] 查洋,吕威,亓放,等. 上颌窦出血坏死性息肉CT与MRI表现[J]. 山东大学耳鼻喉眼学报,2018,32(4):37-42.

[25] 钟玉凤,唐作华,强金伟. 慢性侵袭性真菌性鼻腔鼻窦炎影像学表现[J]. 中国医学计算机成像杂志,2017,23(2):113-117.

[26] 姜虹,王新艳,鲜军舫,等. 3T DW-MRI鉴别鼻腔鼻窦腺样囊性癌与嗅神经母细胞瘤的价值[J]. 放射学实践,2016,31(8):681-684.

[27] 黄红艳,黄文虎,舒锦尔,等. 3T MRI对鼻腔鼻窦恶性黑色素瘤及鳞状细胞癌的诊断价值[J]. 现代实用医学,2017,29(4):525-527.

[28] 黄红艳,黄文虎,舒锦尔,等. MRI高清弥散加权成像及动态增强对鼻腔鼻窦横纹肌肉瘤的诊断价值[J]. 中华临床医学影像杂志,2016,27(12):850-854.

[29] 鲜军舫,王振常,罗德红,等. 头颈部影像诊断必读[M]. 北京:人民军医出版社,2007.

[30] 薛康康,程敬亮,白洁. 表观扩散系数值鉴别鼻腔鼻窦小圆细胞与非小圆细胞肿瘤的价值[J]. 中华放射学杂志,2015,49(11):807-812.

[31] AGARWAL M, MICHEL M A. Sino-orbital pathologies: an approach to diagnosis and indentifying complications[J]. Appl Radiol, 2017,46(8):8-20.

[32] ANTHONY A M, WILIAM N H. Head and neck radiology[M]. Philadelphia: Lippincou Williams & Wilkins, 2011:311-312.

[33] BAEK B J, SHIN J M, LEE C K, et al. Atypical primary meningioma in the nasal septum with malignant transformation and distant metastasis[J]. BMC Cancer, 2012,12:275.

[34] BARBOSA E B, FERREIRA E C M F, MARIANO F V, et al., Metastasis to paranasal sinuses from carcinoma of prostate: report of a case and review of the literature [J]. Case Rep Otolaryngol, 2018: 5428975.

[35] BARON S, KOKA V, EL C P, et al. Pleomorphic adenoma of the nasal septum [J]. Eur Ann Otorhinolaryngol Head Neck Dis, 2014, 131: 139-141.

[36] BELL D, BULLERDIEK J, GNEPP D R, et al. Salivary gland tumours [M]//EL-NAGGAR A K, CHAN J K C, GRANDIS J R, et al. WHO classification of head and neck tumours. 4th ed. Lyon: IARC Press, 2017.

[37] CHANG M H, KUO Y J, HO C Y, et al. Metastatic tumors of the sinonasal cavity: a 15-year review of 17 cases [J]. J Clin Med, 2019,8(4):539.

[38] CHOI Y R, KIM J H, MIN H S, et al. Acute invasive fungal rhinosinusitis: MRI imaging features and their impact on prognosis [J]. Neuroradiology, 2018, 60 (7):715-723.

[39] DANESHBOD Y, KHADEMI B. Exfoliative cytologic findings of maxillary sinus spindle cell rhabdomyosarcoma[J]. Acta Cytol, 2010,54(3):358-361.

[40] EGGESBO H B. Imaging of sinonasal tumours [J]. Cancer Imaging, 2012,12:136-152.

[41] EL S A, COULIBALY B, BESSEDE J P, et al. Paranasal sinus rhabdomyosarcoma: a rare tumor of poor prognosis [J]. Eur Ann Otorhinolaryngol Head Neck Dis, 2013,130(1):26-29.

[42] GENCTURK M, OZTURK K, CAICEDO-GRANADOS E, et al. Application of diffusion-weighted MRI imaging with ADC measurement for distinguishing between the histopathological types of sinonasal neoplasms [J]. Clin Imaging, 2019,55:76-82.

[43] GHAZIZADEH M H, ALAVI AMLASHI H. MEHRPARVAR G. Radioresistant extramedullary plasmacytoma of the maxillary sinus: a case report and review article [J]. Iran J Otorhinolaryngol, 2015, 27 (81):313-318.

[44] HARVEY R J, DALGORF D M. Chapter 10: sinonasal malignancies [J]. Am J Rhinol Allergy, 2013,27 Suppl 1:S35-38.

[45] HUT J, KIM J K, BYUN J S, et al. Imaging characteristics of sinonasal organized hematoma [J]. Acta Radiol, 2015,56(8):955-959.

[46] JIANG J X, TANG Z H, ZHONG Y F, et al. Diffusion kurtosis imaging for differentiating between the benign and malignant sinonasal lesions[J]. J Magn Reson Imaging, 2017,45(5):1446-1454.

[47] JIANG J, XIAO Z, TANG Z, et al. Differentiating between benign and malignant sinonasal lesions using dynamic contrast-enhanced MRI and intravoxel incoherent motion [J]. Eur J Radiol, 2018,98: 7-13.

[48] KANG D H, SHIM S W, KOH S J, et al. MRI imaging findings of metastatic hepatocellular carcinoma in the nasal cavity: a rare site of spread [J]. BJR Case Rep, 2017,3(2):20160111.

[49] KARLIGKIOTIS A, BIGNAMI M, TERRANOVA P, et al. Oncocytic Schneiderian papillomas: clinical behavior and outcomes of the endoscopic endonasal approach in 33 cases[J]. Head Neck, 2014,36:624-630.

[50] KAWAGUCHI M, KATO H, TOMITA H, et al. Imaging characteristics of malignant sinonasal tumors[J]. J Clin Med, 2017,6(12):116.

[51] KIM D Y, HONG S L, LEE C H, et al. Inverted papilloma of the nasal cavity and paranasal sinuses: a Korean multicenter study [J]. Laryngoscope, 2012, 122:487-494.

[52] KIM J H, PARK S W, KIM S C, et al. Computed tomography and magnetic resonance imaging findings of nasal cavity hemangiomas according to histological type [J]. Korean J Radiol, 2015,16:566-574.

[53] KIM J S, OH J S, KWON S H. The increasing incidence of paranasal organizing hematoma: a 20-year experience of 23 cases at a single center[J]. Rhinology, 2016,54(2):176.

[54] KIM S H, MUN S J, KIM H J, et al. Differential diagnosis of sinonasal lymphoma and squamous cell carcinoma on CT, MRI, and PET/CT[J]. Otolaryngol Head Neck Surg, 2018,159(3):494-500.

[55] KIM Y K, CHOI J W, KIM H J, et al. Melanoma of the sinonasal tract: value of a septate pattern on precontrast $T_1$-weighted MRI imaging[J]. AJNR Am J Neuroradiol, 2018,39(4):762-767.

[56] KOELLER K K. Radiologic features of sinonasal

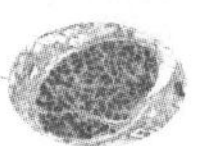

tumors[J]. Head Neck Pathol, 2016,10(1):1-12.

[57] LINHARES P, PIRES E, CARVALHO B, et al. Juvenile psammomatoid ossifying fibroma of the orbit and paranasal sinuses. a case report [J]. Acta Neurochir, 2011,153(10):1983-1988.

[58] LOPEZ F, DEVANEY K O, HANNA E Y, et al. Metastases to nasal cavity and paranasal sinuses [J]. Head Neck, 2016,38(12):1847-1854.

[59] MCCOLLISTER K B, HOPPER B D, MICHEL M A. Sinonasal neoplasms: update on classification, imaging features, and management[J]. Appl Radiol, 2015,44(12):7-15.

[60] MISHRA S, PRAVEENA N M, PANIGRAHI R G, et al. Imaging in the diagnosis of juvenile nasopharyngeal angiofibroma[J]. J Clin Imaging Sci, 2013,3:1.

[61] NELSON, B L, PHILLIPS B T. Benign fibro-osseous lesions of the head and neck [J]. Head Neck Pathol, 2019,13(4):466-475.

[62] NUDELL J, CHIOSEA S, THOMPSON L D. Carcinoma ex-Schneiderian papilloma(malignant transformation): a clinicopathologic and immunophenotypic study of 20 cases combined with a comprehensive review of the literature[J]. Head Neck Pathol, 2014,8:269-86.

[63] PATEL T D, VAZQUEZ A, DUBAL P M, et al. Sinonasal neuroendocrine carcinoma: a population-based analysis of incidence and survival[J]. In Forum Allergy Rhinol, 2015,5(5):448-453.

[64] PRASAD M L, FRANCHI A, THOMPSON L D R. Soft tissue tumours [M]//EL-NAGGAR A K, CHAN J K C, GRANDIS J R, et al. WHO classification of head and neck tumours. 4th ed. Lyon: IARC Press, 2017:74-75.

[65] REDDY C E, GUPTA A K, SINGH P, et al. Imaging of granulomatous and chronic invasive fungal sinusitis: comparison with allergic fungal sinusitis [J]. Otolaryngol Head Neck Surg, 2010,143(2):294-300.

[66] RO J Y, BEL L D, NICOLAI P, et al. Meningioma [M]//EL-NAGGAR A K, CHAN J K C, GRANDIS J R, et al. WHO classification of head and neck tumours. 4th ed. Lyon: IARC Press, 2017:50-51.

[67] SEN S, CHANDRA A, MUKHOPADHYAY S, et al. Imaging approach to sinonasal neoplasms [J]. Neuroimaging Clin N Am, 2015,25(4):577-593.

[68] SEO J, KIM H J, CHUNG S K, et al. Cervicofacial tissue infarction in patients with acute invasive fungal sinusitis: prevalence and characteristic MRI imaging findings [J]. Neuroradiology, 2013,55(4):467-473.

[69] TAKITA H, TAKESHITA T, SHIMONO T, et al. Cystic lesions of the parotid gland: radiologic-pathologic correlation according to the latest World Health Organization 2017 classification of head and neck tumours [J]. Jpn J Radiol, 2017,35:629-647.

[70] TERADA T. Malignant transformation of exophytic Schneiderian papilloma of the nasal cavity[J]. Pathol Int, 2012,62:199-203.

[71] THOMPSON L D R, BULLERDIEK J, FLUCKE U, et al. Benign soft tissue tumour [M]//EL-NAGGAR A K, CHAN J K C, GRANDIS J R, et al. WHO classification of head and neck tumours. 4th ed. Lyon: IARC Press, 2017:47-50.

[72] THOMPSON L D R, FANBURG-SMITH J C. Update on select benign mesenchymal and meningothelial sinonasal tract lesions[J]. Head Neck Pathol, 2016,10:95-108.

[73] THOMPSON L D R, FRANCHI A. New tumor entities in the 4th edition of the World Health Organization classification of head and neck tumors: nasal cavity, paranasal sinuses and skull base [J]. Virchows Arch, 2017,472(3):315-330.

[74] VARGAS M C, CASTILLO M. Sinonasal cavernous haemangioma: a case report[J]. Dentomaxillofac Radiol, 2012,41(4):340-341.

[75] VORASUBIN N, VIRA D, SUH J D, et al. Schneiderian papillomas: comparative review of exophytic, oncocytic, and inverted types[J]. Am J Rhinol Allergy, 2013,27:287-292.

[76] WANG F, SHA Y, ZHAO M, et al. High-resolution diffusion-weighted imaging improves the diagnostic accuracy of dynamic contrast-enhanced sinonasal magnetic resonance imaging [J]. J Comput Assist Tomogr, 2017,41(2):199-205.

[77] WANG X Y, YAN F, HAO H, et al. Improved performance in differentiating benign from malignant sinonasal tumors using diffusion-weighted combined

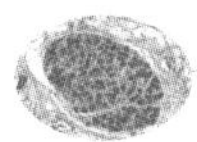


with dynamic contrast-enhanced magnetic resonance imaging[J]. Chin Med J (Engl), 2015,128(5):586-592.

[78] WATLEY D C, MONG E R, RANA N A, et al. Surgical approach to frontal sinus osteoma: a systematic review[J]. Am J Rhinol Allergy. 2019,33(5):462-469.

[79] WONG V K, LUBNER M G, MENIAS C O, et al. Clinical and imaging features of noncutaneous melanoma[J]. AJR Am J Roentgenol, 2017,208(5):942-959.

[80] XIAN J, DU H, WANG X, et al. Feasibility and value of quantitative dynamic contrast enhancement MRI imaging in the evaluation of sinonasal tumors [J]. Chin Med J (Engl), 2014,127(12):2259-2264.

[81] XIAO Z, TANG Z, QIANG J, et al. Intravoxel incoherent motion MR imaging in the differentiation of benign and malignant sinonasal lesions: comparison with conventional diffusion-weighted MRI imaging [J]. AJNR Am J Neuroradiol, 2018,39(3):538-546.

[82] YANG B T, LI S P, WANG Y Z, et al. Routine and dynamic MRI imaging study of lobular capillary hemangioma of the nasal cavity with comparison to inverting papilloma [J]. AJNR Am J Neuroradiol, 2013,34(11):2202-2207.

[83] YANG B, WANG Y, WANG S, et al. Magnetic resonance imaging features of schwannoma of the sinonasal tract[J]. J Comput Assist Tomogr, 2015, 39:860-865.

[84] ZHONG Y, XIAO Z, TANG Z, et al. Intravoxel incoherent motion MRI for differentiating sinonasal small round cell malignant tumours (SRCMTs) from Non - SRCMTs: comparison and correlation with dynamic contrast-enhanced MRI [J]. Clin Radiol, 2018,73(11):966-74.

[85] ZHU Q Q, ZHU W R, WD J T, et al. The CT and MRI observations of small cell neuroendocrine carcinoma in paranasal sinuses [J]. World J Surg Oncol, 2015,13:54.

# 3 耳和颞骨


3.1 检查技术、影像学方法比较
3.1.1 检查技术
3.1.2 影像学方法比较
3.2 正常解剖和 MRI 表现
3.2.1 概述
3.2.2 MRI 表现
3.3 耳部先天性病变
3.3.1 先天性外耳病变
3.3.2 先天性中耳病变
3.3.3 先天性内耳病变
3.4 炎症
3.4.1 坏死外耳道炎
3.4.2 中耳乳突炎
3.4.3 迷路炎
3.4.4 岩锥炎
3.4.5 结核性中耳炎
3.5 肿瘤样病变
3.5.1 颞骨骨纤维异常增殖症
3.5.2 颞骨巨细胞肉芽肿
3.5.3 胆脂瘤
3.5.4 中耳胆固醇肉芽肿
3.6 耳部良性肿瘤
3.6.1 听神经瘤
3.6.2 颞骨血管瘤
3.6.3 副神经节瘤
3.6.4 颞骨巨细胞瘤
3.7 恶性肿瘤
3.7.1 外耳癌
3.7.2 中耳癌
3.7.3 横纹肌肉瘤
3.7.4 内淋巴囊肿瘤
3.7.5 软骨肉瘤


## 3.1 检查技术、影像学方法比较

### 3.1.1 检查技术

耳部结构细小、复杂，重要结构均位于颞骨内，内部各结构之间易于重叠，普通 X 线技术不利于解剖细节的显示，高分辨率 CT（high resolution CT, HRCT）可清楚地显示颞骨和耳的细微结构及每个结构的空间关系，适用于颞骨及颅底骨结构的检查，但对软组织的分辨率有限。近年来磁共振检查技术不断发展，它不仅可进行多方位多序列的扫描，其软组织分辨率远远高于 HRCT，尤其对耳部肿瘤病变的诊断具有独特的价值，而且还可以在无创伤的条件下进行血管成像，可明确血管受累情况，对于小的听神经瘤（acoustic neuroma）及内耳迷路病变的敏感性远远高于 HRCT。

（1）常规 MRI 检查技术

常规 MRI 检查技术通常运用二维自旋回波（two dimensional spin echo, 2D SE）序列，以双外耳道连线为中心进行扫描，包括横断面和冠状面的 $T_1$WI、$T_2$WI 与增强 $T_1$WI 扫描，冠状面 $T_2$WI 及增强扫描通常需要脂肪抑制。横断面扫描通常选择听眶上线为扫描基线，冠状面扫描通常垂直于听眶下线扫描，层厚通常选择 2 mm，视野（field of view，FOV）通常为 250 mm×250 mm。常规 MRI 检查技术可用于面神经病变、听神经病变、炎性病变及肿瘤性病变的检查。当怀疑面神经病变时，需要加做斜矢状面，采用高分辨率 $T_2$WI 及高分辨率脂肪抑制后增强扫描，增强扫描主要用于炎性病变或肿瘤性病变的诊断，尤其可用于听神经瘤的诊断。

（2）特殊 MRI 检查技术

1）三维 MRI 扫描序列：三维扫描序列主要包括三维快速自旋回波（three dimensional fast spin echo，3D－FSE）序列、三维梯度回波（three dimensional gradient echo，3D－GRE）序列、三维可变翻转角快速自旋回波（three-dimensional sampling perfection with application-optimized contrasts of using different flip angle evolutions，3D－SPACE）序列，通常垂直于内听道斜矢状面扫描，扫描层厚通常为 1 mm。其中 3D－FSE 和 3D－GRE 的图像后处理通常采用最大密度投影（maximum intensity projection，MIP）或容积重建（volume reconstruction，VR），可清晰显示内耳迷路和内听道蜗神经；3D－GRE 主要用于增强扫描。3D－SPACE 序列是重水序列，使得在低信号的神经在高信号脑脊液的衬托下显示清楚，能够清晰显示内听道内的神经、小血管，尤其对面神经、听神经脑池段和内听道段显示较好，临床上可用于听神经瘤的术前评估。此外，对于突发性耳聋患者，常需要扫描横断面的 $T_2$WI 液体抑制反转恢复（fluid attenuated inversion recovery，FLAIR）序列。

2）水成像序列：水成像（hydrography）采用长 TE 技术，获得重 $T_2$WI，以突出水的信号，可获得内耳的内、外淋巴液，内耳道中脑脊液的高信号图像，同时采用 MIP 三维结构重建可多方向、多角度观察内耳骨迷路，能够反映内耳迷路的精细结构和解剖位置关系，有助于了解先天性的发育异常，通常内耳畸形采用多平面重组（MIP）重建，内听道神经异常采用 MPR 重建。对于幼儿听力异常的患者，需要加扫该序列，以排除先天性内耳畸形病变。

3）弥散加权成像 DWI：DWI 技术基于水分子自由弥散运动的原理，通过计算表观弥散系数（ADC）值来定量反映组织结构中水分子弥散受限的程度，一定程度上反映组织结构的病理改变。传统的基于单次激发平面回波成像（single-shot echo planar imaging，SSEPI）技术，易受到骨气交界面的磁敏感伪影及运动伪影的影响，不利于病变结构的观察，基于分段读取平面回波成像（readout-segmented echo planar imaging，RS－EPI）的分段读出长可变回波 DWI（readout segmentation of long variable echo trains，RESOLVE－DWI）技术，不易受骨气交界面的影响，同时可对运动伪影进行矫正，减少了图像的失真变形，更有利于病变结构的观察。DWI 可用于胆脂瘤（cholesteatoma）的明确诊断。

### 3.1.2 影像学方法比较

近年来，随着 CT 和 MRI 技术的发展，X 线在耳部病变检查中的应用渐少。主要是由于颞骨结构复杂，其内藏耳部结构复杂，易于重叠，X 线平片投照往往需要特定的投影角度才能完成，包括劳氏位、伦氏位、许氏位、梅氏位和斯氏位。目前 X 线平片主要用于人工耳蜗植入术后观察电极的形态及位置。

颞骨多由骨性结构和气体组成，结构细微且对比度高，仅有少量软组织，因此特别适合 HRCT 检查。HRCT 可清晰显示颞骨的解剖结构，尤其是中耳的复杂结构，在判断颞骨外伤、畸形、耳硬化症、胆脂瘤、炎症性疾病、颞骨肿瘤等方面具有良好的应用。目前，根据临床需要可对颞骨 CT 图像进行多种后处理，包括 MIP、最小密度投影（minimum intensity projection，MinIP）、表面阴影显示（SSD）、MPR、曲面重组（curved planer reformation，CPR）技术、仿真内镜（virtual endoscopy，VE）显示技术以及容积再现（volume rendering，VR）技术等。利用 MIP 可进行听骨链、骨迷路重组获得三维叠加图像；利用 MinIP 可去除骨迷路周围结构，仅对骨迷路内腔进行重组；利用 SSD 对图像进行切割，可去除表面的一部分结构，从不同角度观察所要观察的结构，但由于容

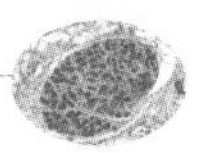

积资料丢失较多、细节不够以及受阈值选择的影响较大，现已应用较少。MPR是在横断面CT图像上按照需要任意划线，然后沿该线将一系列横断面重组，即可获得该划线平面的二维重建图像，包括冠状面、矢状面和任意角度斜位面图像，可较好地显示颞骨内复杂的解剖关系。CPR是MPR的一种特殊形式，指在容积数据的基础上，沿感兴趣区器官划一条曲线，计算指定曲面的所有CT值，并以二维图像形式显示出来。通过CPR，可将面神经管全程显示在同一个层面上，也可用于骨性咽鼓管等结构的观察。VE通过对容积数据进行三维重建，获得中耳仿真内镜图像。移动VE，能够较清楚地显示外耳道、中耳腔各壁的内表面，还可从不同角度观察听骨链，使中耳腔这一复杂部位的立体解剖有了更直观的显示。VR能显示出具有立体视觉效果的器官或组织结构的全貌，在一定程度上弥补了HRCT其他后处理方法对内耳膜迷路立体结构显示欠佳的缺陷，在临床上有着独特的应用价值。这些立体成像技术可用于从整体上观察颞骨骨折、颞骨内结构、先天变异、肿瘤破坏等，均能提供感兴趣区结构的立体图像，对其位置关系和整体形态的显示更加直观。

MRI常作为CT的重要补充检查技术。其应用价值在于：采用恰当的检查方法，可直接显示听神经、面神经、膜迷路及软组织病变；MRI水成像技术借助耳蜗及半规管内的淋巴液与周围骨的天然对比成像，可清楚显示膜迷路的三维结构；高分辨力三维采集的源图像可观察小脑角区的脑神经与血管的关系；增强检查并加脂肪抑制技术常用于肿瘤性病变的诊断与鉴别诊断。

## 3.2 正常解剖和MRI表现

### 3.2.1 概述

(1) 颞骨大体解剖

颞骨左右成对，位于颅骨两侧，镶嵌在顶骨、蝶骨、颧骨和枕骨之间，参与构成颅中窝和颅后窝的侧壁和底部。颞骨是一复合骨，由鳞部、鼓部、岩部、乳突和茎突5部分构成。以骨性外耳道为参照点，鳞部位于外耳道上方，乳突位于外耳道后方，鼓部构成外耳道的后下壁，茎突位于外耳道下方，岩部位于外耳道内侧。

1) 外耳道：外耳道起自耳甲腔底部的外耳门，向内至鼓膜，长2.5～3.5 cm，由软骨部和骨部组成，软骨部约占其外侧的1/3，骨部约占其内侧2/3。外耳道皮下组织甚少，皮肤几与软骨膜和骨膜相贴，软骨部皮肤内含毛囊、皮脂腺、耵聍腺，骨部皮肤缺乏毛囊等结构。

2) 中耳：包括鼓室、乳突窦、乳突小房和咽鼓管4个部分。①鼓室，形态不规则，内含听小骨、韧带、黏膜皱襞、肌肉、血管和神经。以外耳道深部延长线可将其分为上、中、下鼓室。鼓室有6个壁：前壁下部以极薄的骨板与颈内动脉相隔；下壁以薄骨板将鼓室与颈静脉球分隔。②乳突窦，又称为鼓窦，为鼓室后上方一较大含气腔，介于上鼓室与乳突小房间。③乳突小房，由乳突窦扩展而成，为许多相互交通、大小不等的气腔，有黏膜被覆。根据乳突小房气化程度可分为气化型、板障型、硬化型及混合型。④咽鼓管，为沟通鼓室与鼻咽的管道，位于颞骨鼓部与岩部交界处，调节鼓室气压，从而保持鼓膜内、外压力平衡。

3) 内耳：又称为迷路，位于颞骨岩部内，鼓室与内听道底之间，内含听觉和前庭器官，分为骨迷路和膜迷路。骨迷路与膜迷路之间充满外淋巴液，膜迷路含内淋巴液，外淋巴液与内淋巴液互不相通。骨迷路是内耳的骨性包囊，由致密骨构成，骨壁厚2～3 mm，从前向后分为耳蜗、前庭、骨半规管。膜迷路由膜性管和膜性囊组成，借纤维束固定于骨迷路内，悬浮于外淋巴液中，也分为3部分，即骨蜗管内的膜蜗管、前庭内的椭圆囊和球囊、骨半规管内的膜半规管，各部相互连通形成一连续的、含有空腔的密闭膜质结构。新生儿的骨迷路发育完全，与成人大小一致。

A. 耳蜗：位于骨迷路前部，形似蜗牛壳，主要由中央的蜗轴和周围的骨蜗管组成。骨蜗管旋绕蜗轴2.50～2.75周，全长31～33 mm，分为底旋、中旋、尖旋，底旋突出于鼓室内壁，形成骨岬。膜蜗管为一螺旋形膜性盲管，顶部的盲端称为顶盲端，位于蜗顶的螺旋板钩处，另一盲端为前庭盲端，在近前庭盲端处分出一小管，即联合管，与球囊相通。

B. 前庭：为不规则椭圆形腔，直径约 4 mm，位于耳蜗和骨半规管之间，容纳椭圆囊和球囊。球囊略呈球形，位于前庭球囊隐窝中，其前下端借联合管与膜蜗管相通，后上部以球囊管连接内淋巴管；椭圆囊为椭圆形略扁平的膜性囊，位于前庭后上部的椭圆囊隐窝中，其后壁有膜半规管开口，向前以椭圆囊管连接内淋巴管。

C. 骨半规管：位于前庭后上方，为 3 个半环形骨性小管，即外（水平半规管）、前（上半规管）和后半规管，每个半规管弯曲成 2/3 的环状，管腔内径 0.8～1.0 mm；3 个半规管相互呈垂直位，每个半规管的两端均开口于前庭，其一端膨大称骨壶腹，直径约 2 mm，上半规管的内端与后半规管的上端合成一总脚，故 3 个半规管共有 5 个孔通入前庭。膜半规管与骨半规管形状一致，管腔直径约为骨半规管的 1/4；每个膜半规管在骨壶腹内的一端膨大成球形的膜壶腹，均开口于椭圆囊。

D. 前庭导水管、内淋巴管与内淋巴囊：前庭导水管起始于前庭内壁，向后下走行，开口于岩部后面、内耳门外下方的前庭导水管外口，长约 8.5 mm，直径约 0.35 mm。前庭导水管内有内淋巴管和内淋巴囊的皱褶部，内淋巴囊的光滑部位于颞骨岩部后面、硬脑膜之间，内淋巴管连接内淋巴囊与前庭迷路。

E. 耳蜗导水管：位于岩骨深部，其内口（耳蜗开口）位于耳蜗基底转鼓阶的末端、蜗窗膜的内侧，外口呈漏斗状，位于内听道下方、颈静脉球窝的前内侧，硬脑膜呈管形延伸其内，外淋巴液通过耳蜗导水管向蛛网膜下腔引流。

4）内听道：为一骨性管道，为面神经、听神经、内听动脉和静脉通过的通道，全长约 10 mm，管腔直径约 5.9 mm。内听道底由一横行骨嵴（名横嵴），为上、下 2 区：上区由一垂直骨嵴[名垂直嵴或比尔（Bill）嵴]分为面神经区和前庭上区，面神经居前，面神经自此进入面神经管；前庭上区居后，前庭神经上支由此通过。横嵴下部有蜗区和前庭下区，蜗区在前，有很多排列成螺旋状的骨性小孔，为蜗神经通道；前庭下区居后，为前庭神经下支通道；前庭下区的后下方还有一个小孔，称单孔，为前庭神经下支的后壶腹神经（单孔神经）通入后半规管通道。

5）其他重要结构：

A. 面神经管与面神经：面神经离开脑桥下缘后，与听神经进入内听道、面神经管后出颅，可分为 4 段，即颅内段、内听道段、颞内段、颅外段。

第 1 段：颅内段，面神经离脑桥下缘行至内耳门，长 23～24 mm。第 2 段：内听道段，面神经从内耳门到内听道底，长 7～8 mm，在横嵴上方、垂直嵴之前。第 3 段：颞内段，走行于颞骨内面神经管，起于内听道底，经茎乳孔出颅，又可分为迷路段、水平段、垂直段。①迷路段界于前庭与耳蜗之间到达膝状神经节，为最短的一段，长 3～4 mm。②水平段又名鼓室段，面神经自膝状神经节转向后并微向下，经鼓室内侧壁到达鼓室后壁，恰位于前庭窗之上，长 8～12 mm；水平段从水平转向垂直进入乳突，弯曲形成一 110°～127°的角，称为锥曲。③垂直段又名乳突段，长 15～20 mm，自锥曲至茎乳孔，垂直偏后走行。第 4 段：颅外段，从茎乳孔至腮腺，长 15～20 mm。

B. 梅克尔（Meckel）腔：位于中颅底颞骨岩部尖上外侧，海绵窦后外下方，为颅后窝向颅中窝后内侧突入的硬脑膜凹陷，内有三叉神经结及其分支。

C. 颈内动脉管与颈内动脉：颈内动脉从颞骨岩部的颈动脉管外口进入颈内动脉管，出颈动脉管内口入颅腔。

D. 颈静脉窝与颈静脉孔：颈动脉管外口的后方有一由颞骨和枕骨构成的深窝，称为颈静脉窝，容纳颈静脉；颈静脉球向上隆起形成颈静脉孔。

### 3.2.2 MRI 表现

耳部结构中，外耳道皮肤菲薄，MRI 图像上显示欠清晰；中耳乳突由气体及骨质结构组成，在 MRI 图像上无信号显示；内耳膜迷路淋巴液呈 $T_1$WI 等信号、$T_2$WI 高信号，MRI 图像上可很好显示内耳结构（图 3－1、图 3－2）。内听道脑脊液

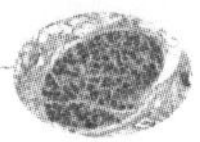

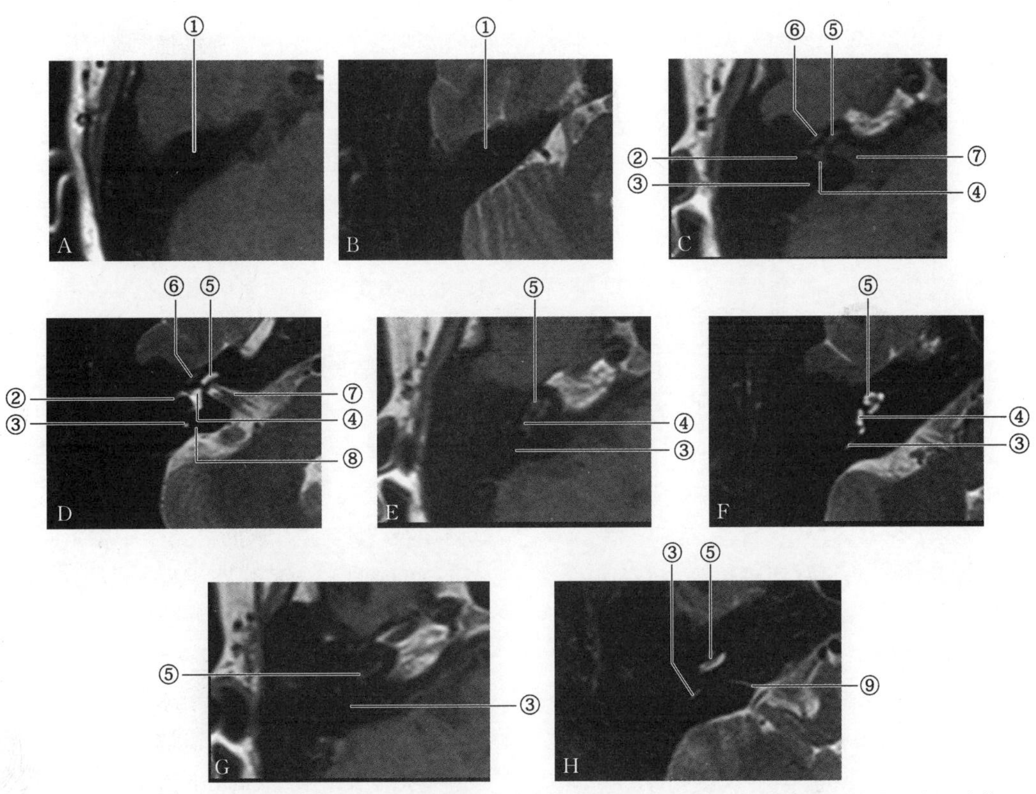


①上半规管；②外半规管；③后半规管；④前庭；⑤耳蜗；⑥面神经；⑦内听道；⑧前庭导水管；⑨耳蜗导水管。

图 3－1　耳部横断面 $T_1WI$、$T_2WI$ 压脂图像

注：A、B. 上半规管层面；C、D. 内听道层面；E、F. 前庭、耳蜗层面；G、H. 耳蜗底旋层面。

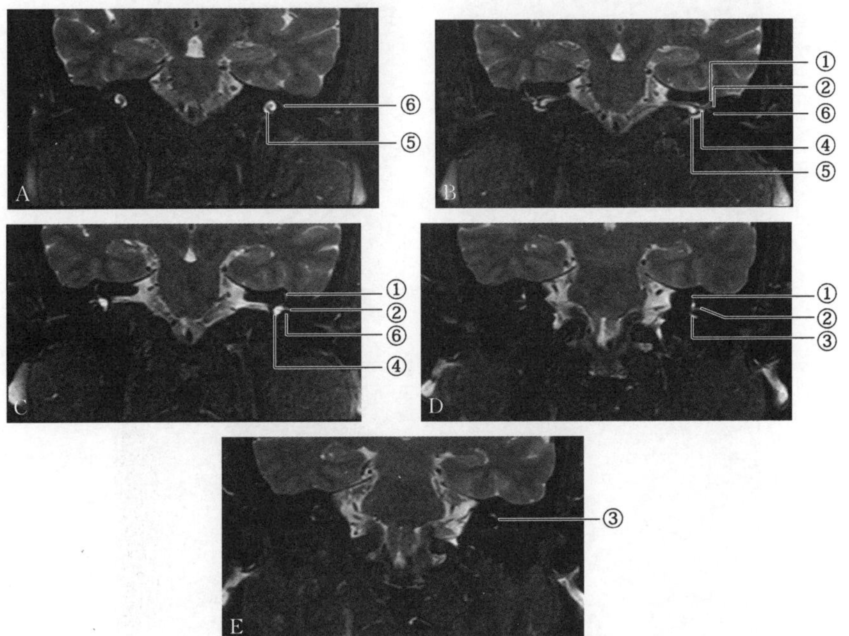


①上半规管；②外半规管；③后半规管；④前庭；⑤耳蜗；⑥面神经。

图 3－2　耳部冠状面 $T_2WI$ 压脂图像

注：A. 耳蜗层面；B. 内听道底层面；C. 前庭、外半规管层面；D. 半规管层面；E. 后半规管层面。

$T_1WI$为低信号、$T_2WI$为高信号，$T_2WI$图像上面神经、蜗神经、前庭神经呈中等信号，内听道斜矢状面图像上可见高信号脑脊液中4个点状中等信号，前上为面神经，前下为蜗神经，后上为前庭上神经，后下为前庭下神经（图3-3）。

## 3.3 耳部先天性病变

耳部先天性病变指在胎儿期、围生期或生产时因耳部发育异常所导致的出生时即存在的耳部病变，是导致先天性耳聋的主要原因，包括外耳、中耳、内耳畸形以及其他同源鳃弓发育结构如面神经管、颈内动脉管的异常。有重症监护室就诊经历的新生儿或早产儿发病率更高，病变可发生在一侧，也可以双侧同时受累。

耳的结构发生于内、中、外3个胚层，在其发生时间顺序上，最早为内耳，然后是中耳和外耳。不同的畸形部位及畸形程度会导致不同类型及不同程度的耳聋。一般外、中耳病变，声音传导异常，临床电测听检查会提示患耳传导性耳聋；而内耳病变则是先天性感音神经性耳聋的常见病因。当内耳畸形合并外、中耳畸形时则表现为混合性耳聋。

先天性外耳畸形在临床上较易确诊，但内中耳位置深且解剖复杂，临床很难发现这些部位的先天性病变，故影像学检查对明确耳畸形（尤其是内、中耳病变）的具体病因和形态学改变有重要意义。高分辨率CT是耳部病变检查的首选方案，可清晰显示精细的耳部骨质结构特点。MRI的软组织分辨率高，有助于发现听神经及内耳迷路结构的异常，尤其是在内耳水成像上迷路结构的显示更为直观；此外，MRI还可清晰显示脑干及其内神经核团结构，从而对整个中枢听觉通路做出准确的判断。本节就外、中、内耳的先天发育性病变分别进行阐述。

### 3.3.1 先天性外耳病变

（1）概述

先天性外耳畸形（deformity of external ear）是耳科常见的一种出生缺陷，系第一鳃弓、第二鳃弓、

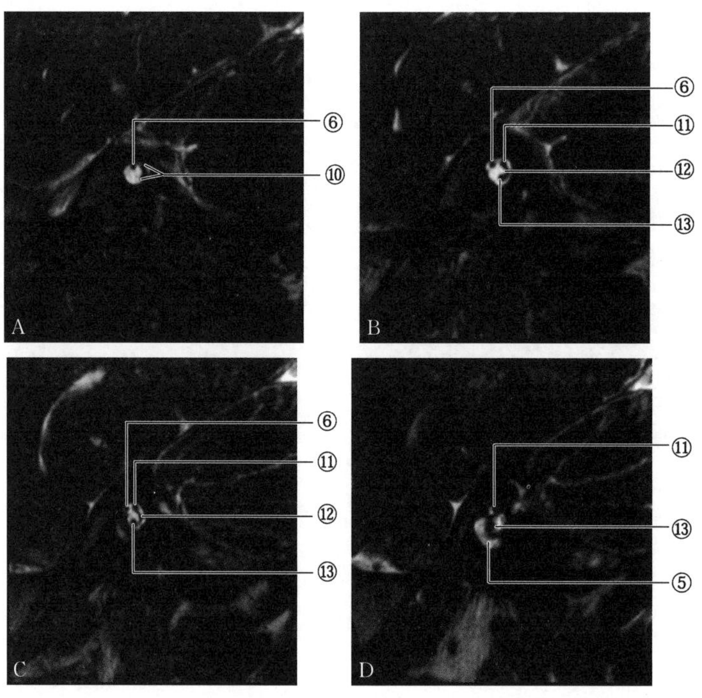


⑤耳蜗；⑥面神经；⑩听神经；⑪前庭上神经；⑫前庭下神经；⑬蜗神经。

图3-3 内听道3D-SPACE斜矢状面扫描

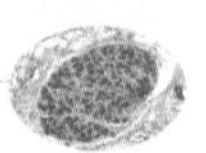

第一鳃沟、第一咽囊及耳囊发育障碍所致。该病大部分为散发，发病率因种族不同而差别较大。目前本病全球发病率约为 2.06/10 000。发病原因复杂，相关危险因素包括贫血、多胎产、高龄、多次经产、妊娠急性疾病，尤其是妊娠前 3 个月病毒性上呼吸道感染、1 型糖尿病、妊娠期药物暴露、致畸形药物、化工原料接触、职业性暴露等。由于先天性外耳畸形不仅影响美观，同时影响患者听力，且该病可存在其他多发解剖结构的畸形，成为综合征型先天性外耳畸形，如腮-耳-肾(Branchio-oto-renal，BOR)综合征、特雷彻·柯林斯综合征(Treacher Collins syndrome，TCS)等，导致临床诊治困难。

(2) 病理

外耳主要由外胚层来源的第一、二鳃弓，第一鳃沟及其周围的 6 个耳结节融合而成。胚胎第 4 周时，第一鳃沟扩展形成原始外耳道，包括外耳道软骨段和部分骨性段。胚胎第 2 个月，原始外耳道底部的上皮细胞增生，鼓膜原基形成。胚胎第 3 个月时，原始鼓膜周缘结缔组织骨化形成鼓环。胎儿第 7 个月起，上皮细胞柱分裂溶解形成鼓膜的外表面，同时继续向后延伸形成外耳道内侧段，并与原始外耳道交通，整个外耳道发育完成。上述发育过程的任意环节受阻均可以产生不同类型的外耳道闭锁或狭窄畸形(以骨性段异常多见)及各种耳廓异常。单独鼓膜的先天性异常少见。

(3) 临床表现

患者表现为出生后不同程度的外耳道畸形(外耳道呈闭锁或狭窄)和/或耳廓形态异常。目前评估外耳廓畸形最经典并被广泛应用的是马克斯(Marx)于 1926 年提出的三级分型法：Ⅰ级为患侧耳较对侧耳小，但耳郭轮廓清晰；Ⅱ级为较小患耳重要标志点缺失，约为正常对侧耳的 1/2；Ⅲ级为耳廓呈条索状或缺如，外耳道常闭锁。临床中Ⅱ级和Ⅲ级外耳畸形占绝大多数。患者可单侧，也可双侧发生，双侧发病者多伴有 40～50 dB 的气骨导差值，从而产生明显的传导性耳聋，严重影响听力。

部分外耳畸形者可合并中耳腔、乳突、听小骨等中耳结构畸形，也可合并其他同源鳃弓发育结构异常，如面神经管及脑板位置异常等，从而增加了手术操作难度和术后并发症的高发。由于内耳发育与鳃器无关，故外耳畸形较少合并内耳畸形。

(4) MRI 表现

1) 耳廓畸形：表现为耳郭大小、位置、方向等发育异常，耳廓多变小呈条索状结节样、结构不清(图 3-4)，部分可伴发耳前皮赘、瘘管等，严重者表现为无耳廓畸形。

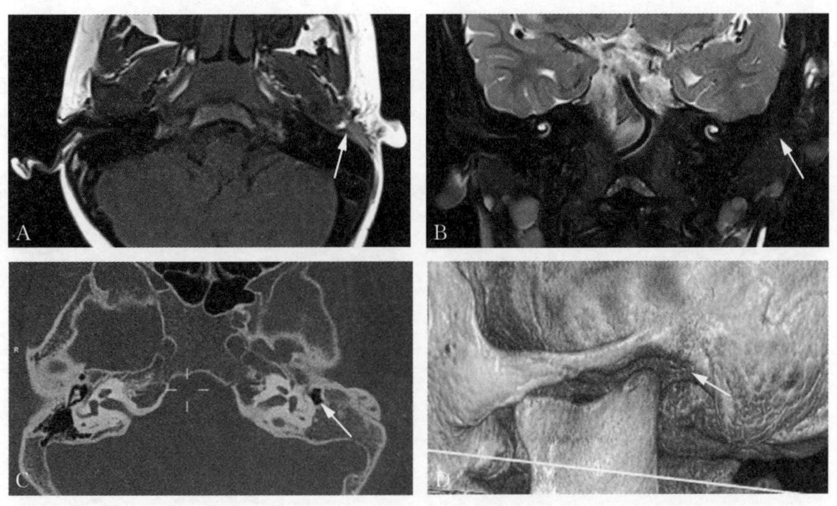


**图 3-4　左侧外耳廓畸形伴外耳道骨性闭锁**

注：颞骨平扫 MRI 横断面 $T_1$WI(A)及冠位 $T_2$WI 压脂(B)显示左侧外耳道结构缺如(箭头)，左侧外耳廓结构不良，HRCT(C)示左侧外耳道区为骨质密度替代，左侧中耳腔(鼓室、乳突窦)狭小(箭头)。3D VR 骨窗重建(D)示左外耳道口处为一平整骨板(箭头)。

2）外耳道畸形：由于外耳道为横行结构，常规轴位图像即可显示外耳道发育情况。外耳道分为骨部和软骨部，骨部主要由颞骨鼓部构成。通常根据鼓室外侧与外界之间的组织构成将外耳道畸形分为 3 种。

外耳道狭窄：是指外耳道前后径或者上下径＜4 mm（图 3－5），同时可见外耳道的短小、走行方向异常。临床上常伴有小鼓膜。

外耳道骨性：多为鼓骨未发育所致，影像上表现为正常外耳道结构缺如。其中，骨性闭锁表现为外耳道的管形结构消失，原外耳道口处骨板凹陷或为一平整骨板，原鼓膜部位表位为一骨性闭锁板，外耳周围骨性结构如岩部、乳突、茎突等有不同程度的增厚肥大、移位，填充鼓部位置，构成鼓室外侧壁。（图 3－4）。

外耳道膜性闭锁：表现为外耳道骨管虽已发育，但在鼓室外下方髁突与乳突间为软组织影充填，即外耳道为软组织结构封闭（图 3－5）。

3）部分可伴有中耳结构畸形，包括鼓室狭小、听小骨异常，也可伴有前庭窗闭锁、面神经管鼓室段低位和垂直段前位等畸形（详见 3.3.2 小节“中耳畸形”部分）。

（5）诊断要点

出生后即出现的耳廓不同程度的发育畸形，和/或外耳道骨性、膜性闭锁或狭窄；可伴或不伴有各种类型的中耳畸形。

（6）鉴别诊断

1）外耳道外生骨疣：多为双侧，常有冷水游泳史，临床症状出现晚，耳廓及中耳正常。

2）外耳道骨瘤：单侧多见，外耳道局部骨质隆起，造成外耳道狭窄或闭塞，耳廓与中耳结构正常。

3）外耳道胆脂瘤：外耳道内软组织肿块，局部外耳道骨壁吸收膨大，耳廓正常，听小骨可吸收，但残存听小骨位置、形态正常。

### 3.3.2 先天性中耳病变

（1）概述

中耳畸形最常见的累及部位为听骨，最多见的形式是外、中耳合并畸形，这是继唇腭裂之后最为常见的颅面部出生缺陷，发病率约为 1/10 000，男女患者比例约为 2.5∶1，单侧发病多于双侧发病。此类患者的听骨畸形以锤骨、砧骨异常最为明显。临床上，一般外耳发育好者，中耳畸形多较轻。无外耳畸形的单纯中耳畸形者较少见，听小骨畸形则以镫骨异常为多。圆窗或卵圆窗狭窄/闭锁虽然在外、中耳畸形中的比例较低，但两窗发育不全常被视为中耳畸形中最严重的一型。中耳畸形还可以合并其他同源鳃弓发育结构异常，如面神经管、颌面部或颅底畸形。其中面神经畸形常见于先天性外、中耳复合畸形患者，尤其是在先天性外耳道骨性闭锁患者中，约有 50％的患者伴面神经走行、分支异常。

（2）病理

中耳主要由内胚层来源的第一咽囊发育形成。其中，锤骨头、砧骨体及短脚来自第一鳃弓，

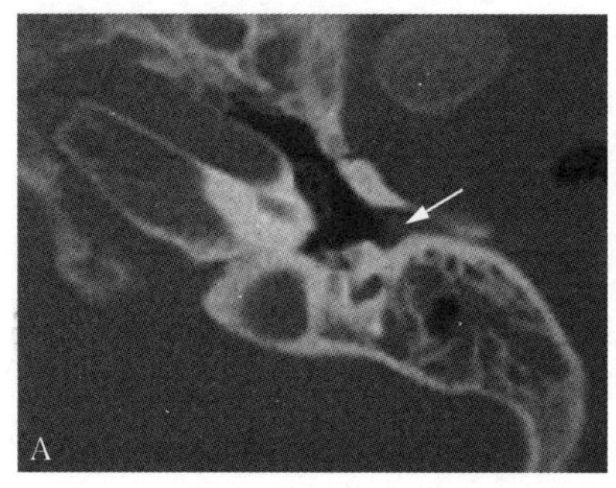


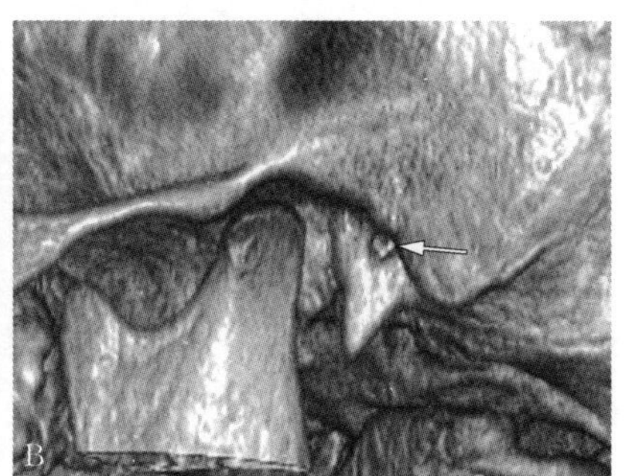


图 3－5 左侧外耳道骨性狭窄伴膜性闭锁

注：患者，女性，11 岁，自幼发现左侧外耳畸形。颞骨 HRCT 平扫横断面（A）显示左侧外耳道骨管虽已发育，但明显狭窄，其内充满软组织影，致外耳道膜性封闭（箭头）。3D VR 骨窗重建（B）直观显示左外耳道开口明显狭小（箭头）。

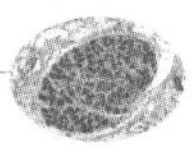

锤骨柄、砧骨长脚及除底板外的全部镫骨均来自第二鳃弓。在胚胎3个月时，听骨开始分化为软骨性听骨，5个月时达成人大小。在上述发育过程中的任何环节出现障碍均可导致听骨畸形。前庭窗的发育与镫骨底板的发育密切相关，其来源于耳囊的中胚层，起始于妊娠第8周，第12～14周时，镫骨底从迷路壁分离而形成前庭窗，若此时发育异常，则可出现镫骨底与前庭窗的先天性固定，或出现前庭窗和镫骨底缺如。面神经在胚胎第3周已开始发育，而面神经管则在胚胎第16周才开始发育，由膜内骨及软骨内成骨共同形成，如骨化过程发生障碍则发生面神经管畸形。

（3）临床表现

单纯先天性中耳病变患者外耳道及膜均正常，其临床表现主要为患者自幼听力下降，无进行性加重；双侧病变者病史比较明确，单侧病变者很难被早期发现，常常在听电话时偶然发现，需要认真询问才能获得真实病史。听力学检查结果（包括纯音测听、骨导和气导检测、声导抗检测等）表现为典型的传导性听力损失，少数有骨导下降时可能合并内耳畸形，可表现为混合性听力损失；鼓室导抗图为A型，声反射不能引出。

（4）MRI表现

中耳发育异常主要包括鼓室腔畸形、听骨畸形、两窗畸形、面神经畸形、乳突及乳突窦畸形和先天性胆脂瘤。MRI对骨质发育畸形的诊断价值有限，高分辨CT是观测中耳细微结构的首选影像学检查方法，尤其是MPR可直观显示听骨链畸形，容积再现技术（volume rendering technique，VRT）和VE对直观显示外、中耳畸形也有一定帮助。

1）鼓室腔畸形：表现为鼓室缩小或形态异常。小鼓室分为狭小（等于正常的1/2）、极狭小（等于正常的1/4～1/3）及未发育。鼓室狭小主要见于合并先天性外耳道闭锁的患者（图3-4）。

2）听骨畸形：听骨畸形在中耳畸形中最多见，包括听小骨与鼓室壁发生粘连固定（图3-6）、听小骨部分或完全未发育（图3-7）、听小骨之间融合，以及听小骨位置或走行异常（图3-8）。其中，锤骨畸形主要表现为锤骨头变小、关节面消失，锤骨柄可变短变细（图3-8）、缺如（图3-9）；砧骨畸形以长突发育不全最多，包括长突增厚（图3-9）、变细缺失、向前下或向后移位等（图3-8），此外，还可见砧镫关节分离或呈纤维组织连接。镫骨畸形包括镫骨头异常缩小、畸形；镫骨弓未发育或呈单柱状，足弓弯曲纤细；镫骨底板缺如或呈软骨性或骨性固定。上述听小骨畸形中，尤以锤骨柄、砧骨长突发育不全及锤砧关节融合最多见，镫骨畸形或缺如也较多见。

3）两窗畸形：镫骨缺如常有前庭窗未发育，前庭窗缺如常合并有蜗窗缺如、面神经畸形、内耳畸形等。前庭窗畸形则表现为前庭窗狭小，呈＜1 mm的裂隙状，或未发育。

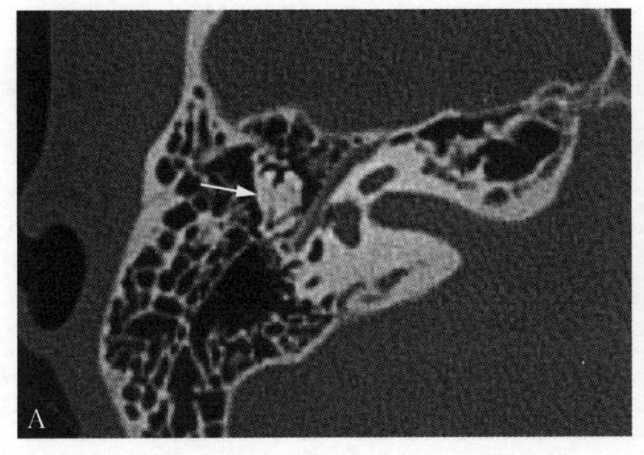


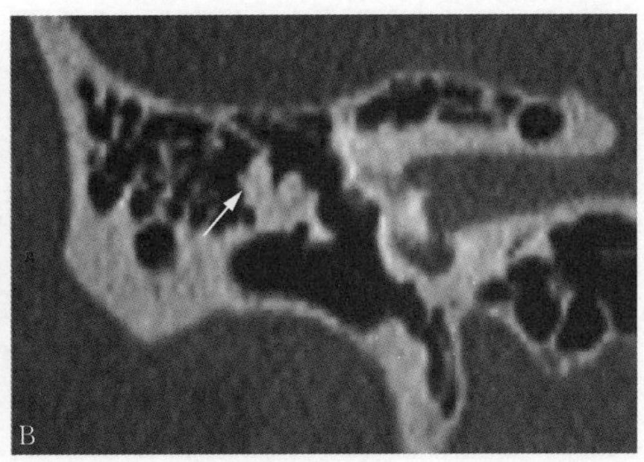


图3-6 右鼓室稍狭小伴听骨固定于上鼓室外侧壁

注：颞骨HRCT横断面（A）及冠状面（B）平扫显示鼓室稍狭小，上鼓室外侧壁骨质增生硬化，其与右听小骨之间的间隙消失（箭头）。

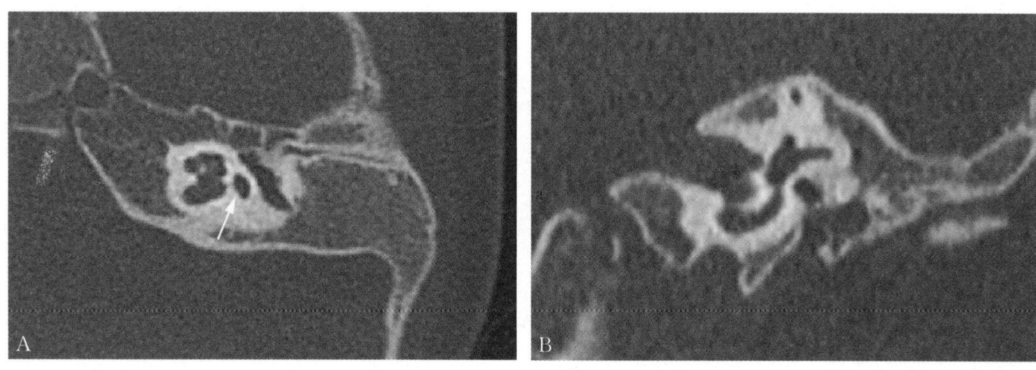


图 3-7　左侧鼓室、乳突窦极度狭小伴听骨缺如

注：颞骨 HRCT 横断面(A)及冠状面(B)显示左侧乳突板障型，鼓室容积极度狭小伴软组织影，听小骨完全缺如(箭头)。

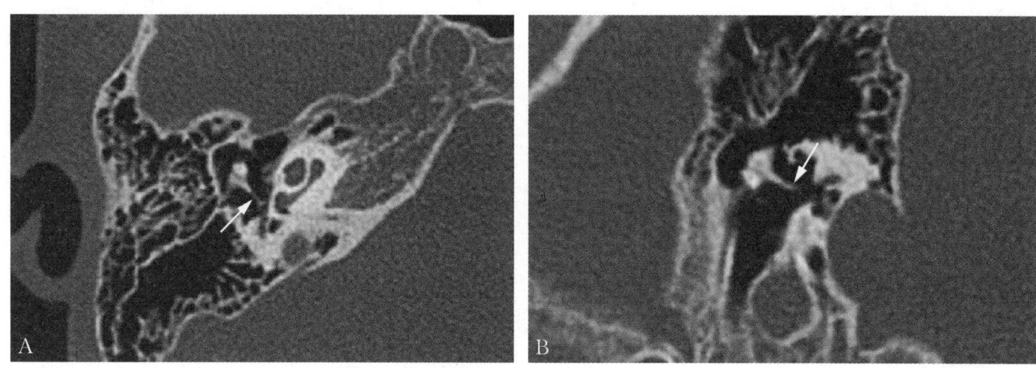


图 3-8　右侧听骨形态及走行异常

注：颞骨 HRCT 多平面重组(A、B)显示右侧锤骨头尚可，锤骨柄变细及右侧镫骨弓后移(箭头)，砧骨长突略弯曲偏斜。

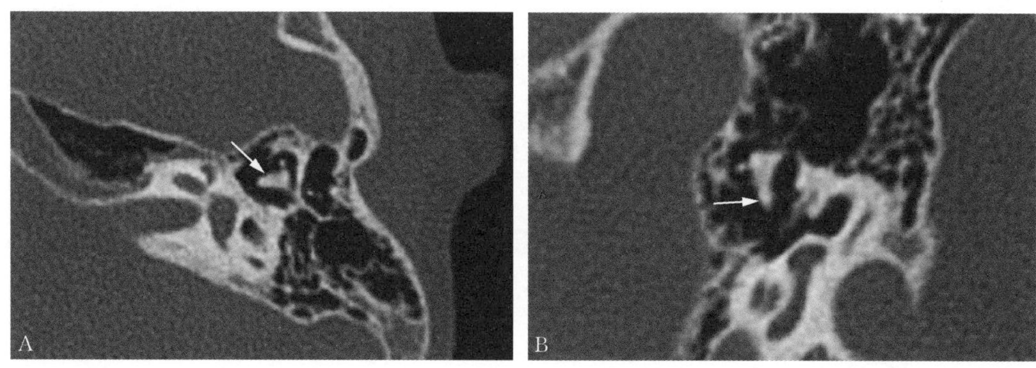


图 3-9　左侧听骨形态异常

注：颞骨 HRCT 横断面(A)及多平面重组(B)显示左侧锤骨头小，锤骨柄缺如，砧骨粗大畸形(箭头)，砧骨长脚远端及砧镫关节缺如。

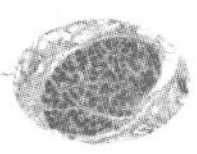

4）面神经畸形：面神经位置异常多为向前下移位，面神经可在前庭窗下方横越鼓岬，或在镫骨足弓间穿越足板，或遮盖前庭窗，前庭窗闭锁，镫骨位置异常（图 3－10）；垂直部可在正常部位前方或后方下行，或不经茎乳孔，在蜗窗龛水平弯向前方。

5）乳突、鼓突或乳突窦畸形：乳突畸形有鳞乳缝未封闭、乳突尖未发育等。乳突窦畸形包括小乳突窦（图 3－7）、乳突窦缺如或位置内移等。

6）先天性胆脂瘤：又叫真性胆脂瘤，由异位鳞状上皮所致，多位于岩部尖、乳突、鼓室或鳞部，可合并颞骨其他畸形。MRI 上呈脑脊液信号，也可因有脂肪、蛋白和钙化成分而呈混杂信号，MRI 增强后常不强化，囊壁可有轻微强化。DWI 上明显弥散受限（图 3－11）。

（5）诊断要点

对无明确外伤病史、电测听呈传导性耳聋的患者，HRCT 结合多种图像后处理技术显示出听骨形态、前庭窗结构及面神经管行径的异常，是诊断先天性中耳畸形的关键。对于先天性听骨链畸形（包括听骨融合、发育不全、位置异常，听小骨与鼓室壁粘连等），一般常规横断面均难以显示其全貌，应在图像工作站上进行 MPR 等后处理综合判断听骨形态是否异常；对前庭窗闭锁者，以冠状面显示为佳；而面神经管鼓室段低位及乳突段前位通过 CPR 技术可以较为直观地显示。部分患者除了中耳畸形，还伴外耳的畸形，但较少伴有内耳畸形。

（6）鉴别诊断

结合临床病史及影像表现，对先天性中耳畸形尤其是合并外耳畸形患者的诊断较容易。对单纯中耳畸形患者，临床听力筛查中发现单侧传导性听力减退时，需要与以下几种疾病相鉴别。

1）慢性中耳炎或胆脂瘤：常引起听小骨破坏，且有时中耳腔内也可透亮。临床病史及骨膜是否穿孔有助于鉴别。

2）外伤后听骨链损伤：容易造成听小骨脱位或中耳结构骨折，导致听小骨、鼓室等形态异常，结合明确外伤史、既往听力正常、颞骨鳞部或乳突骨折线及中耳乳突积液等有助于鉴别。

3）耳硬化症：中年患者多见，缓慢进行性传导性听力下降，电测听为传导性耳聋伴有卡哈（Carhart）切迹，CT 若发现窗前裂区、蜗窗区、耳蜗周围局限性骨质密度减低区，而听骨链完整，中耳乳突透亮，则需考虑耳硬化症。

### 3.3.3　先天性内耳病变

（1）概述

先天内耳畸形是儿童感音神经性听力损失的重要原因之一。内耳来自胚胎的外胚层和中胚层，在胚胎发育时期，特别是孕期第 4～8 周，如因遗传因素、染色体基因突变或其他外部因素等导致发育停顿或受阻，均可以产生先天性内耳病变，造成听力或平衡功能障碍。按照发育来源的不同，先天性内耳畸形可分为膜迷路畸形和骨迷路畸形两大类，其中前者占 80%，主要发生在毛细胞

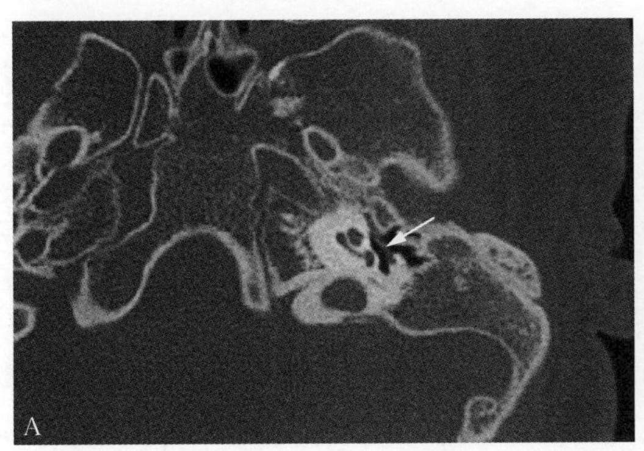


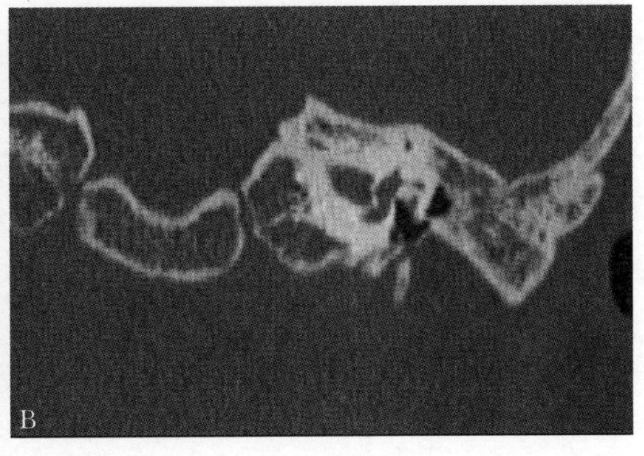


图 3－10　右侧面神经水平段低位

注：颞骨 HRCT 横断面（A）及冠状位（B）显示左侧面神经管向下移位（箭头），接近耳蜗底旋水平。

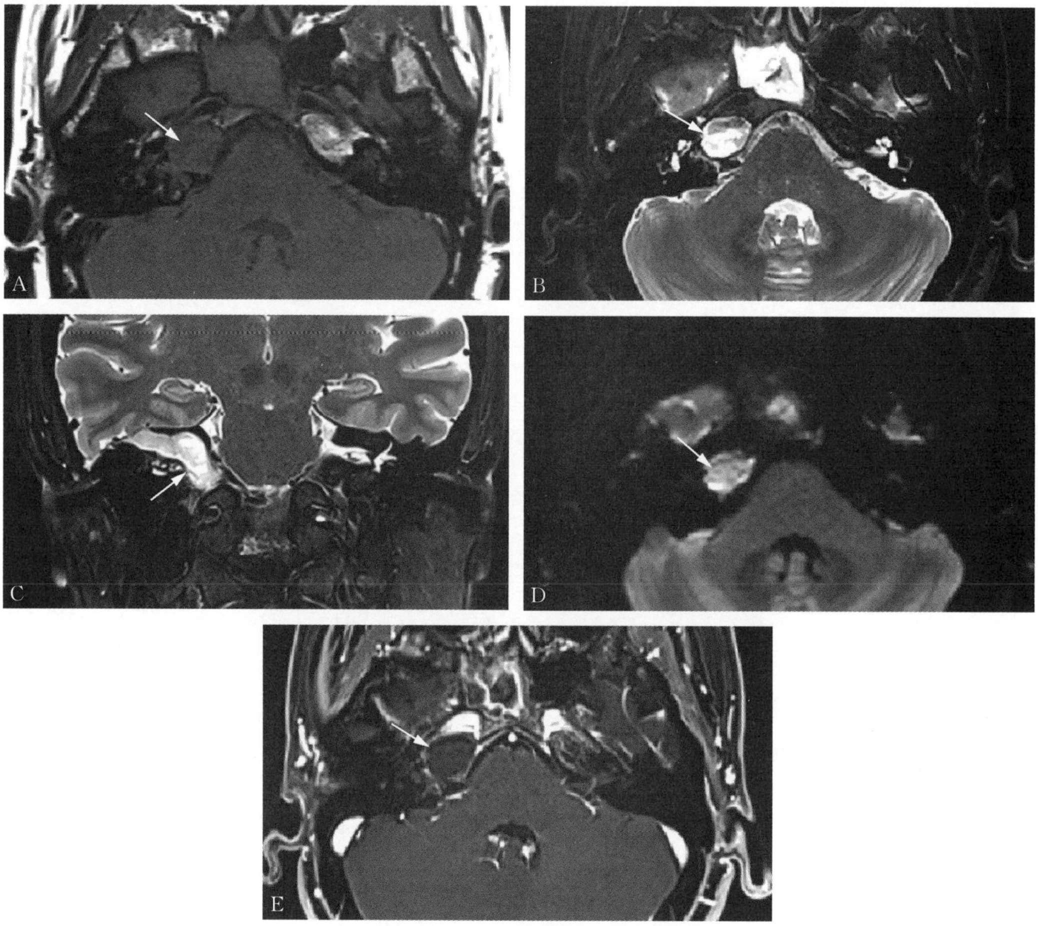

**图 3-11　右侧岩锥先天性胆脂瘤**

注：$T_1$WI 横断面(A)上呈等稍低信号(箭头)，$T_2$WI 横断面(B)及冠状面(C)压脂呈高信号(箭头)，涉及中颅底、鼓室和外耳道深部，DWI(D)上高信号(箭头)，提示弥散受限，横断面增强(E)示病灶无明显强化(箭头)。

水平，后者约占 20%，且因有特有的形态学异常，可通过影像学检查来明确。

目前对内耳先天性病变的分类标准尚不统一，一般多依据耳发育学和解剖部位分类，将内耳畸形大致分为：①耳蜗畸形；②前庭及半规管畸形；③前庭导水管畸形；④内听道及听神经畸形。

1）耳蜗畸形主要包括以下几种：①迷路完全未发育（complete labyrinthine aplasia，CLA），又称米歇尔（Michel）畸形，是指耳蜗和前庭结构完全缺如，占耳蜗畸形的不到 1%；②耳蜗未发育（cochlea aplasia，CA），是指耳蜗完全缺如，占耳蜗畸形的 3%左右；③共腔畸形（common cavity，CC），有一囊腔代表耳蜗和前庭，但未分化成耳蜗和前庭，占耳蜗畸形的 25%左右；④耳蜗发育不全（cochlea hypoplasia，CH），占耳蜗畸形的 15%左右，耳蜗和前庭分化，但未至正常大小（耳蜗高度小于 4 mm）和结构（蜗轴、筛区、蜗管内间隔和骨螺旋板发育缺陷）；⑤ 不完全分隔Ⅰ型（incomplete partition type Ⅰ，IP-Ⅰ），又叫囊状耳蜗前庭畸形，约占内耳畸形的 20%，囊性的耳蜗无正常蜗轴和筛区（耳蜗与内听道间的区域），伴有扩大的囊性前庭；⑥ 不完全分隔Ⅱ型（IP-Ⅱ），发生率高，占到耳蜗畸形的 55%左右，常致蜗轴的尖部缺陷，且和扩张的前庭和大前庭水管（large vestibular aqueduct，LVA）构成三联畸形时，IP-Ⅱ又叫蒙迪尼（Mondini）畸形；⑦ 不完全分隔Ⅲ

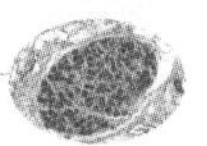

型(IP-Ⅲ)，为不全分隔畸形中最罕见的形式，占到内耳畸形的2%左右，为X染色体连锁遗传性混合型听力损失，特征为镫骨底板固定和镫骨撼动手术时井喷。

2) 前庭及半规管畸形：前庭畸形包括前庭缺如、发育不全和扩大，其中最常见的为前庭扩大增宽；半规管畸形主要包括部分或完全不发育，以及短、细、粗等各种形态学的异常。单纯的前庭畸形或半规管畸形比较少，常与内耳其他部位形成复合畸形，最常见的复合畸形为外半规管-前庭畸形。

3) 前庭导水管畸形：前庭导水管是连接膜迷路与内淋巴囊的管道。前庭导水管畸形主要表现为前庭导水管扩大综合征(enlarged vestibular aqueduct syndrome, EVAS)，它是发病率最高的先天性内耳畸形，也是内耳畸形导致感音神经性耳聋的重要原因之一。该病常双侧发病，并可伴随其他内耳畸形。

4) 内听道及听神经畸形：正常内听道前后径为4～6 mm，上下径为3～5 mm。内耳道畸形包括内听道缺如、内听道狭窄(宽度＜2 mm)或扩大(宽度＞6 mm)，其中狭窄最常见，可伴有蜗神经发育障碍或缺如。听神经发育畸形包括蜗神经发育不良(cochlear nerve dysplasia, CND)和/或前庭神经发育不良。内耳道的发育与前庭蜗神经的存在密切相关，内听道狭窄者多伴有耳蜗神经的细小或缺如。

(2) 病理

内耳来自外胚层和中胚层，如在上述胚胎发育的任何时期，因遗传因素、染色体基因突变或其他外部因素等导致发育停顿、受阻，均可以产生先天性内耳病变。一般胚胎发育障碍的时间越早，造成的病变程度越重。其中，蜗管发育最早，如内耳发育在第3周停止，会致整个内耳的完全不发育，即Michel畸形，这是内耳畸形中最严重的一种；如耳基板分化停滞在胚胎发育第3周晚期，可导致整个耳蜗结构不发育，即CA畸形；胚胎第4～5周发育停止，则仅有听泡形成，耳蜗与前庭之间分隔缺如，从而形成一个共腔结构，内含有耳蜗和前庭神经成分，即CC畸形；胚胎第5周发育停止，耳蜗内缺少蜗轴分化及阶间分隔，也无筛区结构(耳蜗与内听道间的区域)，导致整个耳蜗呈囊性外观，同时伴有一扩大呈囊性前庭，即IP-Ⅰ畸形；胚胎第6周发育停止，此时耳蜗虽已有分化，但耳蜗整体短小，同时伴蜗轴、筛区、蜗管内间隔和骨螺旋板发育缺陷，从而形成CH畸形；胚胎第7周发育受扰，则耳蜗发育停滞于一圈半，即IP-Ⅱ畸形。整个耳蜗结构的发育完成在第8周。

半规管的发育要晚于耳蜗的发育，在胚胎第19～22周完成；球囊、椭圆囊、前庭的发育在第11周完成，因而内耳发育在第8～11周受阻会导致球囊、椭圆囊、前庭或半规管畸形而耳蜗发育正常。在半规管的发育中，因前半规管最早，而外半规管最晚，故外半规管最容易受累。

EVAS作为前庭水管畸形的主要形式，系胚胎发育第5周(前庭导水管延伸、变细之前)受阻导致前庭导水管扩张伴内淋巴囊不同程度扩大。

约第7周时，从螺旋神经节发出纤维形成蜗神经，同时前庭神经节发育形成前庭蜗神经的前庭支。妊娠第9周时，若蜗神经缺如，则内听道形成异常狭窄；而当内听道形成后发生宫内或围生期损伤，造成蜗神经缺如或发育不良时，则不伴有内听道狭窄。

(3) 临床表现

先天性内耳畸形所产生的耳聋多为重度至极重度的感音神经性耳聋。临床上可表现为患者一出生即无听力，或1至2岁时出现听力减退，助听器佩戴效果差，部分患者可保留少许残存听力；此外，个别患者还会伴有眩晕等症状。

(4) MRI表现

1) 耳蜗畸形：

A. 迷路未发育(CLA)：内耳迷路结构包括耳蜗、前庭、半规管完全缺如未发育(图3-12)，内听道狭窄或闭塞。可单侧或双侧发病。MRI上$T_2$WI示迷路区无正常迷路内液性高信号影。同时伴有以下几种不同的表现：①CLA伴岩骨发育不全，中耳腔扁平、位置后移，MRI示前庭耳蜗神经缺如，面神经畸形亦常见；②CLA伴岩骨以及耳囊发育正常，内听道及面神经可显示正常。

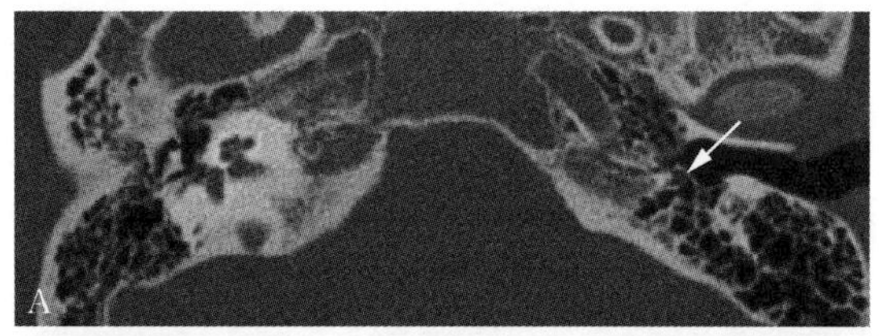

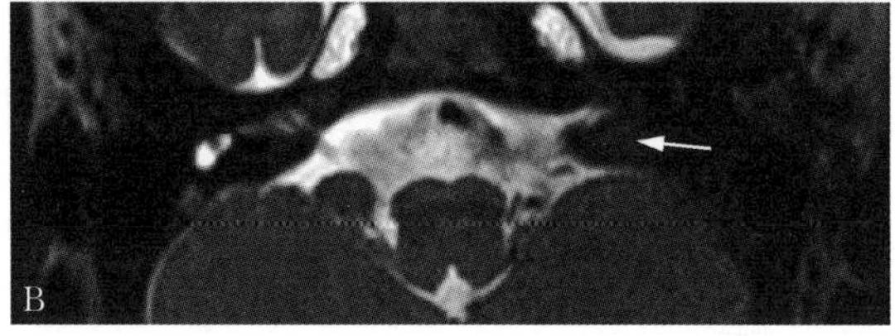

图 3-12 左侧 CLA

注：颞骨 CT 平扫横断面(A)示左侧内耳结构包括耳蜗、前庭、半规管完全缺如(箭头)，耳部 MRI $T_2$WI 压脂(B)示迷路区无正常迷路液性高信号影，内听道显示尚可，其内见听神经显示(箭头)。

B. 耳蜗未发育(CA)：颞骨迷路区正常耳蜗形态缺如，MRI $T_2$WI 和 3D 内耳水成像示正常耳蜗信号缺如(图 3-13)。前庭及半规管发育，可正常或不正常，一般伴前庭系统正常时的 CA 常是双侧对称的，而伴前庭扩大时，CA 则不对称。

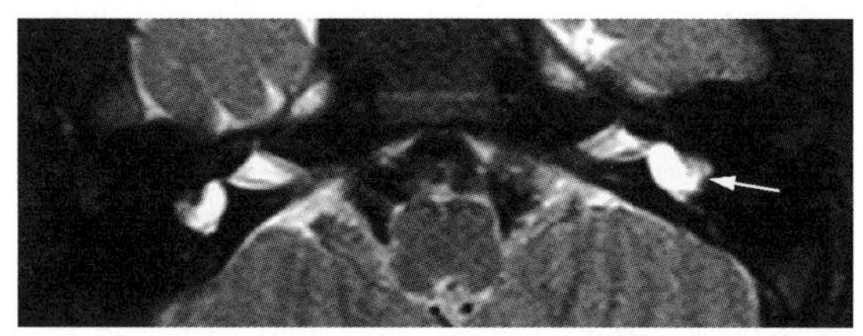

图 3-13 双侧耳蜗 CA 伴前庭扩大

注：MRI $T_2$WI 压脂平扫横断面显示双侧颞骨迷路区正常耳蜗形态缺如伴前庭腔显著扩大(箭头)。

C. 共腔畸形(CC)：耳蜗与前庭融合成一类圆形囊状腔，腔内充满液体信号，有时中间有一骨性分隔将耳蜗和前庭分成相连的 2 个腔(图 3-14)。患者可伴或不伴有半规管的异常。三维稳态构成干扰(three-dimensional constructive interference in steadly-state，3D-CISS)或三维稳态进动快速成像(3D-fast imaging employing steady-state acquisition，3D-FIESTA)水成像序列有助于进一步明确是否合并内听道及听神经的发育异常。

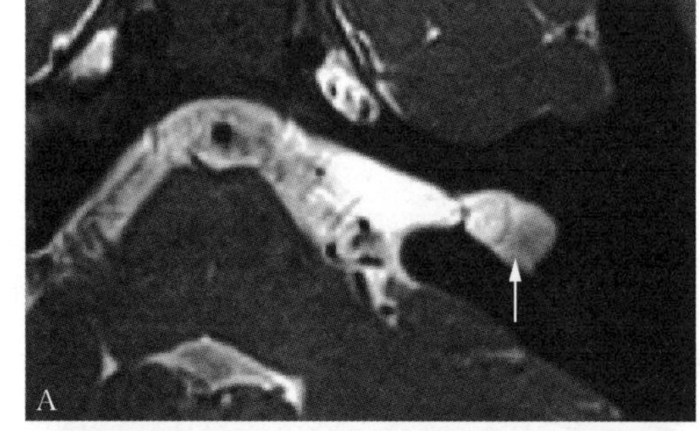

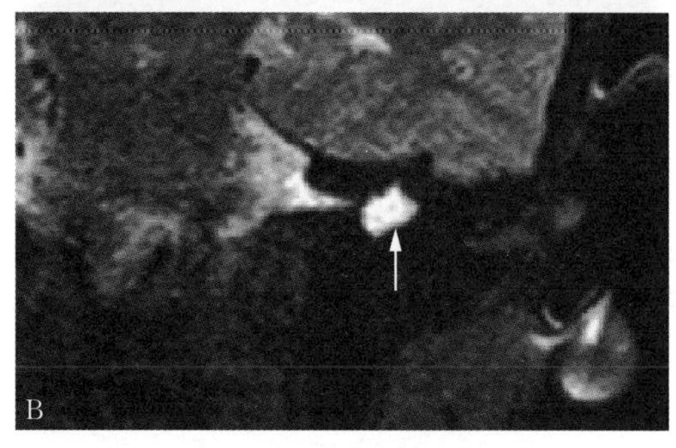

图 3-14 双侧 CC

注：颞骨 MRI 平扫横断面(A)及冠状面(B)压脂显示左侧颞骨迷路区耳蜗与前庭融合成一个椭圆形的囊状腔，腔内缺乏结构，为液体信号所充填(箭头)。

D. 耳蜗发育不全(CH)：耳蜗和前庭结构可区分，但耳蜗比正常短小，螺旋少于 2 周，中顶旋常融合，且位置更靠前部和中央(图 3-15)，部分严重者，耳蜗在内听道处呈类圆形小芽孢样结构，耳蜗轴和蜗管内间隔无法辨认。压脂 $T_2$WI 序列对一些单纯形态学不易诊断的轻微 CH，如中顶回发育不良、耳蜗周数不够(图 3-16)，可更直观敏感地显示。

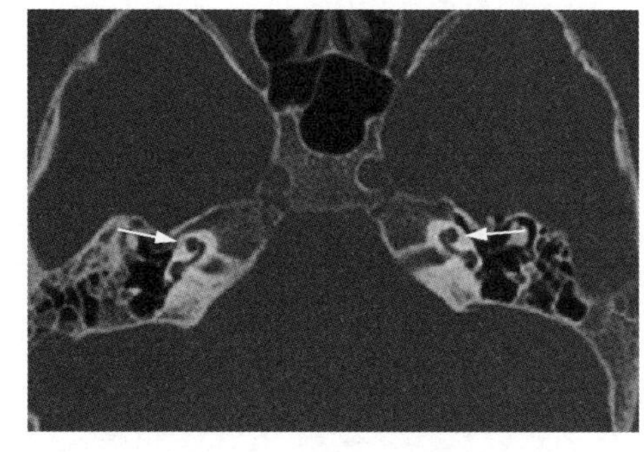

图 3-15 双侧耳蜗 CH

注：颞骨 CT 平扫横断面显示双侧耳蜗短小，少于 2 回；底回大致正常，但中顶回发育不良融合，且位置更靠前部(箭头)。双侧砧骨长脚细小。

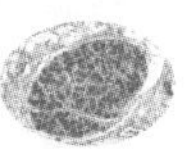

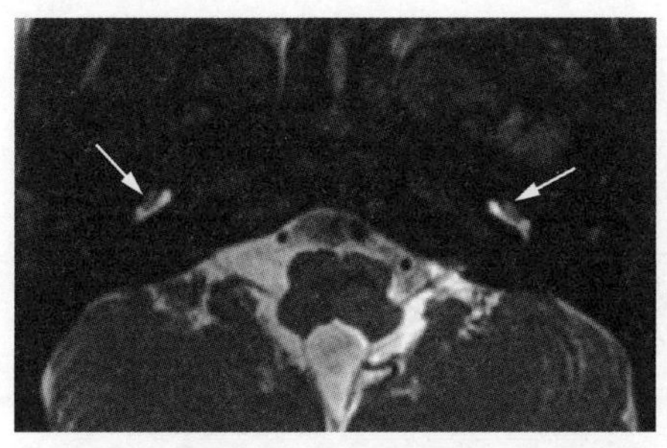

图 3-16 双侧耳蜗 CH

注：耳部 MRI $T_2$WI 压脂平扫横断面显示耳蜗比正常短小，底回大致正常，但中顶回融合变小（箭头）。

E. IP-Ⅰ：耳蜗外径虽接近正常，但内部呈空囊状结构。压脂 $T_2$WI 显示耳蜗内缺少蜗轴和阶间分隔，脑脊液可以完全充满耳蜗呈高信号，前庭明显扩张，但一般无前庭导水管扩大（图 3-17）。蜗神经可发育正常或缺如。

F. IP-Ⅱ：MRI 的 $T_2$WI 成像示耳蜗外部形态大小常接近于正常，但耳蜗内发育仅 1 圈半，中旋和顶旋融合成囊状，耳蜗底旋正常；蜗管长度和蜗轴高度低于正常。少数重者表现为整个耳蜗小或呈扁平状，蜗轴明显发育不良（图 3-18）。患者常伴有前庭腔扩大、前庭导水管扩大或半规管畸形。磁共振 3D-FIESTA、3D-CISS 序列内耳水成像可直观地显示耳蜗全貌。

G. IP-Ⅲ：1991 年费尔普斯（Phelps）等首次表述了该畸形的影像学特征，即畸形的耳蜗形态与尺寸接近正常，但包裹着耳蜗的骨性包囊比正常耳蜗的更菲薄，内听道与耳蜗不完全分隔，耳蜗蜗轴完全缺如但蜗内前庭阶、中阶和鼓阶间的隔膜完好。内听道底呈“球根状”膨大，听神经、前庭神经和蜗神经一般发育正常（图 3-19）。

2）前庭及半规管畸形：前庭畸形多表现为前庭扩大，单纯前庭扩大表现为前庭腔增宽，即横断面上前庭左右径超过 3.4 mm，冠状面左右径超过 3.2 mm。半规管发育畸形大多数情况下表现为半规管短粗，半圆盘形，少数情况下呈小突起状，或结构完全缺如。前庭及半规管畸形最常见的形式为外半规管-前庭复合畸形，即前庭扩大，与外半规管融合成囊状（图 3-20）；部分病例的半规管长度正常，但管腔狭窄，少数患者还可伴随内听道及蜗神经的发育异常。

3）前庭导水管畸形：CT 上见岩骨后缘出现异

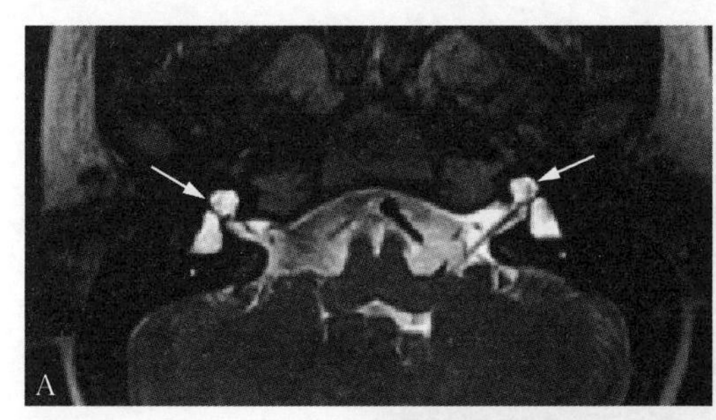

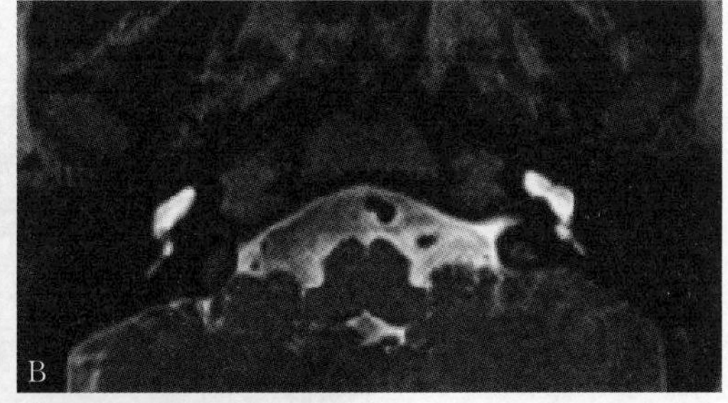

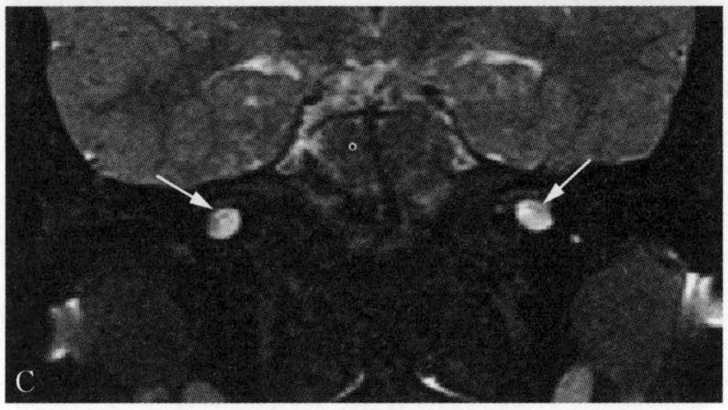

图 3-17 双侧耳蜗 IP-Ⅰ

注：MRI $T_2$WI 横断面（A、B）和冠状面（C）压脂显示双侧耳蜗分旋不清，蜗轴未见显示（箭头），双侧前庭明显扩大，半规管形态尚保持。

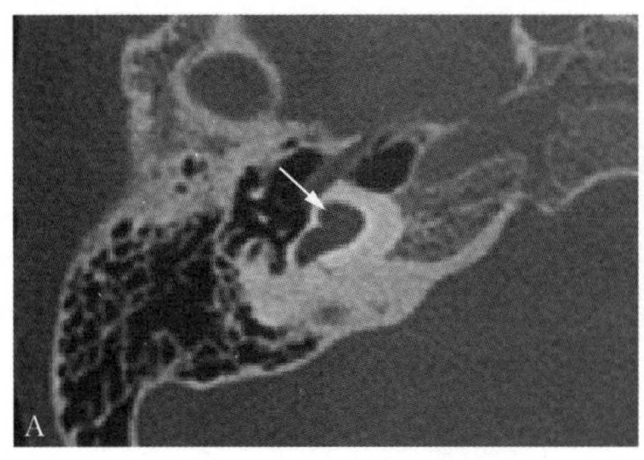
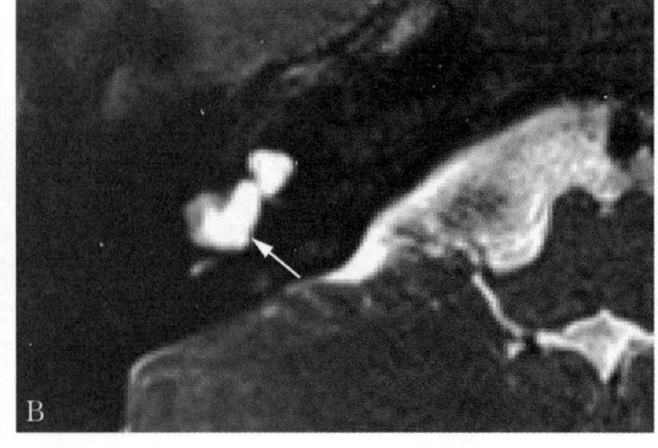

图 3-18　右侧耳蜗 IP-Ⅱ

注：颞骨 HRCT 横断面(A)显示右侧耳蜗扁平状，蜗管长度和蜗轴高度低于正常，耳蜗底旋稍宽，顶旋与中旋分旋不清(箭头)；MRI 的 $T_2$WI 横断面(B)压脂除显示耳蜗异常外，还可见前庭-水平半规管融合呈囊状畸形(箭头)。

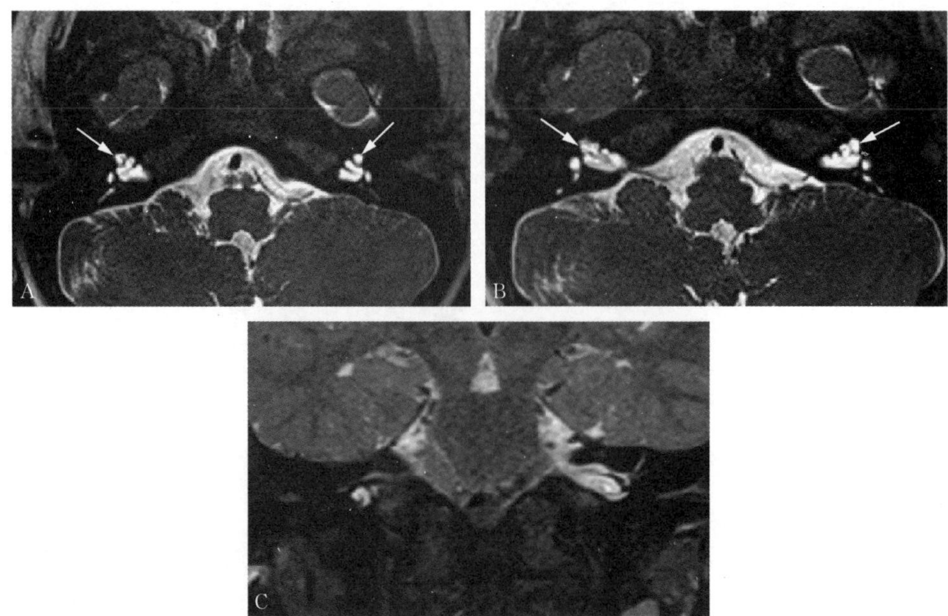

图 3-19　双侧耳蜗 IP-Ⅲ

注：颞骨 MRI 平扫横断面(A、B)及冠状面(C)压脂显示双侧耳蜗外形大小接近正常，蜗轴缺如，耳蜗尖旋小(箭头)，底旋显示尚可，双侧听道扩大，内听道内的听神经存在。

常扩大的前庭水管，其中段直径>1.5 mm、外口直径>2.0 mm，边缘清晰，开口呈喇叭状，内端与前庭或总脚直接相通。MRI $T_2$WI 序列直观显示内淋巴囊不同程度扩大呈囊袋状或条状，内淋巴囊骨内部分中点的最大宽度>1.5 mn(图 3-21)。一般双侧发病。

4）内听道及听神经畸形：内听道狭窄或闭塞表现为内听道直径≤2 mm，但并非所有内听道的直径都与听神经发育情况一致，故 MRI 检查对于明确听神经发育情况尤为重要。

一般颞骨 CT 上蜗神经孔的明显狭窄或闭塞往往提示耳蜗神经的缺如或耳蜗支的发育异常。此时进一步行 MRI 斜矢状面垂直于内听道层面的扫描，可清晰显示面神经、蜗神经及前庭上、下神经发育情况(图 3-22)。

(5）诊断要点

1）耳蜗畸形：颞骨 HRCT 为耳蜗发育不全畸形的首选检查，MRI 检查尤其是 $T_2$WI 序列，可更

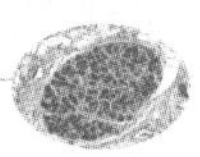

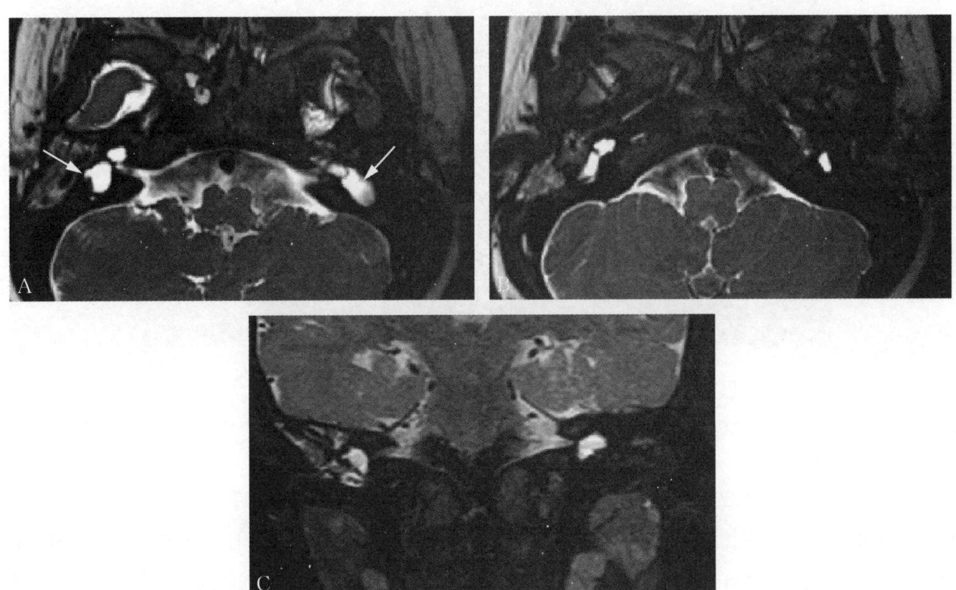

图 3-20　双侧前庭-半规管畸形伴双侧耳蜗畸形

注：耳部 MRI 平扫横断面(A、B)及冠状面(C)压脂显示双侧前庭增大，与水平半规管融合(箭头)，双侧耳蜗亦畸形，双侧内听道变窄伴蜗神经缺如。

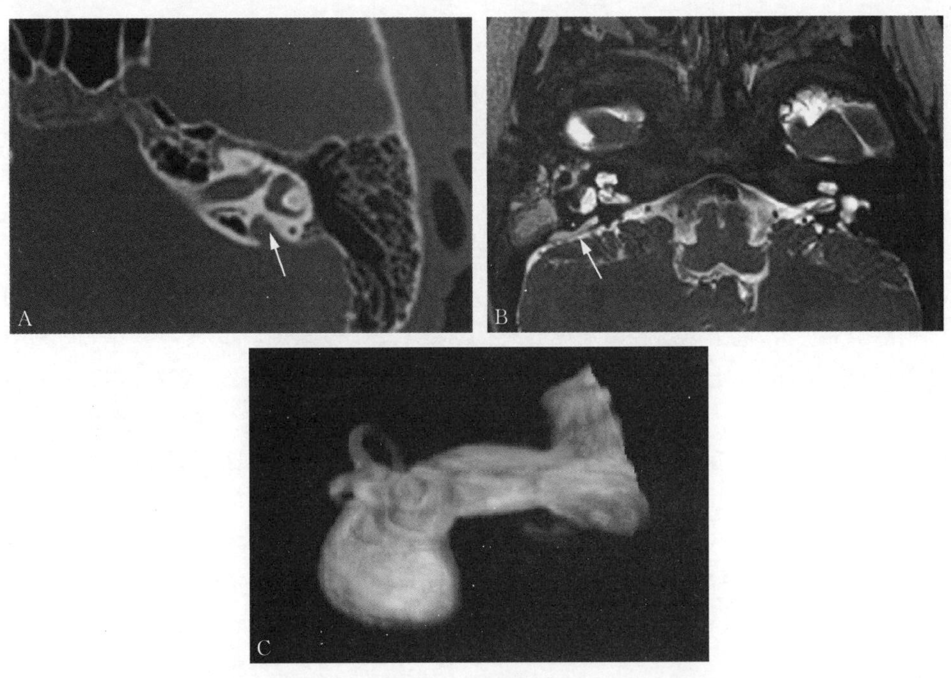

图 3-21　双侧前庭-半规管畸形伴双侧耳蜗畸形

注：颞骨 CT 平扫(A)示前庭水管骨质异常扩大，外口直径＞2.0 mm，边缘清晰(箭头)。MRI 横断面 $T_2$WI 压脂(B)及内耳 3D 水成像(C)示内淋巴囊及前庭均扩大(箭头)。

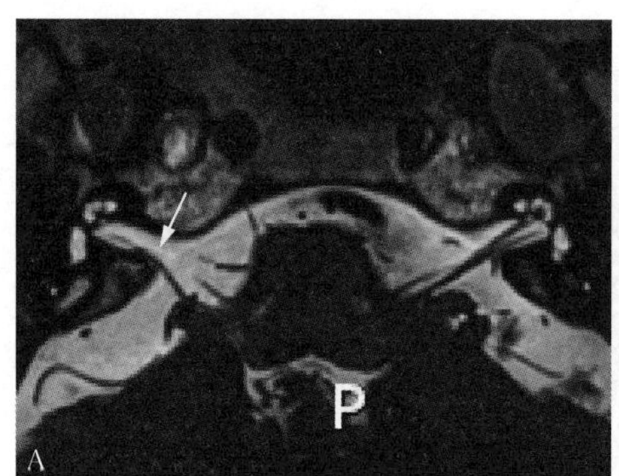
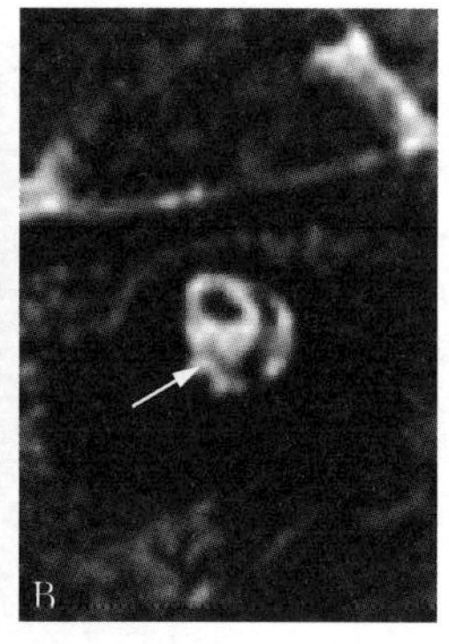

图 3-22　右侧蜗神经发育障碍

注：MRI 横断面(A)及斜矢状面(B)CISS 序列清楚显示右侧蜗神经结构缺如，发育障碍(箭头)。

敏感地发现耳蜗等内耳结构的缺陷。

对于出生后听力学检查即显示完全无反应或极重度感音神经性听力损失者，行 HRCT 检查显示耳蜗、前庭和半规管整个内耳结构缺如为骨质代替，或 MRI $T_2$WI 示内耳迷路区无正常迷路液性高信号影，需考虑 CLA；如有前庭结构发育(可正常或不正常)但无耳蜗结构者，考虑为 CA；有耳蜗及前庭分化，但耳蜗与前庭融合成大腔结构，囊腔内正常结构缺如，为液体所充填，则考虑为 CC；对于耳蜗整体短小，同时伴蜗轴、筛区、蜗管内间隔和骨螺旋板发育缺陷者，HRCT 上显示中顶回融合畸形、蜗轴畸形、耳蜗周数不够，甚至重者表现为从内听道发出的不同大小的突起样结构时，需考虑 CH。当耳蜗位于内听道基部前外侧通常的位置，耳蜗内缺少整个蜗轴骨嵴和阶间分隔成囊状、前庭明显扩大，但罕见前庭导水管扩大时，需考虑 IP-Ⅰ诊断，MRI 上可见脑脊液完全充满耳蜗。

对婴幼年时可能有接近正常的听力，但之后出现进展性听力损失，且以低频听力损失为主的患者，影像检查发现耳蜗蜗轴发育不全，中旋与顶旋间分隔缺陷，伴前庭扩大及前庭导水管扩大，可考虑 IP-Ⅱ，此类患者行人工耳蜗植入后听力可恢复良好。

对重度-极重度感音神经性或混合型耳聋患者，尤其是男性，影像学检查表现为重度的耳蜗-内听道畸形，包括耳蜗阶内有隔，但蜗轴缺如，内听道与耳蜗的不完全分隔，内听道底膨大，加之面神经的迷路段位于耳蜗上方，需考虑 IP-Ⅲ，其特征为镫骨底板固定和镫骨撼动手术时井喷。

2) 前庭及半规管畸形：单纯的前庭畸形或半规管畸形比较少，一般无明显临床症状，仅在影像检查时发现形态学的异常。最常见的为外半规管-前庭复合畸形，对感音神经性听力损失患者，影像检查显示扩大的前庭腔与外半规管融合时，可予诊断。

3) 前庭导水管畸形：婴幼儿期出现渐进性和波动性的听力下降，一般为双侧感音神经性耳聋，HRCT 示前庭导水管开口呈喇叭口状扩大、深部与半规管总脚相通或中点直径＞1.5 mm，MRI $T_2$WI 或水成像可见内淋巴囊扩大，提示前庭导水管扩大。

4) 内听道及听神经畸形：颞骨 HRCT 或 MRI 均可显示内听道大小异常，但 MRI 能清晰显示内听道段神经、血管的形态发育，并对神经进行量化测量，故更有助于确诊。对于 HRCT 上表现为颞骨岩尖区内听道结构宽度≤2 mm 的患者，需要行 MRI 内听道神经成像以帮助确定蜗神经发育情况。在诊断内耳道扩大时需要注意的是对内听道宽度大于 6 mm 但无临床症状者，不能轻易诊断为异常病理性扩大，只有当双侧内听道不对称性扩大并通过增强 MRI 排除内听道听神经瘤等占位性病变时，才能考虑为发育异常。

(6) 鉴别诊断

1) 诊断 CLA 时，需与脑膜炎所致的骨化性

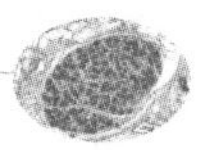

迷路炎相鉴别，后者可以观察到一定大小和高度的耳囊影，而前者的耳囊完全缺如。

2）诊断CA时，亦需与骨化性迷路炎相鉴别，可通过评测内听道前耳囊骨质大小的方法帮助鉴别，CA畸形者耳囊缺如，而骨化性迷路炎有浓密的正常大小的骨囊影。

3）CA伴前庭扩大时需要与CC相鉴别，前者在内听道底后外侧大致正常的位置有前庭和半规管结构，且外部轮廓与正常的迷路相似，前庭虽扩大但位置正常，半规管可扩大或结构正常，而CC者耳蜗与前庭融合成大腔结构，囊腔内无正常结构。

4）诊断先天性内听道扩大畸形时，需要与听神经瘤等占位性病变导致的内听道扩大相鉴别，后者临床表现为缓慢加重的耳鸣和感音性听力损失，MRI增强扫描可见以内耳门为中心的软组织肿块，累及脑桥小脑三角区。

其余类型的内耳畸形因其典型的影像表现，无须与其他病变进行鉴别诊断。

## 3.4 炎症

### 3.4.1 坏死性外耳道炎

（1）概述

坏死性外耳道炎（necrotizing otitis externa），又称恶性外耳道炎（malignant otitis externa, MOE），由梅尔泽（Meltzer）和克勒曼（Keleman）于1959年首先报道，认为是铜绿假单胞菌引起的颞骨骨髓炎，其后陆续有文献报道。1968年钱德勒（Chandler）称其为恶性外耳道炎，是一种严重的可致死的外耳道感染性疾病。主要发病人群为老年人、糖尿病患者、免疫力低下个体（如HIV携带者、某些恶性肿瘤患者等），尤其以患糖尿病的老年人最为常见，常引起外耳道骨髓炎和进行性广泛坏死，并可发生严重的颅内并发症。

（2）病理

坏死性外耳道炎的致病菌约90%为铜绿假单胞菌，感染始于外耳道皮肤，通过外耳道底壁的骨部和软骨交界处向颅底扩散，或通过外耳道软骨裂累及软骨、骨组织、腮腺及邻近血管和神经，常导致颞骨、颅底骨髓炎和广泛坏死。多发生脑神经麻痹，其中以面神经受累最多见；病变累及颈静脉孔者，则舌咽神经、迷走神经及副神经受损。向颅内扩散可并发脑膜炎、脑脓肿、乙状窦或颈静脉栓塞等。

1）大体病理：外耳道水肿伴肉芽组织增生。免疫力低下患者可无肉芽组织。

2）镜下病理：外耳道皮下组织炎症伴坏死。

（3）临床表现

起病急剧，耳痛剧烈，较一般外耳道炎严重，夜间明显，且逐渐加剧，常放射到颞部，耳道流少量脓性分泌物，一般抗炎治疗常无显效，而病变可继续加速发展，外耳道、耳廓、耳屏均有肿胀，局部有明显的压痛及耳廓牵引痛，乳突部亦有肿胀和压痛。典型表现为外耳道峡部底壁皮肤糜烂，肉芽增生，一般外耳道明显肿胀狭小，不能窥见。如病变累及脑神经，则可引起脑神经受损的相关症状，如面瘫、颈静脉孔综合征等。出现脑神经症状则提示预后较差。

克劳斯（Kraus）等（1988）提出了坏死性外耳道炎的临床分期标准：Ⅰ期，炎症局限于外耳道及乳突小房；Ⅱ期，Ⅰ期加上颅底骨质骨髓炎及脑神经麻痹；Ⅲ期，Ⅱ期加上炎症扩散至颅内。

（4）MRI表现

MRI由于优越的软组织对比度，对坏死性外耳道炎的价值更多地体现在显示软组织、骨髓病变和颅内病变上。该病在MRI上与一般的炎症表现有所不同，$T_1$WI等信号，$T_2$WI表现为略高信号，$T_1$WI压脂增强后病灶呈中等强化，部分病例可显示脑膜强化；中耳腔及乳突小房的炎性渗出组织表现为$T_2$WI高信号（图3-23、图3-24）。但不能显示外耳道骨质破坏情况。

（5）诊断要点

坏死性外耳道炎的诊断一般主要依据3个典型特点：进展性外耳道炎，老年糖尿病患者，耳道分泌物培养出铜绿假单胞菌等。影像学检查外耳道骨质破坏（一般从外耳道底壁开始，逐渐累及其他骨壁），软组织病变向颞骨下方及颅底扩散等，但需要除外恶性肿瘤。

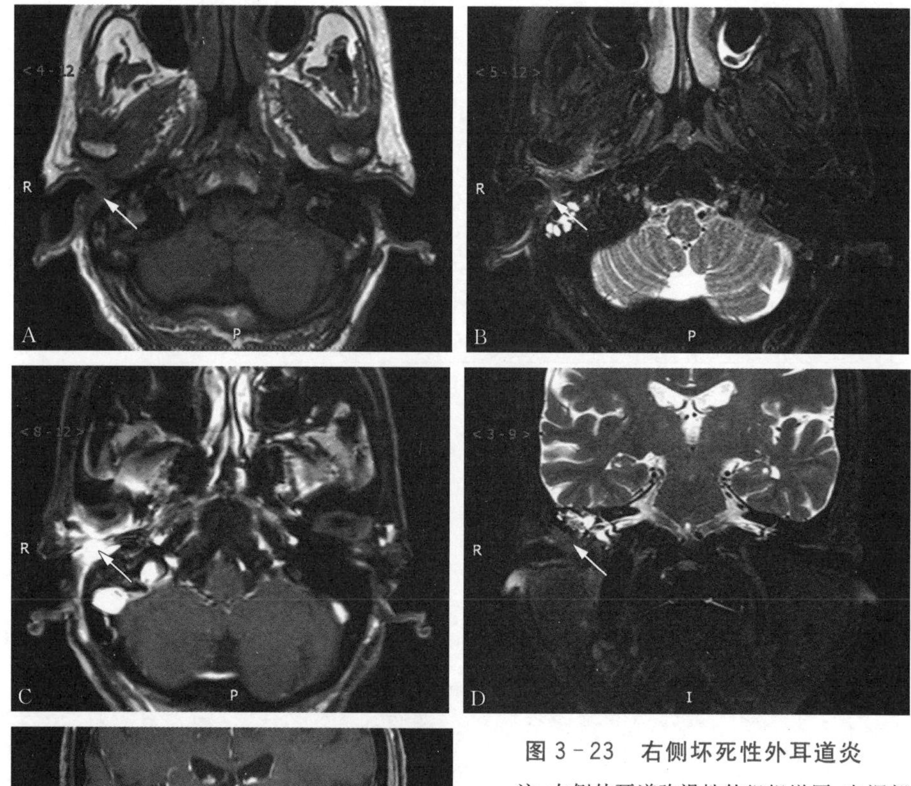


**图 3-23　右侧坏死性外耳道炎**

注：右侧外耳道弥漫性软组织增厚，向深部累及。A. 横断面 $T_1$WI 呈中等信号（箭头）；B、D. 横断面和冠状面压脂 $T_2$WI 均呈较高信号（箭头）；C、E. 横断面和冠状面 $T_1$WI 增强后均呈明显强化（箭头），边界不清，累及腮腺上极、颞颌关节窝。

伴右侧中耳乳突积液。A. 横断面 $T_1$WI 呈中等信号；B、D. 横断面和冠状面压脂 $T_2$WI 呈高信号；C、E. 横断面和冠状面 $T_1$WI 增强后未见强化。

（6）鉴别诊断

1）较严重的非特异性外耳道炎：主要是外耳道软组织的炎症，外耳道骨壁及以外的结构很少累及。

2）外耳道胆脂瘤：外耳道内软组织病变较局限，呈膨胀性生长，增强 $T_1$WI 病灶周边强化，中央无强化，在 DWI 上表现为高信号，ADC 值较低。

3）外耳道癌：外耳道癌与坏死性外耳道炎的临床表现差异较大，但是从影像表现上两者较难区分，常需依靠病理活体组织检查。外耳道癌起病缓慢，耳痛逐渐出现并加重，有血性耳溢液，可发生在外耳道任何部位，占位效应较明显。

### 3.4.2　中耳乳突炎

（1）概述

1）目前国内临床将中耳炎分为以下几种：

A. 分泌性中耳炎（otitis media with effusion, OME）。

B. 化脓性中耳炎（suppurative otitis media, SOM）：包括急性化脓性中耳炎、慢性化脓性中耳炎。

C. 中耳胆脂瘤。

D. 特殊类型中耳炎：包括结核性中耳炎、艾滋病中耳炎、梅毒性中耳炎、真菌性中耳炎、坏死

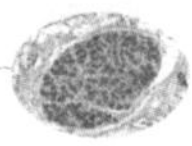

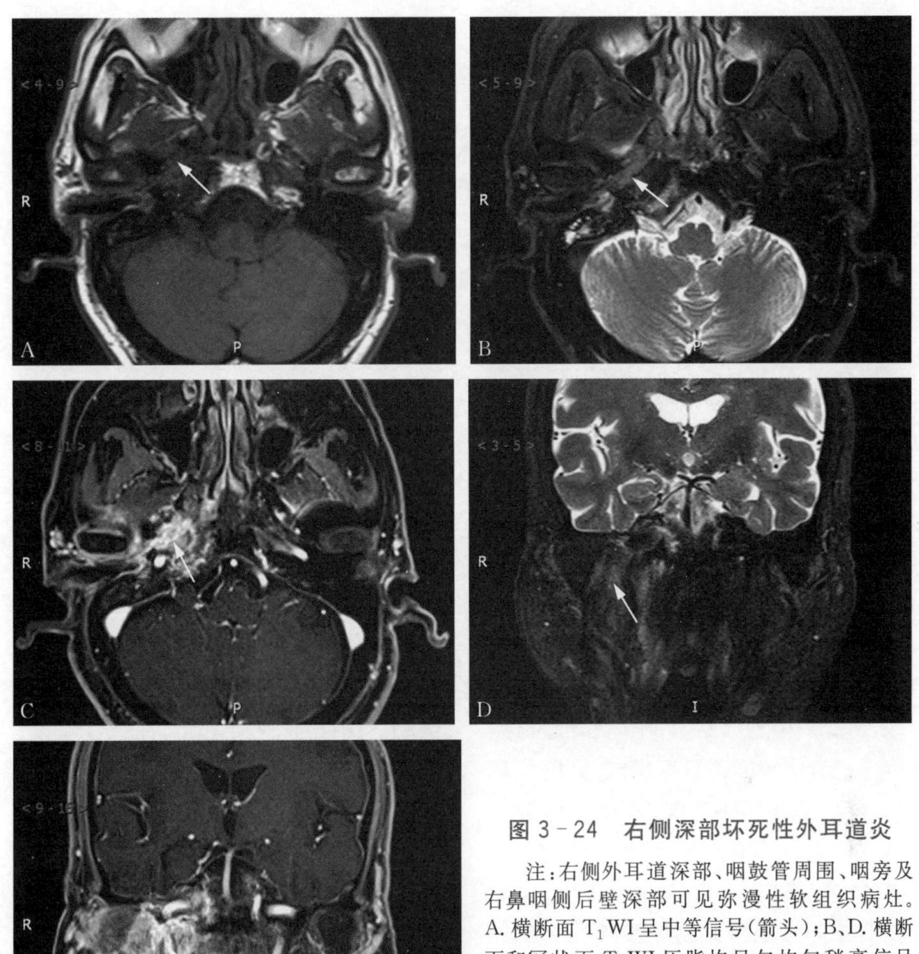


**图 3-24　右侧深部坏死性外耳道炎**

注：右侧外耳道深部、咽鼓管周围、咽旁及右鼻咽侧后壁深部可见弥漫性软组织病灶。A. 横断面 $T_1$WI 呈中等信号（箭头）；B、D. 横断面和冠状面 $T_2$WI 压脂均呈欠均匀稍高信号（箭头）；C、E. 横断面和冠状面 $T_1$WI 增强后均呈不均匀明显强化（箭头），边界不清，累及右侧颈动脉间隙、颈静脉孔及部分腮腺区、岩尖、斜坡。

性中耳炎、放射性中耳炎、气压性中耳炎。

2）中耳炎亦可简单分为分泌性和化脓性 2 种类型，本节主要论述常见的分泌性中耳炎和化脓性中耳炎。

A. 分泌性中耳炎（OME）：是以中耳（常含乳突腔）积液（包括浆液、黏液、浆-黏液，而非血液或脑脊液）而不伴有急性中耳炎（acute otitis media）症状和体征的中耳非化脓性炎性疾病，临床以中耳积液、听力减退及鼓膜完整为主要特征。多发生于冬、春季节，小儿、成人均可发病，以 2～5 岁儿童多见，是导致儿童听力下降常见原因之一。由于形成原因不一，性质不同，故此病的命名、分类较为混乱，过去使用卡他性中耳炎、渗出性中耳炎者较多，目前多以分泌性中耳炎称之。

B. 化脓性中耳炎（SOM）：分为急性化脓性中耳炎（acute suppurative otitis media，ASOM）和慢性化脓性中耳炎（chronic suppurative otitis media，CSOM）。ASOM 又称为急性细菌性中耳炎（acute bacterial otitis media），是中耳黏膜的急性化脓性炎症，常由于鼻咽部的病毒、细菌感染经咽鼓管途径进入中耳引起。主要致病菌是肺炎链球菌、流感嗜血杆菌、乙型溶血性链球菌及葡萄球菌、铜绿假单胞菌等，前两者在儿童多见。CSOM 与 ASOM 表现不同，是中耳黏膜、骨膜或深达骨质的化脓性炎症，重者炎症深达乳突骨质。CSOM是耳鼻咽喉科最常见的一种疾病，病程较长，从几个月到几十年不等，可见于任何人群，多由于ASOM迁延不愈或毒力较低的细菌感染导致；大多数由多种化脓性细菌混合感染所致。

（2）病理

1）OME：大多数认为是咽鼓管功能不良、细菌感染、免疫异常等因素，使咽鼓管黏膜肿胀，管腔阻塞，致中耳的通气功能障碍，造成鼓室负压，而形成鼓室积液。中耳黏膜水肿，毛细血管增多、通透性增加。病变进一步发展，黏膜上皮增厚，上皮化生，鼓室前部低矮的假复层柱状纤毛上皮可变为增厚的分泌物上皮，鼓室后部的单层扁平上皮变为假复层柱状上皮，杯状细胞增多，纤毛细胞甚至具有分泌性特征；上皮下层有病理性腺体样组织形成，固有层出现圆形细胞浸润。至疾病的恢复期，腺体逐渐退化，分泌物减少，黏膜可逐渐恢复正常。如病变未得到控制，可出现积液机化，或形成包裹性积液，伴有肉芽组织生成，内陷袋形成，等等，可发展为粘连性中耳炎、胆固醇肉芽肿（cholesterol granuloma，CG）、鼓室硬化、胆脂瘤、隐性中耳乳突炎等后遗症。

2）ASOM：上呼吸道感染易波及鼻咽部咽鼓管开口处。病毒常系此病的先驱感染。发病初期鼻咽部咽鼓管咽口阻塞，咽鼓管黏膜肿胀又破坏了纤毛的清洁防御作用，以致化脓性细菌易侵入中耳。ASOM的病理可分为6期：①充血期；②渗出期；③化脓期；④融合期（急性乳突炎期）；⑤并发症期；⑥炎症消散期。若患者的抵抗力强，细菌的毒力弱或经过适当的治疗，则炎症可在任何一期停止发展。一般ASOM造成局部严重破坏和遗留永久性残余病变并不多见。

3）CSOM：常反复发作，故其病理变化因病程发展而异，中耳组织可出现破坏、愈合、瘢痕等不同病理，鼓膜呈大小不等的穿孔，严重者鼓膜缺损或部分鼓环缺损。穿孔愈合者缺少鼓膜纤维层的萎缩膜，在愈合过程中鼓膜表面的鳞状上皮有时长入鼓膜内侧面，甚至长入鼓室形成胆脂瘤。40%以上病例的听骨可被破坏，常见砧骨长脚缺血坏死。鳞状上皮长入鼓室或鼓膜萎缩内陷，覆盖听骨，则可引起锤骨柄、镫骨等破坏。中耳黏膜在炎症静止期可正常。炎症活动时，则黏膜充血、肿胀，黏膜下腺体增生，黏性或黏脓性分泌物增加。若炎症发展，黏膜及其基底膜增厚，结缔组织增生。严重者黏膜上皮破坏，肉芽增生，日久形成息肉，并可有胆固醇结晶沉着，形成胆固醇肉芽肿。炎症愈合，则纤维组织极化，形成鼓室纤维粘连或黏膜下组织透明样变性，出现黄白色斑块或伴钙盐沉着，形成鼓室硬化灶。硬化灶尚可包围听小骨致听骨链固定。20%病例的炎症侵及鼓室或乳突骨壁，引起骨质坏死、增生。儿童期发病者，炎症影响乳突的气化发育过程，乳突呈硬化型。

大体病理：非化脓性可见中耳、乳突小房内清亮液体；化脓性可见中耳、乳突小房内脓液聚集；可伴有邻近骨质虫蚀样破坏。

镜下病理：OME黏膜充血、水肿。SOM黏膜组织广泛破坏、可伴邻近骨质破坏。

（3）临床表现

1）OME：①听力下降。急性OME发病前大多有感冒病史，以后听力逐渐下降，可伴有自听增强感。慢性OME起病隐匿，耳聋严重程度常有波动。小儿多无听力下降主诉，表现为言语发育延迟、对父母呼唤不理睬，看电视时要求音量过大。②耳痛。急性发作可有耳痛，疼痛可重可轻；慢性者继发感染时可出现耳痛。③耳闷胀感。多见于成年人，按压耳屏或捏鼻鼓气，耳闷胀感可暂时得以减轻。④耳鸣。可出现间歇性耳鸣。头部运动或打呵欠、擤鼻涕时，耳内可出现气过水声。声导抗检查为B型曲线，为本病典型曲线，听力检查一般为传导性耳聋。较多的OME是有鼻腔、鼻咽部病变阻塞咽鼓管所致，其中增殖体肥厚（图3-25F、G）是常见的原因，而成人单侧OME常也是鼻咽癌的临床表现之一。

2）ASOM：多继发于上呼吸道和鼻咽部感染，临床症状有耳痛、发热、耳聋、耳鸣、眩晕、耳漏等。耳痛为本病的早期和显著症状，多为急剧发作，剧烈的耳痛常使患者精神萎靡；可有轻到中度听力下降；初期常有耳鸣，但常被剧烈耳痛所遮盖；炎症涉及迷路时可有眩晕症状；鼓膜穿孔后可

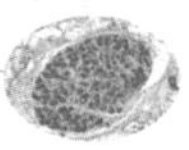

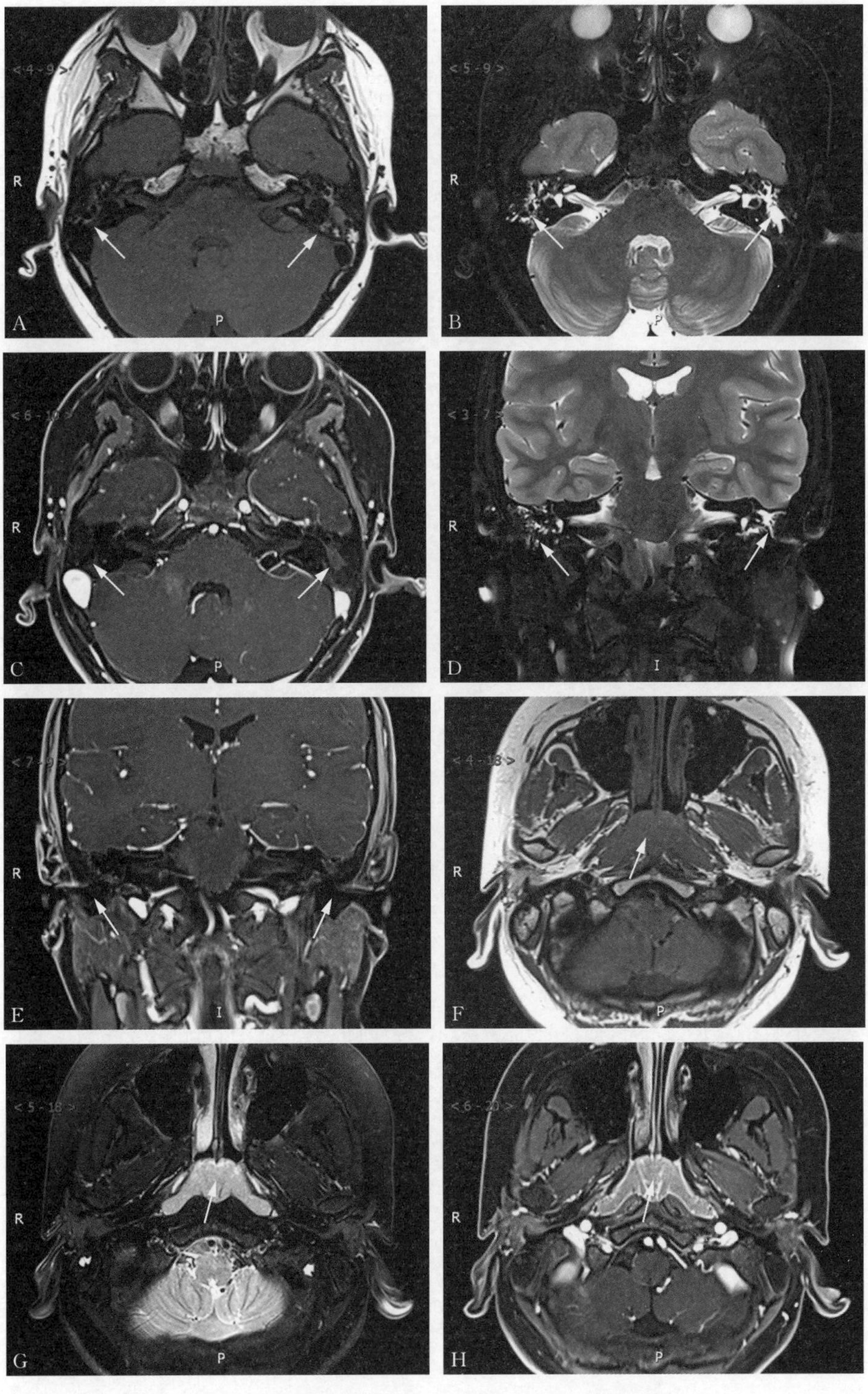

图 3-25 双侧分泌性中耳炎、鼻咽增殖体肥厚

注：双侧中耳乳突见异常信号灶。A. 横断面 $T_1$WI 呈等高信号（箭头）；B、D. 横断面和冠状面 $T_2$WI 压脂均呈明显高信号（箭头）；C、E. 横断面和冠状面 $T_1$WI 增强后未见强化（箭头）。

鼻咽部弥漫性软组织增厚。F. 横断面 $T_1$WI 呈中等信号（箭头）；G. 横断面 $T_2$WI 压脂呈均匀高信号（箭头）；H. 横断面 $T_1$WI 增强后明显强化（箭头）。

有分泌物流出，耳痛减轻，发热可恢复正常。

3）CSOM：中耳急性感染未愈而导致慢性感染性炎症。临床表现为反复耳漏，多为黏液性或黏液脓性，以及鼓膜穿孔；长期流脓者鼓室黏膜肉芽或息肉形成。听力检查的患者有明显传导性听力下降，如病程较长，可伴发神经性听力下降，尤其是中高频段。部分患者也可出现耳鸣，但无明显特异性。随着病变的进展，侵及周边结构，患者会出现不同的临床表现；当病变侵犯面神经时，患者会出现周围性面瘫；当病变侵及半规管时，患者会出现眩晕；当病变侵及颅内时，会出现颅内感染的表现。

（4）MRI表现

中耳乳突积液表现为 $T_1$WI 低信号，$T_2$WI 高信号，弥散不受限，增强后无强化（图 3－25A～E），鼓室内有肉芽增生可表现为轻度强化。

鼻咽癌患者常常伴有一侧 OME，因此对于成人 OME 要注意鼻咽部有无软组织增厚或肿块。

（5）诊断要点

患者有耳道流水、流脓史，临床检查见鼓膜穿孔或内陷，MRI 显示中耳乳突积液，通常易于诊断。

（6）鉴别诊断

1）胆脂瘤：多伴有慢性中耳乳突炎表现，但还可见上鼓室或乳突窦扩大，鼓膜嵴变钝，以及听小骨破坏，尤其在 DWI 上表现为高信号，ADC 值较低，可作为胆脂瘤在 MRI 上的特征性表现。

2）中耳癌（middle ear carcinoma）：多在慢性中耳炎基础上发生，有长期流脓史，多见于老年人，病灶通常以鼓室、乳突窦和外耳道深部为中心向周围发展，骨质可呈虫蚀样破坏，边缘不规整。

3）胆固醇肉芽肿：MRI 信号具有特征性，$T_1$WI、$T_2$WI 上均呈高信号，增强后无强化。

### 3.4.3 迷路炎

（1）概述

迷路炎（labyrinthitis）即内耳的炎症，为细菌、病毒或其他病原体引起的内耳迷路感染性病变，是急、慢性化脓性中耳炎比较常见的严重并发症之一。根据病变范围及病理变化可分为局限性迷路炎（circumscribed labyrinthitis）、浆液性迷路炎（serous labyrinthitis）及化脓性迷路炎（suppurative labyrinthitis）3 个主要类型。常见的病因为耳源性、脑膜源性及外伤性病原体感染，多为中耳乳突的急、慢性感染性病原体经前庭窗或蜗窗直接侵入迷路，或经破坏的迷路骨壁侵入内耳引起，也可由化脓性脑膜炎经蛛网膜下腔感染外淋巴液所致，多为化脓性迷路炎。

（2）病理

局限性迷路炎又称迷路瘘管，多因胆脂瘤或慢性中耳炎破坏迷路骨壁形成瘘管，使中耳与迷路骨内膜或外淋巴腔相通。最常见受累部位是外半规管，也可见于后、上半规管及前庭、耳蜗等部位。浆液性迷路炎是以浆液或浆液纤维素渗出为主的内耳弥漫性非化脓性炎症，也是化脓性迷路炎的前期；当病变进展，化脓菌侵入内耳，淋巴液积脓，组织坏死，肉芽生成，引起迷路弥漫性化脓病变，称化脓性迷路炎。当耳蜗及前庭管腔内病变纤维化形成新生骨充填，最终发展为骨化性迷路炎（labyrinthitis ossificans），又称硬化性迷路炎。化脓坏死性迷路炎（suppurative necrotic labyrinthitis）是迷路炎的一种特殊类型，也称为迷路死骨，较少见，为化脓性迷路炎的后遗症。当化脓性迷路炎未得到有效控制，迷路的骨皮质、骨松质及骨髓等结构受到炎症侵犯时，则会出现坏死性骨髓炎，当迷路骨的缺血区和供血区之间的界线形成后，即出现死骨或称腐骨。中耳炎及脑膜炎所引起的化脓性迷路炎的病变过程虽然相同，但其累及内耳的途径却有所不同。

1）大体病理：早期内耳充血、水肿，肉芽组织形成；晚期膜迷路见新骨形成。

2）镜下病理：急性期淋巴周围间隙可见白细胞，同时伴有浆液性渗出；慢性纤维化期主要是成纤维细胞增殖，小的毛细血管出现而形成肉芽组织；慢性骨化期可见从耳蜗基底圈出现新骨，并逐渐波及整个内耳。

（3）临床表现

局限性迷路炎主要是暂时性或激发性眩晕，可由摇动头部或耳内操作如清洗、滴药等激发。

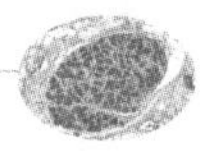

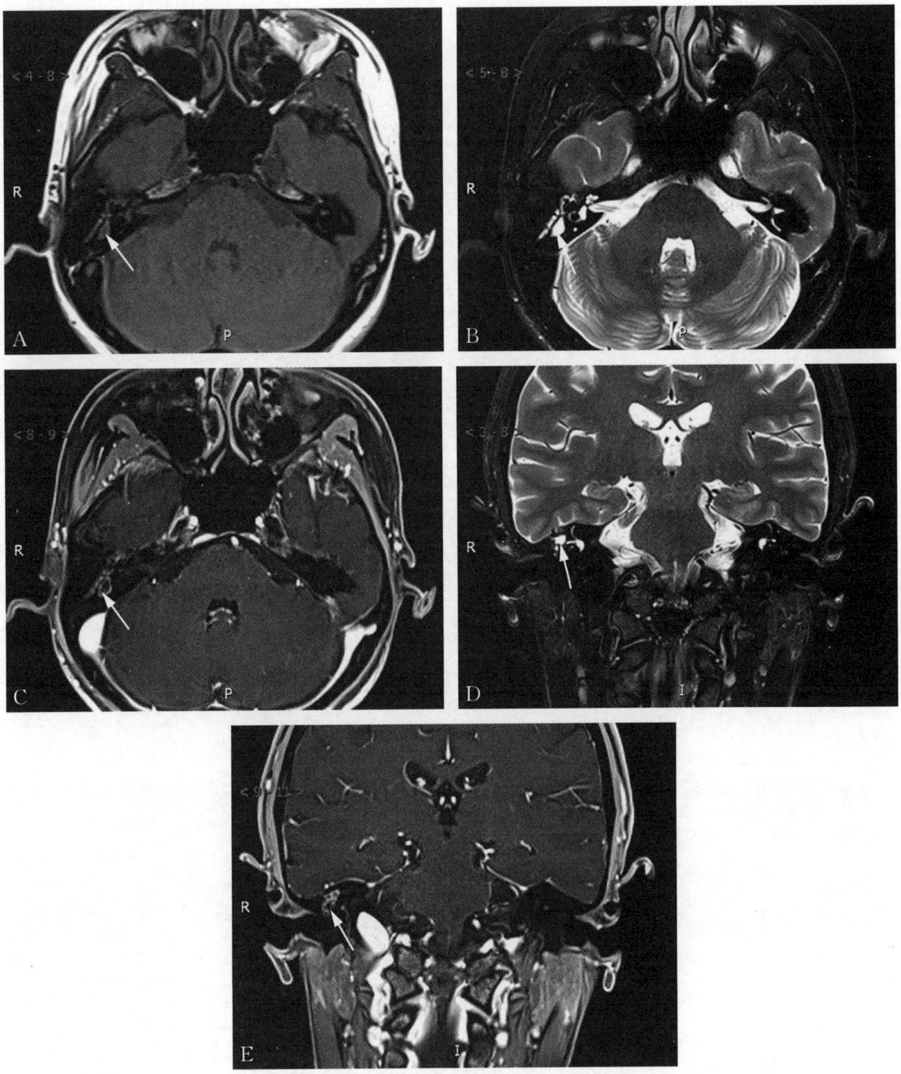

图 3-26 右侧慢性中耳乳突炎

注：右侧乳突气化差，中耳乳突炎可见如图 MRI 所示。A. 横断面 $T_1$WI 呈中等信号（箭头）；B、D. 横断面和冠状面 $T_2$WI 压脂呈高信号灶（箭头）；C、E. 横断面和冠状面 $T_1$WI 增强后鼓室、乳突窦区周围黏膜强化（箭头）；D. 冠状面 $T_2$WI 压脂示右侧乳突小房少许高信号积液（箭头）。

眩晕发作也可持续数分钟、数小时不等，但其功能通常能恢复到常态水平，亦可因上呼吸道感染或任何诱发慢性中耳炎急性发作而发生眩晕。主要体征为瘘管症状，即外耳道加压时出现眩晕及眼球偏斜。当患者发生眩晕、恶心、呕吐和感音神经性耳聋，并伴有化脓性中耳炎时，则要考虑继发迷路炎症；浆液性迷路炎患者通常上述症状较轻，呈轻度眩晕伴恶心，多无呕吐，并可见眼球震颤；若继发迷路瘘管者表现为原有症状逐渐加重。如浆液性迷路炎患者若出现"死迷路"，即前庭功能和听觉完全丧失，则提示病情已转变为化脓性迷路炎。急性期患者眩晕严重，伴阵发性剧烈呕吐，听力检查示患耳全聋，急性期后可转化为较轻的前庭功能失调症状和位置性眩晕；随着代偿功能逐渐产生，上述症状逐渐减轻。

（4）MRI 表现

1）局限性迷路炎：

CT 表现：HRCT 上主要表现为胆脂瘤型中耳炎或者慢性化脓性中耳炎基础上发生骨迷路局限性骨破坏，主要见半规管或耳蜗局部骨壁破坏。

MRI 表现：无法观察到局部骨壁破坏的异常信号改变。

2）浆液性和化脓性迷路炎：

CT 表现：HRCT 示骨迷路骨质模糊或吸收，局部可见迷路骨化。

MRI 表现：$T_2$WI 上可见内耳迷路信号减低，迷路炎的早期阶段由于肉芽组织和新生血管的存在，增强后 $T_1$WI 可见内耳明显强化（图 3-27、图 3-28）。

3）骨化性迷路炎：

CT 表现：HRCT 上表现为迷路内密度不同程度增高，可呈点状、条状、磨玻璃样，迷路内腔变形、变窄、边缘不规则，部分或全部迷路内腔硬化消失，这些表现可单独存在或并存（图 3-29），耳蜗骨迷路密度普遍增高。

MRI 表现：$T_2$WI 及内耳水成像可显示正常迷路内的高信号淋巴液被低信号或无信号骨性影所取代；迷路炎的骨化期，病变强化消失（图 3-30）。

4）化脓坏死性迷路炎：

CT 表现：HRCT 上表现为骨迷路破坏区的软组织内的点状、小片状脓性及液化坏死性密度影。

MRI 表现：MRI 虽对死骨显示不及 CT，但对于骨破坏腔内软组织脓性、坏死性及液化灶的情况以及颅内并发症如脑膜炎、脑水肿和脑脓肿的显示更具优势，$T_2$WI 呈不均匀高信号影，脓肿形成时，在 DWI 图像上呈高信号影，明显弥散受限。

（5）诊断要点

当中耳炎或脑膜炎出现听觉及前庭功能受损症状时，需怀疑迷路炎。HRCT 发现骨迷路局限性骨破坏，提示局限性迷路炎。HRCT 发现骨迷路骨质模糊或吸收，局部见迷路骨化；MRI 表现 $T_2$WI 内耳迷路信号减低，增强 $T_1$WI 可见内耳明显强化，需考虑浆液性和化脓性迷路炎的诊断。当 HRCT 发现迷路内腔密度不同程度增高，MRI $T_2$WI 及内耳水成像显示正常迷路的高信号被低信号或无信号取代，需考虑骨化性迷路炎的诊断。

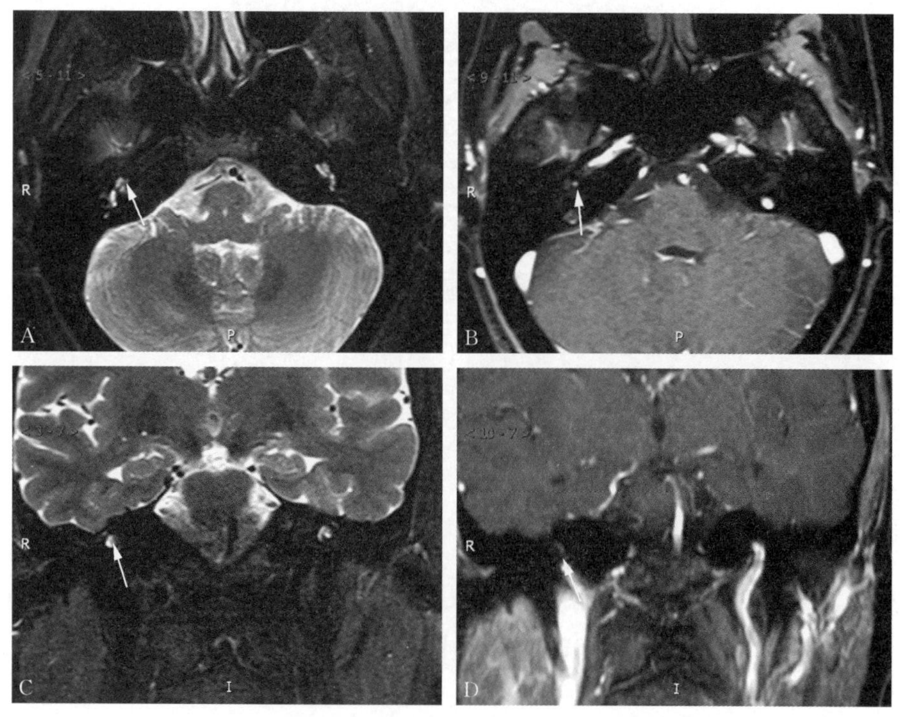


**图 3-27　右耳浆液性迷路炎**

注：MRI 平扫＋增强示右侧耳蜗局部一异常信号。A、C. 横断面、冠状面 $T_2$WI 压脂上局部信号减低，呈稍低信号（箭头）；B、D. 增强横断面、冠状面 $T_1$WI 病变明显强化（箭头）。

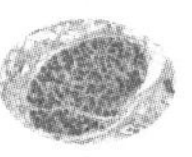

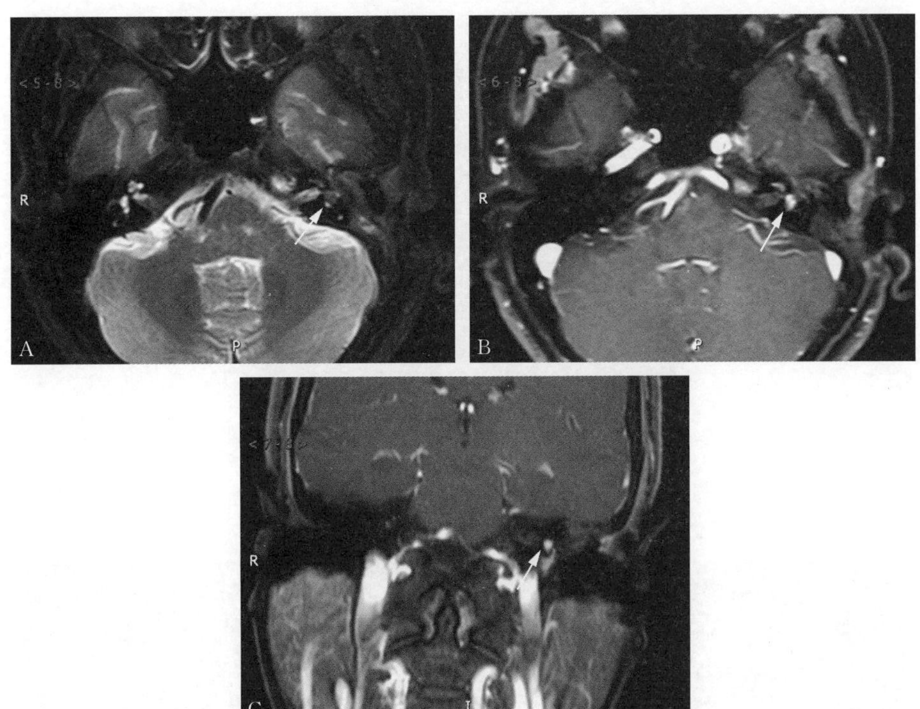


图 3-28 左耳术后伴化脓性迷路炎

注：MRI 平扫＋增强示左侧耳蜗前庭一弥漫性异常信号。A. 横断面 $T_2$WI 压脂上局部信号减低，呈低信号（箭头）；B、C. 增强横断面、冠状面 $T_1$WI 病变明显强化（箭头）。

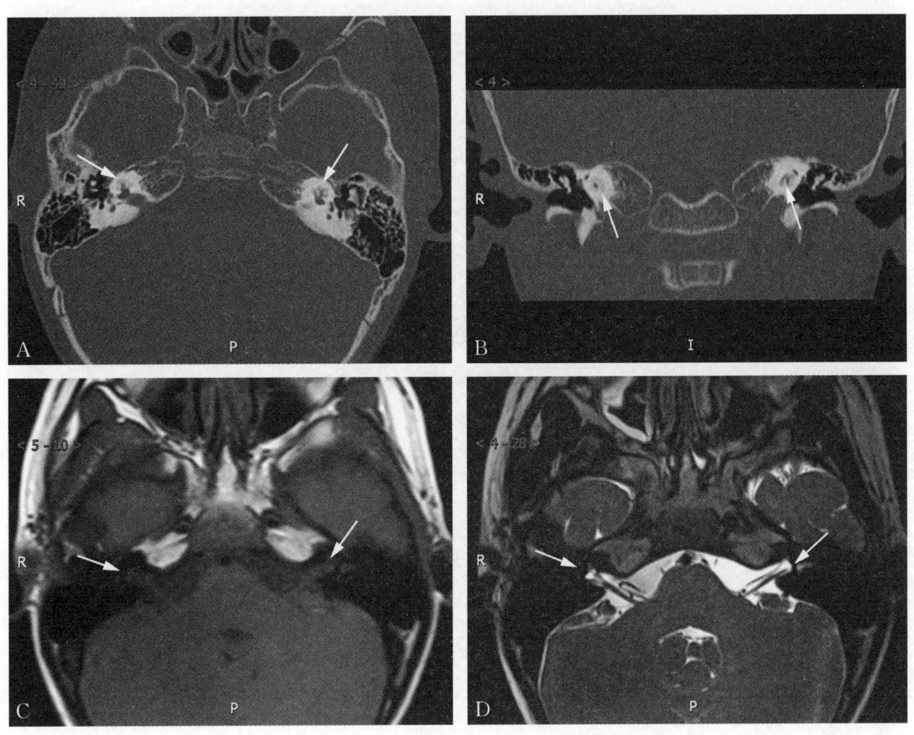

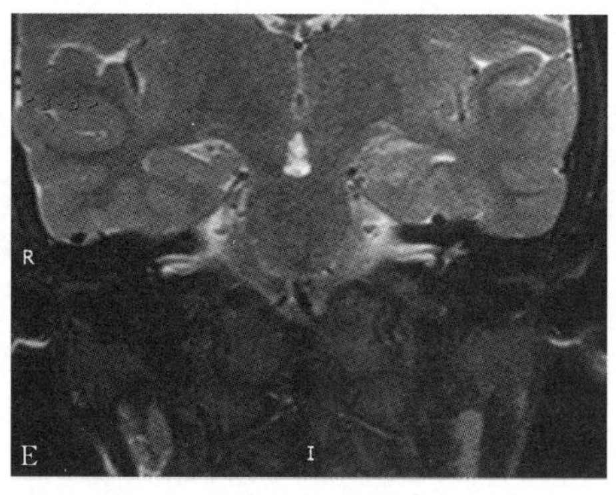


图 3-29　化脓性脑膜炎后骨化性迷路炎

注：A、B. HRCT 横断面、冠状面示双侧耳蜗腔内密度不同程度增高，呈点状、条状、磨玻璃样，迷路内腔变形、变窄、边缘不规则；MRI 示双侧耳蜗区信号异常；C. 横断面 $T_1$WI 上双侧耳蜗区大部分正常等信号消失，仅残留少许等信号；D、E. 横断面、冠状面 $T_2$WI 压脂上双侧耳蜗内腔的内外淋巴液正常高信号影消失，仅见少许残留点状高信号影。

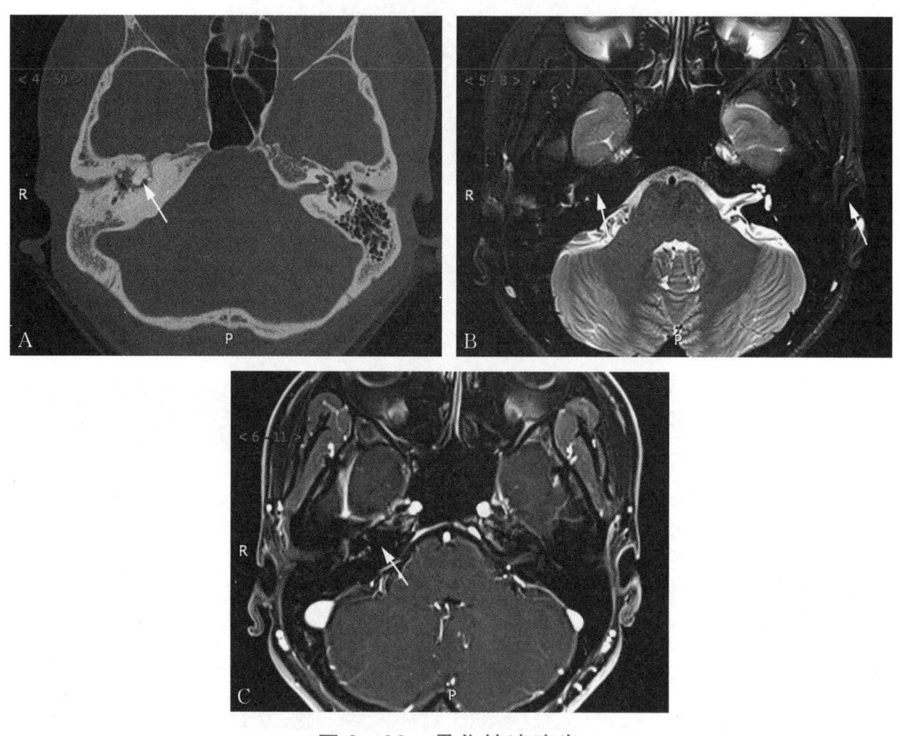


图 3-30　骨化性迷路炎

注：A. HRCT 横断面示右侧迷路腔内密度不同程度增高（箭头），迷路内腔变形、变窄、边缘不规则；MRI 示右侧迷路区信号异常；B. 横断面 $T_2$WI 压脂上右侧迷路内腔的内、外淋巴液正常高信号影消失（箭头），仅见少许残留点状高信号影；C. 增强横断面 $T_1$WI 病变区未见强化（箭头）。

（6）鉴别诊断

应注意与迷路出血、迷路神经鞘瘤等鉴别。迷路炎极少有出血，一般 $T_1$WI 信号无异常改变，而迷路出血 $T_1$WI 呈高信号。迷路神经鞘瘤病灶较迷路炎局限，增强 $T_1$WI 可见局限性病灶不均匀强化。

### 3.4.4　岩锥炎

（1）概述

岩锥炎（petrositis）又称岩部炎，好发生于气

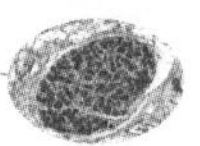

化良好的颞骨岩部尖端骨质，是由中耳乳突炎、乳突手术后感染或内淋巴炎蔓延所致的岩部尖化脓性炎症，大多继发于中耳炎，沿迷路周围气房蔓延所致；少部分岩锥炎可原发于血栓性静脉炎，通过静脉丛逆行感染或内淋巴囊炎蔓延所致。

(2) 病理

在气化良好的岩部尖，其变化过程与融合性乳突炎相同，局部组织发生骨骼的吸收破坏，气房融合形成脓肿；气化差的则发生骨髓炎样病变，骨壁坏死，形成脓肿。脓肿与上鼓室、乳突窦相通时，则岩部脓肿能向外引流。不然则炎症向岩部尖发展，脓肿穿破岩部尖前后的骨皮质，到达颅中窝或颅后窝，并在该处形成硬脑膜外脓肿、硬脑膜下脓肿、化脓性脑膜炎等严重颅内并发症。脓肿还可穿破岩部尖下部骨质，沿颈动脉鞘下行，形成咽旁、咽后或颈深部脓肿。

1) 大体病理：乳突小房至岩部尖可见脓液及肉芽组织，邻近骨质破坏，邻近脑膜增厚。

2) 镜下病理：脓液中含有脓细胞、坏死组织碎片、细菌及少量浆液；骨质破坏。

(3) 临床表现

轻者其症状常常被中耳乳突炎的症状所掩盖，且可于乳突术后自愈，故常被忽略。一般在急、慢性中耳乳突炎期间，岩部炎症病变已经开始，但其症状在急性中耳乳突炎后或乳突术后一个时期才开始暴露，其间可间隔数日到数周。主要有头痛、发热、耳漏和脑神经功能障碍，典型者呈岩尖综合征(syndrome of petrous apex)，即三叉神经痛、展神经麻痹和耳漏，但并非每一岩锥炎均出现此三叠征的典型症状，除耳流脓外，外展神经麻痹一般是最常见的定位体征，三叉神经痛有时不出现。

(4) MRI 表现

岩部尖软组织病变 $T_1$WI 表现为等信号或稍低信号，$T_2$WI 高信号，其信号也可不均匀，增强扫描后为无强化、不均匀强化或周边强化(图 3－31)；病变常累及邻近脑膜，MRI 表现为脑膜增厚、强化，亦常可累及 Meckel 腔和海绵窦。

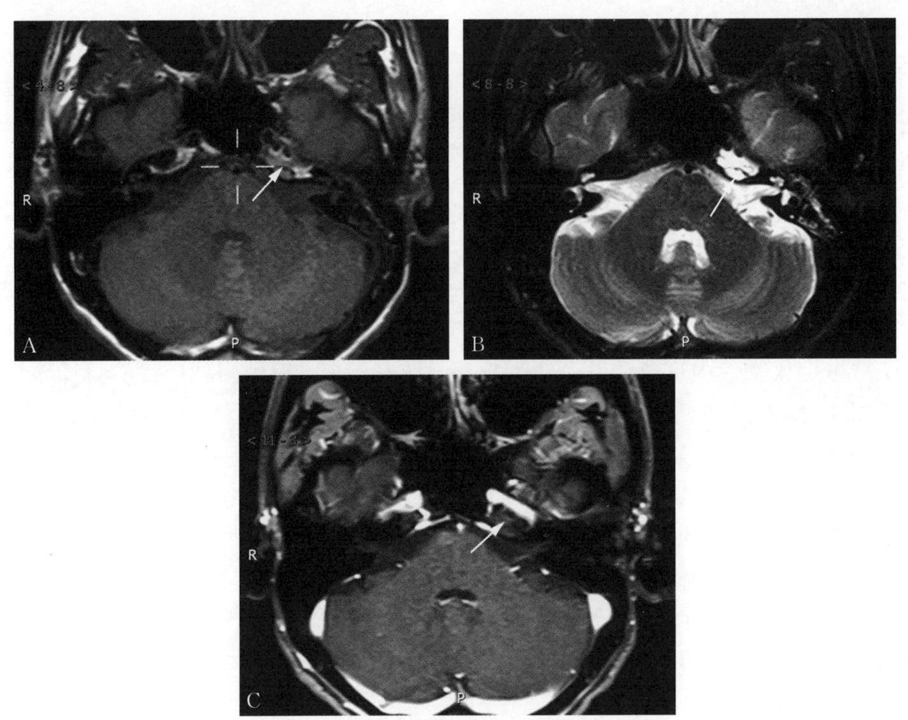


**图 3－31 左侧岩锥炎、中耳乳突炎**

注：MRI 示左侧岩部尖气化，岩尖区气房、中耳乳突区见异常信号影。A. 横断面 $T_1$WI 等或略高信号(箭头)；B. 横断面 $T_2$WI 压脂高信号(箭头)；C. 横断面增强后岩尖区少许轻度不均匀强化(箭头)，中耳乳突区未见强化。

（5）诊断要点

急性或慢性化脓性中耳炎出现岩尖综合征者，须疑此病，并进行相应检查。凡乳突根治术后干耳一段时期后，又出现耳内持续大量流脓，鼓室、乳突窦内壁有肉芽生长，并出现窦道而排除迷路瘘管者，应考虑本病。影像上岩部尖软组织密度影及骨质破坏，MRI $T_1$WI 低信号、$T_2$WI 高信号，增强扫描后为无强化、不均匀强化或周边强化，且有急性炎症和岩尖综合征的临床表现亦可提示。

（6）鉴别诊断

1）岩部尖胆固醇肉芽肿：MRI 信号具有特征性，$T_1$WI、$T_2$WI 上均呈高信号，增强后无强化。

2）岩部尖先天性胆脂瘤：病变呈膨胀性生长，不伴有脑膜强化，在 $T_2$FLAIR、DWI 上呈高信号，ADC 值较低。

3）岩部尖积液：岩部尖无膨胀、骨质破坏性改变，不伴有中耳乳突炎性病变。

4）岩部尖囊肿：信号与岩部尖积液相似，但有气房或岩部尖膨胀改变。

### 3.4.5 结核性中耳炎

（1）概述

耳鼻喉结核以喉结核最常见，其余依次为咽结核、耳结核和鼻结核。耳部结核包括外耳结核和中耳结核。外耳结核极为罕见，多由面部寻常狼疮蔓延至耳部所致；中耳结核又称结核性中耳炎（tuberculous otitis media，TOM），较外耳结核多见，但仅占慢性化脓性中耳炎的 0.04%，多发生于儿童和青年人，男性多见，常继身体其他部位结核感染病灶而发生，主要是肺结核，也可由增殖体或骨、关节结核及颈淋巴结核等播散所致。有 3 条不同的传播途径：结核分枝杆菌随呼吸道分泌物经咽鼓管进入中耳；由增殖体结核或骨、关节结核及颈淋巴结核等播散所致，病原菌经血液循环或淋巴系统传入中耳乳突；从外耳道、鼓膜穿孔处直接种植感染。

（2）病理

结核病菌通过不同途径进入中耳后，首先侵犯黏膜，而后骨膜，最后进入骨质。病理变化与身体其他部位的病理改变相似。黏膜呈慢性炎症，并有坏死区。局部可见巨细胞、类上皮细胞、大量的淋巴细胞浸润及纤维组织增生。病变可由局限的初发处扩展至中耳各部。病理类型可分为以下几种。①粟粒型：鼓室黏膜有结节，由局限性小结向深处的骨膜蔓延，引起结核性骨膜炎。然后经过直接蔓延或静脉炎的过程，病变发展到骨部，引起结核性骨髓炎。②肉芽型：此型又名增生型。局限性或增生性肿块侵犯至骨质。在组织上具有结核性肉芽肿或息肉的特点。③干酪型：此型又名坏死型，结节在早期即发生干酪性坏死并相互融合，引起广泛骨质坏死和死骨形成。患处常有瘘管形成。这种骨质破坏并无组织新生的反应，故残留的骨质边缘呈锯齿状或鼠咬状。鼓膜黏膜层的结节坏死形成多个小穿孔，可融合成大穿孔。在乳突、岩部尖、迷路、面神经管处发生骨质坏死，可引起各种并发症，但很少侵及硬脑膜。

1）大体病理：①增殖为主，粟粒大小、灰白色半透明。②干酪样坏死，淡黄色、质地较实、状似奶酪。

2）镜下病理：上皮样细胞、朗格汉斯细胞、外周局部集聚的淋巴细胞和少量反应增生的成纤维细胞。

（3）临床表现

中耳结核可分 2 种临床类型。①急性型：临床较为少见，起病及发展迅速，病情非常严重。大部分鼓膜紧张部很快遭到破坏，以致锤骨柄暴露。中耳黏膜水肿，并有肉芽组织形成。分泌物呈脓性，有恶臭。继则出现广泛的骨质破坏和听骨骨疡。暴露的鼓室骨壁呈死骨样。局部的急性表现常伴全身急性结核感染症状，例如结核性脑膜炎、粟粒性肺结核等。②慢性型：临床上较为常见，病变发展较为隐蔽，常伴继发于其他部位的结核，主要是肺结核。以往认为 TOM 的典型临床表现为无痛性耳漏、多发性鼓膜穿孔、面神经麻痹、大量苍白色肉芽组织及早期听力下降，甚至可引起耳后瘘管及颅内并发症等。但抗生素（尤其是具有较弱抗结核杆菌作用的滴耳液）的广泛运用以及结核杆菌的变异，使得该病的临床表现变得不典型。

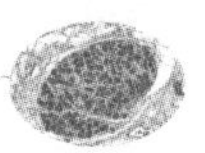

TOM的确诊主要依靠中耳肉芽组织病理学检查及抗酸杆菌培养和涂片等，但是部分病例需要1～3次活体组织检查才能确诊。有条件者可考虑采用针对结核分枝杆菌的聚合酶链反应(PCR)及DNA探针等分子生物技术(对病原体很少的肺外结核感染的诊断具有更高敏感性，且快速简便)。

(4) MRI表现

多数病例乳突小房发育良好，鼓室、乳突窦和乳突小房区可见弥漫性异常信号影，外耳道内常累及，$T_1$WI等信号，$T_2$WI混杂信号，增强后不均匀强化，早期内耳通常不受累，晚期严重者病灶范围较广。MRI可清楚显示耳周软组织和颅内结构侵犯情况。当病变广泛，尤其侵犯内耳及颅内情况时MRI检查更有价值。

(5) 诊断要点

TOM少见且临床表现常不典型，如耳漏患者短期内出现严重听力下降和面瘫，耳镜检查发现鼓膜多发穿孔，鼓室内见苍白或粉红色肉芽组织，需警惕TOM的可能。确诊需要依靠耳分泌物或病灶的实验室检查。另外还需仔细检查咽部、喉部、颈淋巴结等，尤其肺部有无结核病变。影像学检查以HRCT为主。如CT显示乳突气化良好，鼓室、乳突窦和乳突小房内弥漫性软组织影(图3-32)，乳突小房骨质吸收破坏但不伴有硬化改变，伴死骨形成；MRI显示$T_1$WI呈等信号，$T_2$WI混杂信号，增强后不均匀强化。据此可考虑结核可能。

(6) 鉴别诊断

1) 慢性化脓性中耳炎：长期慢性化脓性炎症常伴鼓室壁、乳突小房的骨质增生硬化，在$T_2$WI上表现为炎症典型的高信号。

2) 胆脂瘤：多伴有慢性中耳乳突炎表现，但还可见上鼓室或乳突窦扩大，鼓膜嵴变钝，以及听小骨破坏，增强后无强化，在DWI上显示为高信号，ADC值较低。

3) 中耳恶性肿瘤：TOM发生骨质破坏时需与恶性肿瘤鉴别，通常恶性肿瘤范围不如结核广泛，无死骨，乳突小房多为渗出性改变。

## 3.5 肿瘤样病变

### 3.5.1 颞骨骨纤维异常增殖症

(1) 概述

骨纤维异常增殖症(FDB)，又称"骨纤维结构不良"或"骨发育不良"，是一种起源于纤维组织、进展缓慢、具有自限性的良性疾病，在人群中发病率为(1～3)/3 000。FDB临床分为3型：①单骨型(70%)，仅影响单个骨骼；②多骨型(25%)，影响多个骨骼；③骨纤维异常增殖综合征[奥尔布赖特综合征(Albright syndrome)]较为罕见，存在多骨病变、皮肤色素沉着和内分泌功能亢进。颌面部骨纤维性结构不良(craniofacial fibrous dysplasia, CFD)可见于50%～100%的FDB患者，最常见的部位按降序排列为上颌骨、下颌骨、

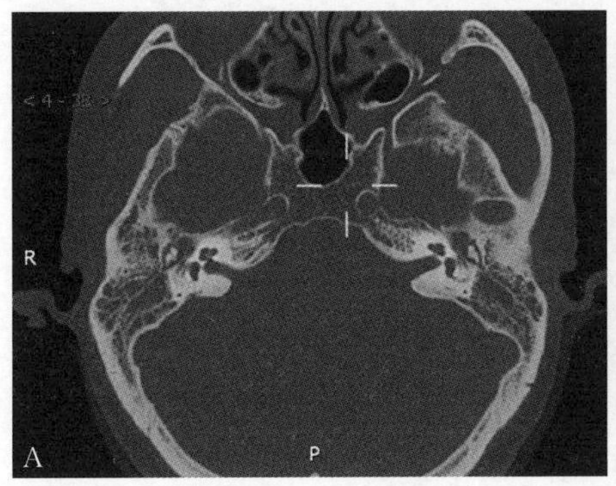


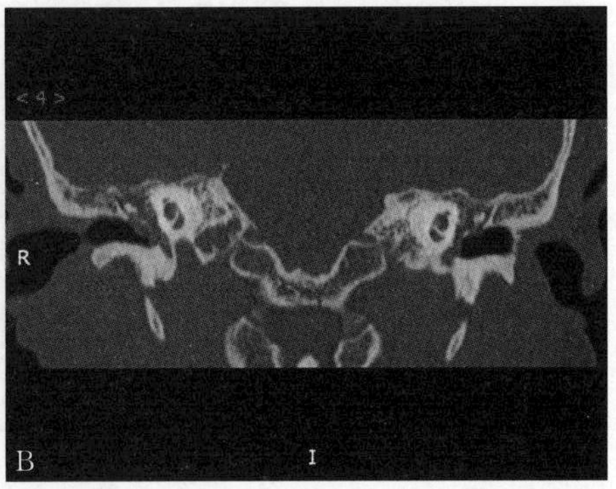


图3-32 双侧结核性中耳炎

注：HRCT横断面及冠状面(A、B)示双侧乳突气化良好，鼓室、乳突窦和乳突蜂房内弥漫性软组织影，乳突小房骨质轻度吸收及硬化改变。

额骨、蝶骨、筛骨、顶骨、颞骨和枕骨。颞骨 FDB 大约占 CFD 的 18%，多见于儿童和青壮年，病因尚未完全明确，研究表明，可能与 *GNAS-1* 基因突变导致的成骨细胞异常有关，或与感染、内分泌功能紊乱、微循环障碍等有关。

(2) 病理

1) 大体病理：病变组织大体呈白色、灰白色或苍黄色，比正常组织稍软，切割时有含砂感或弹性感觉，巨大的骨损害多由内向外侵蚀和扩展。骨皮质扩大变薄，但通常能保持完整的轮廓。无真正的骨包壳，正常骨和异常骨之间的分界模糊。

2) 镜下病理：正常骨组织被吸收，由均质的梭形细胞的纤维组织、结缔组织和编织状骨小梁所取代。纤维组织异常增生，其中无规律地分布着增生的成纤维细胞和发育不良的骨小梁。骨小梁大小、形态、分布不一，形态变异较大，多呈球形，边缘不规则。多数骨小梁缺乏成骨细胞构成的清晰轮廓，可与骨化性纤维瘤相鉴别。

(3) 临床表现

颞骨 FDB 好发于儿童和青壮年，大多在 30 岁前发病，男性稍多于女性，可单发或多发。最常见的症状是咽鼓管或外耳道闭塞引起的进行性传导性听力损失，14%～17%的患者也可出现感音神经性听力损失。40%的病例伴有胆脂瘤；10%的病例可见面神经受累。其他症状包括局部肿胀畸形、外耳道狭窄、中耳炎或外耳炎、面神经麻痹、头晕、头痛、耳痛或耳漏、视力下降等，少数可出现鼻出血等。

(4) MRI 表现

$T_1$WI 多呈低信号，其内可见斑点状更低信号(图 3-33A)；$T_2$WI 呈稍高信号(图 3-33B)，时常伴有出血囊变或胶原成分而呈现低信号环绕的等、低信号混杂，增强扫描病灶可呈不同程度强化(图 3-33C、D)。在 FDB 的诊断上，CT 可以更

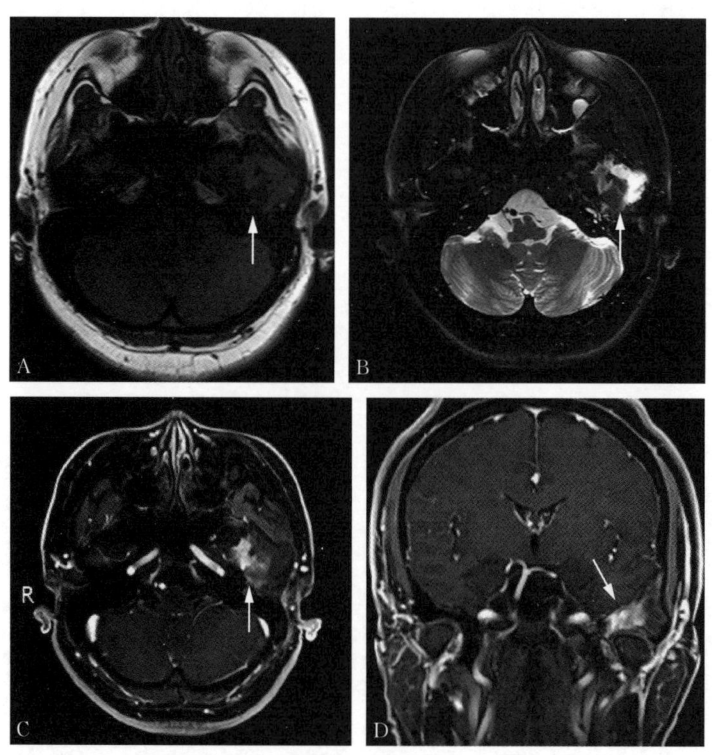


图 3-33 左侧颞骨骨纤维异常增殖症

注：A. 横断面 $T_1$WI 平扫为中等信号(箭头)；B. 横断面 $T_2$WI 压脂为混杂高信号(箭头)；C、D. 横断面、冠状面 $T_1$WI 增强后呈不均匀斑片状强化(箭头)，形态不规则，边界不清。

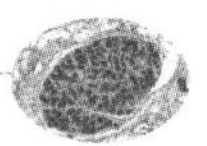

清楚地显示病灶的范围、密度、软组织、骨髓腔、钙化、硬化、复杂部位及恶变的情况，而 MRI 对硬化和钙化显示欠佳。

(5) 诊断要点

颞部肿胀畸形，听力下降，CT 显示受累骨膨大、骨髓腔密度增高，MRI 上信号减低、均匀或不均，病变沿骨生长方向延伸，与正常骨组织无明确分界，无骨膜反应和软组织肿胀。

(6) 鉴别诊断

本病应与骨化性纤维瘤、骨瘤等鉴别。骨化性纤维瘤多数病灶为单侧，$T_1WI$ 及 $T_2WI$ 上均为低信号，有时可在 $T_2WI$ 上表现为高信号，增强后病灶呈中度强化，伴有囊变时可部分不强化，边界有致密包壳。骨瘤病灶通常与周围组织分界清楚，边缘光整，多数病灶 $T_1WI$、$T_2WI$ 上均为极低信号，增强后无明显强化，部分增强后可有不均质强化。

## 3.5.2 颞骨巨细胞肉芽肿

(1) 概述

巨细胞肉芽肿(giant-cell granuloma)又称巨细胞修复性肉芽肿(giant-cell reparative granuloma, GCRG)、中心性巨细胞肉芽肿、修复性巨细胞肉芽肿或中心性巨细胞病变，起源于骨膜的结缔组织细胞，是一种罕见的、具有局部侵袭性的非肿瘤性病变，发病率约为 7%，多发于颅骨，以下颌骨最为多见，较少见于颞骨。巨细胞肉芽肿可分为周围型和中央型，周围型病变主要侵犯牙龈和牙槽黏膜，但很少引起骨质破坏；中央型病变主要发生于骨内。该病变是一种增生修复性反应，发病机制尚不清楚，可能是由于创伤或炎症刺激等因素引起的骨内出血的增生性修复，从而引发了反应性肉芽肿。

(2) 病理

1) 大体病理：肿块外观呈灰黄褐色或暗红色，质韧或硬，切割时有含砂感，切面呈灰黄色，内部可发生囊变、坏死或出血，可伴有部分骨质疏松。向深部可侵及硬脑膜，向下可引起颞颌关节破坏。肿块形态不规则，边缘与正常组织分界不清。

2) 镜下病理：在显微镜下可见大量卵圆形和纺锤形的成纤维细胞增殖，破骨细胞样的多核巨细胞形态不规则，胞质丰富，与成纤维细胞共同分布于纤维间质中。病灶区有散在分布的动脉样小血管，并可见局灶性出血区及含铁血黄素沉积，多核巨细胞和单核-巨噬细胞常见于出血区，散在分布或聚集成团。部分标本中可见灶状、片状组织坏死，周围纤维组织中有散在的新生骨小梁及反应性成骨。通常不可见核分裂象，无核异型性。

(3) 临床表现

颞骨巨细胞肉芽肿好发于 30 岁以下患者，多见于女性，可呈单发或多发。部分患者可无明显临床症状。其临床表现与邻近结构是否受累及病变严重程度相关，最常见的症状为不同程度的听力减退(约 87%)，多为传导性听力减退。其他表现还有颞区肿块伴疼痛、耳鸣、耳闷、眩晕等。病变广泛时，脑神经也可受累，最常累及面神经和滑车脑神经，可出现面瘫等症状。专科检查可见外耳道肿块形成、外耳道前壁肿胀。

(4) MRI 表现

颞骨巨细胞肉芽肿在 $T_1WI$、$T_2WI$ 上均为低信号影像(图 3－34A、B)，病变有坏死时，$T_2WI$ 可呈高信号，病灶边界较清楚。当有出血时，增强扫描可呈不均匀明显强化。

(5) 诊断要点

耳部外伤或慢性化脓性炎症病史，CT 表现为非特异性溶骨病变，$T_1WI$ 及 $T_2WI$ 均为低信号，伴出血坏死时不均匀明显强化，边界比较清楚。

(6) 鉴别诊断

本病应与骨巨细胞瘤、软骨肉瘤以及动脉瘤样骨囊肿等相鉴别。骨巨细胞瘤 X 线多呈皂泡样改变，多有明显包壳，一般通过组织病理学上巨细胞的形态与本病相鉴别；软骨肉瘤肿瘤体积一般较大，好发于颅骨软骨结合处，影像上与本病相似，多通过组织病理相鉴别；动脉瘤样骨囊肿 $T_1WI$、$T_2WI$ 上显示病灶边缘有低信号环，病灶内可见明显液-液平面的征象，增强扫描可见囊壁及病灶的分隔强化。

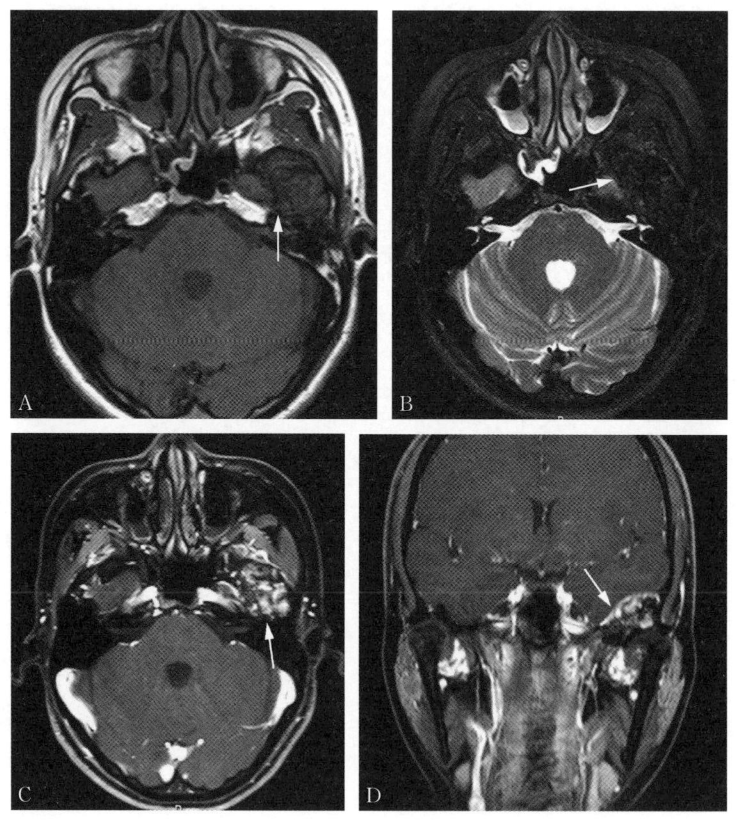


图 3-34 左侧颞骨巨细胞修复性肉芽肿

注：A. 横断面 $T_1$WI 平扫等低混杂信号（箭头）；B. 横断面 $T_2$WI 压脂不均匀低信号（箭头）；C、D. 横断面 $T_1$WI 增强扫描中等不均匀强化（箭头）。

### 3.5.3 胆脂瘤

（1）概述

胆脂瘤是产生角蛋白的鳞状上皮异常积聚在鼓室、乳突或岩部尖等部位形成的肿瘤样病变，具有侵袭周围骨质造成邻近结构破坏的能力，引起传导性及感音神经性耳聋、迷路瘘、周围性面瘫及颅内并发症，若不及时治疗可能危及生命。根据病因不同，可分为两类：先天性胆脂瘤（congenital epidermoidoma）和后天性胆脂瘤（acquired epidermoidoma）。先天性胆脂瘤较罕见，约占胆脂瘤的 4%，来源于外胚层胚胎细胞残留，好发于颞骨。后天性胆脂瘤更为常见，根据发病部位分为上鼓室胆脂瘤、乳突窦胆脂瘤、中耳乳突巨大胆脂瘤、外耳道胆脂瘤、岩部尖胆脂瘤等。病因尚不明确，目前主要有 4 种学说：先天性学说、植入学说、移行学说以及化生学说。

（2）病理

1）大体病理：病变为表面呈白色或灰白色的角化上皮碎屑和团块，常伴有肉芽组织及炎性渗出。

2）镜下病理：光镜下，典型表现为呈葱皮样层状堆积的上皮。根据成分的不同及其位置分布可分 3 个组成部分：①无定形中心，由鳞状角蛋白碎片组成；②基质层，表面为角化脱落的鳞状上皮，基底细胞层增生，其深部呈乳头状深入到上皮下组织；③由肉芽组织形成的基质周围组织，其中有散在的炎症细胞浸润，外围由胆固醇肉芽肿和含铁血黄素颗粒组成。

（3）临床表现

胆脂瘤好发生于 20～30 岁的成年人，男女患者的比例约为 3∶2。多发于外耳道，单侧多见，

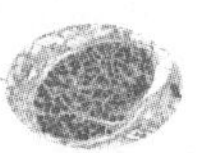

也可侵犯双耳。

胆脂瘤通常进展缓慢，无继发感染的小胆脂瘤可无明显症状，较大时出现耳胀闷感、耳鸣。持续恶臭的无痛性耳漏是胆脂瘤患者的标志，长期耳漏的患者可出现息肉。较多患者有传导性听力下降，感音神经性听力下降提示迷路可能受累。半规管受累的患者可有眩晕症状。侵犯面神经骨管可出现面神经麻痹，部分表现为面瘫。耳痛、头痛、呕吐和发热不是胆脂瘤的典型表现，其出现表明存在颅内并发症的可能性。专科检查可见外耳道深部白色或黄色胆脂瘤样皮屑堵塞，鼓膜松弛部穿孔或退缩呈袋状等。

(4) MRI 表现

胆脂瘤病灶与脑灰质相比较，$T_1WI$ 呈中等或稍低信号(图 3－35A)，信号均匀或不均匀，$T_2WI$ 多呈高信号(图 3－35B)，增强扫描无明显强化(图 3－35C)，病灶周围伴发炎症时可出现周围区域的强化。近年来学者研究发现 DWI 上胆脂瘤多表现为高信号(图 3－35D)，ADC 值为(0.7～0.9)$\times10^{-3}$ mm$^2$/s。

(5) 诊断要点

发生于中耳、岩部尖或外耳道的密度均匀的软组织肿块，邻近骨质破坏伴有膨胀性改变，可有中耳疾病史，MRI 上增强扫描未见强化，DWI 上显示为高信号。这些提示胆脂瘤的诊断。

(6) 鉴别诊断

本病需与胆固醇肉芽肿、肉芽组织、外耳道癌等鉴别，胆固醇肉芽肿在 $T_1WI$、$T_2WI$ 均表现为高信号，增强后不强化或轻度强化，DWI 通常表现为低信号，ADC 值较高。肉芽组织 $T_2WI$ 表现为等高或高信号，$T_1WI$ 上表现为等或等低信号；增强扫描早期可以无强化或者轻度强化，延迟期

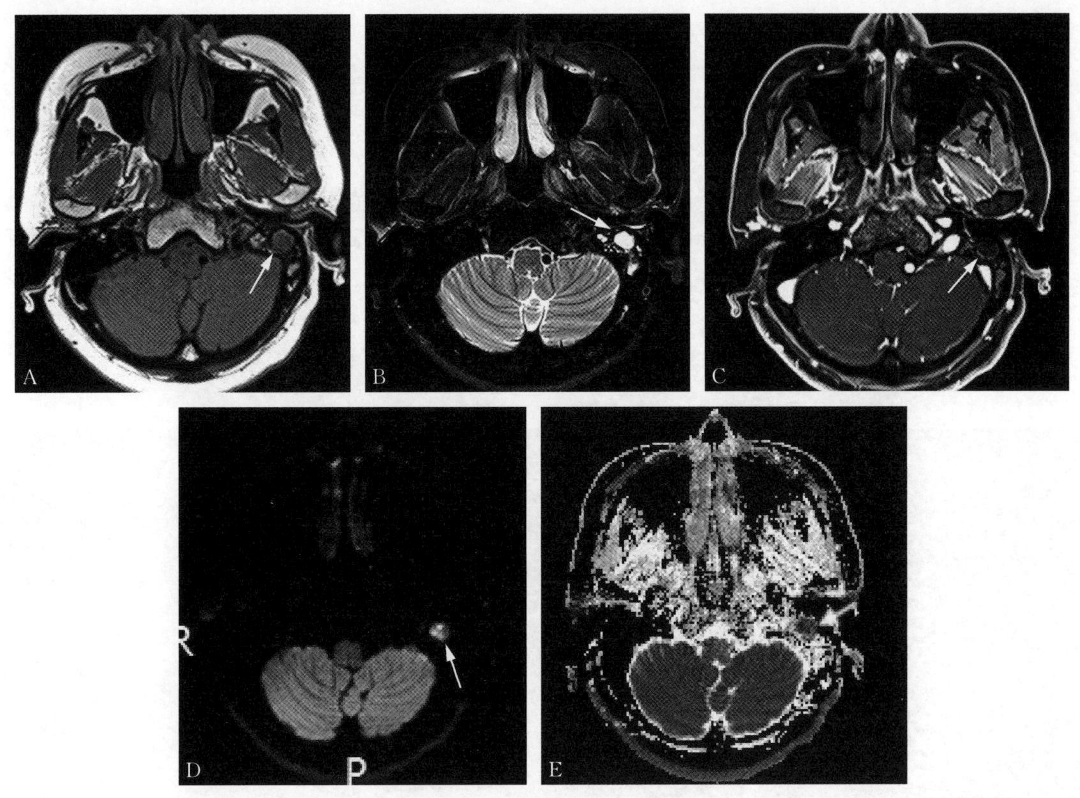


图 3－35　左侧中耳胆脂瘤

注：A. $T_1WI$(箭头) 为中等信号(箭头)；B. $T_2WI$ 为高信号(箭头)；C. 增强扫描不强化(箭头)，周围伴炎症灶呈周围区域强化包裹；D. DWI 上显示呈高信号(箭头)；E. ADC 值较低(箭头)，在(0.7～1.0)$\times10^{-3}$ mm$^2$/s 之间。

病灶强化较明显；DWI 通常表现为低信号，ADC 值较高，多高于 $0.8\times10^{-3}$ mm²/s。外耳道癌平扫无明显特征性，增强扫描早期病灶可表现为明显强化，DWI 上多呈高信号，ADC 值较低，为 $(0.8\sim1.0)\times10^{-3}$ mm²/s。

## 3.5.4 中耳胆固醇肉芽肿

(1) 概述

胆固醇肉芽肿(CG)，是一种含有胆固醇结晶和多核巨细胞的肉芽肿病变，属于非特异性病变，是组织对胆固醇结晶产生的异物反应。目前对 CG 发病机制有了统一的认识，即中耳含气腔阻塞引起的负压和缺氧使黏膜血管破裂出血，红细胞分解产生的胆固醇刺激局部，引起异物反应产生肉芽组织，进而形成 CG。新生肉芽组织可再次出血，使得病变不断进展。该病在人群中发病率为 0.33/100 万～0.50/100 万，最常见于颞骨，中耳 CG 可位于颞骨任何含气腔内，多见于鼓窦、乳突窦入口、乳突腔、上鼓室等，也可位于过度气化的岩部尖等处，偶见于鼓膜。

(2) 病理

1) 大体病理：CG 质软，形状不一。病变部位可见咖啡色或棕黄色的黏稠液体，其中充满胆固醇结晶样物，在典型病变中可见到点状发亮的结晶。

2) 镜下病理：可见大量胆固醇结晶，周围有多核巨细胞聚集，以及淋巴细胞、浆细胞等炎症细胞浸润，还可见含铁血黄素沉着。

(3) 临床表现

本病多见于年轻人，男女发病率无明显差异，大部分为单侧发病，也可双侧发病。

中耳 CG 可分为侵袭性和非侵袭性 2 种类型：侵袭性较为常见，多见于岩部尖，可伴有颅内并发症；非侵袭性多见于中耳乳突部，未侵犯邻近结构。本病无特征性临床表现，患者通常出现耳闷胀或闭塞感，传导性或混合性听力减退，伴耳鸣。部分患者表现为不明原因的耳内出血，量少，可伴有耳鸣。部分患者以慢性化脓性中耳乳突炎为主要临床表现，间断有耳内分泌物流出，甚至出现周围性面瘫。

(4) MRI 表现

与脑灰质相比，CG 在 $T_1WI$ 上表现为高信号(图 3-36A)，周围伴低信号环，$T_2WI$ 多为稍高信号(图 3-36B)，增强扫描多不强化或轻度强化(图 3-36C)，当伴有出血坏死灶时，$T_1WI$、$T_2WI$ 可出现各种信号，在 MRI 上较难与胆脂瘤鉴别。DWI 上多为低信号。

(5) 诊断要点

本病诊断要点：有慢性中耳乳突炎症状，耳内有流分泌物史，MRI 上多表现为圆形或类圆形软组织灶，伴周围骨质膨胀性破坏，$T_1WI$、$T_2WI$ 多均为高信号，增强后无明显强化。

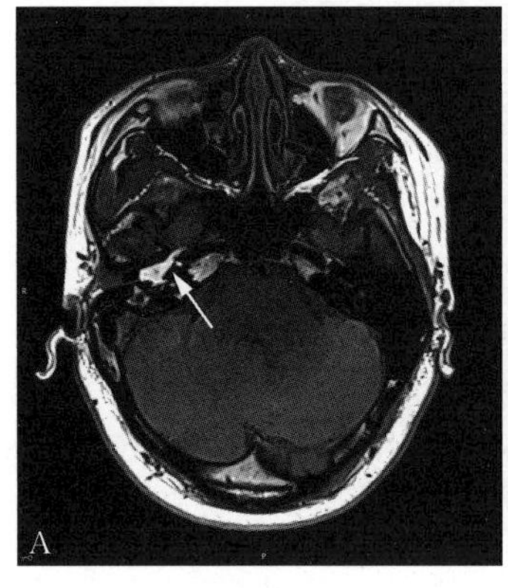

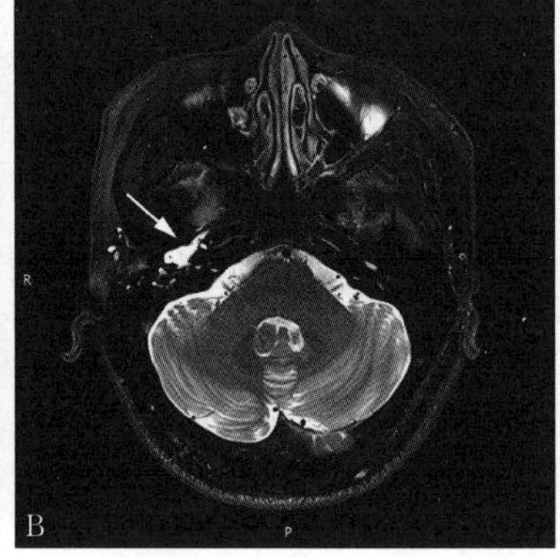

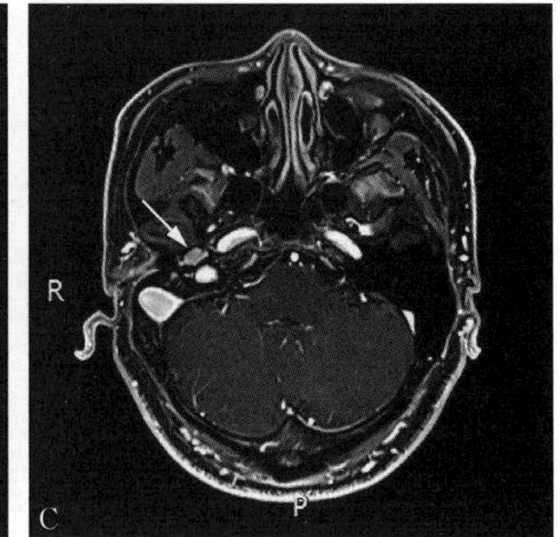


**图 3-36 右侧中耳胆固醇肉芽肿**

注：A、B. 横断面 $T_1WI$、压脂 $T_2WI$ 上均显示为高信号(箭头)；C. 横断面 $T_1WI$ 增强扫描后未见明显强化(箭头)，边界清楚。

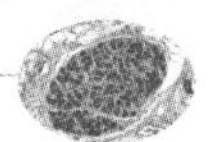

(6) 鉴别诊断

本病应注意与胆脂瘤、表皮样囊肿等鉴别，胆脂瘤在 $T_1WI$ 多为低或等信号，DWI 上多为高信号。表皮样囊肿 $T_1WI$ 多表现为低信号，$T_2WI$ 呈高信号。

## 3.6 耳部良性肿瘤

耳部良性肿瘤主要有外耳道骨瘤、外耳道骨疣(exostosis of the external auditory canal)、外耳道乳头状瘤、耵聍腺瘤(ceruminous adenoma)、听神经瘤(acoustic neuroma)、颞骨血管瘤(hemangioma of the temponal bone)、副神经节瘤(paraganglioma)、颞骨巨细胞瘤(giant cell tumor of the temporal bone)、圆柱瘤(cylindroma)等，其中，外耳道骨瘤、外耳道骨疣、外耳道乳头状瘤、耵聍腺瘤、圆柱瘤等首选 CT 检查，磁共振检查价值不大，故本节不再涉及。

### 3.6.1 听神经瘤

(1) 概述

听神经瘤，即听神经鞘瘤或前庭神经施万细胞瘤(vestibular schwannoma)，是起源于第Ⅷ脑神经前庭神经鞘膜的施万细胞的良性肿瘤，占所有颅内肿瘤的 6%～8%，占脑桥小脑三角区肿瘤的 80%。1992 年国际健康学会协调会议把该病正式命名为“vestibular schwannoma”。听神经瘤多见于 30～60 岁的成人，女性多见，男女患者比例为 2∶3，多为单侧发病，双侧发病多见于神经纤维瘤病。最新研究表明其发生可能与 *NF2* 基因的失活有关。

(2) 病理

听神经瘤在组织病理学上大致分为 Antoni A 型(致密型)和 Antoni B 型(网状型)。Antoni A 型主要由 Antoni A 型细胞组成，瘤细胞多为梭形，呈束状或旋涡状排列，排列紧密，局部可见胞核呈栅栏状排列。Antoni B 型以 Antoni B 型细胞为主，组织结构疏松，瘤细胞形态各异，部分胞质内可见大量圆形蓝染颗粒及空泡。血管增多、扩张，管壁增厚呈玻璃样变，病变血管周围的瘤细胞多发生变性，出现囊变。

(3) 临床表现

听神经瘤的生长一般有 3 个阶段：局限于内听道阶段；伸展到桥小脑脚阶段；侵及脑池及压迫脑干阶段。因此，临床表现与肿瘤的大小、所在位置及侵犯范围有关。

1) 早期症状：体积较小的肿瘤常无明显症状。①耳鸣：一侧渐进性加剧之耳鸣，音调高、低不等，多以喧杂声为主，常伴随听力减退。耳鸣也可能是早期的唯一症状。②听力减退：多数为患侧缓慢渐进性的感音神经性聋，到最后发展为全聋，个别患者可因肿瘤压迫迷路动脉致内耳血供突然中止而致突发性聋。③眩晕：大多数患者表现为轻度的不稳感或瞬间的头晕，往往不引起患者的重视，由于肿瘤发展缓慢，患者可逐渐发生前庭代偿而眩晕消失。但也有少数患者出现短暂的旋转性眩晕，伴耳内压迫感、恶心、呕吐，类似梅尼埃病(Mēniēre disease)。

2) 中晚期症状：随着肿瘤的增大，可侵入颅后窝导致颅内压增高，伴早期症状的加重。①三叉神经受损：以同侧面部感觉迟钝和角膜反射减退最常见。②面瘫：晚期可出现同侧周围性面瘫。③小脑功能障碍：肿瘤压迫小脑，可出现小脑功能障碍症状。早期表现为患侧手足运动不灵，精细动作不能，步履蹒跚，向患侧倾倒等；至晚期则卧床不起，发声不清。④颅内高压症状：颅内压升高时出现持续性头痛，多位于前额部或后枕部，晚期发展为全头痛，可伴恶心、呕吐，视神经盘水肿，尚可出现视力障碍。⑤其他脑神经损害症状：肿瘤增大向后、下方发展，侵及颈静脉孔区时，压迫第Ⅸ～Ⅺ对脑神经，可引起相应的脑神经症状；肿瘤发展至颅中窝、压迫展神经以及动眼神经，则引起眼球运动障碍、复视等，而舌下神经很少受累。

(4) MRI 表现

MRI 显示内听道小听神经瘤的能力明显优于 CT(图 3-37)。与脑实质相比，实质性肿瘤在 $T_1WI$ 上可呈均匀略低信号或等信号，$T_2WI$ 呈均匀等或稍高信号，周围可有低信号的包膜包绕；囊实性肿瘤在 $T_1WI$ 上实性部分呈稍低信号，囊性部分呈低信号，$T_2WI$ 实性部分呈等或较高信号，囊性部分则呈更高信号，肿瘤周围脑组织可轻度水肿，$T_2$WI上呈环状高信号；增强扫描显示病灶实质部分明显强化，囊实性肿瘤者其内囊变区无强化，部分肿瘤可伴有邻近增粗的听神经强化，与肿瘤呈蒂状相连。DWI上肿瘤为高信号，ADC值为$(0.8\sim1.2)\times10^{-3}$ mm$^2$/s。

（5）诊断要点

本病诊断要点：①病变早期-临床表现有缓慢加重的耳鸣、感音神经性耳聋、眩晕等。②中晚期表现包括早期症状加重，同时可出现三叉神经受损、患侧面瘫、小脑功能障碍、颅内高压、其他脑神经受损等症状。③早期病变在MRI上表现为听神经的局限性增粗，后逐渐生长为内听道、脑桥小脑三角区软组织肿块，伴邻近内听道骨壁呈喇叭状扩大；根据肿癌内部的囊实性成分不同表现出相应信号特征，增强后实质部分明显强化，可伴邻近增粗的听神经的强化，与肿瘤呈蒂状相连。DWI上肿瘤实性成分多为稍高信号，轻度弥散受限。④随病变发展MRI上可清晰观察到脑干、小脑的受压推移，第4脑室受压变形或移位。

（6）鉴别诊断

1）先天性胆脂瘤：先天性胆脂瘤增强后肿瘤一般没有强化，DWI上一般为高信号，弥散不受限。

2）脑膜瘤：肿瘤多呈半圆形与硬脑膜呈宽基底接触，邻近颅骨壁有反应性增生征象，弥散受限，ADC值低，为$(0.7\sim0.9)\times10^{-3}$ mm$^2$/s，增强后均匀强化，可见脑膜尾征。

3）三叉神经鞘瘤（trigeminal schwannoma）：沿三叉神经走行区域、跨颅中、后窝生长，呈哑铃形。

4）面神经鞘瘤：内所道内面神经瘤较听神经瘤少见，病灶较小时不易区分，如早期有面瘫或病变向迷路段发展可提示诊断。

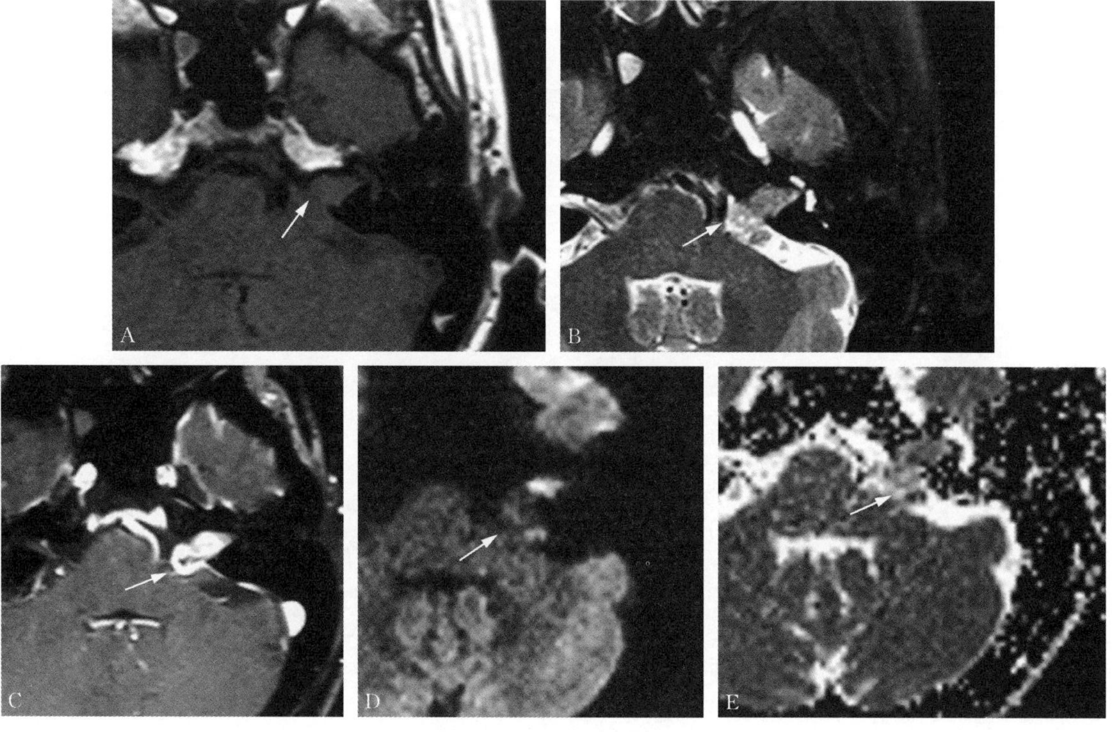


图3-37　左侧听神经瘤

注：A. 与脑实质相比，肿瘤（箭头）在横断面$T_1$WI平扫上实性部分呈稍低信号，囊性部分呈低信号；B. $T_2$WI压脂实性部分呈等信号，病灶内散在多发微小斑片状更高信号影，为病灶囊性部分（箭头）；C. 增强扫描显示病灶实质部分显著地明显强化，囊变区无强化（箭头）；D. DWI($b=1000$ s/mm$^2$)上肿瘤病灶实质部分为高信号（箭头）；E. ADC图像上病灶实质部分ADC值约为$1.1\times10^{-3}$ mm$^2$/s（箭头）。

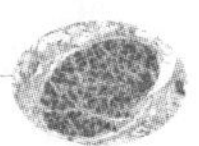

5）表皮样囊肿：其内为脂肪样物，沿脑池适形生长，弥散受限，DWI 上高信号，ADC 值为（0.6～0.8）$\times 10^{-3}$ mm$^2$/s，增强后无强化。

### 3.6.2 颞骨血管瘤

（1）概述

颞骨血管瘤为耳部较罕见的良性肿瘤，多由先天性血管发育畸形、血管异常增生引起。人们对这种少见肿瘤知之甚少，截至 2000 年，全世界仅有 43 例病例报告。其中面神经血管瘤起源于膝状神经节及前庭神经节周的致密血管网，大多发生于内听道及膝状神经节 2 个部位，也有文献认为好发部位依次为膝状神经节、内听道远端、面神经乳突段；而发生于鼓室内等颞骨其他部位的血管瘤亦非常罕见。

（2）病理

面神经血管瘤在肉眼及手术显微镜下呈红色的软组织肿瘤，可见非薄的包膜，周围有暗红色的松质骨，与正常的白色或淡黄色迷路骨质有明确的分界。光学显微镜 HE 染色，瘤体内有大小不一的血管腔隙，内衬薄的内皮细胞，常可见异常增殖的新生骨组织。

颞骨血管源性肿瘤颞骨呈膨胀性改变，外观呈红褐色，切面呈蜂窝样结构，其间夹杂钙化成分及血液。病理示大量增生的毛细血管和大小不等的扩张血窦，组织内或边缘散布成熟的骨小梁组织。

（3）临床表现

临床症状依据肿瘤的位置、大小而定。可有阻塞感、搏动性耳鸣、听力减退、耳痛、眩晕等症状，外耳道内偶可见息肉样肿块，发生于鼓室的血管瘤常见于儿童和婴儿，耳镜检查示鼓膜后方见蓝青色肿块，而好发于膝状神经节的面神经血管瘤耳镜检查常无异常发现。

（4）MRI 表现

颞骨血管瘤的影像特征取决于其发生的解剖位置。①当血管瘤发生在颞骨鳞部，形成一个含特征性放射状小梁的透亮区。②外耳道的血管瘤可填充于外耳道并使骨性耳道扩大，病变内常有静脉石。③中耳血管瘤在 CT 上表现为鼓室内边界不清的软组织肿块，伴或不伴有听骨链或邻近骨质的缺损；MRI 表现有特征性，$T_1$WI 上为低信号，$T_2$WI 上为明亮高信号，弥散不受限，ADC 值较高，为（1.0～1.3）$\times 10^{-3}$ mm$^2$/s，增强后显著强化。④发生在颞骨岩部的血管瘤可见斑状高密度影伴蜂巢状透亮区，有时向内突入颅腔；位于内听道和脑桥小脑三角区的血管瘤形似听神经瘤。

（5）诊断要点

本病诊断要点：①颞骨血管瘤十分少见，常见于儿童和婴儿。②耳镜示鼓膜后方蓝青色肿块，伴耳鸣、耳聋、耳漏、眩晕等。③面神经血管瘤好发部位依次为膝状神经节、内听道远端、面神经乳突段。④颞骨血管瘤的影像特征取决于其发生的解剖位置。⑤中耳血管瘤表现为鼓室内软组织灶，伴或不伴邻近骨质缺损；$T_1$WI 上为等信号，$T_2$WI 上为明亮高信号块，弥散不受限，ADC 值较高，为（1.0～1.3）$\times 10^{-3}$ mm$^2$/s，增强后明显强化。

（6）鉴别诊断

1）鼓室球瘤：好发于下鼓室鼓岬的表面，常与中耳血管瘤难以鉴别，需依靠病理活体组织检查。

2）高位颈静脉球伴局部骨壁缺损：鼓室内软组织灶与高位颈静脉球之间局部骨壁有缺损。

3）颈内动脉鼓室内异位：鼓室内软组织灶与颈内动脉管相连，其间没有骨性间隔，增强或磁共振血管成像（magnetic resonance angiography，MRA）可直接显示异位的颈内动脉。

### 3.6.3 副神经节瘤

（1）概述

副神经节瘤是一种起源于化学感受器的血管瘤样肿瘤，为非嗜铬性副神经节细胞瘤（non-chromaffin paraganglioma，NCPG），也称血管球瘤（glomus tumor）、化学感受器瘤（chemodectoma）。根据位置起源，副神经节瘤可以分为颈动脉体瘤（carotid body tumor）、颈静脉球瘤、鼓室球瘤和迷走神经副神经节瘤（vagal paraganglioma，VP）。副神经节瘤为良性肿瘤，生长缓慢，但具有局部侵袭性。副神经节瘤是一种偶发性或家族性肿瘤。所有类型的副神经节瘤在女性患者中的发病率是男性患者的 4～6 倍。然而，在家族性肿瘤中男性多发，这可能与11号染色体有关。

（2）病理

副神经节瘤多位于毛细血管丰富的疏松间质内，由上皮样主细胞及外绕的支持细胞构成，间质内尚有神经纤维、施万细胞。颈动脉体瘤位于颈动脉分叉处，根据其形态分为局限性副神经节瘤和包裹性副神经节瘤。局限性瘤体位于颈动脉外鞘内，包裹性较局限性多见，位于颈总动脉分叉处。镜下可见上皮样主细胞排列成巢状、索状或片块状，可分为实质型、腺泡型与血管瘤样型。颈静脉球瘤多起源于颈静脉球窝，VP多发于颈静脉孔附近，瘤外观与血管肉芽组织相似，色深红，质较脆，易出血，结节状，瘤细胞呈柱状、立方状或不规则形。

（3）临床表现

副神经节瘤最常见的症状是听力损失，有60％～80％的患者存在听力损失，许多患者还有搏动性耳鸣的症状。其他症状包括声音嘶哑、头晕或吞咽困难。偶有面部麻痹。鼓室球（体）瘤症状出现较早，而颈动脉球（体）瘤可于疾病晚期才出现明显症状。副神经节瘤的早期症状有单纯搏动性耳鸣、传导性耳聋、耳部闷胀感等。肿瘤晚期时，可向内侵犯迷路及邻近组织，范围较广者有脑神经受损，可出现耳鸣、神经性耳聋、眩晕、面瘫，第Ⅶ、Ⅸ、Ⅹ、Ⅺ、Ⅻ对脑神经麻痹和Horner综合征。当瘤体较小时，耳镜检查可看到搏动性跳动，若肿物膨出较显著已经触及鼓膜或穿破鼓膜突入外耳道时，则在耳镜下不需加压也可见到搏动，搏动节律与脉搏一致。突入外耳道内的肿物常呈息肉状或肉芽状，触之较硬，易出血。

（4）MRI表现

1）颈静脉球瘤的MRI表现（图3-38A）：当肿瘤较小时，主要表现为颈静脉孔区的软组织肿块影，边界清楚；当肿块较大时，多无法明确发生部位，多表现为颈静脉孔区不规则软组织肿块影并推压破坏周围骨质，可广泛侵犯中耳鼓室、内听道、颈动脉管、舌下神经管、颈静脉结节、岩部尖、斜坡和颅后窝等结构。颈静脉球瘤在$T_1$WI上表现为等信号，$T_2$WI上表现为等、高信号，信号欠均匀，内可见多发迂曲条索状低信号流空血管影，表现为“盐-胡椒征”，DWI提示弥散不受限，ADC值较高，为$(1.0\sim1.6)\times10^{-3}$ $mm^2/s$。增强后实质部分呈明显强化。MRA显示病灶区异常密集血管影，有助于鉴别颈静脉孔区非肿瘤性病变，如颈静脉球高位、颈静脉血栓。

2）鼓室球瘤的MRI表现：常表现为局限于鼓室腔内的小肿块，常破坏听小骨，鼓室球瘤在MRI $T_1$WI上呈等或偏低信号影，$T_2$WI大多呈高或略高信号影，弥散不受限，ADC值高，增强扫描呈中等至明显强化。

（5）诊断要点

本病诊断要点：①肿瘤一般生长缓慢，临床症状包括搏动性耳鸣、耳闷感、传导性耳聋、耳痛等，严重者可出现耳鸣、神经性耳聋、眩晕、面瘫、后组脑神经麻痹和Horner综合征。②耳镜检查示鼓室后下方有蓝色或深红色肿物影，与血管搏动一致。③鼓室球瘤CT表现为位于鼓室腔的下部鼓岬表面的软组织结节或肿块，肿瘤可逐渐长大，侵犯周围结构出现相应症状。④颈静脉球瘤MRI上主要表现为颈静脉孔区的软组织肿块影，边界清楚；肿瘤容易向上侵犯鼓室、乳突窦，破坏听骨链，可不同程度地向下侵犯颈内静脉和颞下窝，向内破坏岩部尖、枕骨，向后侵入颅中、后窝与内听道，向前侵犯颈内动脉并可跨越颅内外生长；肿瘤在$T_1$WI上呈等信号，$T_2$WI呈等高信号，信号欠均匀，可表现为“盐-胡椒征”，弥散不受限，ADC值为$(1.0\sim1.6)\times10^{-3}$ $mm^2/s$，增强后实质部分呈明显强化，DWI（$b=1\,000$ $s/mm^2$）图像上呈高信号，弥散无明显受限。⑤MRI、DSA可分辨肿瘤供血动脉，有助于手术治疗。

（6）鉴别诊断

1）中耳癌：病程短，起病急，病灶范围较广，邻近组织及骨质结构受侵蚀明显，弥散受限，ADC值稍低，为$(0.8\sim1.1)\times10^{-3}$ $mm^2/s$，增强呈中度强化。

2）中耳胆脂瘤：中耳胆脂瘤增强后无强化或仅为边缘强化，DWI呈高信号，ADC值较低，为$(0.7\sim0.9)\times10^{-3}$ $mm^2/s$，可与副神经节瘤相鉴别。

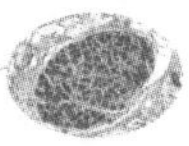

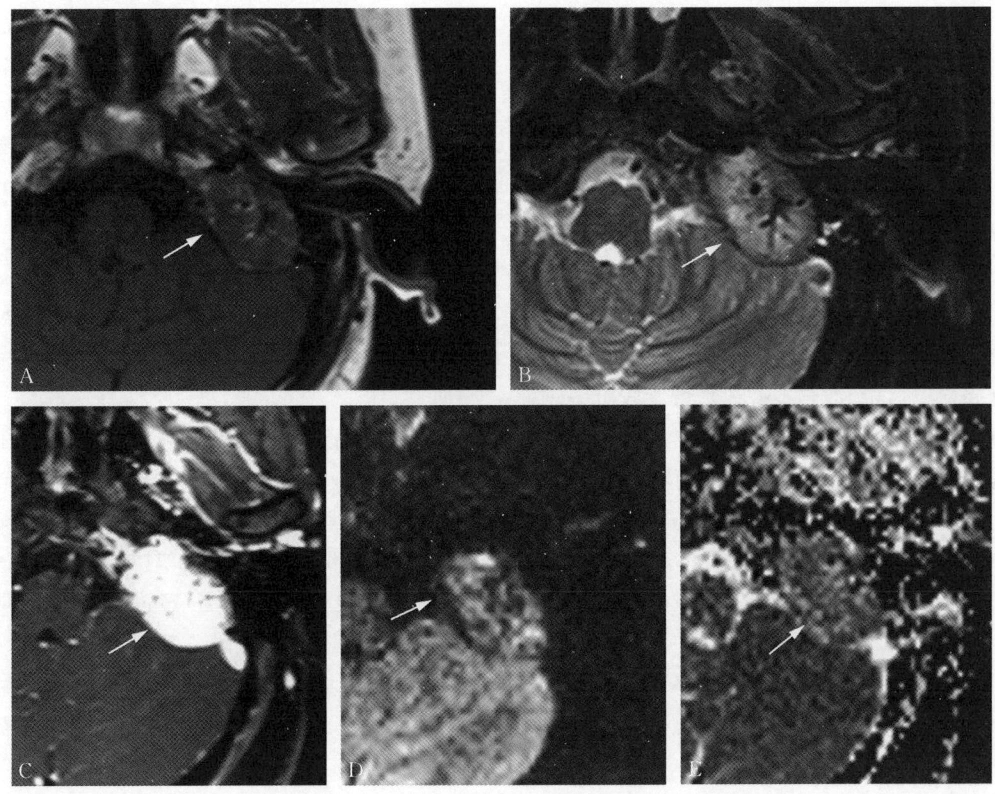

图 3-38　左侧颈静脉球瘤

注：A. 肿瘤(箭头)在横断面 $T_1$WI 平扫上呈等信号；B. 横断面 $T_2$WI 压脂呈等、高信号，信号欠均匀，内见多发迂曲条索状明显低信号流空血管影，呈"盐-胡椒征"(箭头)；C. 增强后实质部分呈明显强化(箭头)；D. DWI($b$=1 000 s/mm$^2$)图上肿瘤病灶实质部分呈较高信号(箭头)；E. ADC 图像上病灶实质部分 ADC 值约为 $0.9\times10^{-3}$ mm$^2$/s(箭头)。

3）中耳胆固醇肉芽肿：在 $T_1$WI 上表现常为高信号，可与鼓室球瘤相鉴别。

### 3.6.4　颞骨巨细胞瘤

（1）概述

颞骨巨细胞瘤又称破骨细胞瘤(osteoclastoma)，原发于颞骨鳞部。肿瘤具有恶性破骨倾向，故病变骨质软而脆，易出血，可侵犯鼓乳区及颞下颌关节。颞骨巨细胞瘤恶性变概率约为 10%。

（2）病理

颞骨巨细胞瘤发生于骨髓内间质细胞，肉眼所见肿瘤呈棕色间发黄，脆，富含血管，极易出血。瘤体周围骨皮质逐渐受压迫而变薄，形成菲薄的骨壳。光镜下呈大量多核巨细胞散布在间质细胞间，多核巨细胞大多由单核基质细胞融合而成，基质细胞短而丰满，呈梭形，是主要的肿瘤成分；多核巨细胞核数不定，多在 10～20 个，是其特征性成分。颞骨巨细胞瘤分为 3 级：Ⅰ级为良性骨巨细胞瘤，Ⅱ级为中间型骨巨细胞瘤，Ⅲ级为恶性骨巨细胞瘤。主要根据细胞分化程度、核形态及分裂、巨细胞数目来分级。

（3）临床表现

颞骨巨细胞瘤早期可无任何症状，随着肿块增大，侵及颞骨鳞部及乳突部时，可有出现疼痛、肿胀。如波及外耳、鼓室、内耳甚至颅内时，则可出现耳鸣、听力减退、外耳道肿胀、耳流脓、颞颌关节疼痛及面瘫等症状，甚至引发颅内并发症。

（4）MRI 表现

在 $T_1$WI、$T_2$WI 上多为低信号，伴中等信号网状间隔或呈分叶状(图 3-39)，ADC 值为$(0.7\sim1.2)\times10^{-3}$ mm$^2$/s，增强后实质部分呈不均匀明显强化，内部不强化。

（5）诊断要点

本病诊断要点：①肿瘤生长缓慢，常见耳部疼痛、肿胀等症状。②MRI 特征性信号特点：在 $T_1WI$ 上呈低信号，$T_2WI$ 上多为混杂低信号，可见中等信号网状间隔或呈分叶状，增强后间隔部分呈不均匀强化，肿瘤内部不强化。

（6）鉴别诊断

1）巨细胞修复性肉芽肿：在 CT 及 MRI 上与巨细胞瘤均极为相似，与本病在影像上较难鉴别。

2）动脉瘤样骨囊肿：多发生于 20 岁以下青少年，多有外伤史，MRI 检查常含有液囊腔及液-液平面。

3）骨母细胞瘤：多见于青少年，病变多为类圆形，局部骨质膨胀，内见斑点状钙化或骨化。

## 3.7 恶性肿瘤

### 3.7.1 外耳癌

（1）概述

外耳的恶性肿瘤发病率低，最主要的起始部位为外耳道，极少数原发于中耳或乳突。而外耳癌（carcinoma of externalear）是发生于外耳的上皮系统的恶性肿瘤，起源于耳廓、外耳道，主要包括鳞癌、腺样囊性癌、恶性黑色素瘤、耵聍腺癌、黏液表皮癌等。病理上以鳞癌最常见，恶性程度高。耳廓癌早期易发现并可彻底切除，预后较好；外耳道癌的发病率不高，约为头颈部肿瘤的 0.2%，其年发病率约为 1/100 万。外耳道癌起病隐匿，早期临床表现不典型，与外耳道炎和中耳炎的症状和体征相似，早期易被漏诊和误诊。

（2）病理

1）大体病理：外耳皮肤鳞癌大多表现为皮肤隆起性结节或溃疡，外耳道内结节可呈肉芽状，易出血。

2）镜下病理：发生于外耳的上皮性恶性肿瘤的病理类型有鳞癌、腺样囊性癌、耵聍腺癌、基底细胞癌、恶性黑色素瘤、黏液表皮癌、乳头状瘤恶变等，以鳞状细胞癌最常见，其次为腺样囊性癌。鳞状细胞癌起源于鳞状上皮细胞，腺样囊性癌来源于外耳道耵聍腺导管上皮或肌上皮。

（3）临床表现

外耳癌多发于老年人，平均年龄约 67 岁。其中外耳道癌平均发病年龄为 54 岁，临床上多有长期慢性中耳炎、耳流脓及听力下降病史，可以有耳道持续性疼痛、流血或血性分泌物。如侵犯颞颌关节可有张口困难；侵犯腮腺内面神经可引起面瘫；侵犯颈静脉孔，可有后组脑神经受损症状，如声音嘶哑、呛咳等。临床检查可发现外耳道、鼓室内肿块。

（4）MRI 表现

耳廓或外耳道周壁弥漫性不规则软组织增厚

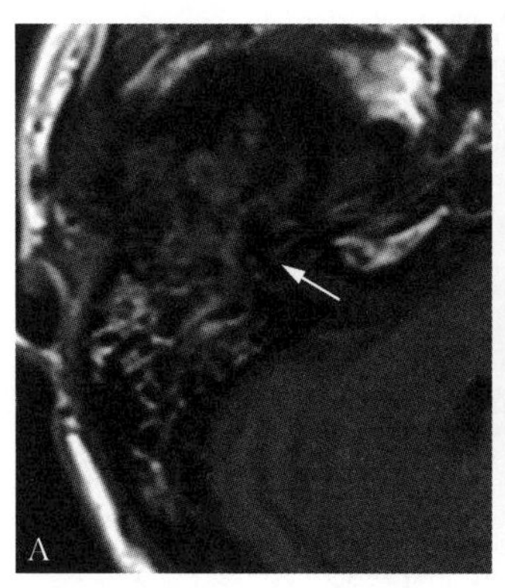

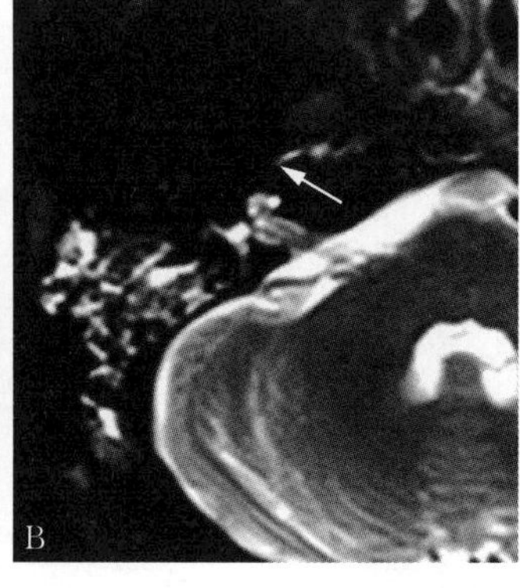

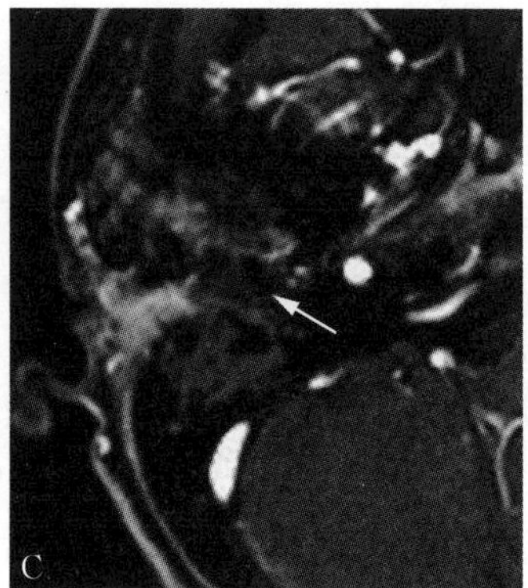


图 3-39　右侧颞骨巨细胞瘤

注：A、B. 在横断面 $T_1WI$、压脂 $T_2WI$ 上为低信号（箭头），伴中等信号网状间隔，呈分叶状；C. 横断面增强后实质部分呈不均匀明显强化，内部不强化（箭头）。

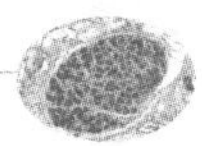

或结节样软组织肿块，病变在 $T_1W$ 呈中等信号，$T_2W$ 呈等或偏高信号，信号可均质或不均质（图 3-40）；如伴有坏死，则 $T_2W$ 为小片高信号；增强后肿块为均质或不均质明显强化，坏死区则无强化。弥散轻度受限，ADC 值为（0.8～1.0）×$10^{-3}$ $mm^2/s$。

（5）诊断要点

本病诊断要点：①中老年男性，曾有外耳道皮肤慢性炎症或损伤病史；②临床上有长期耳流脓、流血和疼痛病史，或伴有听力下降；③临床检查发现耳廓、外耳道软组织弥漫性增厚，或见肉芽样结节，易出血；④MRI 发现增生软组织在 $T_1WI$ 为中等信号、$T_2WI$ 均质或不均质中、高信号，弥散轻度受限，ADC 值稍低，为（0.8～1.0）×$10^{-3}$ $mm^2/s$，增强后明显均质或不均质强化。

（6）鉴别诊断

1）恶性外耳道炎：有糖尿病或免疫力低下或免疫缺陷病史，病变为弥漫性炎症、肉芽组织，伴有死骨。

2）外耳道乳头状瘤：外耳道内乳头样结节，骨质压迫性吸收。

3）外耳道胆脂瘤：外耳道膨胀性扩大，伴骨质压迫性吸收破坏，边缘光整，弥散受限，DWI 高信号，ADC 值低，为（0.7～0.9）×$10^{-3}$ $mm^2/s$，增强无强化。

### 3.7.2 中耳癌

（1）概述

原发中耳癌（primary middle ear carcinoma）临床上少见，相当一部分中耳癌可能是外耳道癌侵及中耳产生。大多数中耳癌患者有长期的慢性中耳炎病史，一般认为长期的慢性中耳炎症可能是发病原因之一。男女发病率相当，中老年多见。

（2）病理

1）大体病理：中耳腔内看见肉芽样组织增生，表面易出血。

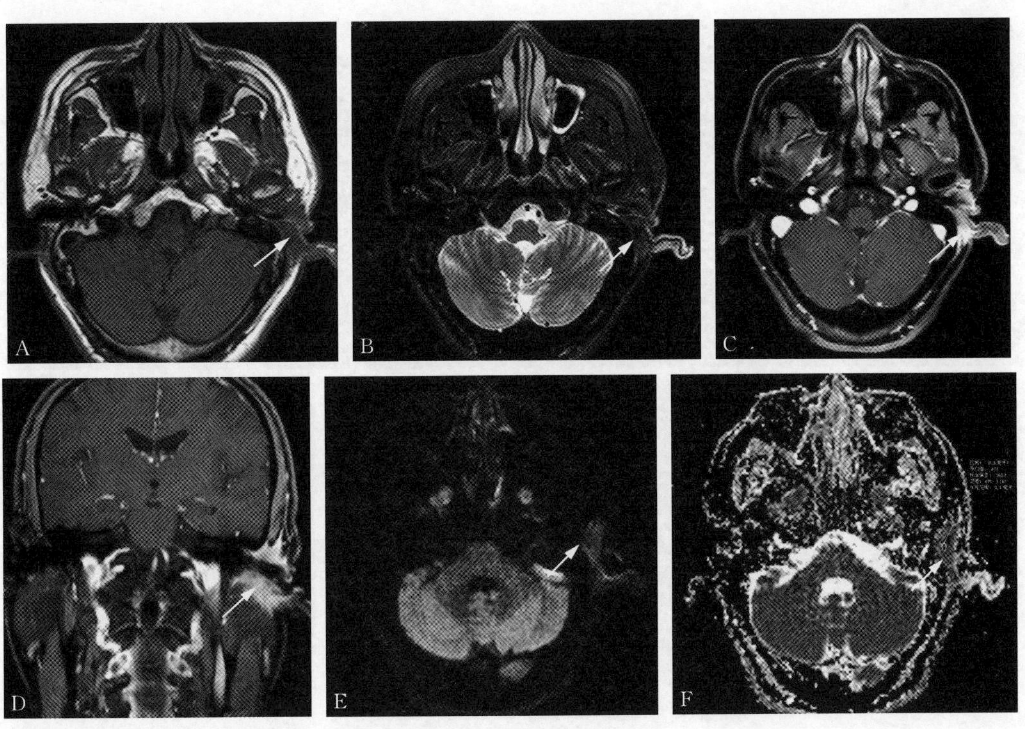


图 3-40 左侧外耳癌

注：A、B. 横断面 $T_1WI$、压脂 $T_2WI$ 显示左侧外耳道周壁较弥漫性软组织增生（箭头），中等信号，边界不清；C、D. 压脂增强横断面和冠状面 $T_1WI$ 显示左外耳道周壁弥漫性软组织增厚伴较明显强化，边界不清，向下累及腮腺上缘（箭头）；E. 弥散轻度受限；F. ADC 值为 0.8×$10^{-3}$ $mm^2/s$。

2）镜下病理：中耳癌多见鳞癌，为分化较好的鳞癌 1～2 级，癌细胞多表现为巢状、条索状，细胞间桥清晰，并有角化和角化珠形成，部分排列成乳头状。

（3）临床表现

患者有长期慢性中耳炎、耳内流脓病史，近期耳内出血或有脓血性分泌物，耳部闷胀或疼痛，听力下降，耳鸣或眩晕、面瘫，晚期可侵犯脑神经，引起脑神经症状。

（4）MRI 表现

中耳鼓室内见不规则软组织肿块，大多数肿瘤在 $T_1$WI 上呈等或稍低信号，$T_2$WI 上为等或稍高信号，信号可均质或不均质，弥散轻度受限，ADC 值为（0.8～1.1）$\times 10^{-3}$ mm$^2$/s，增强后中等强化（图 3－41），部分伴有液化坏死，则增强后无强化。

（5）诊断要点

①中老年，有长期慢性中耳炎病史，近期耳内出血或流脓血性分泌物；②MRI 显示中耳鼓室内不规则软组织肿块，$T_1$WI、$T_2$WI 不均质信号，弥散轻度受限，ADC 值稍低，为（0.8～1.1）$\times 10^{-3}$ mm$^2$/s，增强后不均质强化明显。

（6）鉴别诊断

1）鼓室球瘤：临床有搏动性耳鸣，检查发现鼓膜后红色肿块，$T_1$WI 均质中等信号，$T_2$WI 均质高信号，弥散不受限，ADC 值较高，增强后肿块均质明显强化。

2）胆脂瘤：$T_1$WI 均质中等信号，$T_2$WI 明显高信号，弥散受限，DWI 高信号，ADC 值低，为（0.7～0.9）$\times 10^{-3}$ mm$^2$/s，增强后无明显强化。

### 3.7.3 横纹肌肉瘤

（1）概述

横纹肌肉瘤是（RMS）来源于不同分化阶段的横纹肌母细胞，恶性程度高，为儿童和婴幼儿常见的软组织来源的恶性肿瘤；发生于头颈部的约

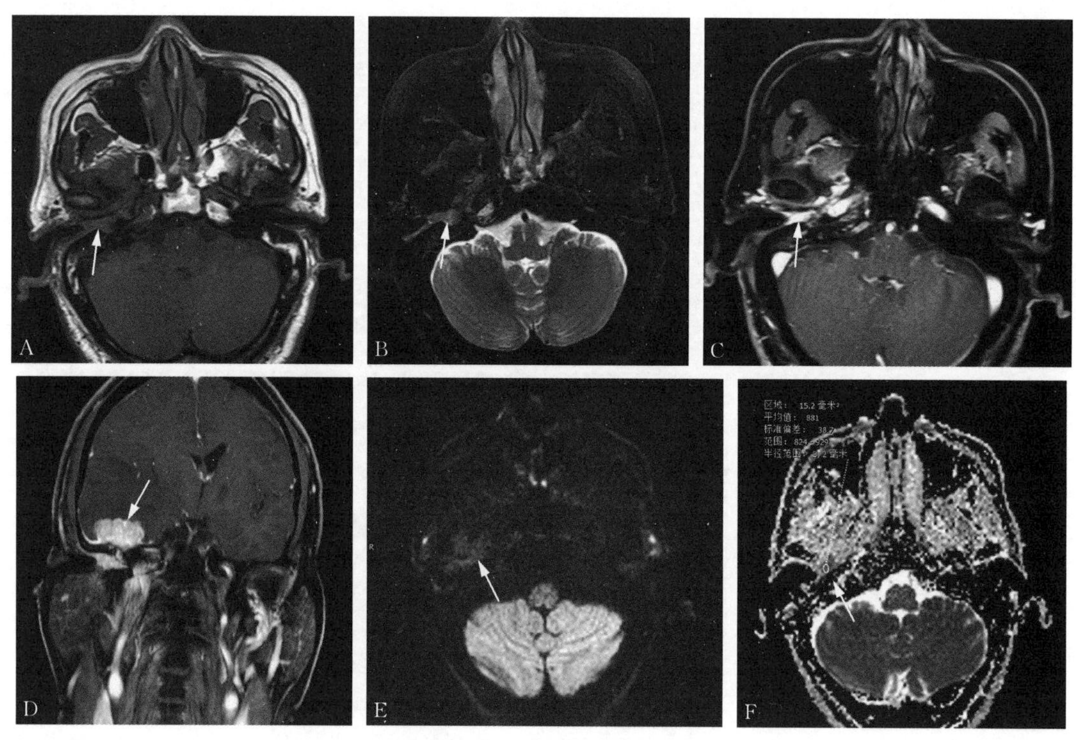


图 3－41 右侧中耳癌

注：A. 横断面 $T_1$WI 显示右侧中耳鼓室内不规则软组织病灶（箭头），呈中等信号；B. 压脂横断面 $T_2$WI 病灶显示为中等偏高信号（箭头）；C. 压脂增强横断面 $T_1$WI 病灶明显强化（箭头）；D. 压脂增强冠状面显示病灶向上侵犯颞叶底脑内（箭头）；E. 弥散轻度受限；F. ADC 值为 0.8$\times 10^{-3}$ mm$^2$/s。

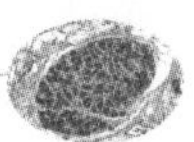

占 47%，在耳颞部颅底少见，约占 7%。

(2) 病理

1) 大体病理：肿瘤组织呈灰白色或灰红色，鱼肉状，表面不光滑，无包膜，质地软，灰白色至粉红色，部分区域呈胶样，或呈葡萄状，切面呈黏液水肿样，部分呈半透明状，病理上多分为多形型、胚胎型、腺泡型和葡萄簇型，发生于耳部的 RMS 以胚胎性 RMS 多见。

2) 镜下病理：肿瘤由原始间叶细胞和早期幼稚发育阶段的横纹肌细胞所组成，细胞小，散在分布；部分细胞圆形，似淋巴细胞，胞质呈深伊红色，胞核大可见分裂象；部分细胞有突起，相互连接成网；还可见到发育较为成熟的横纹肌细胞，带状或长梭形，胞质丰富，偶见横纹。肿瘤的间质呈黏液样基质。

(3) 临床表现

发生于耳部的 RMS 有 25%起源于耳咽鼓管区，故首发耳部症状少见，因此早期临床症状隐匿，临床表现无特异性，耳道可有血性或脓性分泌物伴有腥臭味；外耳道有息肉样肿物，触之易出血，生长较快；因骨质破坏出现面瘫和脑膜受侵袭症状；可有慢性中耳炎表现，耳部疼痛，局部肿疼隆起等；如侵犯中耳、岩骨颅底，则有相应的耳部、中后组脑神经症状。

(4) MRI 表现

肿块在 MRI 无特异性表现(图 3-42)，在 $T_1WI$ 上显示为中等或稍低信号，$T_2WI$ 显示为等或稍高信号，可不均质，增强后明显强化，伴有坏死区则显示为无强化区。弥散明显受限，ADC 值为 $(0.5 \sim 0.7) \times 10^{-3}\ mm^2/s$。

(5) 诊断要点

本病诊断要点：①常见于儿童和青少年；②临床症状依据病变部位和侵犯范围，可出现耳部不适，疼痛，中耳流脓血，中、后组脑神经症状等；

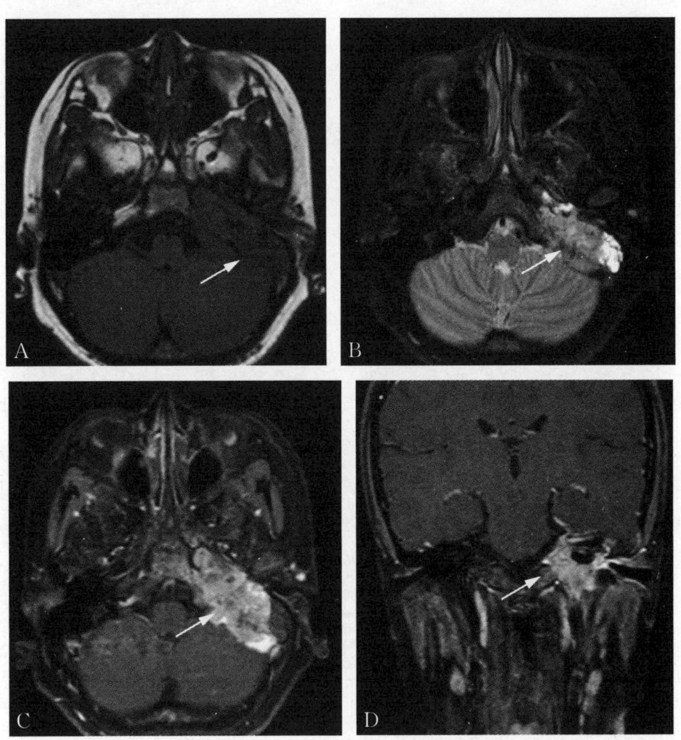


图 3-42 左侧中耳乳突横纹肌肉瘤

注：A. 横断面 $T_1WI$ 显示左侧中耳乳突、岩骨团块状软组织肿块(箭头)，为中等信号；B. 压脂横断面 $T_2WI$ 显示肿块为不均质中等稍高信号(箭头)；C. 压脂增强横断面 $T_1WI$ 显示病灶不均质明显强化(箭头)；D. 压脂冠状面 $T_1WI$ 显示病灶较明显强化，向上侵犯颅底脑膜(箭头)。

③影像学表现缺乏特异性，$T_1WI$ 为中等信号，$T_2WI$ 中等或稍高信号，弥散明显受限，ADC 值低，为（0.5～0.7）$\times10^{-3}$ $mm^2/s$，增强后明显强化。

（6）鉴别诊断

嗜酸性肉芽肿：地图样骨质破坏，伴软组织病变，病变较弥漫，边界不清，部分伴有死骨，弥散不受限，或轻度受限，增强明显强化。

### 3.7.4 内淋巴囊肿瘤

（1）概述

内淋巴囊肿瘤（endolymphatic sac tumor, ELST）为发生于内淋巴囊区的低度恶性的软组织肿瘤，又称为内淋巴囊乳头状腺瘤（癌）、内淋巴囊腺样囊性癌等，现多称为内淋巴囊乳头状腺瘤（癌）。内淋巴囊是位于内听道后部紧贴岩骨后缘的囊样结构，为内淋巴管远端膨大而成。内淋巴囊肿瘤临床罕见，多发于40岁左右的成年人，女性更多见，此病可单独发生，但也可伴有希佩尔-林道（von Hippel-Lindau）综合征（VHL 综合征）。

（2）病理

1）大体病理：肿瘤呈腺样结构，含有乳头和囊腔，血管丰富，容易出血，囊腔内有红染的均质状分泌物。有时肿瘤似脉络丛乳头状结构。瘤细胞可浸润间质及骨组织，可伴有灶性坏死。

2）镜下病理：瘤细胞有丰富的微绒毛、桥粒，有基底膜，部分细胞有神经分泌颗粒，线粒体和粗面内质网较少。细胞形态较规则，临床上呈局部侵袭性，故此肿瘤为低度恶性肿瘤。

（3）临床表现

耳鸣、眩晕和感音神经性耳聋为患者最常见的临床症状，耳鸣为持续性的高调性耳鸣，有时为搏动性耳鸣。如累及面神经、颈静脉孔区则有相应的面瘫、后组脑神经症状。病程一般较长，平均4～9.3年。

（4）MRI 表现

MRI 表现为内听道与乙状窦之间岩骨后缘的不规则软组织肿块，$T_1WI$ 和 $T_2WI$ 显示为不均质高、中、低混杂信号，边缘尚清，肿块内和边缘可见点状或弧形 $T_1WI$ 高信号，弥散受限不明显，ADC 值为（1.0～1.5）$\times10^{-3}$ $mm^2/s$，脂肪抑制增强 $T_1WI$ 仍为高信号，提示肿瘤内有出血。肿块内可见低信号残留骨、细小钙化。肿瘤血供丰富，增强后肿块不均质强化非常明显（图 3-43）。

（5）诊断要点

本病诊断要点：①好发于40岁左右女性，可伴有 VHL 综合征；②临床症状为耳鸣、眩晕和感音神经性耳聋；③影像学表现为以内听道后部岩骨后缘为中心的软组织肿块，伴不规则骨破坏，MRI 上表现为 $T_1WI$、$T_2WI$ 不均质高、中、低混杂信号，弥散受限不明显，ADC 值较高，为（1.0～1.5）$\times10^{-3}$ $mm^2/s$，增强后明显不均质强化。

（6）鉴别诊断

1）颈静脉球瘤：临床以搏动性耳鸣为主，鼓室内见红色肿块，影像学表现为以颈静脉孔区为中心的肿块占位，典型的 MRI 上可见“盐-胡椒”征象。

2）脑膜瘤：肿瘤临近岩骨骨质增厚硬化，无明显骨破坏，MRI $T_1WI$、$T_2WI$ 中等信号，弥散较明显受限，ADC 值低，为（0.7～0.9）$\times10^{-3}$ $mm^2/s$，增强明显强化，邻近脑膜可见脑膜尾征。

3）听神经瘤：以内听道、脑桥小脑三角为中心的肿块，内听道可压迫性扩大，$T_2WI$ 可见囊变区，弥散不受限或轻度受限。

### 3.7.5 软骨肉瘤

（1）概述

软骨肉瘤是来源于软骨细胞的恶性骨肿瘤，发生于耳、颅底的少见，其肿瘤细胞具有产生软骨的特征。软骨肉瘤分为原发性与继发性2种类型，原发性软骨肉瘤较为多见，约占60%。继发性软骨肉瘤则相对较少，系由软骨瘤或骨软骨瘤恶变而来。根据肿瘤的组织学特点可分为一般型、透明细胞型、间充质型和去分化型软骨肉瘤等。临床上最常见者为原发性中心型软骨肉瘤。

（2）病理

1）大体病理：肿瘤组织呈灰白色半透明状，表面凹凸不平，软骨肉瘤大多有包膜，边界清楚。可出现假性纤维组织包膜。在切面中肿瘤呈分叶状，质脆，常见钙化或骨化灶。有时肿块发生黏液

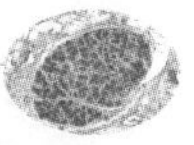

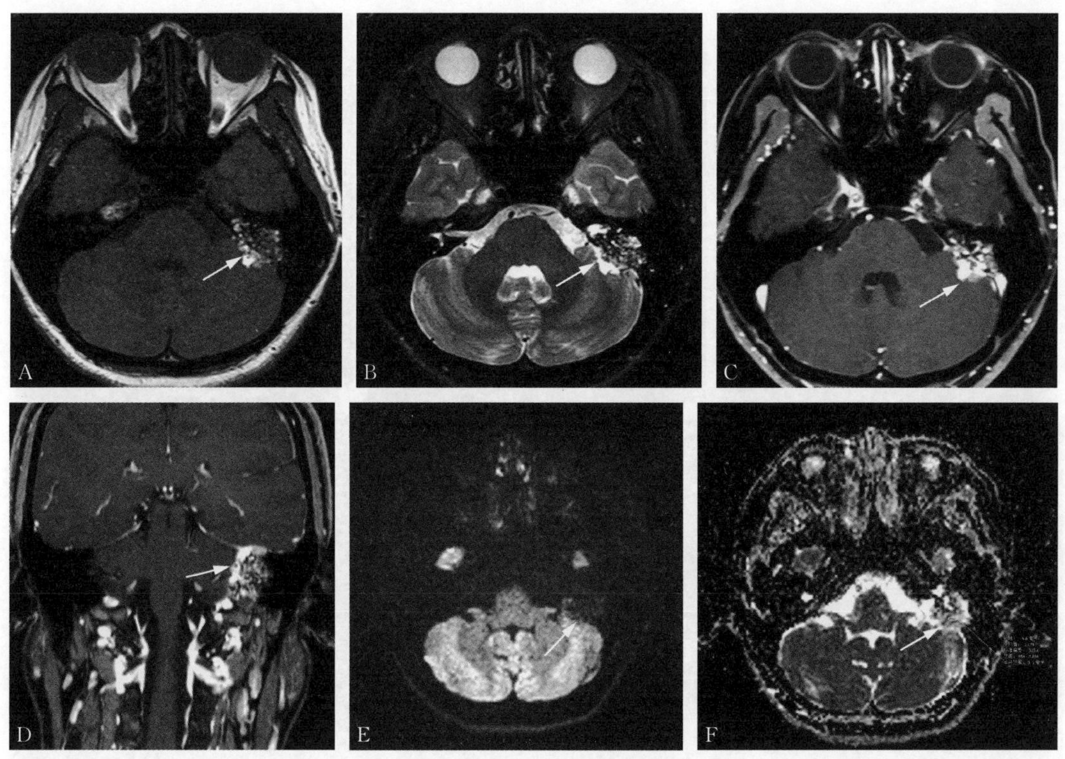


图 3-43　左侧内淋巴囊乳头状腺癌

注：A、B. 横断面 $T_1$WI、压脂 $T_2$WI 显示左侧内淋巴囊区不规则肿块，$T_1$WI、$T_2$WI 病灶显示为高、中、低混杂信号（箭头）；C、D. 横断面和冠状面压脂增强 $T_1$WI 显示病灶不均质强化明显（箭头）；E. 弥散受限不明显；F. ADC 值为 $1.1\times10^{-3}$ mm$^2$/s。

样变及囊性变，流出胶冻状物质。

2）镜下病理：软骨肉瘤由肉瘤性成软骨细胞和软骨基质组成，常伴软骨内钙化和骨化。分化程度较好者其成软骨细胞位于基质陷窝中，细胞核相对较小，形状较为规则，细胞排列稀疏，软骨基质较多；分化程度差者其细胞大小、形态极不一致，细胞核较大，可为梭形、三角形或多角形，常见核分裂及瘤巨细胞。肿瘤细胞致密，基质相对减少，钙化灶亦少见。肿瘤常被纤维组织分隔成许多小叶。

（3）临床表现

软骨肉瘤多发生于 30～60 岁的成年人，很少在 20 岁前发病。男性患者多于女性，比例为（1.5～2）∶1。

侵犯颅底出现头痛、脑神经麻痹等。软骨肉瘤生长缓慢，具有侵犯周围组织的倾向，区域淋巴结转移较少（8%），晚期可血行转移至肺部。软骨肉瘤的 5 年生存率为 57%～62%。

（4）MRI 表现

肿块大部分有完整包膜，$T_1$WI 肿块呈不均质等信号（图 3-44A），其内夹杂少许低信号影，$T_2$WI 肿块大部分呈多房状黏液样高信号（图 3-44B），骨化钙化部分呈中、低信号，弥散不受限，ADC 值为（1.0～2.0）$\times10^{-3}$ mm$^2$/s，增强后肿块大部分不强化，肿块内呈条索或棉絮样轻度强化（图 3-44C、D），多房样黏液样变无强化。

（5）诊断要点

颞骨颅底见膨胀性肿块，基本有完整的包膜，在 MRI $T_1$WI 上肿块为不均质中等信号，伴有散在低信号影，$T_2$WI 上肿块为不均质高信号影，呈分房状，伴有低信号的骨化钙化影，弥散不受限，ADC 值较高，为（1.0～2.0）$\times10^{-3}$ mm$^2$/s；增强后肿块不均质强化，内见网格或条索状强化，包膜可强化。

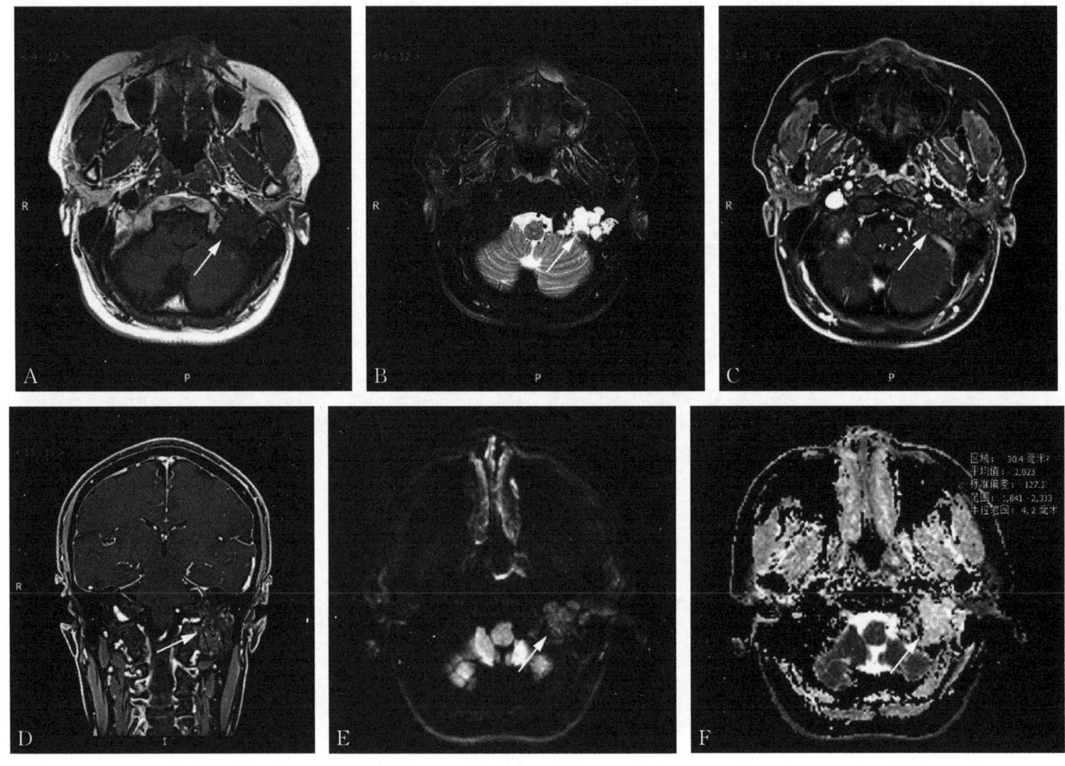

图 3-44　左乳突区软骨肉瘤

注：A、B. 横断面 $T_1WI$、压脂 $T_2WI$ 显示左侧乳突区不规则分叶状软组织肿块（箭头），$T_1WI$ 呈中等信号，$T_2WI$ 明显分叶状高信号；C、D. 横断面和冠状面压脂增强 $T_1WI$ 显示肿块轻度不均质强化（箭头），内见散在网格条索样强化影；E. 弥散不受限；F. ADC 值为 $1.9\times10^{-3}$ $mm^2/s$。

（6）鉴别诊断

1）骨肉瘤：肿块内可见不规则的肿瘤骨，可见骨膜反应，增强后肿块较明显强化。

2）骨巨细胞瘤：MRI 典型表现为肿块膨胀性生长，$T_1WI$ 中等偏低信号，$T_2WI$ 不均质低信号为主，增强后不均质分房样网格样强化。

3）骨母细胞瘤：膨胀性生长软组织大肿块，多房样囊性变，肿块内少许钙化骨化影，增强后不规则囊壁强化。

（李　扬　刘西兰　刘俊华　林奈尔　包　兵　盛亚茹　罗思琪　袁　婷　王郑玥　黄文虎）

## 主要参考文献


［1］万水治，史玉振，童明敏，等．3.0 T 磁共振成像对听神经瘤的诊断及与病理学检查结果的对照分析［J］．医学研究生学报，2013，26(2)：164-167.

［2］王振常，解军舫，兰宝森．中华影像医学—头颈部卷［M］．北京：人民卫生出版社，2011.

［3］王振常．中华临床医学影像学头颈分册［M］．北京：北京大学医学出版社，2016.

［4］中华耳鼻咽喉头颈外科杂志编辑委员会耳科组，中华医学会耳鼻咽喉头颈外科学分会耳科学组，中华医学会整形外科学分会耳再造学组．先天性外中耳畸形临床处理策略专家共识［J］．中华耳鼻咽喉头颈外科杂志，2015，50：182.

［5］中华医学会放射学分会头颈学组．耳部 CT 和 MRI 检查及诊断专家共识［J］．中华放射学杂志，2017，51(9)：654-659.

［6］田勇泉，韩东一，迟放鲁，等．耳鼻咽喉头颈外科学［M］．8 版．北京：人民卫生出版社，2013：373-377.

［7］付岩宁，金鑫，金花兰，等．CT 和 MRI 分析颞骨巨细胞修复性肉芽肿［J］．中国医学影像学杂志，2016，24(6)：430-432.

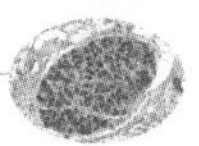


[8] 冯晓源. 现代医学影像学[M]. 上海:复旦大学出版社,2016.

[9] 邢海龙,蔡剑鸣,马露,等. 颞骨巨细胞修复性肉芽肿的影像诊断[J]. 浙江临床医学,2018,20(2):339-340.

[10] 杨正汉,冯逢,王宵英. 磁共振成像技术指南——检查规范、临床策略及新技术应用[M]. 北京:人民军医出版社,2010.

[11] 李红霞,李晓明,单珊,等. 颞骨骨化纤维瘤误诊分析[J]. 临床误诊误治,2015,28(11):40-42.

[12] 李志玉,路虹. 中耳胆固醇肉芽肿研究进展[J]. 国际耳鼻咽喉头颈外科杂志,2015,39(5):300-302.

[13] 李健东,宋之瑶,郭良蓉. 面神经血管瘤[J]. 中国医学文摘—耳鼻咽喉科学,2012,27(5):262-264.

[14] 余裕珍,洪桂洵,耿鹏飞,等. 颞骨巨细胞修复性肉芽肿影像表现与手术和病理对照(英文)[J]. 中山大学学报(医学版),2018,39(5):753-758.

[15] 汪倩倩,曾少华,洪桂洵,等. 三维可变翻转角快速自旋回波序列术前评估听神经瘤[J]. 中国医学影像技术,2018,34(6):841-845.

[16] 沙炎,罗德红,李恒国. 头颈部影像学—耳鼻喉头颈外科卷[M]. 北京:人民卫生出版社,2013.

[17] 张天宇,傅窈窈. 先天性外中耳畸形(3)——形态学研究进展[J]. 听力学及言语疾病杂志,2019,27(1):111-114.

[18] 张建国,阮标. 耳鼻咽喉头颈外科学(案例版)[M]. 北京:科学出版社,2016:315-317.

[19] 罗禹,周永明,何文辉,等. 中耳胆脂瘤的 MRI 诊断价值[J]. 实用放射学杂志,2013,29(1):15-19.

[20] 周梁,董频. 临床耳鼻咽喉头颈肿瘤学[M]. 上海:复旦大学出版社,2008.

[21] 施剑斌,孙宝春. 感音神经性聋患者内耳高分辨率 CT 检查内耳畸形的分类[J]. 听力学及言语疾病杂志,2017(3):257-259.

[22] 祝佼,杨慧,吕丹,等. 颞骨嗜酸性肉芽肿 1 例[J]. 临床耳鼻咽喉头颈外科杂志,2016,30(14):1156-1158.

[23] 黄煌,林迳舱,郑鸣,等. 内耳发育畸形及相关基因研究进展[J]. 四川解剖学杂志,2016,24(1):34-37.

[24] 程玉书,沙炎. 内耳后天性病变的影像学表现[J]. 放射学实践,2013:28(12):1241-1245.

[25] 廖卡稀,冯勃,韩东一,等. 颞骨巨细胞修复性肉芽肿临床分析[J]. 听力学及言语疾病杂志,2018,26(5):484-487.

[26] AL-NOURV K, OTFY A. Computed tomography and magnetic resonance imaging findings before and after treatment of patients with malignant external otitis [J]. Eur Arch Otorhinolaryngol, 2011,268(12):1727-1734.

[27] BIRD P, SOUTER M. Giant cell reparative granuloma of the temporal bone treated with calcitonin-10 years on [J]. Otol Neurotol,2015,36(7):1296.

[28] BUCH K, BAYLOSIS B, FUJITA A, et al. Etiolo-specific mineralization patients with labyrinthitis ossificans [J]. AJNR Am J Neuroradiol, 2019, 40(3):551-557.

[29] CALCUTT T L, DORNAN D, BESWICK R, et al. Newborn hearing screening in Queensland 2009-2011: comparison of hearing screening and diagnostic audiological assessment between tern and preterm infants [J]. J Paediatr Child Health, 2016,52(1):995-1003.

[30] DAI W Y, TIAN C, LIU L. Case reports of a giant cell reparative granuloma and a giant cell tumor on temporal bone [J]. Chin Med J (Engl), 2018, 131(18):2254-2256.

[31] FRISCH C D, CARLSON M L, KAHUE C N, et al. Fibrous dysplasia of the temporal bone: a review of 66 cases [J]. Laryngoscope, 2015, 125(6): 1438-1443.

[32] JAYASHANKAR N, SANKHLA S. Current perspectives in the management of glomus jugulare tumors[J]. Neurol India, 2015. 63(1):83-90.

[33] JOHNSON J M, MOONIS G, GREEN G E, et al. Syndromes of the first and second branchial arches, part 1: embryology and characteristic defects[J]. AJNR Am J Neuroradiol, 2011,32(1):14-19.

[34] KORVER AM, SMITH R J, van CAMP G, et al. Congenital hearing loss [J]. Nat Rev Dis Primers, 2017,3:16094.

[35] LIN E P, CRANE B T. The management and imaging of vestibular schwannomas [J]. AJNR Am J Neuroradiol, 2017,38(11):2034-2043.

[36] LUQUETTI D V, LEONCINI E, MASTROIACOVO P. Microtia-anotia: a global review of prevalence rates [J]. Birth Defects Res A Clin Mol Teratol, 2011,91(9):813-822.

[37] MARX H. Die missbildungen des ohres [M]// HENKE F, LUBARSH O. Hanbduch der spez path

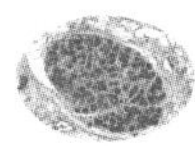



anatomie histologie. Berlin: Springer, 1926: 620－625.

[38] MIERZWINSKI J, KOSOWSKA J, TYRA J, et al. Different clinical presentation and management of temporal bone fibrous dysplasia in children[J]. World J Surg Oncol, 2018, 16(1): 5.

[39] MUNOZ A, RUIZ-CONTRERAS J, JIMENEZ A, et al. Bilateral tuberculous otomastoiditis in an immmunocompetent 5-year-old child: CT and MRI findings [J]. Eur Radiol, 2009, 19: 1560－1563.

[40] SAAT R, LAULAJAINEN-HONGISTO A H, MAHMOOD G, et al. MRI imaging features of acute mastoiditis and their clinical relevance[J]. AJNR Am J Neuroradiol, 2015, 36(2): 361－367.

[41] SALAH M, JACQUES M, KAREN N, et al. Cholesteatoma[M]. Berlin: Springer International Publishing, 2018.

[42] SCHWARZ D, DREBBER U, ORTMANN M, et al. Benign cylindroma: a rare differential diagnosis of external ear canal tumour [J]. BMJ Case Rep, 2016: bcr2015212035.

[43] YANG L, WU H, LU J, et al. Prevalence of different forms and involved bones of craniofacial fibrous dysplasia[J]. J Craniofac Surg, 2017, 28(1): 21－25.

[44] ZHAO M, LIU Z, SHA Y, et al. Readout-segmented echo-planar imaging in the evaluation of sinonasal lesions: a comprehensive comparison of image quality in single-shot echo-planar imaging[J]. J Magn Reson Imaging, 2016, 34(2): 166－172.

# 4 咽 和 喉


4.1 检查技术、影像学方法比较
4.1.1 X线检查
4.1.2 CT检查
4.1.3 MRI检查
4.2 正常解剖和MRI表现
4.2.1 咽部正常解剖和MRI表现
4.2.2 喉部正常解剖和MRI表现
4.3 先天性病变
4.3.1 咽囊囊肿
4.3.2 喉气囊肿
4.4 炎症
4.4.1 扁桃体周脓肿
4.4.2 咽后脓肿
4.4.3 慢性咽炎
4.4.4 增殖体与扁桃体肥大
4.4.5 喉炎
4.5 咽喉部良性肿瘤
4.5.1 血管瘤
4.5.2 神经鞘瘤
4.5.3 脂肪瘤
4.5.4 多形性腺瘤
4.5.5 鳞状上皮乳头状瘤
4.6 鼻咽恶性肿瘤
4.6.1 鼻咽癌
4.6.2 鼻咽唾液腺型癌
4.6.3 淋巴瘤
4.6.4 横纹肌肉瘤
4.6.5 脊索瘤
4.7 喉癌和喉咽癌
4.7.1 喉癌
4.7.2 喉咽癌


## 4.1 检查技术、影像学方法比较

在临床诊疗过程中，多种影像学检查技术可以帮助对咽喉部病变进行诊断，并且各有优缺点。很多头颈部恶性病变起源于黏膜上皮，因此患者在影像学检查前往往已经通过活体组织检查等手段明确了病理学来源。影像学检查的主要目的是显示病变的确切范围与邻近结构的关系，有没有局部侵犯与远处转移，同时提供治疗前后病情变化的循证学依据。本节简单介绍咽喉部病变的常用影像学检查方法。

### 4.1.1 X线检查

1）X线摄影对咽喉部疾病的诊断价值极为有限。目前已被CT和MRI所取代。但是X线摄影仍然可用于某些肿瘤的放疗定位。

2）喉咽部造影检查目前仍是评价咽喉部功能的首选方法，特别是对手术后或放疗后咽喉功能的保留评价尤为重要，对于梨状窝病变及上段食管累及的情况更是不可或缺。受检者吞服150%～200%(W/V)双重造影钡悬浮液,分别摄充盈期与静止期正、侧位和左、右斜位片,观察会厌、梨状窝和食管入口部形态。为更好地显示上述结构,还可做改良瓦尔萨尔瓦(Valsalva)试验,即服钡后让受检者捏鼻闭口用力向外屏气,把口颊及咽部吹胀起来,摄取正、侧位片。

### 4.1.2 CT检查

目前CT检查是治疗前评价绝大部分下咽部及喉部病变的首选影像学方法。相对于MRI来说,CT具有性价比高、易操作、重复性好,以及检查时间短、受运动等不良因素影响小等多种优势。CT检查包括平扫和增强扫描,目前先进的多排CT(multidetector CT, MDCT)还可以根据需要通过后处理技术做任意层面或曲面的重建,并且可以配合多种窗位(软组织窗、骨窗)观察头颈部不同结构。鼻咽部与颅底关系密切,故检查鼻咽部要包括颅底,并选用软组织窗位和骨窗位同时观察,以了解颅底骨和其他骨结构的情况。因咽喉部结构都为软组织,病变与咽旁间隙和颈部大血管关系密切,因此咽喉部检查均需进行注入含碘对比剂的增强扫描,此技术对病变的定位、定性及与周围结构的关系有很大帮助,并能鉴别血管和淋巴结。因为CT成像速度快,受咽喉部吞咽运动影响较小,因此大部分下咽及喉部病变更适合CT检查。但是咽喉部CT检查时仍必须嘱患者缓慢平静呼吸,不能做吞咽动作和讲话,尽量减少产生伪影。

鼻咽、口咽、喉咽具体CT检查方法如下。

(1) 平扫

1) 扫描体位:患者仰卧,身体置于床面中间,头稍后仰,使颈部与床面平行,两外耳孔与床面等距。

2) 定位像:咽喉部侧位定位像。

3) 扫描方式:咽喉部常规检查一般以横断面螺旋扫描为主。

4) 扫描参数:层厚与层间距用5 mm,小病灶可用2～3 mm。

5) 扫描范围:咽部检查从口咽下1 cm向上至颅底。喉部从舌骨平面至环状软骨下缘,若发现肿瘤可扫描至颈根部,以了解淋巴结受累情况。

6) 扫描基线:扫描层面分别与咽部或喉室平行。

(2) 增强扫描

咽喉部肿瘤或血管性病变需做增强扫描,对比剂用量50～60 ml,静脉注射的流速为2.5～3 ml/s,注射开始后延迟20～25 s开始扫描,注射完后以生理盐水冲管。

(3) 窗宽窗位的选择

咽喉部图像的显示和摄影一般用软组织窗,鼻咽部颅底扫描、喉部观察软骨及某些外伤患者须加摄骨窗。

(4) CT数据采集参数及后处理技术

扫描视野(FOV)应该尽可能小,头颈部推荐的FOV大致在16～20 cm。FOV的选择根据病种亦各异,如对于头颈部鳞癌,椎旁间隙的后缘可以不包括在内,因为基本上不会有转移性病变发生在上述部位。但是对于皮肤癌或淋巴瘤,上述部位必须包括在扫描视野内。头颈部CT检查的层厚最好是小于3 mm,这样才能更利于图像的重建。随着计算机技术的飞速发展,CT后处理技术在临床诊断中的应用也越来越广泛。随着MD CT的广泛应用,容积扫描产生原始图像数据量大,往往不能直接使用,因此CT的图像重建及后处理技术越来越受重视。CT图像重建常规使用软组织窗,如果需要观察某些骨质细节可进行骨窗重建。目前常用的后处理技术包括:①多平面重组(MPR);②多平面容积重建法(multiplanar volume reconstruction, MPVR),包括最大密度投影(MIP)、最小密度投影(MinP);③表面阴影显示(SSD);④仿真内镜(VE);⑤容积再现(VR)。应用于咽喉部的后处理方法主要有MPR、VE和VR。

1) MPR:MPR以螺旋CT容积扫描所获得的原始数据为基础,以病变为中心获得矢状面、冠状面及任意角度斜面和曲面图像的重建技术。MPR图像可多方位地观察咽喉部的解剖和肿瘤形态,能较单纯横断面图像提供更多的信息用于判断肿瘤的起源部位和向周围浸润的范围。冠状

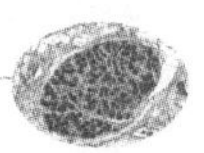

面 MPR 图像能够清晰显示会厌、喉室及其上下的室带和声带。因此，其在显示喉室的病变方面有明显优势，它可以准确判断肿瘤的起源部位和喉室受浸润及受压变形程度。矢状面 MPR 图像可显示会厌前间隙、咽喉壁及食管入口的病变。声门上型喉癌易沿会厌前间隙向下扩展累及前联合，矢状面 MPR 图像可直接显示肿瘤下界与前联合的关系，有助于判断前联合受累程度，明确前联合区肿块的大小及肿瘤在纵轴上的浸润范围。矢状面 MPR 还可显示扫描区气道的走行，了解气道有无狭窄和阻塞以及狭窄和阻塞的程度、部位，对于是否需要气管插管或气管切开的患者有很大的帮助。

2）VE：利用采集数据进行后处理，重建出空腔脏器内表面的立体影像并进行彩色编码，使内腔显示逼真，类似于纤维喉镜和电子喉镜显示，可无创性地多方位观察空腔脏器内表面的黏膜及病变情况，对头颈部、鼻旁窦、鼻腔病变显示较好。

3）VR：VR 是将螺旋 CT 每个层面容积资料中的所有体积加以利用，获得三维显示图像。它是目前真正意义上三维重建技术，具有完全利用扫描范围内容积数据、像素丢失少的优点，较仅利用部分容积数据重建所获得三维 MIP 和 SSD 等图像更加清晰、逼真，立体感更强。它可以对扫描范围内容积数据的不同像素施加不同的透明度，通过病变对气道压迫填塞的阴影来间接显示肿瘤的大小和浸润，实现三维立体的显示效果。

### 4.1.3 MRI 检查

相对于 CT 检查，MRI 具有良好的软组织分辨率及没有辐射的优势，在鼻腔、鼻旁窦及鼻咽部检查中为首选的影像学方法。但是因为容易受到口腔金属种植牙伪影影响及受到成像线圈的限制，有时候不能对病变进行一次成像。MRI 的检查时间也相对较长，费用较高，部分患者因幽闭恐惧症而不能进行检查。

（1）MRI 检查技术

1）线圈：头颈多通道线圈，或头颈联合线圈。

2）扫描体位：与 CT 相仿，患者仰卧于检查床上，取头侧先进，头置于线圈内，人体长轴与床面长轴一致，双手置于身体两侧或胸前，身体保持对称。头颅正中矢状面尽可能与线圈纵轴保持一致，并垂直于床面。

3）扫描序列：常规行矢状面 $T_2$WI 及横断面 $T_1$WI、$T_2$WI。为减少呼吸运动伪影，扫描时要嘱患者平静呼吸，不能做吞咽动作，并根据扫描方位的不同，在扫描范围上下方或前方加饱和带。

4）扫描参数：采用 SE 序列或快速成像序列，$T_1$WI 的 TR 400～700 ms，TE 15～30 ms；$T_2$WI 的 TR 2 000～4 000 ms，TE 60～120 ms，层厚 3～5 mm，矩阵≥256×256，FOV 18～44 cm。根据情况选择脂肪抑制技术。

5）增强扫描

注射完对比剂后即开始增强扫描，剂量通常根据每千克体重来定，通常是 0.1～0.2 mmol/kg。扫描序列为使用脂肪抑制技术的横断面及冠状面 $T_1$WI。因为头颈部结构（较多的空腔、骨性及软组织脏器），增强序列可能对磁场稳定性要求比较高。增强扫描对大部分头颈部肿瘤的范围显示有利，但对某些骨质侵犯边缘可能显示不佳。肿瘤内部的异质性如坏死情况在增强后显示更明显，这些在对颈部淋巴结的评价中尤为重要。

6）扫描层厚

根据扫描的区域，理想的扫描层厚 3～4 mm，层间距 0～50%，FOV 的设置与 CT 相仿，扫描矩阵至少为 256×256，如病灶靠近颅底或鼻旁窦，矩阵可能需要 512×512。舌骨上水平病变轴位扫描将平行于硬腭水平，舌骨下水平病变扫描平面将平行于声带。在鼻腔、鼻旁窦占位性病变的检查中，冠状面的扫描非常必要。单次激发的快速序列在头颈部扫描并不推荐，因为头颈部扫描对磁场均匀性要求很高，相反并行采集技术值得推广。

（2）功能 MRI 检查序列

尽管绝大部分情况下常规序列能满足头颈部病变检查要求，但有些情况下需要对病变的性质或病灶范围进行更准确的显示，下面有些功能性检查序列可以帮助解决这个问题。DWI 是目前唯一能检测活体组织内水分子弥散运动的无创性影像检查技术，可通过检测活体组织内水分子的微观弥散运动状态，反映机体组织结构的生理、病理特点，可用来诊断疾病和监测治疗反应。基于3D容积插入屏气的灌注扫描可以无创性地评价头颈部病变的血流灌注情况。基于重 $T_2WI$ 的稳态进动序列的薄层扫描图像有助于观察脑神经在头颈部行径区的病变。

## 4.2 正常解剖和MRI表现

### 4.2.1 咽部正常解剖和MRI表现

咽(pharynx)是上宽下窄、前后稍扁、漏斗形的肌性管道，上起颅底，下端相当于第6颈椎下缘与食管相续。咽的前壁不完整，自上而下分别通入鼻腔、口腔和喉腔，后方借疏松结缔组织连接于椎前筋膜，两侧有颈部的血管和神经。依其解剖位置从上至下可分为鼻咽、口咽及喉咽3个部分。

(1) 鼻咽

鼻咽是纤维肌肉组织、位于蝶骨底和枕骨基底部下方，悬吊于颅底。前方经后鼻孔与鼻腔相通，后方为第1、2颈椎。有前、后、顶、左、右、底6个壁，为一个不规则的立方体空间。顶壁为蝶窦及斜坡的底部，前部是后鼻孔，下界为口咽，后缘是椎前肌肉组织，左右侧是咽后间隙，顶壁和后壁互相连接，呈倾斜状或圆拱形，常合称为顶后壁。

1) 顶后壁：即咽穹，自鼻后孔上缘向后，直至相当于软腭水平，顶部贴于蝶骨体及枕骨基底部。其黏膜下有丰富的淋巴组织，称咽扁桃体。在咽扁桃体之后下方，相当于蝶骨底和枕骨相接处，称咽囊，多发现于儿童，成人亦间有之。

2) 侧壁：此壁最为重要，左、右对称，通常包括以下几个区域。

A. 咽鼓管前区：从咽鼓管咽口前缘至后鼻孔之间的区域。

B. 咽鼓管区：有咽鼓管开口，呈三角形，位于下鼻甲后方约10 mm处。新生儿的咽鼓管开口与鼻腔底在同一高度，成人略高于下鼻甲后端。咽鼓管开口的前后各有唇状隆起围绕，此隆凸由呈钩状弯曲的咽鼓管软骨所支撑，其两唇向后、向上互相融合，形成咽鼓管隆起或圆枕，它作为咽鼓管口吹张术探寻咽鼓管咽口的定位标志。圆枕前唇有一黏膜皱襞向下延续至软腭，称咽鼓管腭皱，内有腭帆提肌；而咽鼓管咽襞则为圆枕后唇向下延续的黏膜皱襞，内有咽鼓管提肌。咽鼓管是鼻咽部通至中耳的一个管道，周围有腭帆提肌和腭帆张肌，两肌的运动与咽鼓管启闭有关。鼻咽癌患者在大剂量放射线照射后，上述肌肉纤维化，以致听力常有下降。

C. 咽鼓管后区：即咽隐窝，或罗氏苗勒(Rosenmuller)窝，是位于圆枕后上方、深约10 mm的圆锥形隐窝。其尖端直达颅底，位居颈动脉管前缘；其基底在破裂孔下方，鼻咽癌易经此孔进入颅内。咽隐窝本身是裂隙状盲袋样结构，其生理功能主要是当咽鼓管开放时，以容纳向后方运动的咽鼓管圆枕，故易发生炎性产物的淤积而产生肉芽、黏膜退变、淋巴组织增生等病变。咽隐窝是鼻咽癌好发的部位之一。

3) 前壁：实为鼻后孔，鼻咽经此通鼻腔。

4) 下壁：此壁其实不存在，系由软腭背面及其后缘与后壁之间的鼻咽峡所围成。在吞咽时，鼻咽峡由于软腭的提起和咽腭肌的收缩而闭合，暂时中断鼻咽和口咽的交通。通常以腭帆的水平位作为鼻咽部与口咽部的分界标志。

(2) 口咽部

口咽部也称为中咽部，居咽峡及口腔后方，顶为软腭，下界为会厌上缘水平，第2、3颈椎前方；横径约50 mm，前后径约40 mm。矢状面CT及MRI图像能很好地区分鼻咽与口咽部解剖位置。口咽部借咽峡向前与口腔相通。所谓咽峡是指上为腭垂与软腭游离缘，下方为舌根，两侧舌腭弓及舌根共同围成的狭窄部。口咽与口腔之间的边界比较复杂，呈环状多个结构组成。该环的上部由硬腭和软腭之间的连接形成。因此，硬腭是属于口腔的结构，而软腭是口咽结构。舌头的后三分之一(称为舌根)是口咽的一部分，而不是口腔的一部分。由软腭发出的两腭弓，居前方者伸至舌根称舌腭弓，内有舌腭肌；居后方者伸至咽侧壁称咽腭弓，内有咽腭肌。两弓之间三角形的深凹称为扁桃体窝，即腭扁桃体所在的位置。口咽癌(oropharyngeal carcinoma)通常发生在扁桃体柱

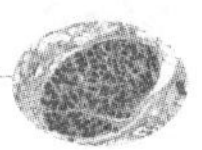

上，通过黏膜与肌肉扩散到软腭与舌根。由舌根和舌扁桃体以及两会厌谷构成不完整的口咽前壁。两会厌谷位于会厌前方，舌会厌侧襞和舌正中襞之间，此处是异物常停留的地方。口咽的下界于咽会厌披裂皱襞水平与下咽相连。

（3）喉咽部

喉咽位于喉的后方，上起会厌软骨上缘，下达环状软骨下缘，在第4～6颈椎前方。环状软骨是喉咽的下界，也是气道中唯一完整的软骨环。喉咽的前壁为会厌，泪珠形的会厌向下延伸并附着在甲状软骨的内侧，只有小部分会厌在舌骨上方。杓状会厌襞和杓状软骨所围成喉的入口，称喉口，其后方平常呈裂隙状封闭部分，称环咽间隙，与食管入口相连。当吞咽时，喉口关闭，位于喉口两侧的梨状隐窝（recessus piriformis）呈漏斗形张开，引导食物经环咽间隙进入食管。由于梨状隐窝与喉关系紧密，又常为异物停留之所，故梨状隐窝的异物常引起喉部症状。当吞钡作消化道检查时，可见造影剂由口腔经舌根进入口咽、喉咽（包括梨状隐窝），然后进入食管。

（4）正常咽部的MRI表现（图4－1）

1）鼻咽腔：

A. 腔内气体在 $T_1WI$、$T_2WI$ 上均呈低信号。

B. 浅表黏膜在 $T_1WI$ 呈低信号，$T_2WI$ 呈高信号。

C. 咽旁间隙呈高信号；肌肉呈稍低信号。

2）软腭：软腭是口咽与鼻咽的分界，在 $T_1WI$ 呈等、稍高信号，$T_2WI$ 呈高信号。

3）腭扁桃体与腭弓：在 $T_1WI$ 呈等信号，$T_2WI$ 呈略高信号。

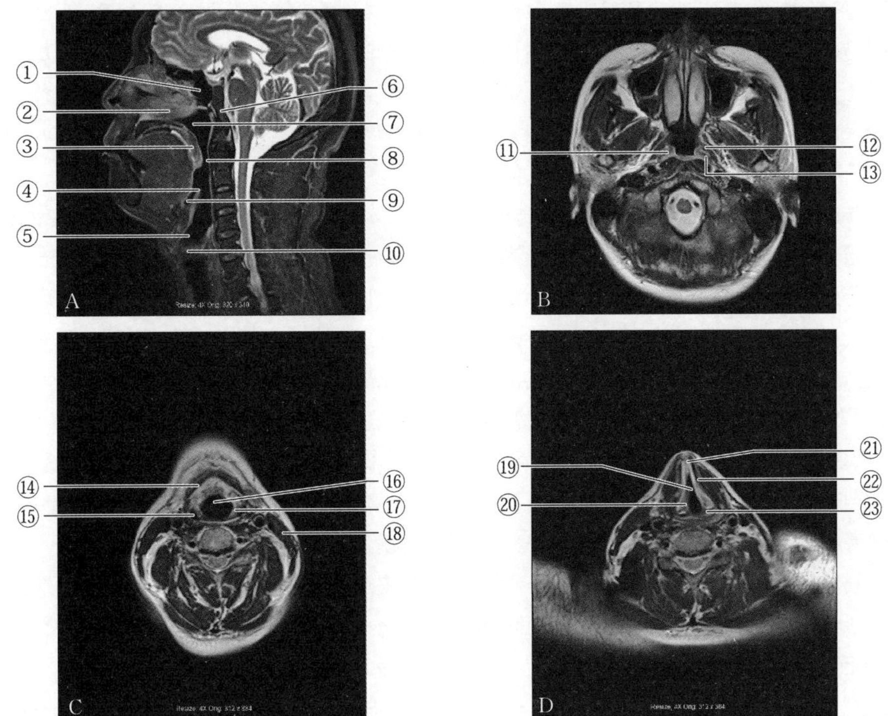


①蝶窦；②鼻腔；③软腭；④会厌；⑤喉前庭；⑥斜坡；⑦鼻咽；⑧口咽；⑨会厌谷；⑩声带；⑪咽鼓管；⑫腭帆张肌；⑬腭帆提肌；⑭甲状软骨；⑮梨状隐窝；⑯喉咽腔；⑰室带；⑱胸锁乳突肌；⑲声门裂；⑳声带；㉑前联合；㉒喉旁间隙；㉓杓状软骨。

图4－1 鼻咽、口咽部、喉咽部MRI解剖

注：A. 矢状面 $T_2WI$ 图像示鼻咽部、口咽部、喉咽部及喉部上下结构关系；B. 鼻咽水平横断面 $T_2WI$ 显示鼻咽部结构；C. 横断面 $T_2WI$ 显示喉咽部声门上区水平结构；D. 横断面 $T_2WI$ 显示喉咽部声门区水平结构。

4）黏膜皱襞：在 $T_1WI$、$T_2WI$ 上均呈等信号。

（5）与咽部有关的筋膜间隙

咽部的筋膜是颈部深筋膜的直接延续，在咽壁颊咽筋膜之后与椎前筋膜之间，充填疏松结缔组织，此即咽后间隙与咽旁间隙。这些间隙向上伸展至颅底，向下与后纵隔相连，其间并无明显界限，彼此相通，其生理意义在于，使咽腔在吞咽时能获得所必需的空间，并且在头部自由活动时，颈部软组织也能各自协调运动。

1）咽后间隙（retropharyngeal space）：位于颊咽筋膜和椎前筋膜之间，两旁有筋膜与咽旁间隙分离。咽后间隙被由颊咽筋膜与椎前筋膜之间形成的矢状隔分为左、右 2 个，互不相通，故咽后脓肿常局限于壁中线的一侧。每侧咽后间隙中含有淋巴结，可分为外侧组及内侧组，以外侧组较明显。鼻腔、鼻旁窦、鼻咽、咽鼓管、鼓室、扁桃体等部位的淋巴引流都到该淋巴结。鼻咽部的淋巴引流主要至此淋巴结，然后进入颈上深淋巴结；但也可以直接进入颈上深淋巴结或副神经淋巴结。

2）咽旁间隙（parapharyngeal space）：此间隙呈漏斗形，底向上，尖向下，上经蝶腭间隙通颅底，前内方为咽侧壁，前外方为翼内肌，外侧为腮腺包囊，后方为颈深筋膜的椎前筋膜之向外延续部分。茎突从上向下突入咽旁间隙，其上所附肌肉和一额面竖立的肌膜将咽旁间隙分为茎突前间隙和茎突后间隙。茎突前间隙上方与鼻咽侧壁（咽隐窝）关系密切，下方又与扁桃体窝相关，肿瘤可经此间隙向上扩展至颅底。茎突后间隙较大，其上部有舌咽神经、舌下神经和副神经横过，而颈内动脉、颈总动脉、颈内静脉、迷走神经和颈交感神经穿过此间隙，肿瘤可直接侵犯此间隙或转移至淋巴结而压迫上述神经、血管。

### 4.2.2 喉部正常解剖和 MRI 表现

喉（larynx）不仅是呼吸的管道，同时也是发音器官。它以软骨为基础，借关节、韧带、膜及肌肉互相连接而成为复杂的管状结构。喉位于颈前部的正中，上借甲状舌骨膜与舌骨相连，上通喉咽，下接气管，其上端为会厌上缘，成人相当于第 3 颈椎上缘或下缘水平；下端为环状软骨下缘，相当于第 6 颈椎下缘。喉的前方为舌骨下肌群，后为咽及颈椎的椎体，两侧为颈部的大血管神经束、甲状腺侧叶及甲状腺的神经、血管。喉腔是由喉软骨围成的管状空腔，上与喉咽腔相通，下与气管连接。以声带为界将喉腔分为上、中、下三部分，分别为声门上区、声门区、声门下区。

（1）声门上区

声门上区即喉前庭，呈上宽下窄的漏斗形，上界为喉口，下界为两侧的声带。

1）室襞：又称假声带或室带，位于声带上方，与声带平行，左右各一。前端起于甲状软骨板交界内面，后端止于杓状软骨前面，由室韧带、肌纤维黏膜所组成。发声时，边缘呈凹面向上的弧形，喉入口开大黏液流出，使声带湿润；呼气时边缘展直，喉室入口呈窄隙状。

2）喉室：介于假声带和声带之间，开口呈椭圆形的腔隙，其前端向上向外延展成一小憩室，称喉室小囊，囊襞黏膜下层有黏液腺体，分泌液体润滑声带。

（2）声门区

声门区位于声带之间，是喉腔体积最小的部分，包括两侧声带、前连合和后连合。

1）声带：两侧各一，由黏膜及声韧带、声带肌所组成，前端起于甲状软骨板交界内面，两侧声带在此融合形成声带腱，称前连合；声带后端向后止于杓状软骨的声带突。

2）声襞：是一对有弹性的黏膜皱襞，其上皮为不角化的复层鳞状上皮，上皮基部起伏不平。黏膜上皮可随年龄变化，新生儿至 1 岁左右黏膜上皮逐渐增生变厚，1 岁至青春期变声前无明显变化；变声期上皮略变薄，后期再度增厚；至 40 岁以后，黏膜上皮再度逐渐变薄。

3）声门裂：是介于两侧声带之间的裂隙，为声门下区的入口，乃喉腔最窄处。前 2/3 界于两侧声带之间为膜间部，后 1/3 界于杓状软骨之间称为骨间部，即后连合。

（3）声门下区

声门下区亦称喉下腔，是喉腔的最低部分，为声带平面以下至环状软骨下缘以上的喉腔。此腔

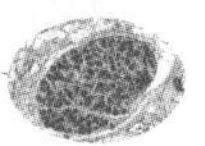

上小下大，炎症时易发生水肿引起喉阻塞。

(4) 与喉有关的间隙

1) 声门旁间隙：左右各一，位于甲状软骨板内膜与甲杓肌之间，向上与会厌前间隙相通。此间隙为喉癌向外扩展，甚至会达会厌前间隙或向后伸展至梨状隐窝的重要通道。CT 能明确显示此间隙。

2) 会厌前间隙：此间隙形如倒置的锥形，上宽下窄，位于会厌之前，包括会厌两侧。会厌软骨下部有许多穿行血管和神经的小孔与会厌前间隙相通，故会厌癌易循这些小孔向会厌前间隙扩展。声门上癌易在侵袭该间隙后循此向下到声门区。颈部矢状面图像可对会厌前间隙肿物观察较准确，可早期诊断该间隙的侵犯。

3) 任克(Reink)间隙：此为声带游离缘上皮下与声韧带之间的潜在性微小间隙，左右均存在，正常情况下难以辨认。炎症时上皮下水肿，该间隙扩大，声带息肉即存在于此。

(5) 喉的血液供应与淋巴管分布

喉的动脉来源主要由甲状腺上动脉的喉上动脉及甲状腺下动脉的喉下动脉供应。静脉则经甲状腺上、中、下静脉回流。

喉内淋巴管分布根据国际抗癌联盟(Union for International Cancer Control, UICC)2002 年规定，喉分为 3 个不同解剖区域：①声门上区，包括会厌舌面、杓会厌襞、杓间区、会厌喉面、室襞和喉室；②声门区，包括声襞、前连合及后壁；③声门下区。喉上部与声门上区相当，淋巴组织丰富，它们穿过梨状隐窝前壁，伴喉上血管束穿甲状软骨膜离喉；多数(98%)引流至颈总动脉分叉处的颈上深淋巴结；少数(2%)引流入较浅的淋巴结和副神经淋巴结。声门下区淋巴管前部汇入气管前淋巴结及喉前淋巴结，最后进入颈下深淋巴结；后部则汇入喉返神经周围的淋巴结，最后进入颈内静脉前侧的颈下深淋巴结；小部分流入锁骨上淋巴结。声门下区若发生肿瘤，多先有喉前淋巴结转移。声带本身的淋巴系统与周围淋巴结极少联系，为一近独立的淋巴系统。

(6) 正常喉部 MRI 表现

1) 喉前庭、喉室、梨状隐窝在 $T_1$WI、$T_2$WI 上均呈低信号。

2) 喉旁和会厌前间隙呈高信号。

3) 室带信号略高于声带，声带类似或稍高于肌肉信号。

4) 喉软骨钙化与骨化呈低信号，含脂肪的骨髓呈高信号。

## 4.3 先天性病变

### 4.3.1 咽囊囊肿

(1) 概述

咽囊囊肿[托伦瓦尔特囊肿(Tornwaldt's cyst)]是起源于脊索胚胎的一种良性上皮性囊肿。在胚胎发育早期，脊索最头端部位开始退化并形成颅底原基，脊索上升进入颅底时可牵拉正在发育的一小块鼻咽黏膜附属物，形成中线细管道，常位于头长肌之间。如果此管道因炎症或外伤等原因引起阻塞，导致液体填充，则易形成咽囊囊肿，如有感染可致咽囊炎。咽囊囊肿发生率在尸检中为 1.4%～3.3%，在 MRI 观察为 0.2%～5.0%。

(2) 病理

1) 大体病理：类圆形包块，质软，中心有一凹陷囊口，黏膜充血。

2) 镜下病理：组织学观察囊肿壁为呼吸上皮和少量淋巴组织。

(3) 临床表现

咽囊囊肿好发于 15～30 岁，无明显性别差异，直径多在 2～15 mm，位于鼻咽后壁中线部位。大多数患者没有临床症状，但由于各种机械原因，在鼻腔内填塞、外伤、外科手术等阻塞囊肿的引流孔时会产生鼻塞、枕部疼痛、椎前肌痉挛、口臭和中耳分泌物等表现。

(4) MRI 表现

鼻咽后壁中线区类圆形囊性病变，边界光滑清晰，囊肿因其内蛋白质成分的不同或者合并出血，在 $T_1$WI 上呈低至高信号，$T_2$WI 上呈明显高信号，接近脑脊液信号；增强后多无强化，合并感染时囊壁环形强化(图 4-2)。

（5）诊断要点

鼻咽后壁中线部位边界光滑清楚的圆形或类圆形囊性病变应首先考虑本病，$T_1WI$ 上呈低至高信号，$T_2WI$ 上呈明显高信号，增强后多无强化。

（6）鉴别诊断

由于咽囊囊肿特殊的发病部位及 MRI 表现的特征性，诊断一般不困难，但有时须与鼻咽部增殖体潴留囊肿、蝶窦黏液囊肿等相鉴别。增殖体潴留囊肿通常较小（直径＜5 mm）且常多发，而咽囊囊肿常位于中线部位且单发；蝶窦黏液囊肿很少向下侵及鼻咽，并且常伴蝶窦底部骨质改变。

## 4.3.2 喉气囊肿

（1）概述

喉气囊肿又称喉膨出（laryngocele）、喉憩室或喉气疝，为喉室小囊的病理性异常扩张。较为罕见，国外资料统计年发病率仅为 1/250 万。其发病因素尚不完全清楚，可能与喉囊的先天性发育不良、喉内压升高以及炎症或肿瘤堵塞喉室开口有关。根据囊肿内容物不同，本病又分为喉气囊肿、喉黏液囊肿（laryngeal mucocele）和喉气脓囊肿（pyolaryngocele），但部分学者仍主张统称为喉气囊肿。

（2）病理

1）大体病理：圆形突起包块，表面光滑，质软。

2）镜下病理：囊壁内层为假复层纤毛柱状上皮，基底膜脆弱，囊壁由含有细小血管网的纤维组织束、腺体、平滑肌纤维、散在的淋巴细胞团及少数杯状细胞组成。

（3）临床表现

喉气囊肿可分为先天性和后天性，可发生于任何年龄，但以 40～60 岁居多，男女比例为 3∶1，且单侧发病居多。临床可分为 3 型：囊腔膨出范围仅界于喉室内为喉内型；囊腔自喉室内膨胀发展跨越舌骨与甲状软骨称为喉外型；上述 2 型同时伴有或介于其间者称为混合型。喉内型的最常见症状为声嘶，常伴有咳嗽，气囊肿较大时可有喉鸣音，严重时出现呼吸困难。喉外型的症状主要为颈部可压缩性包块，包块常位于胸锁乳突肌前缘和舌骨之间，每当咳嗽、屏气或做瓦尔萨尔瓦（Valsalva）鼓气动作时，肿块变大，用手压之又缩小；如囊肿合并感染则形成喉脓肿，表现为颈部不明原因的反复感染与肿痛。混合型者具有以上两型的症状。

病变在临床上具有特征性：固有囊腔与喉室相通，故挤压包块时气体自喉室流出，包块缩小，并发出轻微吹风声或蛙鸣声。

（4）MRI 表现

MRI 含气的囊肿在 $T_1WI$ 和 $T_2WI$ 均呈极低信号，无强化，多方位成像常可显示与喉室相连的

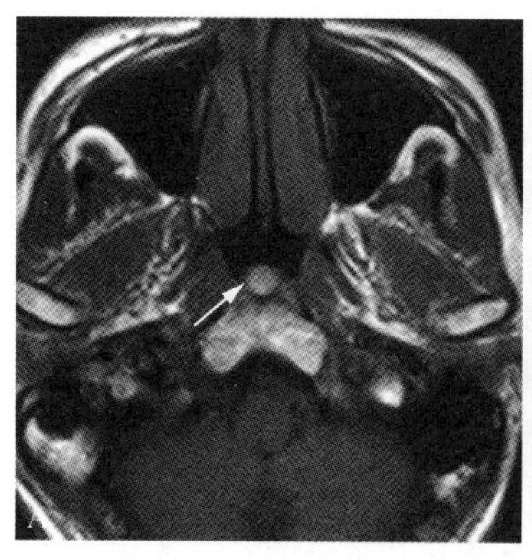

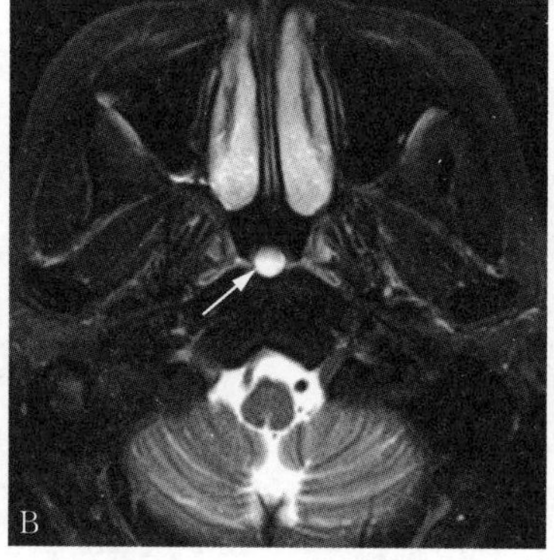

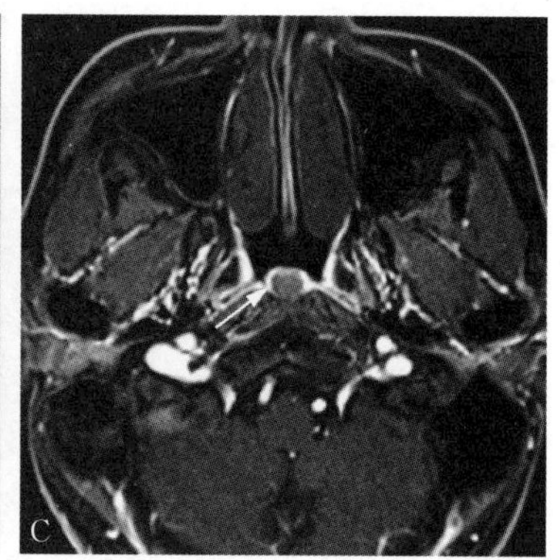


图 4-2 咽囊囊肿

注：患者，男性，35 岁，咽部不适数月，偶有干咳。MRI 示鼻咽后壁中线部位一类圆形异常信号灶（箭头），边界光滑清楚。A. 横断面 $T_1WI$ 呈稍高信号；B. 横断面 $T_2WI$ 压脂呈明显高信号；C. 横断面 $T_1WI$ 增强扫描无明显强化。

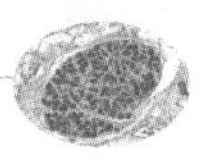

通道，此为特征性改变（图 4－3）。含液的囊肿，喉内型者诊断容易，喉外型者诊断有一定困难，需与许多颈部囊性肿物相鉴别；混合型者可见喉内及喉外部分经甲状舌骨膜相通，此为另一特征性改变。

（5）诊断要点

临床上挤压包块时包块可缩小，MRI 影像学上 $T_1$WI 和 $T_2$WI 均呈极低信号，无强化，并可见病变与喉室相连，行 Valsalva 试验气囊可增大，即可诊断。

（6）鉴别诊断

喉内型者诊断较易，但需与喉囊肿及喉室脱垂鉴别。喉囊肿与喉室不通，其体积不随呼吸改变，压之不缩小；喉室脱垂多为喉室黏膜炎性水肿或肥厚自喉室脱出，其特点是位置一定在喉室口处，可以器械推送回喉室内，且其体积不随呼吸改变。

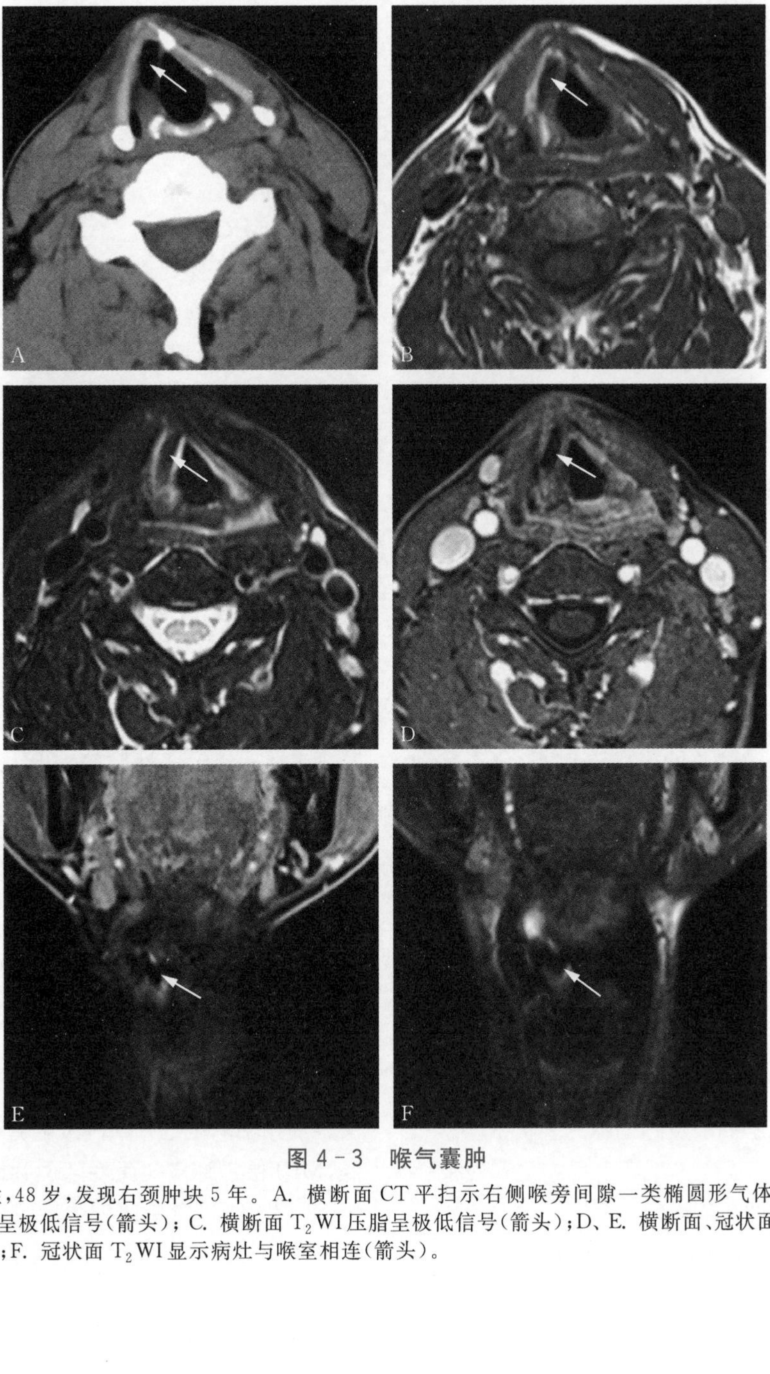

图 4－3　喉气囊肿

注：患者，男性，48 岁，发现右颈肿块 5 年。A. 横断面 CT 平扫示右侧喉旁间隙一类椭圆形气体密度影（箭头）；B. MRI 横断面 $T_1$WI 呈极低信号（箭头）；C. 横断面 $T_2$WI 压脂呈极低信号（箭头）；D、E. 横断面、冠状面 $T_1$WI 增强扫描均无明显强化（箭头）；F. 冠状面 $T_2$WI 显示病灶与喉室相连（箭头）。

喉外型者有时应与发生在颈部的囊性肿物相鉴别，包括鳃裂囊肿（branchial cleft cyst，BCC）、甲状舌管囊肿（thyroglossal duct cyst，TDC）、皮样囊肿、淋巴管瘤等，主要鉴别点为喉气囊肿时大时小，用手挤压可缩小，而其他囊性肿物无此特点。

## 4.4 炎症

咽喉部炎症较常见，通常分为急性炎症与慢性炎症 2 种。咽部及喉部为上呼吸道的组成部分，咽部有鼻咽、口咽及喉咽，喉部分为声门上区、声门区及声门下区。一般性急性炎症或浅表黏膜性炎症或淋巴增生性炎症通过临床检查或鼻内镜检查可以确诊。咽喉部炎症 CT 检查相对常用，MRI 检查主要用于较严重的感染，如炎症扩散至咽旁及颈部等深部结构或感染怀疑脓肿形成、慢性炎症需与肿瘤性病变鉴别、咽喉部恶性肿瘤放化疗后随访肿瘤退缩及炎性反应等情况，同时 MRI DWI 检查可用于鉴别咽喉部囊肿伴感染与感染伴脓肿、鉴别肿瘤坏死与脓肿等。

### 4.4.1 扁桃体周脓肿

（1）概述

扁桃体周脓肿（peritonsillar abscess）是扁桃体周围间隙的一种化脓性感染，为最常见的颈深部感染，也是颈部脓肿的主要集中部位。发病原因有两种看法：其一认为是急性渗出性扁桃体炎的并发症。由于扁桃体急性炎症治疗不当，炎症首先在扁桃体内空化、化脓，形成扁桃体脓肿，进一步发展感染可穿破扁桃体包膜而至扁桃体周围。其二认为与扁桃体上方间隙内软腭黏膜下存在的韦伯（Weber）腺有关，该腺所分泌的唾液帮助消化易附着在扁桃体隐窝内的残余食物及碎片，该隐窝处炎症可通过腺管使 Weber 腺感染。这类患者发病前无明确的急、慢性扁桃体炎病史，多为单侧发病，病变易向扁桃体周围间隙、咀嚼肌间隙、颌下间隙、腮腺间隙及颈动脉间隙扩散。

（2）病理

脓肿可由多种细菌感染引起。

1）大体病理：扁桃体表面黏膜充血、肿胀、血管扩张及渗出物附着，脓肿溃破后有黄绿色脓液溢出。

2）镜下病理：脓肿壁由肉芽组织及纤维结缔组织组成，脓腔内脓液有坏死碎屑、中性粒细胞、淋巴细胞及巨噬细胞等。

（3）临床表现

好发于青壮年，10 岁以下儿童及老年人少见，男性发病多于女性，常发生于夏秋两季。急性发病时均有高热、寒颤、烦躁不安、白细胞计数升高等表现，突出表现为咽痛、张口及吞咽困难、唾液外溢、颈部淋巴结肿大或颈部肿胀、触痛，严重者甚至出现呼吸困难及颈部运动受限。张口检查可见扁桃体红肿、软腭与腭垂肿胀或咽侧隆起伴有波动感。

（4）MRI 表现

扁桃体区及其周围弥漫性软组织肿胀增厚，边界模糊；$T_1$WI 等信号，中央脓肿腔为低信号，$T_2$WI 为高信号，脓肿腔为更高信号；DWI 脓腔弥散受限（高信号），ADC 值较低；增强扫描脓肿壁及周围炎症强化，弥散不受限，脓肿不强化为明显低信号（图 4-4）。

（5）诊断要点

咽痛、发热，伴张口及吞咽困难，临床发现扁桃体红肿伴波动感及软腭腭垂肿胀，MRI 检查口咽侧壁弥漫性软组织增厚伴液化坏死腔形成，DWI 弥散受限即可确诊。

（6）鉴别诊断

包括扁桃体恶性肿瘤、咽部小唾液腺来源混合瘤、咽后脓肿、扁桃体潴留囊肿及扁桃体淋巴样组织增生。扁桃体恶性肿瘤常见有鳞状上皮癌及淋巴瘤。鳞状细胞癌肿块较大时可发生液化坏死，坏死区弥散不受限，而坏死腔周围肿瘤软组织弥散受限，ADC 值较低，为（0.5～0.9）$\times 10^{-3}$ $mm^2/s$，可伴颈部淋巴结肿大、坏死；淋巴瘤 MRI 信号均匀，弥散明显受限，ADC 值低，为（0.4～0.6）$\times 10^{-3}$ $mm^2/s$，一般不伴液化坏死，常累及颈部淋巴结。咽部或咽旁混合瘤可发生囊变，MRI 检查肿瘤实质性部位弥散不受限或部分轻度弥散受限，囊变区无弥散受限，且肿块规则、边界清。咽后脓肿也可伴有全身中毒症状，MRI

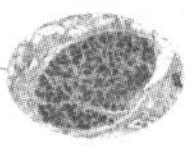

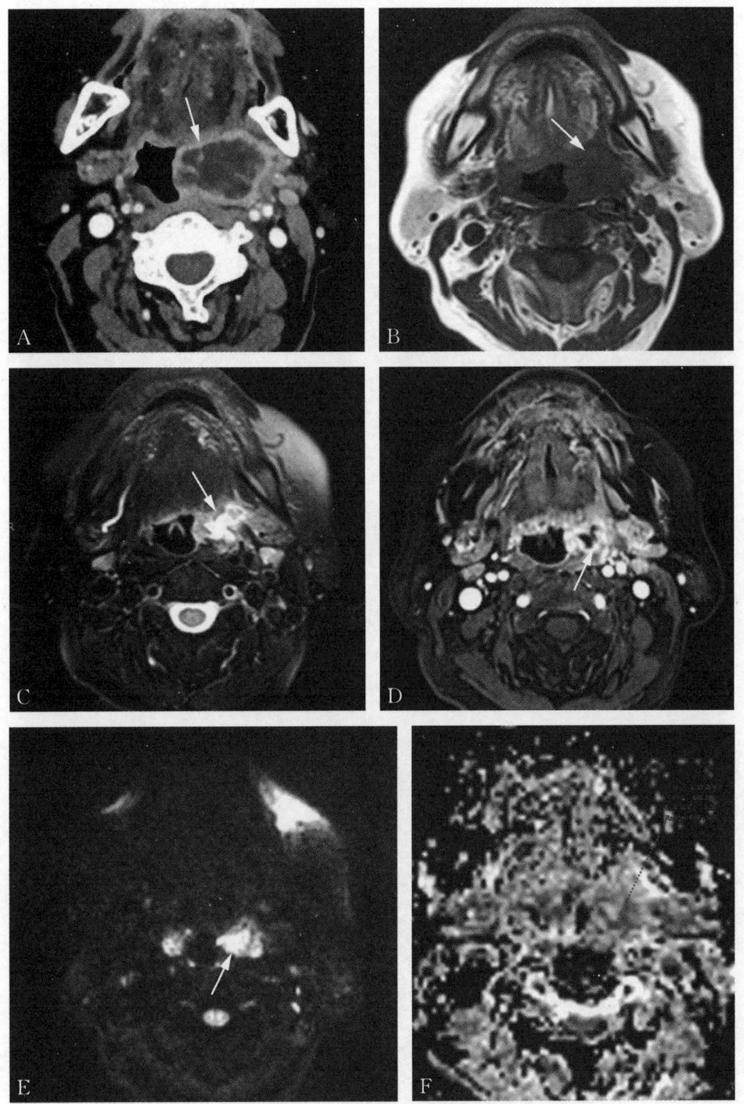


**图 4-4　左侧扁桃体及周围炎症伴脓肿**

注：女性，63 岁，咽异物感 1 个月余，近半月伴咽痛。A. 增强 CT 示左侧口咽侧壁软组织增厚伴液化坏死腔，无强化，脓肿壁及间隔强化（箭头），抗炎治疗 5 d 后 MRI 检查示炎症部分消退、脓腔缩小；B. $T_1$WI 横断面等信号，中央为稍低信号（箭头）；C. 压脂 $T_2$WI 横断面为不均匀高信号，中央脓腔为更高信号（箭头）；D. 增强扫描脓肿壁及周围炎症较明显强化（箭头），脓腔不强化为明显低信号；E. DWI 示脓腔弥散受限（明显高信号）（箭头）；F. ADC 示脓腔区域 ADC 值为 $0.68\times10^{-3}\ mm^2/s$（箭头）。病灶边界模糊，涉及左侧咽旁间隙。

信号表现相似，但常发生于婴幼儿（6 岁以下），表现为咽后间隙或咽后壁一侧软组织肿胀增厚，易累及颈动脉间隙。扁桃体潴留囊肿临床无症状或症状轻微如异物感，为局灶性小囊肿，MRI 检查时偶然发现，无强化及弥散受限。扁桃体淋巴样组织增生临床上不伴有中毒症状，常为双侧扁桃体对称性肿大，MRI 表现无液化坏死或脓腔形成。

### 4.4.2　咽后脓肿

（1）概述

咽后脓肿（retropharyngeal abscess）系咽后间隙积脓，急性型约占 94.8%。多见于学龄前儿童，源于上呼吸道感染，导致化脓性咽后淋巴结炎，最终导致咽后脓肿；在年龄较大的儿童和成人中，多由咽后部创伤或异物引起，首先引起咽后间隙的感染，导致脓肿的形成。慢性病、恶性肿瘤等引起的身体免疫力下降在成人咽后脓肿病例中较常见，其他病因还有咽后淋巴结急性感染、耳源性、咽旁间隙脓肿破入咽后间隙。慢性型约占 5.1%，可由咽后结核性淋巴结炎引起，颈椎结核(少见)、骨髓炎(罕见)及椎前感染向前蔓延也可致咽后脓肿。

(2) 病理

急性咽后脓肿的致病菌以链球菌及肺炎双球菌最常见，其次为卡他球菌、葡萄球菌，甚至厌氧菌；慢性脓肿致病菌一般为结核杆菌。

1) 大体病理：肉眼见咽后壁肿胀隆起、表面黏膜充血，脓肿破溃后黄绿色液体从破溃口流出。

2) 镜下病理：脓液由坏死碎屑、中性粒细胞、淋巴细胞及巨噬细胞等组成，脓肿壁由肉芽组织及纤维结缔组织构成。

(3) 临床表现

发病率男性多于女性，男女比例约为 2∶1。急性型以冬春两季多见，可能与传染病流行有关，发病较急，早期有畏寒、发热、烦躁，2～3 d 即可形成脓肿，症状加重可出现咽痛与吞咽困难，婴幼儿可出现拒食、呛咳，再加上咽后壁肿胀易出现气道梗阻，甚至发生窒息；青少年或成人可出现语言不清，咽痛可反射至耳部。实验室检查白细胞计数升高，以中性粒细胞增多为著。患者颈部僵直、患侧颈部软组织肿胀、触痛，张口检查咽后壁红肿、隆起伴有波动感。

(4) MRI 表现

咽后淋巴结肿大伴咽后壁弥漫性软组织肿胀增厚，$T_1$WI 等信号，中央脓肿腔为低信号，$T_2$WI 为不均匀高信号，中央脓肿腔为更高信号；DWI 脓腔弥散受限(高信号)，ADC 值较低，平均值为 $0.54\times10^{-3}$ $mm^2/s$；增强扫描脓肿壁环形及周围炎症强化，脓肿不强化为明显低信号(图 4-5)，炎性病灶可涉及椎前头长肌、颈动脉鞘及咽旁间

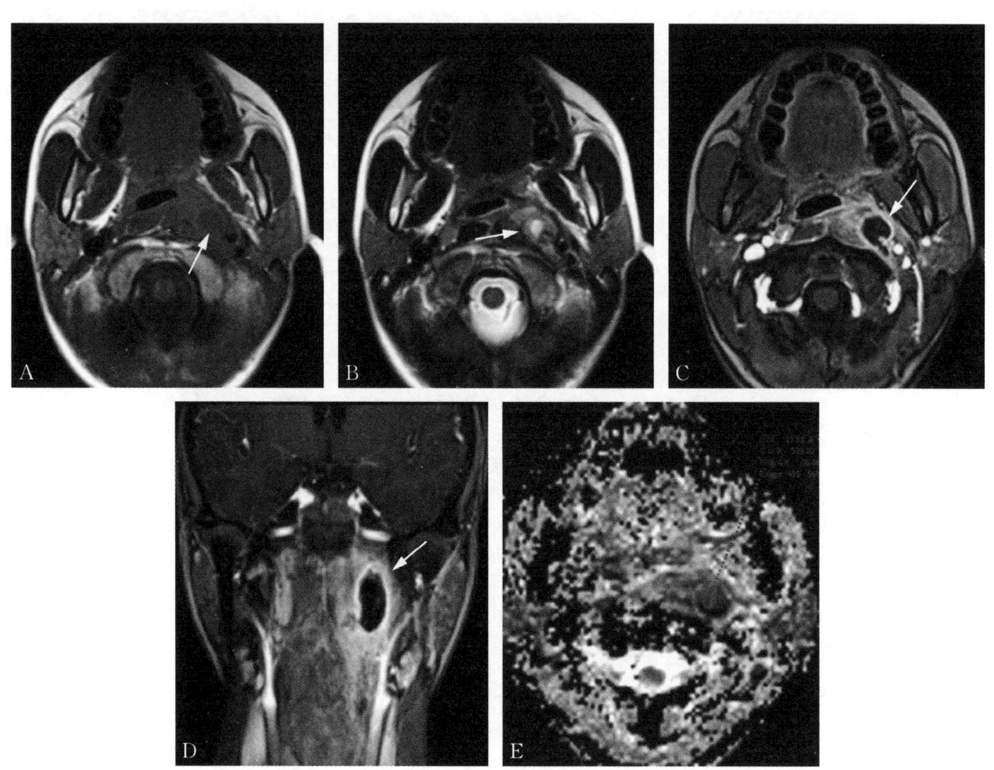


图 4-5　左侧咽后脓肿

注：患者，男性，13 岁，左侧咽痛伴耳后痛 1 周。A. 横断面平扫 $T_1$WI 等信号，中央为低信号(箭头)；B. 横断面压脂 $T_2$WI 为不均匀高信号，中央脓腔为更高信号(箭头)；C、D. 增强扫描环形脓肿壁明显强化，周围弥漫性炎性病灶轻中度强化，脓腔不强化为明显低信号(箭头)；E. ADC 图脓腔区域 ADC 值为 $0.54\times10^{-3}$ $mm^2/s$(箭头)。病灶边界模糊，涉及左侧鼻咽-口咽侧后壁、咽旁间隙、头长肌，与颈动脉鞘分界不清。

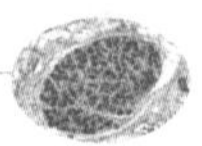

隙，咽后壁隆起，咽腔变窄。

（5）诊断要点

咽痛、发热，伴张口及吞咽困难，婴幼儿哭闹、拒食，临床检查咽后壁红肿、隆起伴波动感。MRI 检查口咽后壁弥漫性软组织肿胀增厚，液化坏死腔形成，$T_1WI$ 低信号，$T_2WI$ 高信号，增强后脓液无强化，伴脓肿壁环形强化，DWI 脓腔弥散受限，ADC 值较低。据此可以确诊。

（6）鉴别诊断

1）迷走颈动脉或颈动脉扩张：临床无症状及咽后壁无红肿，MRI 或 MRA 很容易明确诊断。

2）咽后间隙水肿或积液：常见于放、化疗后肿瘤患者，咽后间隙无明显占位效应，无壁强化，DWI 积液无弥散受限，ADC 值较高。

3）咽后间隙良性肿瘤（如神经鞘瘤）：多位于颈动脉鞘内，颈内动静脉受压移位，可发生囊变，囊变部位不定，肿块边界清，周围结构受压移位，MRI 检查 $T_1WI$ 等信号，$T_2WI$ 不均匀高信号伴囊变区更高信号，增强不均匀强化，囊变区无强化，但弥散不受限。

4）咽后壁恶性肿瘤或周围肿瘤：侵犯咽后壁，当肿瘤发生液化坏死时，实质性部位强化明显伴弥散受限，坏死区无强化，但无明显环形强化，坏死区无明显弥散受限。

5）肿瘤转移性咽后淋巴结肿大伴液化坏死：患者有肿瘤病史，以鼻咽癌为常见，临床无明显咽部肿痛，以双侧咽后淋巴结肿大或伴颈部淋巴结肿大较常见，MRI 可同时发现鼻咽部病灶。

### 4.4.3 慢性咽炎

（1）概述

慢性咽炎（chronic pharyngitis）为咽部黏膜、黏膜下及淋巴组织的慢性炎症，是耳鼻喉科极为常见的疾病，可为局部炎症，也可为上呼吸道慢性炎症的一部分。病因较为复杂：多数是因急性咽炎反复发作或治疗不当而转为慢性；邻近部位病变的影响如慢性鼻炎、鼻窦炎脓性分泌物流入鼻咽、口咽，或鼻甲肥大、鼻息肉、鼻中隔偏曲等，致使患者张口呼吸、咽部黏膜长期受到不良刺激；口腔炎症、支气管炎蔓延至咽部；全身性慢性疾病如慢性胃炎、食管裂孔疝、糖尿病、结核、贫血等；不良理化因素如烟酒过度、恶劣环境或环境污染的刺激等；咽部手术及放射治疗；某些维生素缺乏以及免疫功能紊乱等。

（2）病理

临床上依照病理变化分为 3 类。①慢性单纯性咽炎：肉眼可见咽部黏膜慢性充血呈暗红色，可有薄层分泌物附着，镜下血管周围有粒细胞、淋巴细胞及浆细胞，黏膜下结缔组织和淋巴组织增生，鳞状上皮增厚。②慢性肥厚性咽炎：咽部黏膜增厚，咽后壁上有颗粒状隆起的淋巴滤泡，甚至融合呈簇状，渗出物积聚，顶部形成囊状白点，破溃后可见黄白色渗出物，镜下黏膜淋巴组织及黏膜下结缔组织浸润或增生，黏膜下层呈水肿、疏松现象，黏液腺周围的淋巴组织增生突起压迫黏液腺管，导致小腺体感染，加剧淋巴颗粒肿胀。③萎缩性及干燥性咽炎：慢性咽炎迁延不愈，黏膜上皮细胞退行性变，肉眼可见咽黏膜萎缩变薄，干燥发亮，咽后壁干燥、分泌物稠厚或痂皮附着；镜下可见黏膜下纤维组织增生、黏膜萎缩和腺体萎缩减少甚至消失，纤毛柱状上皮化生为鳞状上皮。

（3）临床表现

常见症状有咽部不适，如异物感、咽痒、发胀、灼热感、隐痛等，刺激性咳嗽、干咳，以晨起明显，痰多且稠厚而不易咳出，疲劳及气候变化时多见或症状加重。临床专科检查咽部黏膜慢性充血呈暗红色，邻近腭弓、软腭及腭垂也常充血肥厚，病程迁延不愈者咽黏膜可干燥、萎缩变薄，有稠厚分泌物或痂皮附着。

（4）MRI 表现

慢性咽炎很少做影像检查，通常临床检查或咽喉部内镜检查基本可明确诊断。日常工作中为排除或鉴别肿瘤性病变或极少数患者要求而行 MRI 检查。主要表现为咽部均匀或对称性软组织增厚，表面凹凸不平，咽旁及咽后脂肪间隙保存，$T_1WI$ 等信号，颅底骨髓脂肪信号无缺损，$T_2WI$ 等信号或稍高信号，增强扫描均匀强化，表面黏膜增厚强化明显，黏膜线连续，DWI 轻度弥散受限（图 4-6）。

（5）诊断要点

常见于用嗓工作者、老年人或免疫抵抗力下

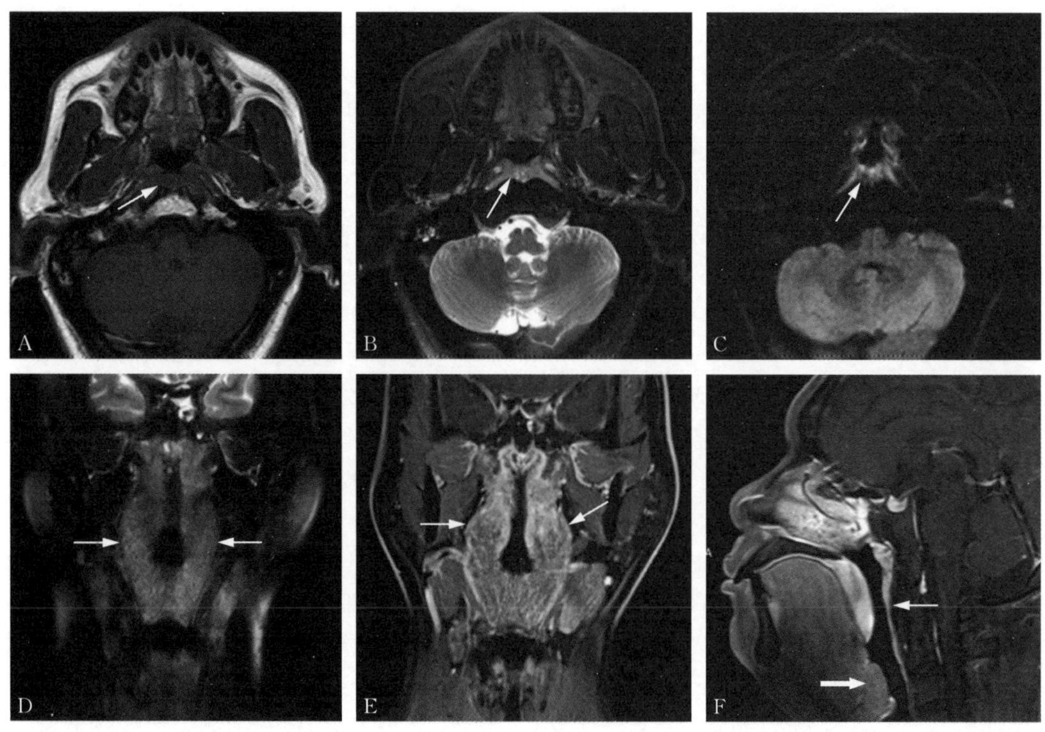

图 4-6 慢性咽炎(鼻咽、口咽及舌根部广泛软组织增厚)

注：患者，男性，42 岁，右侧耳闷不适，吞咽异物感半年，临床检查鼻咽软组织增厚、充血，双侧腭扁桃体肿大。A. 平扫横断面 $T_1$WI 等信号(细箭头)；B、D. 横断面压脂 $T_2$WI 及冠状面 $T_2$WI 为稍高信号(细箭头)，右侧乳突小房高信号积液；C. DWI 高信号(细箭头)；E、F. 增强后 $T_1$WI 中等强化(细箭头)，信号均匀；软组织增厚双侧对称，周围脂肪间隙保持正常、无狭窄。冠状面可同时观察鼻咽顶侧壁、口咽两侧壁(扁桃体)(细箭头)及舌根部情况，矢状面同时显示鼻咽顶后壁(细箭头)、口咽后壁及舌根部软组织弥漫性增厚(粗箭头)。

降者；反复发作的咽部不适、咽部异物感、咽痛、刺激性咳嗽；咽后壁黏膜增厚、颗粒状改变或淋巴滤泡形成；MRI 检查咽部软组织均匀增厚，黏膜强化连续，咽周间隙保存，颅底骨质脂肪信号无缺失。

(6) 鉴别诊断

1) 早期鼻咽癌：表现为不对称性鼻咽顶后壁或一侧咽隐窝处软组织增厚，可伴咽后淋巴结、颈部淋巴结转移性肿大，部分可伴坏死。

2) 慢性扁桃体炎：常与慢性咽炎伴存，常表现为两侧口咽侧壁扁桃体对称性肿大，多伴颌下淋巴结肿大；而慢性咽炎常表现为咽后壁增厚伴表面淋巴滤泡形成。

3) 茎突过长症：亦可出现咽部不适及咽痛症状，X 线平片及 CT 即可明确诊断，无须 MRI 检查，况且 MRI 对骨组织显示欠佳。

### 4.4.4 增殖体与扁桃体肥大

(1) 概述

增殖体又称腺样体、咽扁桃体(pharyngeal tonsil)，而通常所说扁桃体是位于口咽两壁的腭扁桃体，为咽淋巴环的重要部分。咽淋巴环(又称瓦尔代尔环(Waldeyer ring)还包括舌扁桃体、咽鼓管扁桃体、咽侧束和咽后壁，是散在的淋巴滤泡等，均由淋巴组织组成，具有免疫功能，而增殖体和腭扁桃体极易被病原菌感染而发生急慢性炎症，也可由长期反复发作的鼻炎、鼻窦炎及流行性感冒等的炎性刺激引起，尤其是变应性鼻炎与增殖体肥大密切相关，在儿童常合并慢性扁桃体炎，通称为咽淋巴组织感染性疾病。扁桃体急性感染可由细菌感染或细菌与病毒的混合感染引起，急性扁桃体炎迁延不愈或治疗不当可反复发作，进

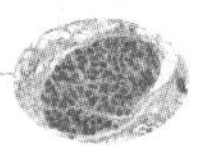

而转化为慢性扁桃体炎。

（2）病理

1）大体病理：鼻咽增殖体及扁桃体肥大，鼻咽顶后壁、口咽两侧壁黏膜慢性充血呈现暗红色，有时扁桃体隐窝内可见脓栓。

2）镜下病理：淋巴组织增生，淋巴细胞、嗜酸细胞浸润，淋巴滤泡增多，血管壁增厚等结缔组织细胞增生。扁桃体隐窝脓栓含有大量脱落细胞、细菌、淋巴细胞及白细胞。

（3）临床表现

增殖体、扁桃体肥大大多见于儿童。增殖体小儿出生时即存在，扁桃体则在一岁以后逐渐增生肥大，两者在 6 岁左右增生达高峰，以后逐渐萎缩，至青春期后达成人状态，在增殖体肥大合并扁桃体肥大者可引起呼吸不畅、睡眠打鼾，严重时可造成睡眠呼吸暂停综合征，从而继发脑组织缺氧，使患儿烦躁、乏力和注意力不集中；增殖体肥大可阻塞咽鼓管引起阻塞性中耳炎，出现耳闷、耳痛，甚至听力下降；增殖体肥大还可阻塞后鼻孔引起鼻炎、鼻窦炎出现张口呼吸，增殖体肥大严重者还可出现增殖体面容，给人以“痴呆”之感。

（4）MRI 表现

小儿单纯性增殖体、扁桃体肥大 X 线平片即可诊断。在 MRI 上（图 4－7），$T_1$WI 等信号，$T_2$WI 稍高信号，弥散可受限，增强后轻度至中度强化，信号均匀。鼻咽腔及口咽腔狭窄，甚至阻塞双侧后鼻孔，引起后鼻孔狭窄。双侧中耳乳突积液及副鼻窦炎症表现为 $T_1$WI 等信号，$T_2$WI 明显高信号。鼻咽及口咽旁脂肪间隙保持正常，无狭窄。咽后及上颈部小淋巴结或稍大淋巴结，但无液化坏死。

（5）诊断要点

鼻咽顶后壁、口咽两侧壁软组织对称性增厚，咽旁、咽后间隙等周围脂肪间隙均保持正常，颅底骨质髓腔脂肪信号无缺失。

（6）鉴别诊断

1）小儿鼻咽癌：鼻咽软组织增厚偏侧生长，

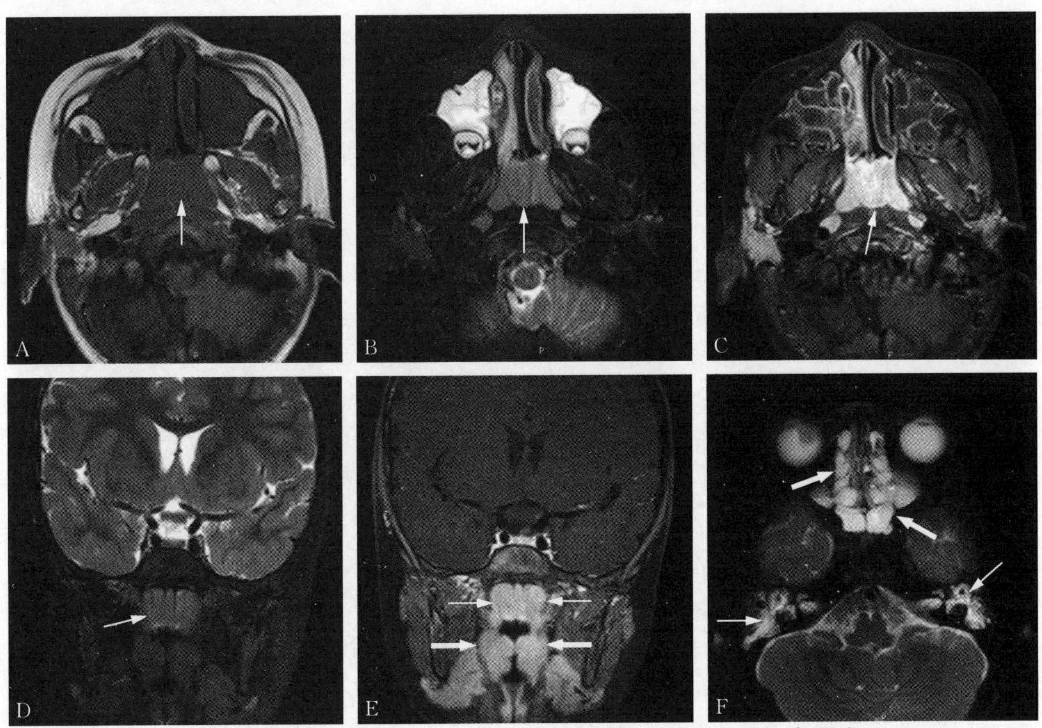


图 4－7 增殖体与扁桃体肥大伴发双侧分泌性中耳炎和鼻窦炎

注：患者，男性，4 岁，反复发作双侧耳闷、耳痛 1 个月余，伴听力下降、鼻塞、流涕。A. 平扫 $T_1$WI 呈等信号（细箭头）；B、D. 横断面及冠状面 $T_2$WI 呈高信号（细箭头）；C、E. 增强扫描信号均匀，软组织增厚双侧对称（细箭头），周围脂肪间隙保持正常、无狭窄，冠状面同时显示鼻咽增殖体肥大（细箭头）和双侧口咽扁桃体肿大（粗箭头），双侧咽后、颌下小淋巴结，无液化坏死；F. 横断面压脂 $T_2$WI 示并发双侧中耳乳突渗出性改变（细箭头）及双侧鼻窦炎（粗箭头）。

向周围深部间隙侵犯，CT 常表现为颅底骨质破坏（或 MRI 示颅底髓腔脂肪信号缺失）及咽后、颈部淋巴结肿大，可伴液化坏死，临床上有鼻出血或涕中带血表现。

2）淋巴瘤：鼻咽、口咽软组织增生亦可呈弥漫性，但淋巴瘤常双侧不对称，或呈多发性病灶，可侵犯深部结构及淋巴结受累增大。

3）淋巴管瘤：好发小儿或儿童期，病灶常偏侧生长或发生于咽旁或颌下间隙，易出血，瘤体内出现液-液平面。

### 4.4.5 喉炎

（1）概述

喉炎（laryngitis）通常分为急性及慢性炎症。急性喉炎好发于秋冬及冬春季节交接时。患者受凉后，先有病毒入侵，继发细菌感染，是喉黏膜的急性炎症，在小儿以声门下区的炎性水肿为著，在成人局限于会厌的舌面，或延及会厌披裂皱襞、披裂区及假声带，故又名急性声门上型喉炎，但常称急性会厌炎。慢性喉炎表现为喉黏膜的弥漫性或局限性炎性增生或肥厚，以细胞增生为主，很少有炎性肿胀，可由多种有害刺激如酗酒和吸烟、粉尘及有害气体吸入、张口呼吸等长期综合作用引起，亦可能与病毒、单纯疱疹病毒、肺炎支原体感染有关。喉部肿瘤术后、喉部及喉咽部或颈部或邻近口咽部等恶性肿瘤放疗后、颈部或喉部外伤等引起的水肿或炎性水肿，均可引起喉部及喉咽部广泛性的软组织肿胀增厚，甚至周围间隙积液，可称为无菌性炎症，易继发感染引起急性或慢性增生性炎症。

（2）病理

1）大体病理：急性炎症喉部黏膜以弥漫性充血、水肿为主，小儿声门区可附有黏脓性分泌物；成人会厌肿大，水肿可波及会厌披裂皱襞、披裂和假声带，局部可发生脓肿，甚至脓溃疡。慢性炎症发生于声带常形成声带息肉与声带小结。

2）镜下病理：急性炎症镜下有单核细胞及粒细胞，脓肿或脓溃疡发生时，镜下可见坏死碎屑、中性粒细胞、淋巴细胞、巨噬细胞及由肉芽组织和纤维结缔组织组成的脓肿壁；慢性炎症镜下可见血栓、出血、血浆渗出、血管扩张、毛细血管增生、纤维蛋白样物沉着、玻璃样变性、黏液样变性或纤维化。

（3）临床表现

小儿急性喉炎以 6 个月至 3 岁为常见，以犬吠样咳嗽和吸气性喉鸣为特征，病情较重时可出现吸气性呼吸困难、三凹症和鼻翼煽动、口唇青紫、烦躁不安等。急性会厌炎以咽喉疼痛为突出表现，可伴反射性耳痛、胸闷、发音不清等，常有发冷、发热、吞咽困难；有时起病急剧，会厌迅速肿大引起呼吸道梗阻，甚至可引起昏厥、休克或死亡。喉部或邻近部位恶性肿瘤放疗后炎症反应常发生于放疗后 2～3 周，喉部干燥、异物感、刺激性咳嗽、疼痛、分泌物增多，喉黏膜充血、水肿，至 7～8 周局部症状加重，喉水肿，多发生在肿瘤范围广而放射野较大的患者，或见于放疗结束继发喉部感染，水肿范围广，声门裂小，出现呼吸困难；喉软骨坏死可发生于放射治疗结束后数月或数年后，甚少见。外伤性喉炎有局部疼痛与压痛、声音嘶哑，甚至失声、咯血以及呼吸困难，喉及颈部软组织肿胀和皮下积气。

（4）MRI 表现

急性喉炎因起病急，常伴呼吸困难，一般不宜做 MRI 检查；声带息肉及声带小结喉镜检查即可明确，不常行 MRI 检查。喉部或喉咽部肿瘤放、化疗后引起的喉部炎症表现为弥漫性软组织肿胀增厚，可双侧对称，亦可不对称，边界模糊，常累及喉咽部，甚至颈部、邻近口咽部、食管入口等，$T_1$WI 等或偏低信号，$T_2$WI 不均匀高信号，积液为更高信号，DWI 无明显弥散受限，增强后不均匀轻、中度强化及黏膜样强化，无肿块样强化灶（图 4-8），喉腔气道或喉咽腔变窄，可伴颈部肿大淋巴结或小淋巴结。

（5）诊断要点

喉部软组织增厚呈弥漫性，无明显边界，某些病例有明确的恶性肿瘤放疗史或外伤史等，软组织强化不显著，无弥散受限。

（6）鉴别诊断

1）淋巴瘤：病灶可弥漫性生长，但 MRI 信号较均匀，DWI 弥散受限明显，ADC 值低，为（0.4～

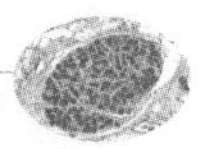

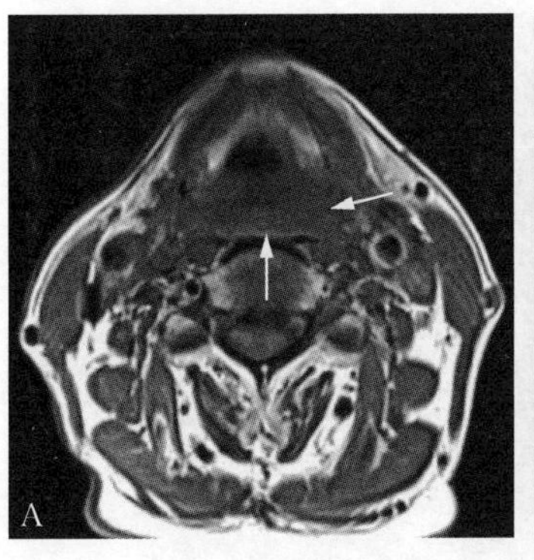


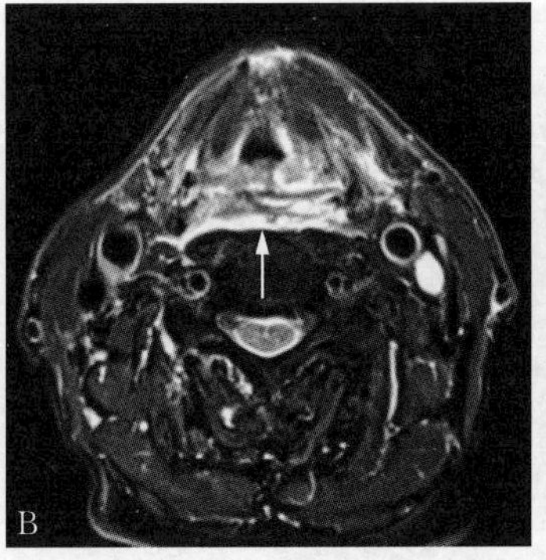


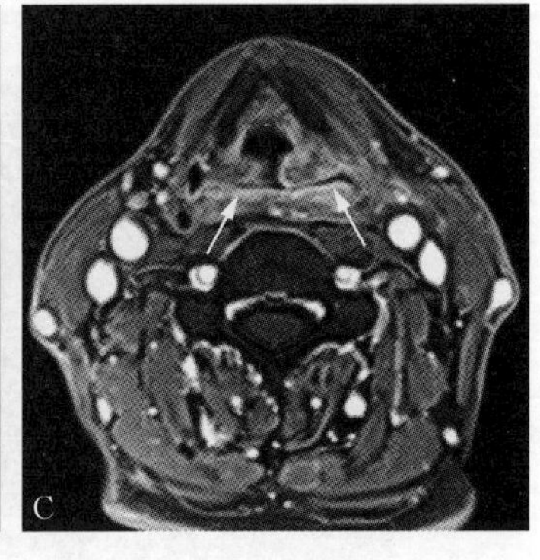


图 4－8　下咽癌放疗后

注：患者，男性，70 岁，喉咽癌放疗 33 次，3＋1 化疗中出现咽痛、咳嗽。临床检查咽部充血，披裂肿胀，表面伪膜，左侧梨状隐窝积液。MRI 示双侧会厌披裂皱襞、梨状隐窝、喉咽后壁弥漫性软组织肿胀增厚（箭头）。A. 平扫横断面 $T_1$WI 呈等、低信号（箭头）；B. $T_2$WI 呈不均匀高信号，椎前间隙积液信号更高（箭头）；C. 增强扫描不均匀轻、中度强化，表面黏膜样强化（箭头）。

0.6）$\times 10^{-3}$ mm²/s。

2）晚期恶性肿瘤：肿块内可发生液化坏死，常伴喉软骨吸收破坏及颈部淋巴结肿大，增强后较明显强化。

## 4.5　咽喉部良性肿瘤

### 4.5.1　血管瘤

（1）概述

咽喉部血管瘤包括毛细血管瘤、海绵状血管瘤。毛细血管瘤以婴幼儿多见，常发生于 2 个月以内，是婴幼儿常见的血管性肿瘤，占婴幼儿所有血管瘤的 32%～42%，女性多见。成人咽喉部的血管瘤以海绵状血管瘤多见。海绵状血管瘤是一种缺乏动脉成分的血管畸形（vascular malformation），属于隐匿性血管畸形，好发于 30～40 岁，男性多于女性。

（2）病理

1）大体病理：毛细血管瘤呈草莓状、紫红色斑块；海绵状血管瘤表面呈红色、暗红色、青紫色，切面由大小不等的血窦形成，血窦内可见血栓。

2）镜下病理：毛细血管瘤在低倍镜下呈多叶性肿瘤，由大量交织扩张的血管构成；典型的病灶可见充血的管腔和扁平的内皮细胞，网状纤维染色显示管状的血管结构。海绵状血管瘤由众多不规则扩张的薄壁血管和内衬扁平内皮细胞的血窦组成，肿瘤内见结缔组织间隔，肿瘤周围见胶质增生；肿瘤内的血管扩张、充血，伴血栓形成和继发性钙化灶。海绵状血管瘤与毛细血管瘤常常并存。

（3）临床表现

婴幼儿咽喉部血管瘤的主要临床症状有哭声异常、气促、喘鸣、咳嗽、憋气，甚至窒息，成人咽喉部血管瘤的主要临床症状包括声音嘶哑，较大的肿块引起吞咽时异物感，位于喉前庭腔和声门的肿块可引起呼吸困难，喉镜检查发现室带、声带、喉室、杓会厌襞、披裂等部位肿物。海绵状血管瘤常表现为弥漫性生长，突出于黏膜表面，高低不平，呈红色、暗红色或青紫色，质软，压迫后可变扁，放开后迅速充盈；肿块表面见怒张的血管，无完整的包膜。

（4）MRI 表现

肿块常呈弥漫性生长，CT 平扫呈低密度，海绵状血管瘤内可伴点状、小块状高密度钙化。MRI（图 4－9）$T_1$WI 为低信号或等信号，少数伴出血时可出现高信号或混杂信号，$T_2$WI 为高信号，亚急性出血可以呈低信号；增强扫描静脉期肿块内见斑片状异常强化，并有渐进性强化表现，延迟期肿块强化较明显，以海绵状血管瘤较典型；DWI 呈低信号，ADC 值较高（$>1.0\times 10^{-3}$ mm²/s），提示弥散不受限；肿块边界欠清晰，环甲软骨等结构一般不受侵犯。

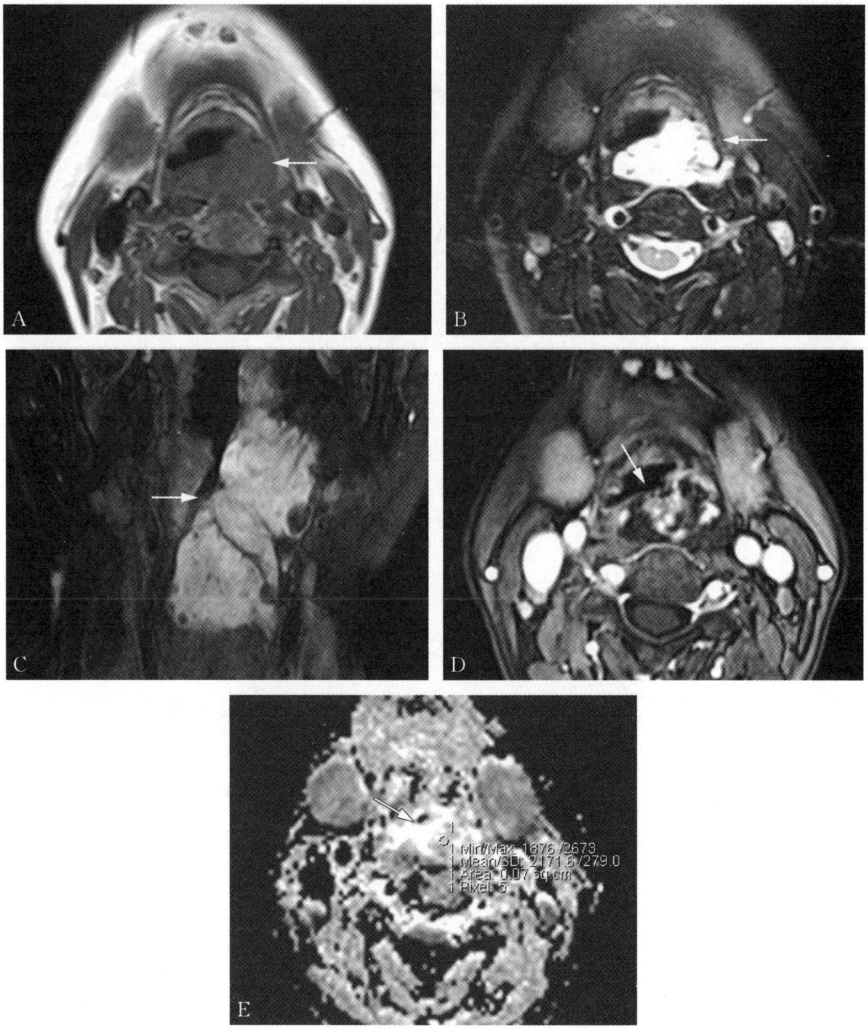

图 4－9　咽喉部血管瘤

注：患者，女性，51 岁，咽部不适，喉镜发现左咽喉壁暗紫色新生物。MRI 示偏左侧喉咽后壁、梨状隐窝、杓会厌皱襞广泛软组织肿块，呈弥漫性生长，形态欠规则，边界欠清晰。A. $T_1$WI 横断面等信号（箭头）；B. 压脂 $T_2$WI 横断面高信号（箭头）；C. 压脂 $T_2$WI 冠状面高信号（箭头）；D. $T_1$WI 横断面增强肿块内见斑片状强化（箭头）；E. ADC 图病变实性区域 ADC 值为 $2.17\times10^{-3}$ $mm^2/s$，提示无弥散受限（箭头）。

（5）*诊断要点*

咽喉部弥漫性生长肿块，$T_1$WI 等、低信号，$T_2$WI 压脂高信号，增强扫描静脉期斑片状强化，呈渐进性强化，DWI 低信号，ADC 值高于 $1.0\times10^{-3}$ $mm^2/s$，弥散不受限，提示血管瘤诊断。

（6）*鉴别诊断*

应注意与喉部鳞癌、乳头状瘤、神经鞘瘤等鉴别。

1）喉部血管瘤常呈弥漫性生长，密度较低，CT 平扫可伴有致密钙化灶或静脉石，$T_2$WI 呈高信号，呈斑片状强化，DWI 提示无弥散受限，边界欠清晰。

2）鳞癌是喉部最常见的恶性肿瘤，其信号不均匀，DWI 提示弥散受限，ADC 值较低，低于 $1.0\times10^{-3}$ $mm^2/s$，增强扫描不均匀强化，可伴液化坏死，常侵犯喉软骨。

3）神经鞘瘤呈团块状生长，边界相对较清晰，中等强化，伴多发囊性变，无渐进性强化表现。

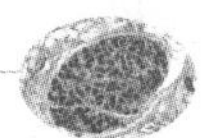

### 4.5.2 神经鞘瘤

（1）概述

发生于喉部的神经鞘瘤是一种起源于外周神经鞘膜施万细胞的良性肿瘤，非常罕见，可能来源于喉上神经喉内支和喉返神经，常发生于30～70岁成人，男女发病比例无明显差异。

（2）病理

1）大体病理：形态规则，表面光滑的肿块，柔软或有波动感，有包膜，表面呈淡红色、红色、黄色或灰白色，切面常可见到变性形成的囊肿，包含液体或血性液体成分。

2）镜下病理：肿瘤被覆鳞状上皮细胞形成的包膜，肿瘤内部主要由2种成分组成，分别是Antoni A型和Antoni B型。Antoni A型的细胞丰富，由形态单一的梭形施万细胞组成，细胞核呈栅栏状排列，栅行间为嗜酸性胞质，有时被称为维罗凯（Verocay）小体；Antoni B型由疏松的施万细胞组成，排列较紊乱，核悬浮于丰富的黏液样、微小囊腔样基质内，并出现玻璃样变性的厚壁血管，此型常发生变性，包括玻璃样变、间质内出血、囊变及钙化等，常融合成囊肿，包含大量液体。电镜下肿瘤细胞有小的细胞体和较长的细胞突起，被覆完整的外板，细胞器少见，缺乏特异性。免疫组化方面以S-100蛋白物阳性为其特异性标志。

（3）临床表现

喉部神经鞘瘤可发生于杓会厌皱襞、披裂、梨状隐窝、会厌、室带、喉室等各个部位，偶尔发生于声门下区；早期无明显症状，肿瘤缓慢增大后可出现异物感，呼吸不畅，睡眠时打鼾，影响到声带或披裂时可引起声音嘶哑，严重者压迫气道可引起呼吸困难、喘鸣等症状；肿瘤位于黏膜下，检查可发现喉咽后壁隆起，或喉部类圆形、椭圆形肿块，表面光滑，呈淡红色或红色，边界清楚；肿瘤质软，富有弹性，部分肿块触诊有波动感；肿块同侧声带活动有时变差，或声带固定。

（4）MRI表现

肿块呈类圆形或椭圆形，膨大性生长，形态较规则，边界清楚，$T_1$WI呈等信号，$T_2$WI呈高信号（图4-10）。Antoni B型由于细胞成分较少，而黏液成分及囊样基质较多，$T_2$WI呈更高信号。增强扫描后肿块内呈斑片状强化，常伴大片低信号未强化区，强化部分以Antoni A型为主，未强化部分以Antoni B型为主。当肿块以Antoni B型为主时，可呈囊肿状，$T_2$WI呈均匀高信号，增强扫描肿块内几乎均呈低信号囊变区，肿块包膜中等强化，边界清楚。DWI呈低信号，ADC值较高，多高于$1.0\times10^{-3}$ mm$^2$/s，提示肿瘤无明显弥散受限，Antoni B型的ADC值更高。

（5）诊断要点

肿块形态规则，边界清楚，$T_2$WI呈高信号及更高信号，增强扫描肿块内斑片状强化，常伴片状低信号囊性变，多数有完整的包膜，对周围结构以推压为主，无侵袭性表现。

（6）鉴别诊断

应注意与喉及喉咽癌（hypopharyngeal carcinoma）、喉血管瘤、喉部囊肿鉴别。①喉部恶性肿瘤形态不规则，呈侵袭性生长，MRI的$T_1$WI呈等信号，$T_2$WI呈等信号或等、高信号，增强扫描不均匀强化，常伴低信号液化坏死灶，DWI提示弥散明显受限，ADC值较低，ADC值多低于$1.0\times10^{-3}$ mm$^2$/s，边界不清晰，侵犯周围结构。②喉血管瘤常呈弥漫性生长，边界不清晰，CT平扫图像常见致密钙化灶或结石，MRI表现为$T_2$WI高信号，增强扫描静脉期少许强化，并有渐近线强化表现，DWI弥散不受限。喉部囊肿呈类圆形团块，$T_1$WI呈低信号，$T_2$WI高信号，ADC值较高，常高于$1.5\times10^{-3}$ mm$^2$/s，信号均匀，增强扫描肿块内部无强化，包膜中等强化，边界清楚。

### 4.5.3 脂肪瘤

（1）概述

脂肪瘤（lipoma）是一种常见的来源于脂肪组织的良性肿瘤，常发生于身体各部位皮下组织，以躯干和肢体近端较好发，30岁以上成人多见，男女发病比例无明显差异，生长缓慢，头颈部脂肪瘤占15%左右，发生于咽喉部的脂肪瘤不多见。

（2）病理

1）大体病理：肿物呈分叶状，表面光滑，呈黄色或淡红色，包膜较薄，质地较软，有弹性；肿瘤切

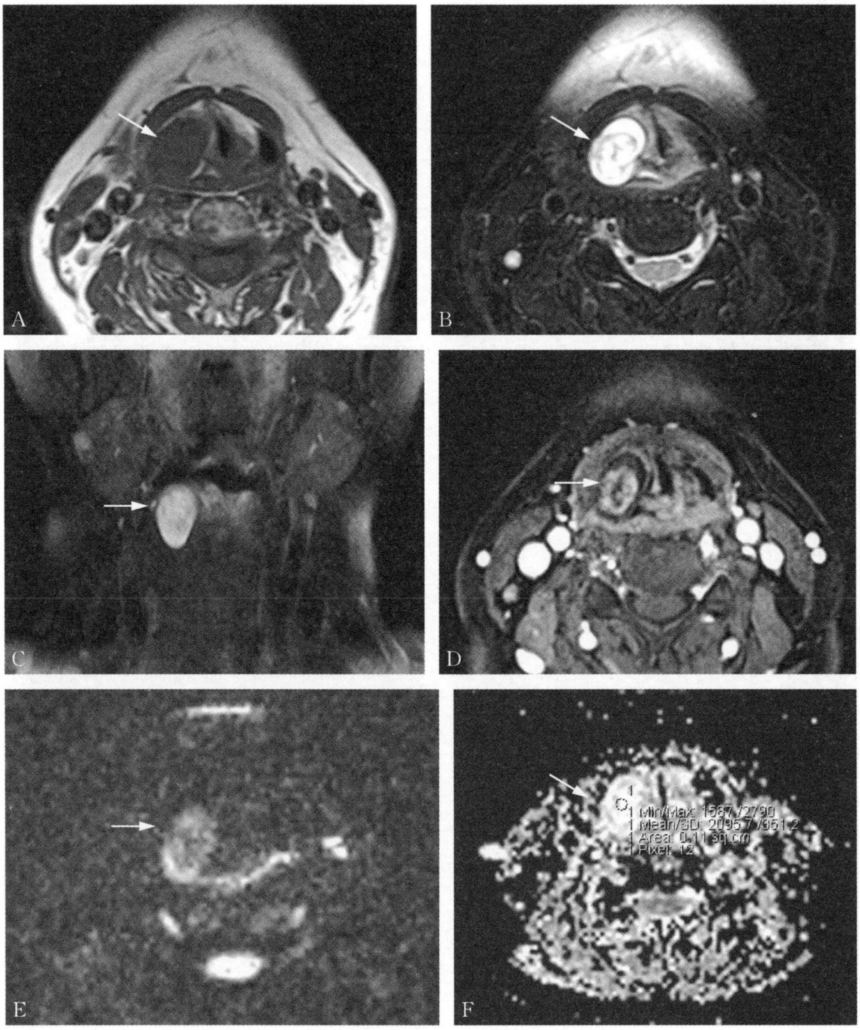

图 4-10　右侧梨状隐窝-喉旁间隙神经鞘瘤

注：患者，女性，55 岁，咽异物感 1 个月余，右侧梨状隐窝区新生物，类圆形，边界清楚，表面光整，表面无破溃。MRI 示右侧梨状隐窝-喉旁间隙椭圆形团块，边缘光滑，边界清晰。A. $T_1$WI 横断面呈等信号（箭头）；B. 压脂 $T_2$WI 横断面平扫呈高信号（箭头）；C. 压脂 $T_2$WI 冠状面平扫呈高信号（箭头）；D. $T_1$WI 横断面压脂增强肿块内斑片状强化（箭头），伴低信号未强化区；E. DWI 上呈等、高信号（箭头）；F. ADC 病变实性区域 ADC 值为 $2.10\times10^{-3}$ $mm^2/s$，提示无弥散受限（箭头）。

面见成熟的脂肪组织，有时可见到脂肪坏死，肿块内有时包含纤维成分或黏液样变。

2）镜下病理：典型的脂肪瘤内主要由成熟的含空泡样结构的脂肪细胞和少量结缔组织组成，脂肪坏死时可见聚集的泡沫细胞伴少量巨细胞；肿瘤内含有较广泛的纤维成分时称为纤维脂肪瘤，含黏液样变成分时可称为黏液脂肪瘤；肿块被覆复层鳞状上皮形成的包膜。

（3）临床表现

与其他咽喉部良性肿瘤相似，早期可无明显症状，肿瘤位于声门区可出现声音嘶哑，肿瘤增大后出现吞咽异物感，呼吸困难，很少发生窒息，喉镜检查发现位于咽后壁、侧壁、会厌、杓会厌皱襞、喉室等部位黄色或淡红色肿物，表面光滑，质软，边界清楚，带蒂的肿块可随呼吸上下活动。

（4）MRI 表现

CT 平扫肿块密度极低，为脂肪密度，CT 值可达负 100 HU 上下。增强扫描肿块内部无强化，周围包膜呈中等强化，当肿块内包含纤维成分时称为纤维脂肪瘤，可见到等密度纤维组织影。典

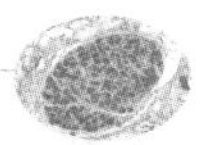

型的脂肪瘤在 MRI 上呈表面光滑隆起的肿块(图 4-11),边界清楚,不压脂的 $T_1$WI 和 $T_2$WI 均呈明显高信号,信号均匀,压脂后各序列均为低信号,肿块较大压脂不完全时也可出现部分高信号影,压脂后增强 $T_1$WI 扫描肿块内无强化,周围被覆的包膜呈中等强化。纤维脂肪瘤内含有较多纤维成分,信号不均匀,在 $T_1$WI 上可见高信号内混杂有等信号,压脂的 $T_2$WI 呈等、低混杂信号,增强扫描纤维部分可见轻到中度强化,肿块对周围结构为轻度推压表现。

(5) 诊断要点

CT 平扫呈极低密度团块;MRI 不压脂的 $T_1$WI 和 $T_2$WI 序列上呈均匀高信号,各压脂序列上肿块均呈低信号,肿块内部无强化,肿块边界清楚。

(6) 鉴别诊断

需要注意与皮样囊肿(囊性畸胎瘤)、黏液囊肿、错构瘤等良性占位做鉴别诊断。皮样囊肿含有较多脂质,$T_1$WI 呈高信号,其同时含毛发、皮脂腺、汗腺等成分,在 $T_2$WI 可呈等、高或高、低混杂信号,信号不均匀,ADC 值较高($>1.0\times 10^{-3}\ mm^2/s$),囊内或囊壁含有钙化灶时出现低信号,囊内伴出血时在 $T_2$WI 呈低信号。黏液囊肿常含有较多蛋白质成分,$T_1$WI 可呈高信号,$T_2$WI 呈等信号或高信号,但 CT 平扫上黏液囊肿密度明显高于脂肪瘤。咽喉部错构瘤很罕见,常含脂肪成分,同时可含有钙化和其他软组织,$T_1$WI 和 $T_2$WI 上呈等、高信号或高、低混杂信号。

## 4.5.4 多形性腺瘤

(1) 概述

多形性腺瘤(PA)又称为混合瘤,是来源于唾液腺的良性肿瘤,占唾液腺肿瘤的 60%～70%,有 80%的 PA 来源于腮腺,10%来源于颌下腺,发生于咽喉部小唾液腺的 PA 很少见,主要为个案报道;男女比例无明显差异,肿瘤生长缓慢,可数年不发生变化,偶尔发生恶变。

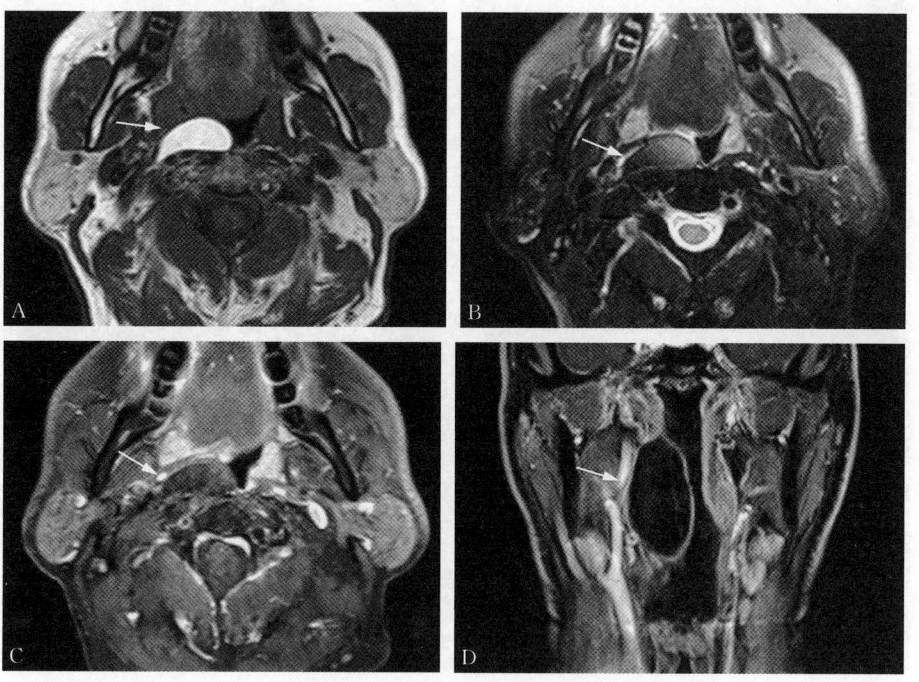


图 4-11 右口咽后壁脂肪瘤

注:患者,男性,75 岁,咽部不适数月,体检发现右咽后壁隆起,表面光滑。MRI 示右口咽后壁椭圆形团块。A. $T_1$WI 横断面呈明显高信号,信号均匀,表面光整,边界清楚(箭头);B. 压脂 $T_2$WI 横断面呈低信号,压脂不完全的部分呈略高信号(箭头);C. $T_1$WI 横断面压脂增强呈低信号(箭头);D. $T_1$WI 冠状面压脂增强肿块内部呈低信号,周围包膜中等强化(箭头)。

（2）病理

1）大体病理：肿瘤呈圆形或分叶状，表面可有结节状突起，质韧或质脆，切面呈赤褐色、粉红色，可呈半透明状，有包膜，边界清楚。

2）镜下病理：肿瘤主要由上皮细胞、肌上皮细胞、黏液样软骨间质等成分组成，镜下常见导管样结构，根据其成分所占比例的不同，可分为细胞丰富型和间质丰富型，多数肿瘤内见上皮细胞和肌上皮细胞形成片状、条索状结构，其间伴有黏液软骨样间质，肿瘤的多形性是指镜下结构的多形性，上皮细胞类型多样，可呈多角形、梭形、立方形、鳞状、浆细胞样、透明细胞样，约 30％的肿瘤主要成分为黏液样成分构成，个别肿块可以主要由软骨构成；肿瘤的包膜常不完整，以黏液成分为主的肿瘤可以没有明显的包膜，另一方面，即使有较厚的纤维性包膜，肿瘤也可突破包膜与周围正常组织相邻。

（3）临床表现

早期可无明显症状，肿块逐步增大后出现咽异物感、咳嗽、声音嘶哑，并可进行性加重，严重者可致呼吸困难，但无咳痰或咳血；肿块可发生于会厌、杓会厌皱襞或室带等处，喉镜检查隆起的肿块表面光滑，呈红色、灰红色，可随呼吸运动，较大的肿块常遮挡住喉前庭腔、声门区影响气道通畅。鼻咽部肿块可以引起鼻塞、打鼾症状。

（4）MRI 表现

MRI 的 $T_1WI$ 为等信号，$T_2WI$ 为等、高信号（图 4－12）。肿块内有时可见到更高信号囊变区，ADC 值常高于 $0.8\times10^{-3}$ $mm^2/s$，DWI 肿块实质部分无弥散受限或轻度弥散受限，囊变部分无弥散受限，增强扫描实质部分中等强化，肿块内常见未强化囊变区。少数肿瘤主要以黏液样物质构成时可呈囊肿样改变。肿瘤包膜中等强化，边界清楚，对周围结构以推移为主，一般不侵犯环甲软骨。

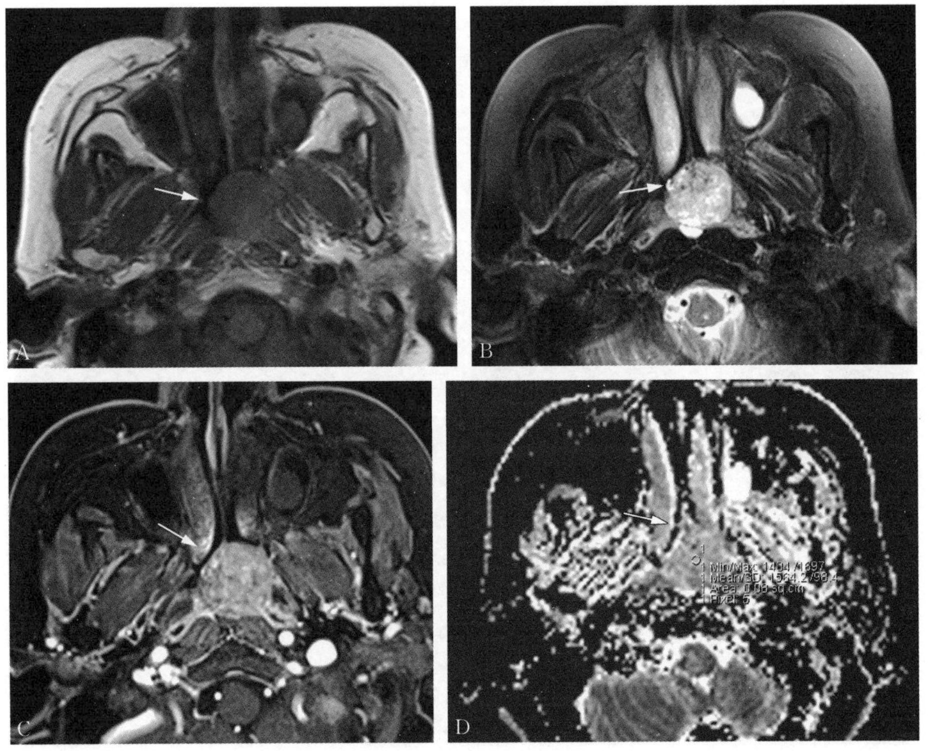


图 4－12　鼻咽部多形性腺瘤

注：患者，女性，63 岁，鼻塞 1 个月余，体检发现鼻咽部肿块。MRI 示左鼻咽顶部类圆形团块，边界清楚。A. $T_1WI$ 横断面呈等信号（箭头）；B. 压脂 $T_2WI$ 横断面呈等、高信号，信号欠均匀（箭头）；C. $T_1WI$ 横断面压脂增强呈中等强化，伴小片低信号未强化灶（箭头）；D. ADC 病变实性区域 ADC 值为 $1.56\times10^{-3}$ $mm^2/s$，提示无弥散受限（箭头）。

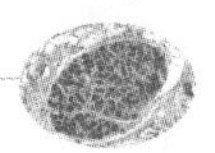

(5) 诊断要点

喉、咽部形态规则的肿块；$T_2WI$ 呈等、高信号，发生囊性变时有更高信号；增强扫描中等强化，常伴低信号未强化灶；DWI 提示轻度弥散受限或不受限，ADC 值常高于 $0.8\times10^{-3}$ mm²/s；肿块边界清楚。

(6) 鉴别诊断

主要与喉、咽部的良性肿瘤如神经鞘瘤和血管瘤鉴别。喉部神经鞘瘤较多形性腺瘤(PA)更多见，其囊变亦更常见，$T_2WI$ 信号更高，DWI 呈低信号，ADC 值更高。血管瘤常呈弥漫性生长，CT 平扫病灶内常见到小圆形静脉石；$T_2WI$ 呈较高信号，ADC 值较高($>1.0\times10^{-3}$ mm²/s)，增强扫描静脉期常见斑片状强化，并有渐进性强化特点。

### 4.5.5 鳞状上皮乳头状瘤

(1) 概述

喉部鳞状上皮乳头状瘤(laryngeal squamous papilloma)分为幼儿型和成人型，是喉部常见的良性肿瘤，也是儿童最常见的喉部肿瘤。幼儿型以10岁以下儿童多见，为外生性，其发生可能与感染人乳头状瘤病毒(HPV)相关，是婴儿在母亲妊娠和分娩过程中被传染所致，主要是第6、11亚型，虽然是良性病变，但易复发。幼儿型青春期后有停止生长的趋势，恶变很罕见。成人型可以外生性生长，也可以为内翻性增生，易发生癌变，可归为癌前病变。

(2) 病理

1) 大体病理：典型为外生性肿块，表面呈白色或灰红色，质地较脆，可呈单个乳头状结节，或多个乳头状结节组成丛状。

2) 镜下病理：光镜下见肿瘤由复层鳞状上皮及下方的结缔组织向表面聚集形成乳头状突起，围绕在纤维血管中心周围，在突起的表面一般无角化层或仅有一层薄的角化不全层，其鳞状上皮细胞缺乏扁平和鳞状的特点，上皮细胞排列紊乱及出现凹空细胞，很少见到细胞核的多形性和异常核分裂象。

(3) 临床表现

主要症状有声音嘶哑、干咳、喉鸣、呼吸困难，严重者可造成患儿窒息，喉镜检查发现声带、室带、前联合、声门下区单发或多发乳头状新生物，表面呈苍白色或暗红色，以声带最常见，常引起声门和声门下区气道变窄。儿童患者常为多发，其基底较广泛，成人患者以单发、带蒂相对多见。喉乳头状瘤可累及下咽及气管内。

(4) MRI 表现

幼儿型常多发，基底较广；由于容易产生运动伪影，幼儿型较少行 MRI 检查。成人型基底相对局限，肿块呈乳头状突起，多位于声带或声门下区，复发后病灶亦可呈弥漫性生长，边界不清晰，$T_1WI$ 等信号，$T_2WI$ 等信号或稍高信号，增强扫描中等强化，有时伴小片低信号未强化灶，边界尚清，DWI 无明显弥散受限或轻度受限，ADC 值相对较高，常高于 $0.8\times10^{-3}$ mm²/s，肿块一般不侵犯环甲软骨。

(5) 诊断要点

肿瘤多数位于声带，基底广或呈蒂状，表面乳头状增生突起，中等强化，边界清楚，无侵袭性生长表现，喉软骨等结构不受累及。

(6) 鉴别诊断

应注意与喉部常见的息肉、喉癌和下咽癌、血管瘤等相鉴别。息肉是良性肿瘤样病变，无血供或血供少，MRI $T_1WI$ 呈等信号，$T_2WI$ 呈较高信号，增强扫描后无明显强化，弥散不受限；喉癌和下咽癌呈侵袭性生长，形态不规则，不均匀强化，常伴液化坏死灶，DWI 提示明显弥散受限，ADC 值低，易侵犯喉软骨；喉部血管瘤常呈弥漫性生长，CT 平扫有时见到致密静脉石，$T_2WI$ 呈较明显高信号，ADC 值较高($>1.0\times10^{-3}$ mm²/s)，增强扫描肿块内斑片状强化，并有渐进性强化表现。

## 4.6 鼻咽恶性肿瘤

鼻咽部是位于鼻腔后方的狭窄腔道，它的斜顶部和后壁是由蝶骨枕骨体基底部及第1颈椎构成。前部通过后鼻孔与鼻腔相通。咽鼓管的开口位于鼻咽部双侧，上方被逗号样的隆起即圆枕所遮挡。圆枕后上方是咽隐窝。鼻咽部向下逐渐变细，与来自软腭水平的口咽部连接。鼻咽部是咽

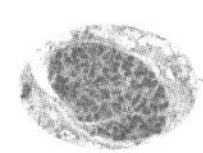



淋巴环的一部分，组织学上，鼻咽部表面被覆纤毛柱状上皮，也常见一定数量的鳞状上皮。黏膜返折形成隐窝，其下方为间质，间质内富含淋巴组织。

鼻咽部的肿瘤可发生于鼻咽部的上皮、淋巴组织、间质和神经组织，偶尔也发生于胚胎的残余结构。鼻咽部邻近的解剖部位发生肿瘤时，其表现也与鼻咽部原发病变类似，例如发生于斜坡的脊索瘤(chordoma)。头颈部恶性肿瘤约5%发生于鼻咽部，其中90%以上为癌。成人最常见的鼻咽恶性肿瘤是鳞状细胞癌。淋巴瘤和横纹肌肉瘤更常见于儿童和青少年。

### 4.6.1 鼻咽癌

(1) 概述

鼻咽癌(NPC)是起源于鼻咽黏膜、以黏膜下侵犯为特点的鼻咽部恶性肿瘤，发病率存在地理因素。中国南方地区发病率高，广东、广西、湖南、香港及台湾等地为高发区，从南到北发病率逐渐减低。黄种人好发，白种人少见。病因尚不明确，与EB病毒感染、遗传因素及环境因素密切相关。

(2) 病理

1) 大体病理：肿瘤可形成单个结节、乳头状或菜花状肿物，部分肿块可形成溃疡，其大小不一，边缘隆起或呈结节状，底部凹凸不平，溃疡面为一层坏死物或渗出物所覆盖，根据肿瘤的不同形态可分为几种。①结节型，占41.4%；②菜花型，占17.5%；③浸润型，占12.7%；④溃疡型，占2%；⑤黏膜下型，占15.1%，可以轻度隆起或黏膜完好，或癌组织向黏膜下浸润生长；⑥未分类型。

2) 镜下病理：NPC的生长方式分为2种。一种为勒戈(Regaudx)型，即上皮性肿瘤细胞被淋巴细胞和纤维细胞组织清楚分割成巢或片状；另一种为施明克(Schmincke)型，即上皮性肿瘤细胞弥散在炎症细胞之间，类似大细胞性淋巴瘤。

组织学上分为以下几种：

A. 角化性鳞状细胞癌：仅占极少数，鳞状分化显著，癌细胞呈明显的巢状排列，层次分明，有类似基底细胞、基底上细胞、棘细胞、角化细胞的分层结构。典型的棘细胞体积大，胞质丰富，细胞界限清楚，可见细胞间桥。可进一步分为高分化(最常见)、中分化和低分化的癌。此型对放射治疗无反应，预后差。

B. 非角化性鳞状细胞癌：最常见，肿瘤呈片状、岛状或无黏着性的片状或梁状，可伴有少量鳞化或凝固性坏死。癌巢和不同数量的淋巴细胞、浆细胞混合在一起，还有嗜酸性粒细胞、上皮样细胞及多核巨细胞浸润，结缔组织间质不明显。免疫组织化学染色显示几乎100%的非角化性癌的癌细胞均有EB病毒的潜伏感染。此型进一步分为分化型和未分化型。

C. 基底样鳞状细胞癌：该型源于鼻咽部表面、下陷上皮或复层扁平上皮基底等。该肿瘤与发生在其他部分的此类肿瘤病理表现完全相同，但临床侵袭性更低。肿瘤呈彩带样生长，具有鳞状细胞分化特点，肿瘤细胞排列紧密，核大异形明显，核仁清晰可见。

D. 乳头状腺癌：肿瘤起源于鼻咽表面上皮，肿瘤细胞由微小的树状分支的乳头状小叶和密集的腺体构成。肿瘤组织的柱状或假复层上皮细胞含有圆形或卵圆形的细胞核和小的核仁。核分裂象少见，局部可见坏死灶。此型为以外生性生长为特征的低级别腺癌。肿瘤生长缓慢，恶性程度低，没有潜在转移性。

(3) 临床表现

NPC在全球大部分地区少见(发病率<1/10万，或占整个恶性肿瘤的0.6%)。高危人群中的NPC，30岁后开始发病，40～60岁为发病高峰。男女发病年龄相近，但男性发病率为女性的2～3倍。NPC好发于鼻咽部侧壁，特别是咽隐窝，其次是后上侧壁。患者早期无明显症状，随着肿瘤的生长，浸润破坏鼻咽组织、侵犯及破坏颅底，患者依次出现头痛、鼻塞、鼻出血、涕血，或压迫阻塞咽鼓管咽口，造成中耳病变症状，如耳鸣、听力减退、耳堵等。晚期常因脑神经被压迫或侵犯而出现视物模糊(视神经)、面部麻木(三叉神经)、复视(展神经)、吞咽困难(舌咽和迷走神经)、舌偏(舌下神经)、眼睑下垂(动眼神经)、眼球固定(动眼、滑车及展神经)、听力下降(听神经)、声音嘶哑(迷走神经)、软腭瘫痪(舌咽神经)

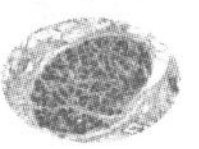

等。50%的患者以转移为首发症状，最常见转移至同侧咽后及上颈部Ⅱ区淋巴结，因此无痛性颈部淋巴结肿大是常见的临床特征。

（4）MRI表现

NPC早期局限于黏膜间隙，MRI表现为双侧鼻咽腔不对称，局部黏膜增厚，一侧咽隐窝变浅或消失，腭帆提肌及腭帆张肌肿胀，周围脂肪间隙消失（图4-13A）。随着肿块的生长，表现为突出的鼻咽腔肿块，$T_1$WI呈等、低信号，$T_2$WI呈较高信号，增强后轻中度强化，肿块可向周围直接蔓延生长，侵犯邻近结构。①向前蔓延：可至鼻腔，侵蚀筛板，通过筛板到达颅前窝（图4-13B）；也可侵犯翼腭窝到达眼眶（翼腭窝内的三叉神经上颌支可受累）（图4-14A）；又可自鼻腔向下生长，破坏硬腭及软腭。②向上蔓延：到达颅底，侵犯蝶骨体及枕骨底（图4-14B、C），晚期侵入蝶鞍，浸润垂体，又常通过破裂孔，侵犯到海绵窦附近的硬脑膜下，易损害第Ⅱ～Ⅳ对脑神经；亦可沿颈静脉孔侵入颅腔内。③向下蔓延：沿咽侧壁到达口咽，包括软腭、腭扁桃体和舌根（图4-15A）；在一部分患者中肿瘤可进一步向下侵犯梨状隐窝、会厌及喉腔上部。④向两侧蔓延：向内侧扩展可侵犯咽鼓管至中耳，向外侧可累及第Ⅳ～Ⅺ对脑神经及出舌下神经管的第Ⅻ对脑神经（图4-15B）。⑤向后蔓延：穿过鼻咽后壁，侵犯上颈段椎体，并可偶侵入颈段脊髓。弥散成像可以帮助鉴别NPC与鼻咽淋巴瘤，据文献报道，NPC的平均ADC值为$0.716\times10^{-3}\ mm^2/s$。

鼻咽部有丰富的淋巴管，故肿瘤早期即可发生淋巴结转移。95%的肿大淋巴结位于咽后淋巴结及上颈部颈血管鞘外侧Ⅱ区（图4-16A、B），其发展是从颈上至颈下，先后累及咽后淋巴结、颈深上淋巴结、中间颈静脉旁淋巴结与颈上淋巴结。颈部淋巴结转移常为同侧，双侧次之，对侧极少。有无颈部淋巴结转移是NPC预后好坏的重要依据。后期亦可转移至腋窝、纵隔及腹膜后淋巴结。

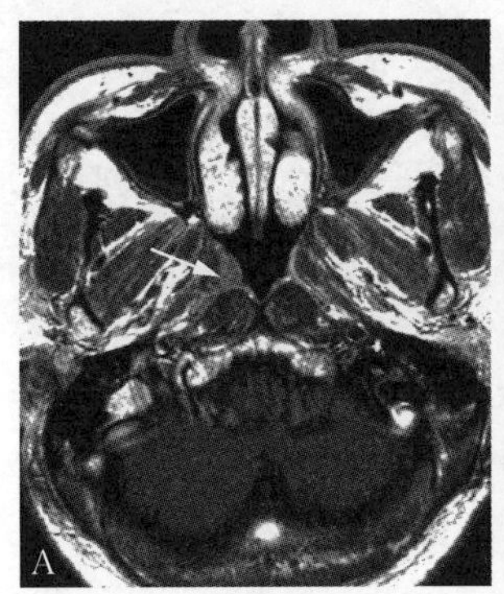

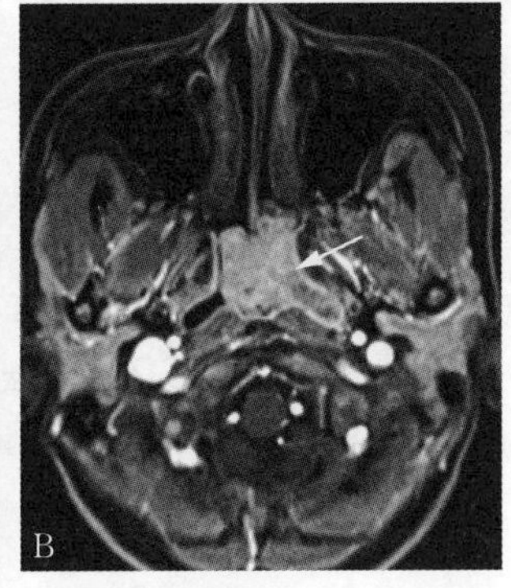

图4-13 早期及进展期鼻咽癌

注：A. $T_2$WI平扫显示鼻咽右侧壁不对称性增厚（箭头）；B. $T_1$WI增强扫描鼻咽部软组织占位、明显强化，向前达后鼻孔（箭头）。

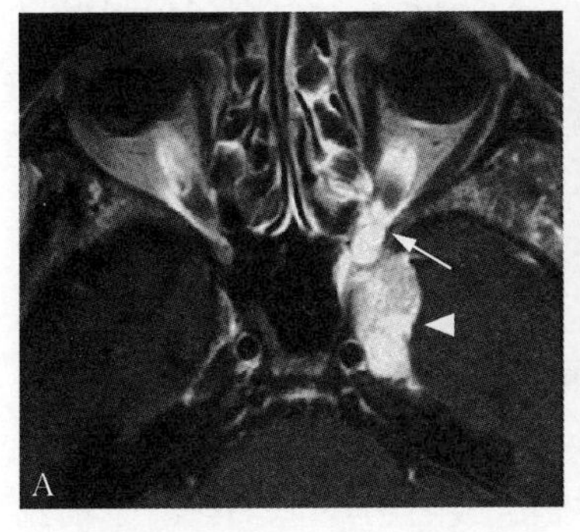

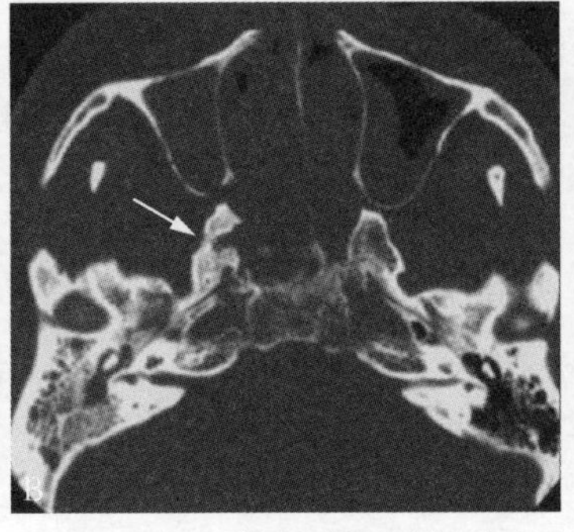

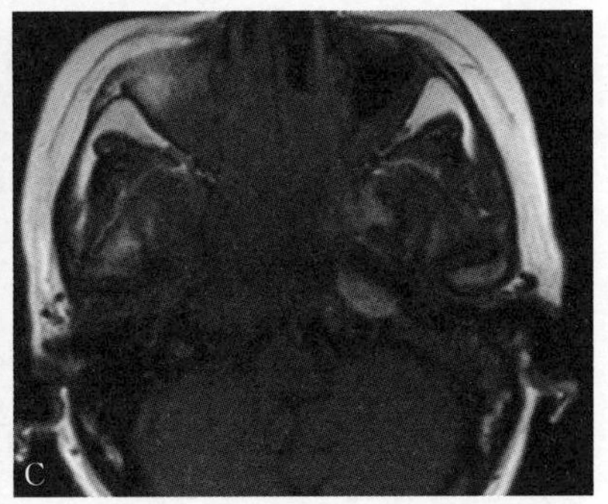

图4-14 鼻咽癌累及颅底表现

注：A. MRI $T_1$WI平扫示病灶累及左侧海绵窦（三角），通过左侧翼腭窝累及左侧眼眶；B. CT骨窗显示颅底骨质破坏；C. MRI $T_1$WI显示颅底信号异常，正常骨质的高信号被肿瘤组织的等、低混杂信号所替代。

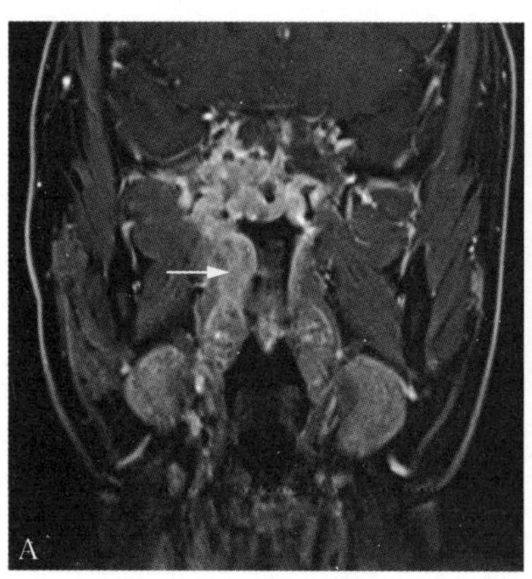


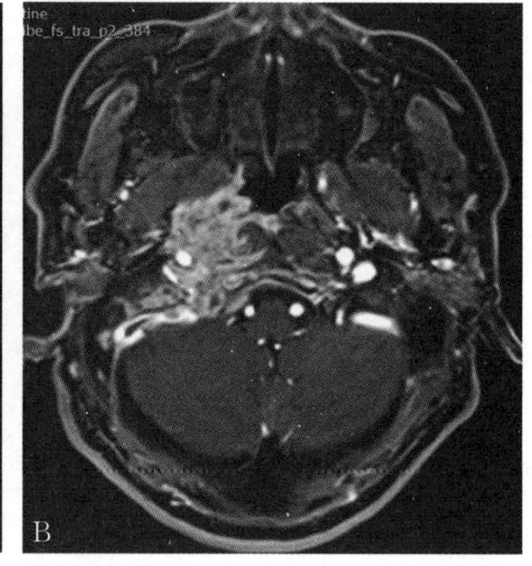


**图 4-15　鼻咽癌局部侵犯**

注：A. 冠状面 $T_1$WI 增强 MRI 显示鼻咽癌向下累及右侧口咽侧壁(箭头)；B. 横断面 $T_1$WI 增强 MRI 示鼻咽癌累及右侧咽后间隙，向后侵犯右侧颈动脉管及右侧舌下神经管(箭头)。

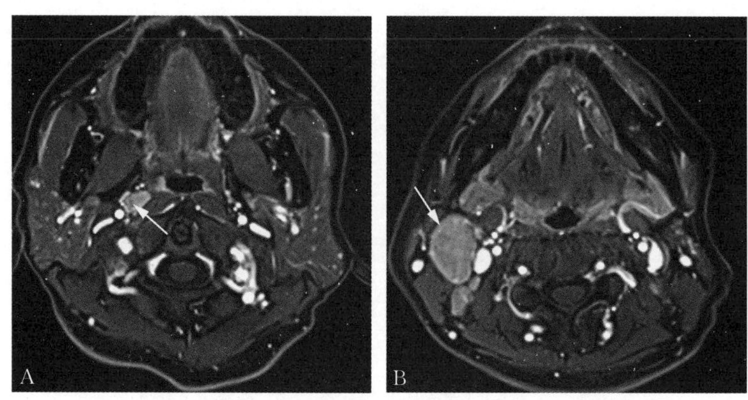


**图 4-16　鼻咽癌淋巴结转移**

注：横断面 $T_1$WI 增强 MRI 示右侧咽后(A)及右侧上颈部Ⅱ区(B)淋巴结转移(箭头)。

(5) 诊断要点

咽后壁软组织增厚或一侧咽隐窝变浅消失；咽鼓管圆枕肿大；鼻咽部软组织肿块形成；腭帆提肌及腭帆张肌肿胀，周围脂肪间隙消失；颈部淋巴结肿大；颅底骨质破坏。

第 8 版 UICC/AJCC 指南对鼻咽癌的 TNM 分期进行了修订，具体如下。

1) T 分期：

$T_X$：原发肿瘤无法评估。

$T_0$：未发现肿瘤，但有 EB 病毒阳性且有颈转移淋巴结。

$T_1$：肿瘤局限于鼻咽或侵犯口咽和/或鼻腔，无咽旁间隙受累。

$T_2$：肿瘤侵犯咽旁间隙和/或邻近软组织受累(翼内肌、翼外肌、椎前肌)。

$T_3$：肿瘤侵犯颅底骨质结构、颈椎、翼状结构和/或鼻旁窦。

$T_4$：肿瘤侵犯至颅内，有脑神经、下咽、眼眶、腮腺受累和/或有超过翼外肌的外侧缘的广泛软组织侵犯。

2) N 分期：

$N_X$：无法评估区域淋巴结。

$N_0$：无区域淋巴结转移。

$N_1$：单侧颈部和/或咽后淋巴结转移(不论侧数)最大直径≤6 cm，且位于环状软骨下缘以上区域。

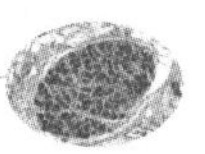

$N_2$:双侧颈淋巴结转移最大直径≤6 cm,位于且环状软骨下缘以上区域。

$N_3$:颈淋巴结转移(不论侧数)最大直径>6 cm 和/或位于环状软骨下缘以下区域。

3) M 分期:

$M_X$:是否有远处转移难以确定。

$M_0$:无远处转移。

$M_1$:有远处转移。

4) 临床分期:

0 期:$TisN_0M_0$。

Ⅰ期:$T_1N_0M_0$。

Ⅱ期:$T_{0-1}N_1M_0$,$T_2N_{0-1}M_0$。

Ⅲ期:$T_{0-2}N_2M_0$,$T_3N_{0-2}M_0$。

$Ⅳ_A$ 期:$T_{0-3}N_3M_0$,$T_4N_{0-3}M_0$。

$Ⅳ_B$ 期:任何 T、N 和 $M_1$。

需要注意的是,在第 8 版 UICC/AJCC 分期中:脑神经受累定义为影像学(MRI)和临床检查同时有脑神经受侵和麻痹;N 分期中颈部淋巴结最大径定义为影像学(MRI 或 CT)上横断面、矢状面或冠状面任一断面上所测量最大径;融合淋巴结测量:融合后的整个淋巴结中心所在层面上的最大径;对于下颈淋巴结分区可参照放射治疗肿瘤学组(RTOG)颈淋巴结分区标准,如出现颈淋巴结跨区转移,则以淋巴结下缘跨入的分区作为界定 N 分期的标准。

(6) 鉴别诊断

1) 增殖体肥大:常发生于青少年,增殖体弥漫增大,MRI 信号均匀,囊变坏死少见,增强后强化明显,不伴有淋巴结转移。

2) 鼻咽部非霍奇金淋巴瘤:全身淋巴瘤的局部改变,黏膜下肿块明显,广泛累及黏膜下组织,呈平铺性生长,常伴有双侧淋巴结肿大。

### 4.6.2 鼻咽唾液腺型癌

(1) 概述

鼻咽顶后壁和侧壁中有分散的小唾液腺,可分为两群,一群位于上皮下的黏膜表层,另一群则位于黏膜较深处,邻近筋膜。原发于鼻咽的唾液腺型癌(salivary gland-type carcinoma)临床罕见,仅占鼻咽部所有恶性肿瘤的 0.48%,占约所有唾液腺型癌的 2%。常见的病理亚型为腺样囊性癌(ACC),约占总数的 65%;其次为黏液表皮样癌和非特异性腺癌,各约占 15%。

(2) 病理

详见 2.7.2“腺样囊性癌”小节。

(3) 临床表现

鼻咽部唾液腺型癌发病率很低,男性发病率是女性的 3 倍,发病年龄 15~70 岁,中位年龄 50 岁。肿瘤往往于晚期被发现,常侵犯颅底,向颅内扩散并累及脑神经,颈部隐性淋巴结转移率高达 47%。ACC 呈典型的隐性发病,临床症状中有中耳渗液、鼻出血、复视以及脑神经麻痹引起的症状。

(4) MRI 表现

与唾液腺原发的恶性肿瘤表现相似。筛孔型 ACC 特征表现为病灶内部出现大小不等的囊变区域,$T_2WI$ 表现混杂高信号,呈筛孔状改变,增强呈不均匀强化。此外,ACC 具有嗜神经生长的生物学特点,可沿颅底孔道侵犯脑神经,MRI 表现为神经周围正常脂肪间隙消失、神经增粗及异常强化(图 4-17)。黏液表皮样癌根据不同的分化程度,影像学表现各异,随着恶性程度的增加,肿瘤内部坏死、囊变增多,边缘更趋于浸润性生长,增强后强化程度不一。其他罕见的鼻咽唾液腺型癌包括肌上皮癌(myoepithelial carcinoma)、腺泡细胞癌(acinic cell carcinoma)和恶性多形性腺瘤等,缺乏特征性临床表现。

(5) 诊断要点

与 EB 病毒感染无明显相关性。鼻咽部不规则肿块,边界不清晰,强化程度不一,$T_2WI$ 上筛孔状改变对鼻咽部 ACC 的诊断具有一定的价值,MRI 脑神经侵犯提示预后不良。

(6) 鉴别诊断

1) 鼻咽癌:与 EB 病毒感染相关,发于鼻咽顶后壁、咽隐窝,易单侧生长,多为纵向浸润生长,50%的患者伴有无痛性颈部淋巴结肿大,肿块及颈部转移淋巴结常出现坏死,肿块较小时囊变少见。

2) 鼻咽部非霍奇金淋巴瘤:全身淋巴瘤的局部改变,黏膜下肿块明显,广泛累及黏膜下组织,呈平铺性生长,常伴有双侧淋巴结肿大。

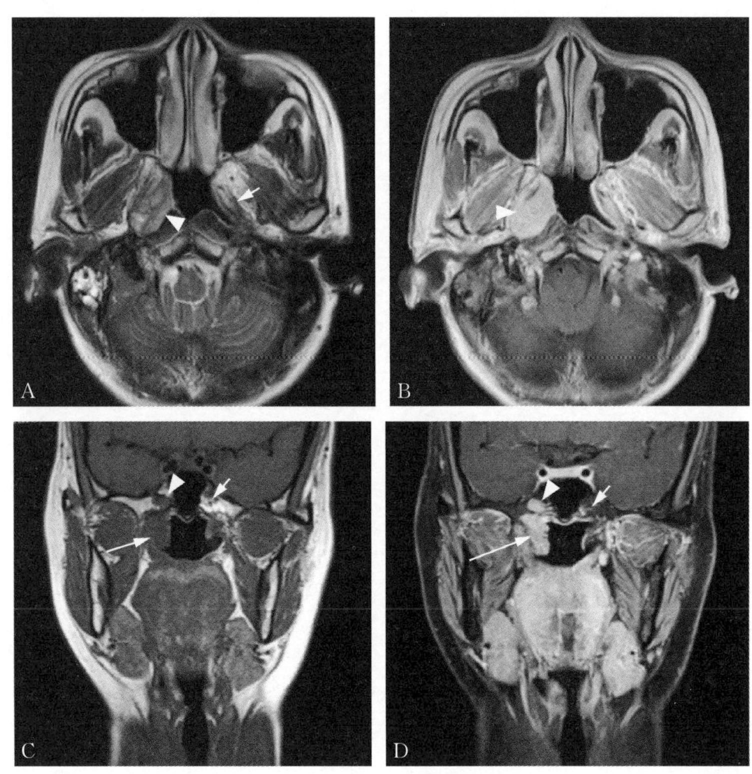


图 4－17　鼻咽腺样囊性癌

注：横断面 $T_2$WI 平扫示肿瘤呈稍高信号，右侧腭帆张提肌受侵（箭头），左侧腭帆张提肌正常（短箭）（A）；横断面 $T_1$WI 增强示肿瘤明显强化（箭头）（B），冠状面 $T_1$WI 平扫（C）及压脂增强（D）显示病灶（长箭）侵犯右侧翼管及翼管神经（箭头），左侧翼管神经正常（短箭）。

## 4.6.3　淋巴瘤

（1）概述

鼻咽部淋巴瘤（nasopharynx lymphoma，NPL）少见，发病率仅占结外淋巴瘤的 3%～8%。发生于淋巴结外的淋巴瘤中，欧美人种以胃肠道多见，而亚洲人种以咽淋巴环淋巴瘤多见，大部分为非霍奇金淋巴瘤（NHL）。咽淋巴环淋巴瘤约占头颈部淋巴瘤的 24%，以腭扁桃体最常见，鼻咽部次之。约 41%的咽淋巴环淋巴瘤累及鼻咽。

（2）病理

在西方几乎所有的鼻咽部的 NHL 为 B 细胞来源［大部分是弥漫性大 B 细胞淋巴瘤（DLBCL）］，亚洲人群 B 细胞淋巴瘤占 50%～60%，其次为结外 NK/T 细胞淋巴瘤。

1）DLBCL：由弥漫生长的大 B 细胞组成，瘤细胞核的大小大于正常巨噬细胞，或为正常小淋巴细胞的 2 倍以上。正常的淋巴结结构或结外组织被弥漫性的肿瘤组织取代，浸润组织内见宽或窄的纤维条带，大多数病例可确定为某种变异型（包括中心母细胞型、免疫母细胞型和间变性大细胞淋巴瘤），其中中心母细胞型最为常见。免疫组织化学染色表达多种 B 细胞抗原，如 CD19、CD20、CD22、CD79a、PAX－5。30%～50%的病例 Bcl－2（＋），也可表达 CD10（25%～50%），Ki67＞40%，有的甚至＞90%。

2）结外 NK/T 细胞淋巴瘤：瘤细胞呈弥散性浸润，常见血管中心浸润和血管破坏现象。凝固性坏死和凋亡小体常见，多数病例为中等细胞或大小混合细胞，胞核可不规则，染色质呈颗粒状，细胞核大且呈泡状，核仁不明显或有小核仁，胞质中等，核分裂象多见。免疫组织化学染色最典型的表型是 CD2 和 CD56（＋），表面 CD3（－），胞质 CD3ε（＋）。

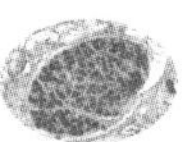

（3）临床表现

DLBCL和结外NK/T细胞淋巴瘤发病年龄跨度较大，前者好发于60岁以上的人群，而后者发病人群多小于60岁。其他少见类型的淋巴瘤发病高峰年龄各有不同，其中T淋巴母细胞淋巴瘤好发于青少年或青年人，伯基特（Burkitt）淋巴瘤主要发生于儿童，黏膜相关边缘区B细胞淋巴瘤、浆细胞淋巴瘤、套细胞淋巴瘤发病年龄相似，均以老年人为主，男性好发。患者临床症状出现较晚，并由于肿瘤有向气道生长的特点，常表现为气道梗阻，此外还表现为颈部无痛性肿块、发热、听力下降及咽扁桃体肿大等。由于肿瘤较少出现出血坏死，故鼻出血少见，这一点与鼻咽癌常以鼻出血为首发症状不同。

（4）MRI表现

鼻咽部淋巴瘤病变范围常较广，呈“平铺式”生长，倾向于沿浅表组织广泛浸润，而非纵深浸润，因此早期不易形成肿块，临床症状出现较晚；肿瘤呈对称性生长，累及鼻咽多个壁（图4-18）。病灶在$T_1WI$呈等或较低信号，$T_2WI$呈较高信号，大部分病灶信号及强化较均匀。鼻咽淋巴瘤以向气道生长较明显，易向下浸润咽淋巴环其他部位，也可向侧方生长累及咽旁间隙，但较少侵犯邻近颅底肌肉、骨质。由于腭/舌扁桃体与鼻咽部淋巴组织同属咽淋巴环，部分患者可合并腭/舌扁桃体肿大，信号及强化均匀，无明显坏死，可能与鼻咽与腭/舌扁桃体同时发生淋巴瘤或相互引流有关。鼻咽淋巴瘤常出现颈部淋巴结浸润，多表现为颈部淋巴结弥漫、双侧对称性肿大，肿大淋巴结信号及强化均匀，坏死少见。

（5）诊断要点

鼻咽弥漫生长肿块，累及鼻咽多个壁，合并双侧颈部淋巴结肿大，肿块及淋巴结坏死少见，MRI信号及强化均匀。相对于鼻咽癌，鼻咽淋巴瘤在弥散图像上信号更高，ADC值更低，平均ADC值为$0.577\times10^{-3}\ mm^2/s$。

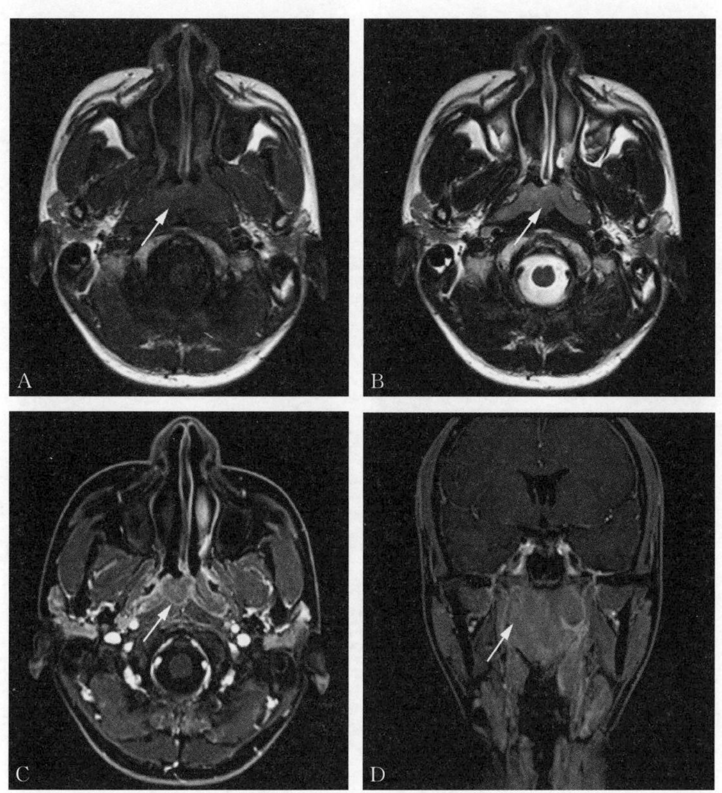


**图4-18 鼻咽淋巴瘤**

注：MRI平扫$T_1WI$(A)、$T_2WI$(B)示鼻咽黏膜弥漫增厚，侵犯鼻咽多个壁，（箭头）信号均匀，与周围组织边界清楚，头长肌未见侵犯，$T_1WI$(C、D)增强后强化均匀，无明显坏死区域。

（6）鉴别诊断

1）鼻咽癌：发于鼻咽顶后壁、咽隐窝，易单侧生长，多为纵向浸润生长，肿块及颈部转移淋巴结常出现坏死，易侵犯邻近组织及颅底骨质。

2）鼻咽部横纹肌肉瘤：好发于青少年，为鼻咽部局限性肿块，肿块本身与局限性生长的淋巴瘤难以鉴别，但鼻咽淋巴瘤合并的颈部淋巴结肿大常为双侧性，较弥漫，而横纹肌肉瘤早期即可出现远处转移，合并颈部淋巴结转移发生较淋巴瘤晚，常为同侧单个引流淋巴结肿大，可出现坏死，信号及强化不均匀。

### 4.6.4 横纹肌肉瘤

（1）概述

横纹肌肉瘤(RMS)是15岁以下儿童常见的软组织肉瘤，占儿童及青少年恶性肿瘤的4%～8%，来源于间叶组织细胞。头颈部为RMS最常见部位，约占全部肿瘤的40%。在头颈区主要来源于鼻腔、鼻旁窦及眼眶内肌群，发生于鼻咽部者少见。肿瘤开始时发生于鼻咽侧壁，以后可迅速扩展至鼻腔、鼻旁窦、颅底和眼眶，常见转移部位为颈淋巴结、肺及骨骼。治疗采用手术、化疗和放疗的综合疗法，复发率高且预后差。

（2）病理

1）大体病理：肿瘤体积较大，常有出血，表现为褐白色和鱼肉样外观，并伴有不同程度的坏死，肿瘤与邻近结构分界不清。

2）镜下病理：RMS主要包括4个病理亚型。①胚胎型RMS，典型结构是在疏松黏液间质中分布小圆形或梭形未分化细胞，掺杂少量圆形、带状或蝌蚪状横纹肌母细胞，部分胞质内见横纹结构。②腺泡型RMS，主要由圆形、大的未分化梭形细胞组成，掺杂部分嗜酸性横纹肌母细胞和多核巨细胞，沿纤维结缔组织和血管排列呈腺泡状结构。③硬化型RMS，原始瘤细胞排列多样，可呈束状、梁状、索状和实性小巢状排列，还可呈小腺泡状、腺管状或假血管腔样生长，部分还可有梭形细胞成分。④梭形细胞RMS，由未分化圆形至梭形细胞及胞质明显嗜酸性的梭形、蝌蚪形和球拍样多边形细胞混合构成。

2013年WHO分类将梭形细胞RMS与硬化型RMS合并为梭形/硬化型RMS，但两者免疫表型仍有不同：①梭形细胞RMS与胚胎型RMS相同，表达结蛋白(desmin)、成肌蛋白(myogenin)、平滑肌肌动蛋白(SMA)和肌特异性蛋白(MSA)；②硬化型RMS呈Myol弥漫阳性，结蛋白和成肌蛋白常为灶性阳性。多形性型RMS由未分化圆形至梭形细胞及胞质明显嗜酸性的多形性细胞混合构成，横纹肌罕见，存在体积较大的横纹肌母细胞，并且免疫组化至少1项骨骼肌特异性标志物阳性才能诊断。

（3）临床表现

不同的组织类型与发病年龄相关。胚胎型RMS最常见，多见于4岁以下的婴幼儿和儿童；腺泡型RMS以10～20岁青少年多见；多形性型RMS见于中老年人。男性发病率略高于女性。主要症状为鼻塞、流脓血涕，侵犯鼻旁窦或颅底时出现头痛，侵犯眼眶时可出现眼球突出、流泪、视力障碍等。肿瘤扩展迅速，易发生血行转移至肺、骨骼及脑内。淋巴转移率发生较其他肉瘤更高。

（4）MRI表现

与邻近肌肉相比，RMS在MRI $T_1WI$上呈等或稍低信号，$T_2WI$呈等或稍高信号，边界不清，形态不规则，可见出血、坏死及囊变，钙化罕见，增强扫描呈不均匀强化，无强化区为黏液基质或坏死区，由于肿瘤血供丰富，可有中等到明显的持续强化。肿瘤可以侵犯周围骨质，以溶骨性破坏为主，MRI上表现为正常的骨皮质低信号消失、中断，或是在$T_2WI$上看到高信号的肿瘤穿透骨板到达骨的另一边。肿瘤可通过侵犯颅底骨质结构或经颅底缝隙生长入颅内，颅内侵犯表现为脑膜结节状增厚、强化，脑实质受侵及脑脊液播散少见。病变恶性程度高，侵犯范围广，常累及同侧颞下窝、翼腭窝及咽旁组织，可不同程度侵犯鼻腔、上颌窦、筛窦(图4-19)。CT上病灶为软组织密度，且能够更加直接地显示邻近骨质破坏。弥散成像可帮助明确判断是否为恶性，文献报道其平均ADC值为$0.925\times10^{-3}\ mm^2/s$。

（5）诊断要点

青少年多见，病变累及范围广，MRI信号不均匀，伴有囊变及坏死，易侵犯颅内及颅底骨质。

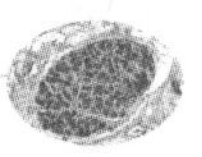

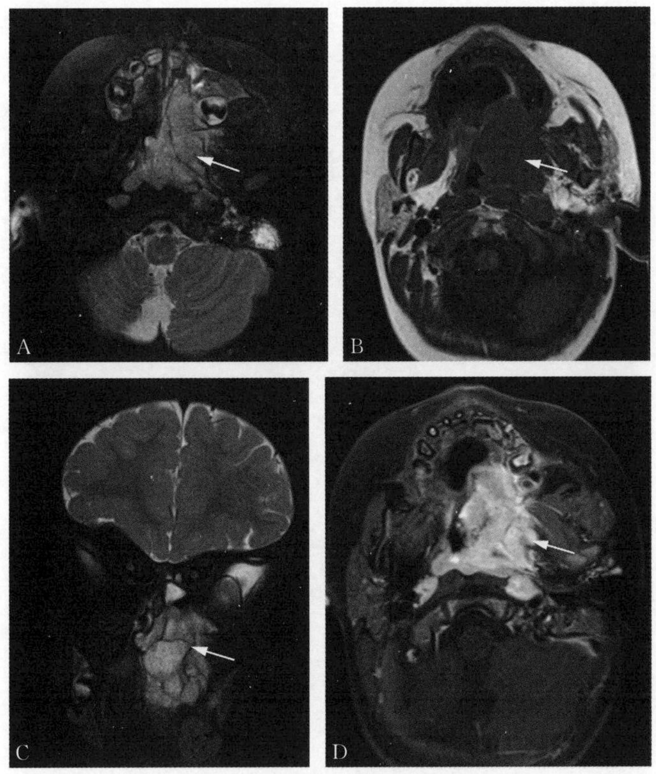



图 4-19 鼻咽部横纹肌肉瘤

注：鼻咽部不规则软组织肿块，边界不清，累及邻近鼻旁窦及肌肉（箭头），$T_2$WI 压脂呈高信号（A、C），$T_1$WI 呈低信号（B），信号不均匀，增强后呈明显不均匀强化（D）。

引自：武晨江，蒋敏波．病例精读：儿童鼻咽部-横纹肌肉瘤[EB/OL]．[2021-09-28]．https://mp.weixin.qq.com/s/j9lkv9iFhqs40RU7TFSL2A.

（6）鉴别诊断

1）鼻咽血管纤维瘤：良性肿瘤，10～25 岁的男性多见，常有反复鼻出血史，MRI 图像上病灶内部可见血管流空信号，增强后强化明显，颅底骨质破坏少见，且多为骨质压迫吸收改变。

2）鼻咽癌：儿童少见，发生于鼻咽顶后壁、咽隐窝，肿块及颈部转移淋巴结常出现坏死，易侵犯邻近组织及颅底骨质。

### 4.6.5 脊索瘤

（1）概述

脊索瘤是起源于原始脊索残余组织的罕见低度恶性肿瘤，根据 2013 年第 4 版《WHO 分类：骨与软组织肿瘤分类》，其为单独一类肿瘤，即脊索组织肿瘤。脊索瘤发病率为 0.51/100 万～8/100 万，患病率不足 1/10 万；约占原发性颅内肿瘤的 1%，占原发性骨肿瘤的 3%～4%。颅内脊索瘤约占全部脊索瘤的 1/3，主要好发于斜坡-蝶鞍区域，可累及鼻咽部。

（2）病理

1）大体病理：肿瘤呈不规则结节状或分叶状，早期边界尚清，晚期界限不清。切面可见肿瘤由纤维组织分隔成小叶状，可见灰白色半透明胶冻状或黏液状物质。瘤内含有出血、钙化及骨组织。含黏液较多者质软，含钙化多者质硬。

2）镜下病理：既往脊索瘤主要分为 3 种类型，即经典型、软骨型和去分化型。经典型最常见，占总数的 80%～85%，小于 20 岁者少见，瘤内无软骨或间充质成分，光镜下组织被纤维结构分割成大小不等、境界清楚的团块，团块中央区瘤细胞体积明显增大，胞质内有大小不等空泡称为液滴细胞，片状或条索状、星形液滴细胞组成典型的脊索瘤构象。软骨型占 5%～15%，发病年龄较轻，其镜下特征除上述经典型所见外，尚含有多少不等的透明软骨区甚或钙化。去分化型约占10%，含经典型或软骨型成分和恶性间充质成分，镜下表现为肿瘤细胞增殖活跃，黏液含量显著减少并见到核分裂象，肿瘤侵袭性强，少数可经血流转移和蛛网膜下腔种植性播散，本型可继发于经典型放疗后或恶变。2013 年，肉瘤样脊索瘤被列为第 4 种亚型，主要表现为瘤组织内存在肉瘤样成分，并且肉瘤样成分细胞角蛋白阳性。

（3）临床表现

任何年龄均可发病，40～50 岁为发病高峰；男性多于女性，男女发病比例为 2∶1。肿瘤易向前生长侵犯鼻咽部，引起鼻塞、面部麻木及进行性脑神经麻痹等症状，尤其是第Ⅴ～Ⅶ对脑神经最常受累。亦可局部扩张侵犯硬脑膜，并穿过硬脑膜侵犯颅中、后窝压迫邻近脑组织，尤其是脑干下部和小脑，出现头痛、呕吐、呼吸困难等症状。

（4）MRI 表现

MRI 能准确显示肿瘤的部位、范围及对周围结构的侵犯情况，同时能够清晰显示肿瘤与脑干、垂体、视束、海绵窦及窦内血管与神经的关系，这对于确定手术方式及手术入路有重要意义。平扫 $T_1$WI 呈等或略低信号，其内可见斑点状、片状高信号，为陈旧性出血或含高蛋白质的黏液；$T_2$WI 多呈显著高信号，反映了肿瘤组织主要由长 $T_2$ 弛豫时间的黏液间质和分泌黏液的液滴状瘤细胞构成，其内可见散在低信号，与肿瘤内钙化、纤维间隔及残余碎骨片有关。矢状面成像对显示斜坡区脊索瘤最理想，典型特征为 $T_1$WI 上斜坡髓质高信号消失，代之为不均匀软组织肿块影。增强后扫描一般呈中等到显著不均匀“蜂房样”“颗粒样”强化（图 4－20），脊索瘤血供不丰富，呈缓慢持续强化，强化曲线呈缓慢上升期-平台期-消退期，这与肿瘤细胞或黏蛋白吸附积聚 Gd－DTPA 有关。MRI 脂肪抑制序列可以帮助区分强化的肿瘤组织与邻近骨髓质高信号，同时能够更好地显示斜坡内较小的脊索瘤。CT 多表现为斜坡、蝶鞍区及颅中窝不规则状混杂密度影，邻近骨质

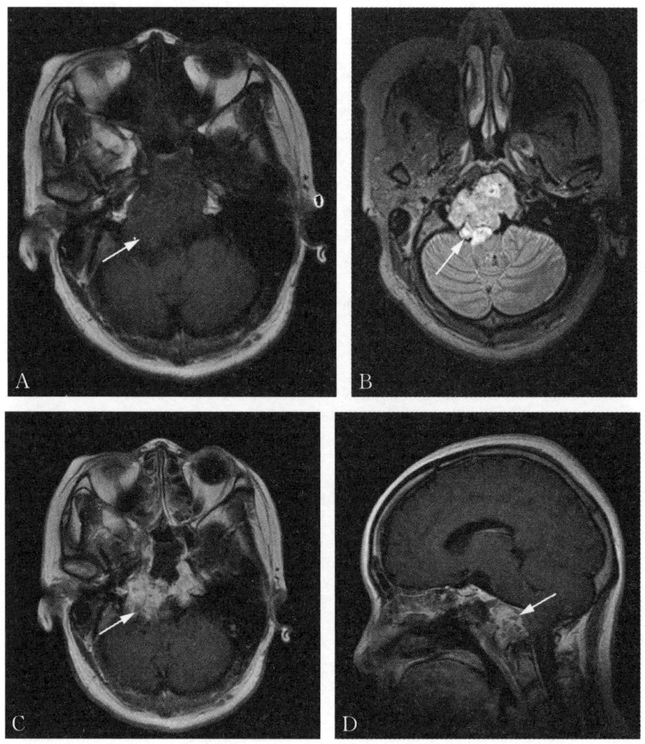

**图 4－20 斜坡脊索瘤**

注：斜坡区混杂信号影，斜坡骨质信号消失（箭头）。$T_1$WI 见病灶呈低信号（A），$T_2$WI 平扫为明显不均匀高信号，内见斑片样低信号（B），增强扫描呈蜂窝样明显不均匀强化（C、D）。

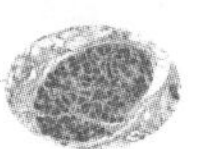

破坏明显。骨质破坏区被软组织肿块代替，肿块与正常骨分界不清，病灶内可见破坏残存的碎骨片及斑片状钙化灶，部分肿瘤向周围解剖间隙呈钻孔样生长。少数骨破坏区边缘可见骨质硬化改变。增强扫描肿瘤呈轻到中度不均匀强化。特征性表现为较大的软组织肿块与骨质破坏不成比例。

（5）诊断要点

斜坡-鞍区软组织肿块，MRI 上 $T_2$WI 显著高信号肿块影伴 $T_1$WI 斜坡髓质高信号消失；CT 可见明显骨质破坏伴瘤内碎骨片及钙化。

（6）鉴别诊断

1）颅底软骨瘤、软骨肉瘤：以偏中线居一侧多见，CT 图像上钙化较脊索瘤更常见，增强后表现为周边及内部分隔强化，但仍有部分脊索瘤与软骨瘤、软骨肉瘤不能通过影像学进行鉴别，最终需要通过病理检查和免疫组化检查加以区别。

2）鼻咽癌：肿块向上侵犯颅底形成软组织肿块和溶骨性破坏时需与脊索瘤鉴别。鼻咽癌好发于鼻咽腔，常见咽隐窝变浅或消失，合并咽后淋巴结肿大，而脊索瘤 $T_2$WI 明显高信号，且鼻咽部黏膜完整、均匀，可与鼻咽癌鉴别。

## 4.7 喉癌和喉咽癌

### 4.7.1 喉癌

（1）概述

喉癌（carcinoma of the larynx）是头颈部常见的恶性肿瘤，是来源于喉黏膜上皮组织的恶性肿瘤。喉癌占全身恶性肿瘤的 1%～5%，在人群中发病率为 1.5/万～3.4/10 万。迄今喉癌确切的病因尚不清楚，可能为多种因素综合作用所致。吸烟和饮酒是目前已知的与喉癌发病机制相关的最重要危险因素。此外，石棉、多环芳烃、纺织粉尘、不健康饮食及胃食管反流等亦可增加喉癌患病风险。

（2）病理

喉癌中 95%～98%为鳞状细胞癌，其他如腺癌、基底细胞癌、小细胞癌和淋巴上皮癌等较少见。

1）大体病理：肉眼观肿瘤为局部黏膜斑块状、息肉样物，灰白色，质硬、脆，或有溃疡形成。喉癌可分为以下类型。①溃疡浸润型，肿瘤组织向深层浸润形成溃疡，边缘多不整齐，界限不清；②菜花型，肿瘤呈菜花状外突性生长，边界清楚；③结节型，肿瘤表面不规则隆起，多有较完整被膜，边界较清；④混合型，兼有溃疡型和菜花型特点，表面凹凸不平，常伴较深溃疡。

2）镜下病理：喉癌大多数为高分化鳞癌，胞质丰富，嗜酸性。癌细胞可见不同程度的角化现象和细胞间桥，癌巢大，癌珠明显。有时肿瘤以梭形细胞为主，癌细胞排列紊乱，不形成癌巢。

（3）临床表现

喉鳞状细胞癌好发于 40～60 岁男性，男女之比为（7～10）：1。喉癌可分为声门癌、声门上癌和声门下癌。声门癌在喉癌中最常见，约占 60%，好发于声带的前、中 1/3 交界处；早期症状表现为发音易倦或声嘶，随着肿瘤的增大，患者可出现严重声嘶、呼吸困难、痰中带血、频繁咳嗽等症状；声门区淋巴管较少，声门癌分化程度高，故较少出现颈部淋巴结转移。声门上癌占喉癌的 30%～40%，大多原发于会厌喉面根部；早期症状不明显，仅有异物感、吞咽不适等。当肿瘤累及杓状软骨、声门旁间隙或喉返神经时可出现声嘶；晚期症状包括呼吸困难、吞咽困难、咳嗽、痰中带血或咯血等。声门上区淋巴管丰富，肿瘤分化程度低，颈部淋巴结转移率高。声门下癌极少见，占 2%～6%。肿瘤位于声带平面以下，环状软骨下缘以上部位；起病隐匿，早期症状不明显，随着肿瘤的增大可出现刺激性咳嗽、声嘶、咯血和呼吸困难等。声门下癌淋巴结转移概率高，预后差。喉癌晚期都会跨声门生长，声门上、声门及声门下区均受累，病灶可占据大部分喉腔。

（4）MRI 表现

1）声门型：声带局部不规则增厚，好发于前中段，CT 平扫呈等密度，增强后呈轻、中度强化（图 4－21A、图 4－22A）。MRI $T_1$WI 呈等信号（图 4－21B、图 4－22B），$T_2$WI 呈较高信号（图 4－21C、图 4－22C），增强后有不同程度强化，表面凹凸不平，边界不清（图 4－21D、图 4－22D）。病变向前可累及前联合，向外可累及喉旁间隙，表现为喉旁间隙脂肪信号消失。

2）声门上型：会厌、会厌披裂皱襞、室带等结构软组织增厚或肿物，CT 平扫呈等密度，增强后呈轻、中度强化（图 4－23A、图 4－24A）。MRI $T_1$WI 呈低至中等信号（图 4－23B、图 4－24B），$T_2$WI 呈中至高等信号（图 4－23、图 4－24C），增强后有不同程度强化（图 4－23D、图 4－24D）。当肿瘤向深部浸润时可累及会厌前间隙、喉旁间隙等，CT 表现为正常脂肪密度被软组织密度取代，MRI $T_1$WI 表现为正常高信号的脂肪被中等信号的肿瘤取代。颈部淋巴结转移在声门上癌中多见，表现为单侧或双侧颈部淋巴结肿大，部分淋巴结可见内部液化坏死及包膜外侵犯。

3）声门下型：较少见，早期表现为声门下局部软组织增厚或肿块影，肿瘤常呈环形浸润性生长，中晚期可见气道狭窄、软骨破坏。MRI 对喉软骨破坏敏感性高于 CT，有助于发现早期软骨受侵。肿瘤累及喉软骨时，骨质局部中断破坏，骨髓腔消失，MRI $T_1$WI 表现为低信号（图 4－25B），$T_2$WI 表现为中、高信号（图 4－25 C）。

4）肿瘤晚期多呈跨声门生长，病变广泛，累及会厌前间隙及喉旁间隙，并可通过环甲膜、环甲间隙，或者破坏喉软骨直接蔓延至喉外，常同时伴有颈部淋巴结转移，在影像学上表现出前述各型喉癌的混合表现。

5）DWI 肿瘤多呈弥散受限，ADC 值偏低，多低于 $1.5\times10^{-3}$ $mm^2/s$。动态增强扫描多呈速升缓降型。

（5）诊断要点

声带、会厌、会厌披裂皱襞、室带、声门下等结构软组织增厚或肿物，MRI $T_1$WI 呈低至中等信号、$T_2$WI 呈中至高等信号，弥散受限，ADC 值偏低，多低于 $1.5\times10^{-3}$ $mm^2/s$，增强后呈不同程度的强化。肿瘤较大时可累及会厌前间隙、喉旁间隙等，病变晚期肿瘤破坏喉软骨，软骨局部中断破坏，在喉外形成浸润性肿块。影像学的价值在于确定肿瘤范围，有无淋巴结转移及肿瘤、转移淋巴结与周围重要组织结构的关系。

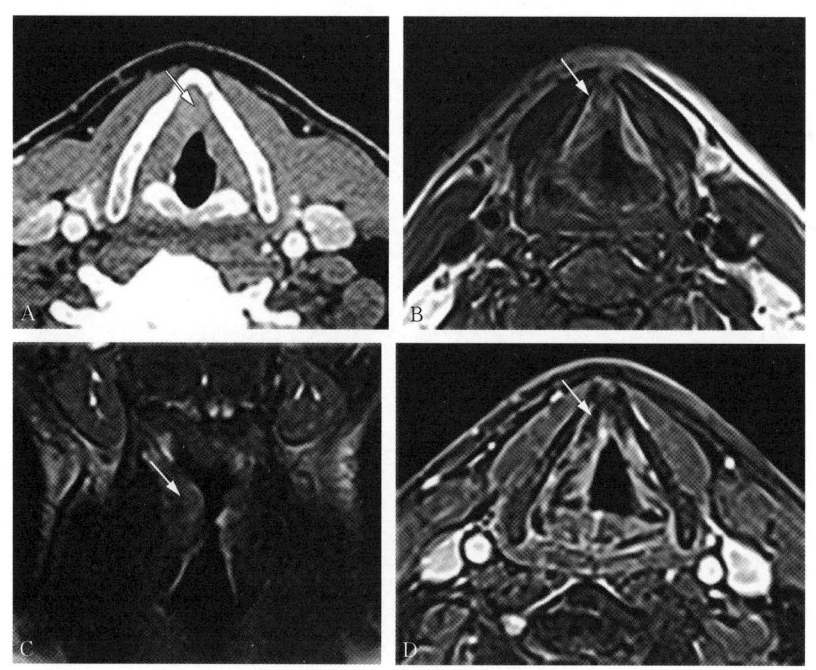


**图 4－21　双侧声带声门型喉癌**

注：患者，男性，56 岁，声音嘶哑 2 个月余。A. 横断面增强 CT 显示双侧声带前中段、前联合软组织增厚病灶，表面欠光，轻度强化（箭头）；B. 肿块在横断面 $T_1$WI 上呈等信号（箭头）；C. 冠状面 $T_2$WI 压脂上呈较高信号（箭头）；D. 横断面压脂增强 $T_1$WI 显示肿块增强后不均匀中度强化（箭头）。

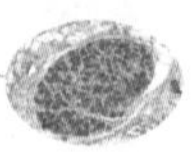

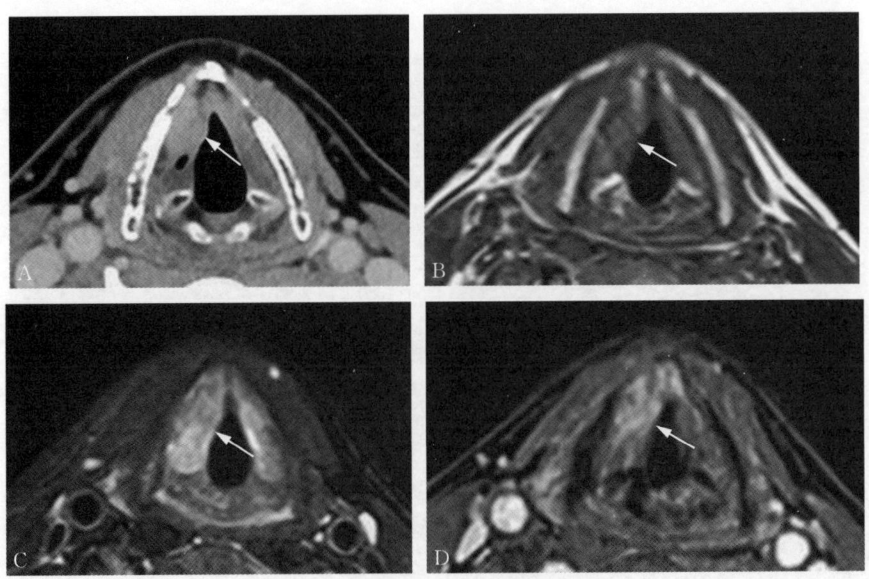

图 4-22 右侧声带声门型喉癌

注：患者，男性，44 岁，声音嘶哑 3 个月余。A. 横断面增强 CT 显示右侧声带前中段软组织增厚（箭头）；B. 肿块横断面 $T_1$WI 呈中等信号（箭头）；C. 横断面 $T_2$WI 压脂呈高信号（箭头）；D. 横断面压脂增强 $T_1$WI 显示肿块增强后明显强化（箭头）。肿块边界不清，涉及右侧喉旁间隙、前联合、左侧声带前段。

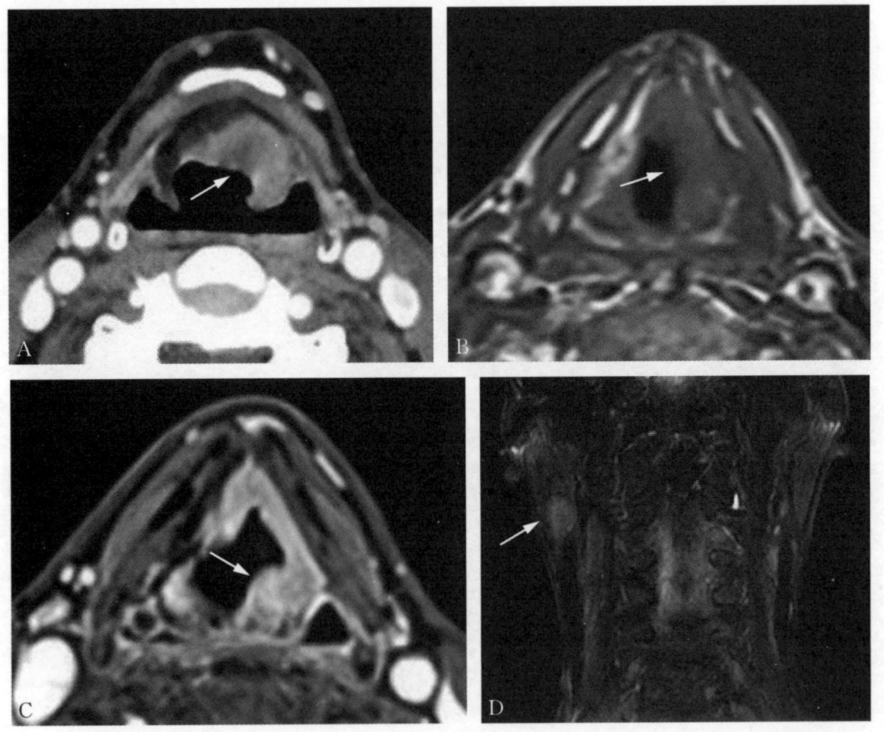

图 4-23 声门上型喉癌

注：患者，男性，70 岁，咽部异物感半年余。A. 横断面增强 CT 显示会厌、左侧会披皱襞及室带弥漫性软组织增生（箭头），肿块向前侵犯会厌前间隙；B. 肿块横断面 $T_1$WI 上呈等信号（箭头），边界不清，向外侵犯左侧喉旁间隙（箭头）；C. 增强后不均匀中等强化（箭头）；D. 冠状面 $T_2$WI 压脂示右侧腮腺下极增大淋巴结（箭头）。

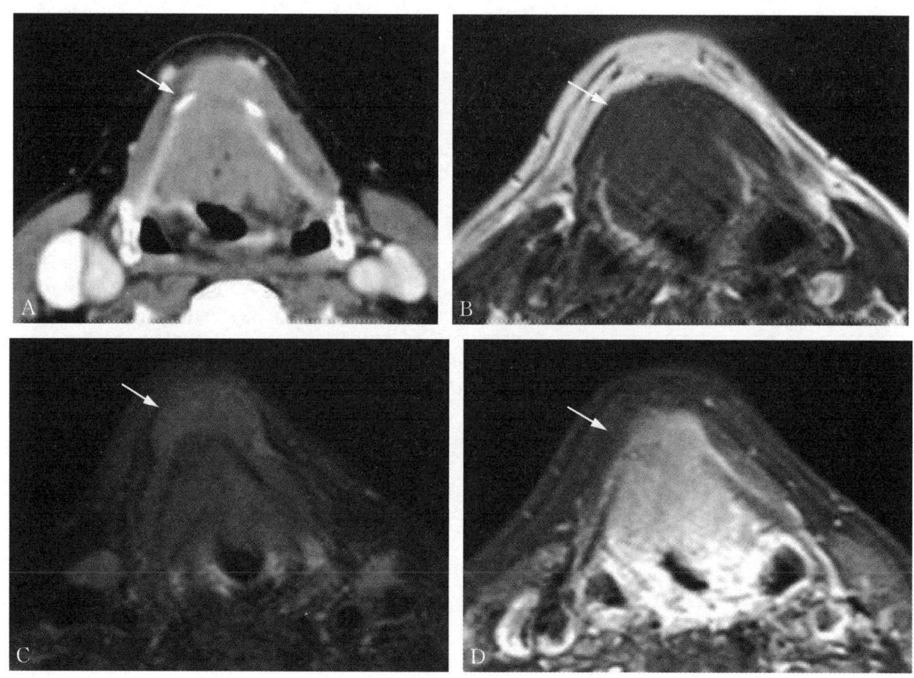

图 4-24　声门上型喉癌累及声门及声门下区

注：患者，男性，71 岁，咽部不适 1 年余。A. 横断面增强 CT 显示会厌中下段及其周围不规则弥漫性软组织增生（箭头）；B. 肿块横断面 $T_1$WI 上呈等信号（箭头）；C. 横断面 $T_2$WI 压脂上呈稍高信号（箭头）；D. 增强后显著强化（箭头）。肿块弥漫侵及双侧会厌披裂皱襞、假声带、声带、喉旁间隙及声门下区前壁，向前广泛侵犯会厌前间隙、甲状软骨、颈前肌肉组织达皮下。

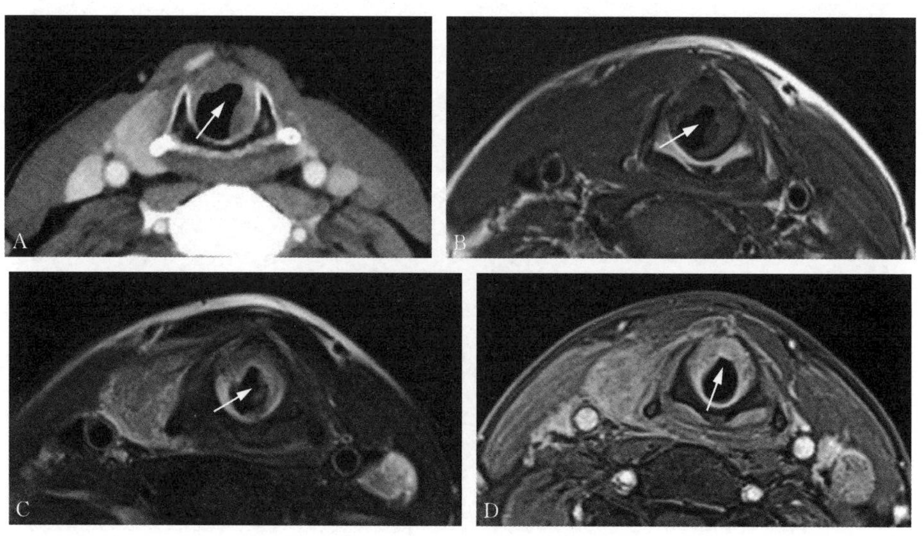

图 4-25　声门下型喉癌

注：患者，男性，55 岁，咳嗽、痰中带血 2 个月余。A. 横断面增强 CT 显示右侧声门下区前壁、左侧声门下后侧壁弥漫性软组织增厚，边界欠清，增强后呈不均匀轻度强化（箭头）；B. 肿块在横断面 $T_1$WI 上呈等信号（箭头）；C. 横断面 $T_2$WI 压脂上呈高信号（箭头）；D. 横断面压脂增强 $T_1$WI 显示肿块明显强化（箭头）。左侧下颈部（Ⅳ区）可见一枚肿大淋巴结。

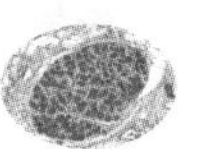

（6）鉴别诊断

应注意与喉结核、喉乳头状瘤和喉淀粉样变等鉴别。

1）喉结核：多发生于青壮年，喉镜检查见喉黏膜苍白、水肿，多发浅表溃疡。影像学检查一般无喉软骨破坏。胸部X线检查和痰的结核分枝杆菌检查有助于鉴别诊断，确诊依赖于活体组织检查。

2）喉乳头状瘤：主要表现为声嘶，多见于声带、室带和声门下区。成人多单发，易恶变，切除后不易复发。肿块 $T_1WI$ 呈等信号，$T_2WI$ 呈等或稍高信号。文献报道ADC值较高，多高于 $2\times10^{-3}$ $mm^2/s$。肿瘤很少侵犯喉旁间隙及会厌前间隙，需靠活体组织检查确诊。

3）喉淀粉样变：主要表现为声嘶，喉镜检查可见声带、喉室或声门下区有表面光滑的暗红色肿块。CT图像上可有点状钙化，肿块 $T_2WI$ 呈等或稍低信号。确诊依赖于活体组织检查。

### 4.7.2 喉咽癌

（1）概述

喉咽(laryngopharynx)，也叫下咽(hypopharynx)，位于喉的后面及两侧，上界位于舌骨水平，下界在环状软骨水平与食管相连，可分为梨状隐窝、喉咽后壁、环状软骨后区3个解剖区。喉咽癌是指起源于喉咽上皮组织的恶性肿瘤，年发病率0.17/10万～0.8/10万，占所有头颈部恶性肿瘤的3%～5%，也有报道称占5%～15%，且在发展中国家比例更高。吸烟与饮酒是喉咽癌的危险因素。喉咽癌早期诊断难，局部侵袭性强，易发生淋巴结转移，易局部复发及远处转移，出现第2原发癌的风险也较高，预后较差，5年总生存率为30%～50%。

（2）病理

1）大体病理：可表现为外生性菜花状新生物、边缘隆起的扁平状新生物，或溃疡性内生性病灶。

2）镜下病理：喉咽癌病理类型中大约95%为鳞状细胞癌，镜下主要特征为鳞状分化和侵袭性生长。鳞状分化的特征表现为角化（伴有或不伴有角化蛋白珠形成）和/或细胞间桥形成。侵袭性表现为表面上皮基底膜的中断，岛状或孤立的肿瘤细胞向下生长。侵袭性生长通常伴有间质增生反应，包括成肌细胞增殖、细胞外基质过度沉积和新生血管生成。肿瘤细胞可侵入淋巴和血管或沿神经扩散，是侵袭性肿瘤生长的可靠证据。根据细胞分化程度、细胞多形性和有丝分裂活性通常将鳞状细胞癌分为高、中、低分化。高分化鳞癌与正常鳞状上皮类似；中分化鳞癌表现出更多的细胞核多形性以及核分裂象，通常角化较少；低分化鳞癌以不成熟的基底细胞样细胞为主，核分裂象多见，包括异常核分裂象，角化很少或无角化。多数喉咽癌病例分化程度较低。

（3）临床表现

喉咽癌主要发生于40～80岁人群，男性多见，男女比例可达(4～23)∶1。喉咽癌多发生于梨状隐窝区，占65%以上，咽后壁次之，环后区最少。但环后区癌中女性较多，与佩吉特-布朗-凯利综合征(Patterson-Brown-Kelly syndrome)[即普卢默-文森综合征(Plummer-Vinson syndrome)]有关。

喉咽癌早期症状不明显，多数病例确诊时已发展为中晚期。主要临床表现有喉咽部异物感、吞咽疼痛或吞咽困难，但也有约1/3患者以颈部肿块为首发症状。肿瘤侵犯喉部或喉返神经可及引起声嘶、呛咳、呼吸困难等。喉咽癌易发生淋巴结转移，60%～80%的患者在就诊时已出现颈淋巴结转移，临床无区域淋巴结转移($cN_0$ 期)的患者隐匿性淋巴结转移率高达30%左右。喉咽癌颈淋巴结转移最好发于Ⅱ、Ⅲ、Ⅳ区。累及咽后壁的病灶易发生咽后淋巴结转移，可达40%。由于喉咽癌病灶易跨越中线，对侧淋巴结转移的风险也较高。淋巴结转移是喉咽癌患者预后的独立因素，而淋巴结转移伴有结外侵犯(extranodal extension，ENE)时，总生存率进一步降低。第8版AJCC喉咽癌TNM分期的N分期也引入了这一指标。喉咽癌远处转移的发生率可达24%，高于其他部位头颈部鳞癌，易转移至肺、肝以及骨。喉咽癌易伴发第2原发癌，同时性第2原发癌主要位于食管，异时性第2原发癌主要发生在食管和肺。

喉咽部内镜检查是诊断喉咽癌最常用的检查方法，与普通白光内镜相比，窄带成像（narrow band imaging，NBI）内镜检查更有助于喉咽癌的早期发现以及侵犯范围评估，也应进行食管内镜检查，有学者推荐采用碘染色检查，有助于食管早期病变的发现。CT 和 MRI 检查有助于判断肿瘤的侵犯范围和淋巴结转移情况，可以指导临床分期及评估疗效。

（4）MRI 表现

喉咽癌影像表现为梨状隐窝（图 4－26、图 4－27）、喉咽后壁（图 4－28）、环后区（图 4－29）等结构软组织增厚或肿块，形态不规则，表面不光整，边界不清。CT 平扫呈中等密度，增强扫描呈轻至中等强化（图 4－26A、B）。MRI $T_1$WI 多为中等信号，$T_2$WI 多为较高信号，坏死区为更高信号，DWI 表现为弥散受限，ADC 值较低，实性区域 ADC 值为（0.7～1.0）$\times 10^{-3}$ $mm^2/s$，增强扫描病灶呈中等强化，坏死区无强化。病灶可累及上述 1 个或多个结构，易向深部侵犯，可向周围侵犯会厌披裂皱襞、会厌、喉软骨、喉外（图 4－30C～F）、食管入口区（图 4－29D）等结构。

喉咽癌易出现颈部淋巴结转移，表现为单侧或双侧颈淋巴结肿大，以Ⅱ、Ⅲ、Ⅳ区最多见，也易出现咽后淋巴结转移（图 4－29E）。转移淋巴结易发生坏死及结外侵犯。结外侵犯影像学可表现为淋巴结边缘模糊不规则、周围脂肪间隙部分或全部消失、浸润相邻的脂肪或血管以及淋巴结相互融合（图 4－30）。

MRI 对于喉咽癌范围的显示优于常规 CT 检查，但 MRI 检查时间长，易受呼吸运动伪影影响，而晚期喉咽癌患者往往呼吸配合较差，具有一定的局限性。双能 CT 低能级虚拟单能量图像对喉咽癌范围的显示亦较好（图 4－26A～C）。在判断喉软骨侵犯方面，MRI 具有较高的敏感性，但特异性低于双能 CT（图 4－26D）。

（5）诊断要点

中老年男性多见，多有嗜好烟酒史，病史多为咽部不适，伴吞咽困难或吞咽疼痛，也可以颈部肿块为首发症状，病程多为数月，喉内镜检查可见喉咽部新生物，颈部触诊多可及肿大淋巴结。MRI

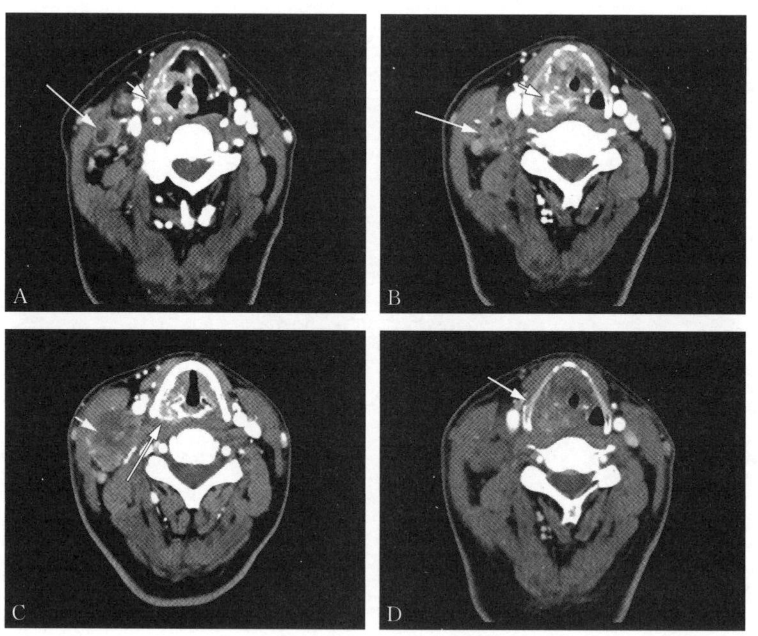


图 4－26 喉咽癌

注：患者，男性，48 岁，发现右颈部肿块 3 个月余，质硬，无压痛，活动度差，吞咽时轻度咽痛，喉镜示右披裂、室带、梨状隐窝、咽侧壁新生物。A、B、C. 双能 CT 虚拟单能 55 keV 图像示右梨状隐窝区弥漫性软组织增厚病灶（短箭头），涉及右会厌披裂皱襞、喉旁间隙，伴右中颈部Ⅲ区多发淋巴结转移（长箭头），且坏死及结外侵犯；D. 95 keV 图像（与图 B 为同一层面）示甲状软骨无破坏（箭头）。

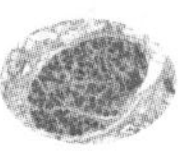

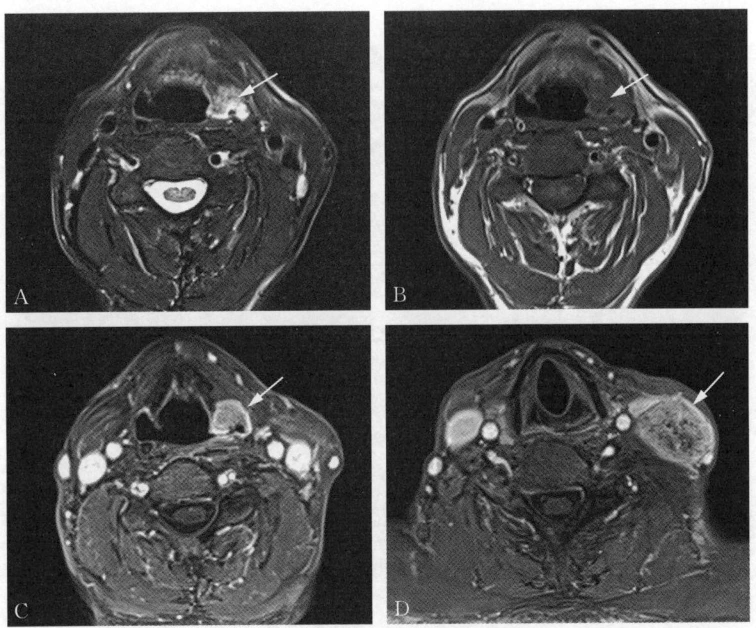

图 4－27 喉咽癌(左梨状隐窝癌)

注：患者，男性，67 岁，发现左下颈部肿块 1 年余，渐增大，质硬，无压痛，活动度差，喉镜示左喉咽侧壁、会厌舌面、披裂、会厌披裂皱襞、梨状隐窝壁新生物。左梨状窝区软组织增厚灶(箭头)，$T_2$WI 压脂呈较高信号(A)，$T_1$WI 平扫呈中等信号(B)，$T_1$WI 压脂增强后呈中等强化(C)，左中颈部(Ⅲ区)淋巴结转移(箭头)(D)。

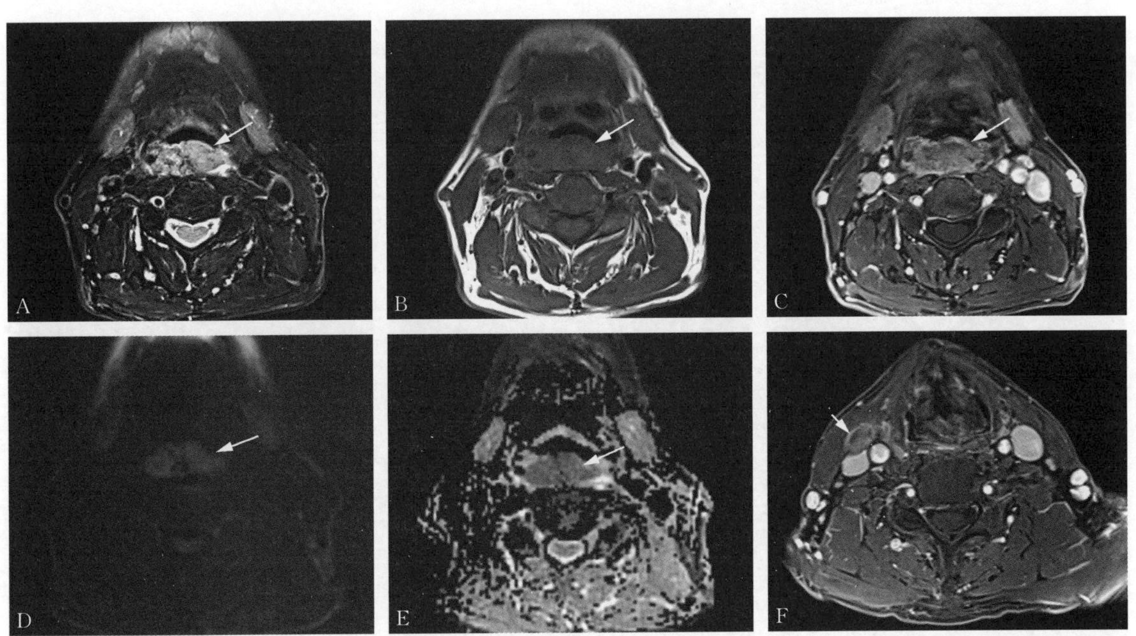

图 4－28 喉咽癌(咽后壁癌)

注：患者，男性，61 岁，咽痛 5 个月余伴进食梗阻 10 余天，喉镜示喉咽后壁新生物。喉咽后壁软组织增厚肿块(箭头)，$T_2$WI 压脂呈较高信号(A)，$T_1$WI 呈中等信号(B)，$T_1$WI 压脂增强后中等强化(C)，DWI 提示肿块弥散受限(D)，ADC 值为$(0.7\sim0.9)\times10^{-3}$ mm$^2$/s(E)，右中颈部(Ⅲ区)淋巴结转移(短箭头)(F)。

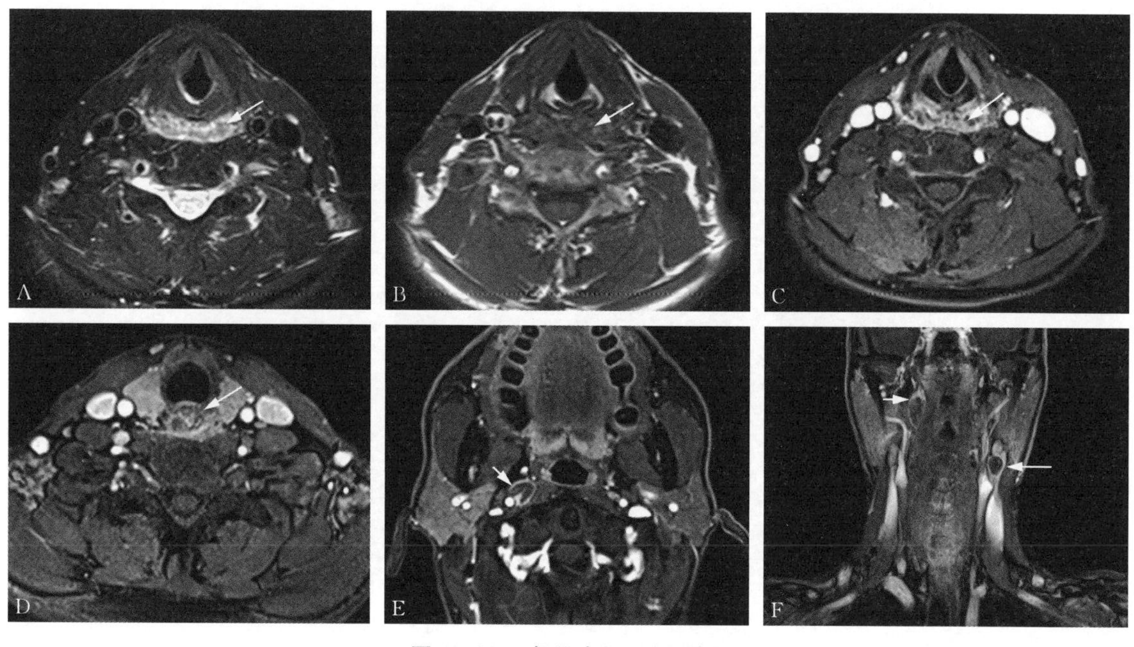


图 4－29　喉咽癌(环后区癌)

注：患者，男性，52 岁，吞咽困难 3 个月余，渐加重，伴轻微咽痛，喉镜示披裂后及上方咽后壁新生物，累及双梨状隐窝后壁。环后区软组织增厚病灶(箭头)，$T_2$WI 压脂呈较高信号(A)，$T_1$WI 呈中等信号(B)，$T_1$WI 压脂增强后中等强化(C)，病灶向下涉及食管入口(箭头)(D)，右咽后(Ⅶa 区)淋巴结转移(短箭头)(E)，冠状面 $T_1$WI 压脂增强图像示右咽后(Ⅶa 区)、左上颈部(Ⅱ区)淋巴结转移(短箭头)(F)。

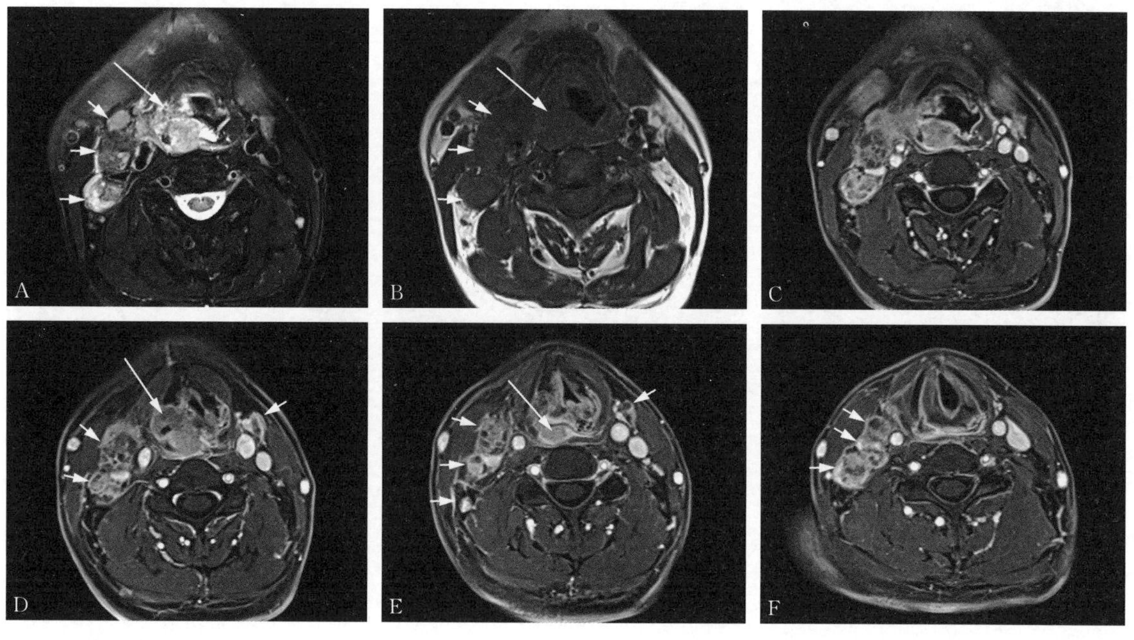

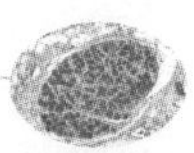

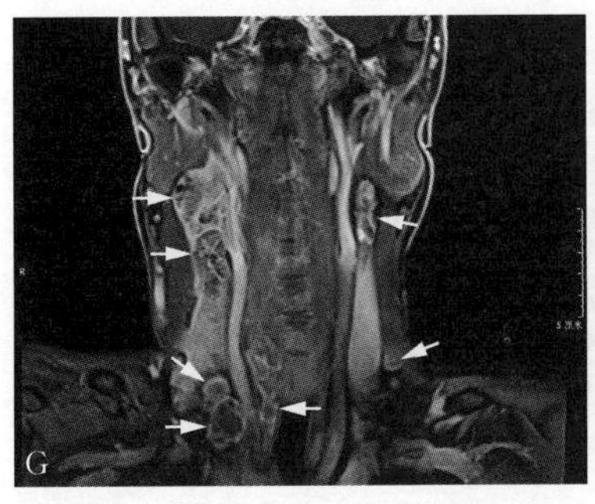

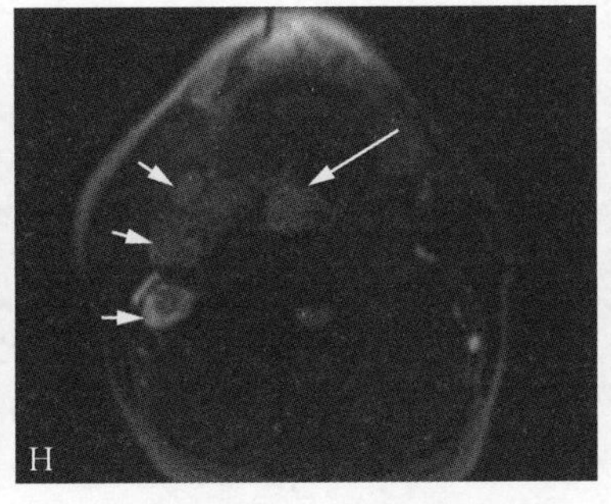

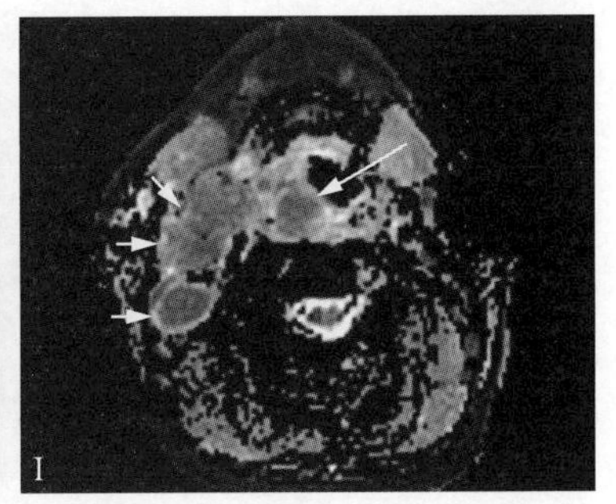

图 4-30 喉咽癌

注：患者，男性，59岁，咽部不适伴右颈部肿块2个月余，伴进食梗阻，右颈部肿块（长箭头）质硬，固定，有压痛，喉镜示右会披皱襞、披裂、梨状隐窝、咽后壁、环后区广泛新生物。A、B. 右侧梨状隐窝、喉咽侧壁、后壁弥漫软组织增厚病灶，$T_2$WI压脂呈较高信号，$T_1$WI呈中等信号，并见右上颈部（Ⅱ区）肿大淋巴结（短箭头）；C～F. 横断面增强 $T_1$WI示病灶广泛涉及右侧梨状窝、喉咽侧壁、后壁、环后区、右会厌披裂皱襞、室带以及披裂区，并侵犯至右侧喉外（长箭头），可见双上中颈（Ⅱ、Ⅲ区）多发肿大淋巴结（短箭头），右侧为甚，伴坏死及融合，提示结外侵犯；G. 冠状面 $T_1$WI压脂增强示右上中下颈部、右气管旁（Ⅵb区）、左上中颈部均见淋巴结转移（短箭头）；H、I. DWI上图像及ADC图，ADC值（0.9～1.0）×$10^{-3}$ $mm^2/s$，提示肿块及淋巴结弥散受限（短箭头）。

表现为喉咽部不规则软组织增厚病灶，$T_1$WI呈等信号，$T_2$WI呈较高信号，增强扫描实性成分呈中等强化，DWI实性区域ADC值为（0.7～1.0）×$10^{-3}$ $mm^2/s$。病灶通常表面不光整，边界不清，常侵犯周围结构，应仔细观察其累及范围。MRI也能显示有无颈部淋巴结肿大及有无结外侵犯。

（6）鉴别诊断

喉咽癌需与喉癌相鉴别，两者发生部位接近但有所不同，喉癌多发生于声门及声门上区，喉咽癌多发生于梨状隐窝区，喉咽癌淋巴结转移发生率也高于喉癌。但肿瘤广泛侵犯喉部及喉咽部结构时，有时难以区分原发于喉部还是喉咽部。

喉咽癌有时也需要与喉咽部炎症或结核等相鉴别。喉咽部炎症也可以表现为喉咽部软组织增厚，并伴有颈部淋巴结肿大及坏死，但临床常有相应感染性症状，DWI有助于鉴别炎症坏死和肿瘤性坏死，临床喉镜检查也有助于鉴别。

（胡晓欣　吴　斌　陈艳琼　张　放　周蓉先　潘宇澄　李　桥　王　杰　洪汝建）

## 主要参考文献


［1］丁磊，高振华，何天生，等. Tornwaldt 囊肿的临床、MRI和DWI表现［J］. 临床放射学杂志，2016，35（5）：702-705.

［2］王振常. 头颈部影像学—耳鼻咽喉头颈外科卷［M］. 北京：人民卫生出版社，2014.

［3］中国鼻咽癌临床分期工作委员会. 中国鼻咽癌分期2017版（2008鼻咽癌分期修订专家共识）［J］. 中华放射肿瘤学杂志，2017，26（10），1119-1125.

［4］孔维佳，周梁. 耳鼻咽喉头颈外科学［M］. 北京：人民卫生出版社，2015.

［5］刘伟欣，刘跃平，金晶，等. 鼻咽原发和鼻咽受累结外鼻型NK/T细胞淋巴瘤的临床病理特征和预后［J］. 中华肿瘤杂志，2019，41（1）：56-62.

［6］李吉. 磁共振弥散加权成像在喉癌中的应用［D］. 杭州：浙江大学，2015.

［7］李晓清，杨天和，林建忠，等. 鼻咽部淋巴瘤的MRI表现［J］. 磁共振成像，2015，6（5）：349-353.

［8］来茂德. 病理学高级教程［M］. 北京：人民军医出版社，2015.

［9］沙炎，罗德红，李恒国. 头颈部影像学—耳鼻咽喉头颈外科卷［M］. 北京：人民卫生出版社，2013.

［10］张友明，陈明娜，凌逸虹，等. 鼻咽腺癌影像学特点及临床预后分析［J］. 实用放射性杂志，2015，31（8）：1250-1254.

［11］张晴晴. 下咽癌区域癌变现象及临床意义［D］. 北京：北京协和医学院，2018.

［12］陈杰. 病理学［M］. 北京：人民卫生出版社，2015.

［13］陈莉，何松. 临床肿瘤病理学［M］. 北京：科学出版社，2015.

［14］高新宇，张国志. 颈侧部喉气囊肿［J］. 中华口腔医学

研究杂志(电子版),2011,5(4):435-439.

[15] 郭启勇,王振常. 中华临床医学影像学—头颈分册[M]. 北京:北京大学医学出版社,2016:422-429.

[16] 曹铁俊,周梁,吴海涛,等. 下咽癌 386 例临床特征及疗效分析[J]. 中华耳鼻咽喉头颈外科杂志,2016,51(6):433-439.

[17] 董帅,于德新,王青,等. 斜坡脊索瘤的 CT 和 MRI 表现及误诊分析[J]. 实用放射性杂志,2018,34(9):1465-1467.

[18] 王子熹,林枫,李丽莎,等. 腺样体肥大伴常年性鼻炎患儿的致敏原谱及临床特点分析[J]. 临床耳鼻咽喉头颈外科杂志,2019, 33(4):351-353.

[19] AGNELLO F, CUPIDO F, SPARACIA G, et al. Computerised tomography and magnetic resonance imaging of laryngeal squamous cell carcinoma: a practical approach[J]. Neuroradiol J, 2017,30(3):197-204.

[20] ALTUNPULLUK M D, KARABULUT M H, KIR G, et al. Pleomorphic adenoma of the larynx[J]. North Clin Istanb, 2016,3(1):67-70.

[21] ALUFFI V P, TOSO A, GORRIS C, et al. Adult laryngeal ossified hemangioma: difficulties in differential diagnosis[J]. J Craniofac Surg, 2018,29(8):730-732.

[22] AL-YAHYA S N, BAKI M M, SAAD S M, et al. Laryngopyocele: report of a rare case and systematic review[J]. Ann Saudi Med, 2016,36(4):292-297.

[23] ANTONIOU A J, MARCUS C, SUBRAMANIAM R M. Value of imaging in head and neck tumors[J]. Surg Oncol Clin N Am, 2014,23(4):685-707.

[24] BAHADUR S, THAKAR A, MOHANTI B K. Carcinoma of the larynx and hypopharynx[M]. Singapore: Springer Singapore, 2019.

[25] BULGURCU S, ARSLAN I B, DEMIRHAN E, et al. Neck abscess: 79 cases[J]. North Clin Istanb, 2015, 2(3):222-226.

[26] BURKES J N, CAMPOS L, WILLIAMS F C, et al. Laryngeal spindle cell/pleomorphic lipoma: a case report. an in-depth review of the adipocytic tumors[J]. J Oral Maxillofac Surg, 2019,77(7):1401-1410.

[27] CETINKAYA E A. Thornwaldt cyst[J]. J Craniofac Surg, 2018,29(6):e560-562.

[28] CHEW Y K, BRITO-MUTUNAYAGAM S, CHONG A W, et al. Pleomorphic adenoma of the frontal sinus masquerading as a mucocele[J]. Ear Nose Throat J, 2015,94(12):4-6.

[29] CHUNG E J, KIM G W, CHO B K, et al. Pattern of lymph node metastasis in hypopharyngeal squamous cell carcinoma and indications for level Ⅵ lymph node dissection[J]. Head Neck, 2016,38 (Suppl 1):1969-1973.

[30] CONFORTI R, SARDARO A, PORTA M E, et al. MRI imaging of the Tornwaldt's cyst: retrospective study of 1300 patients[J]. Recenti Prog Med, 2013, 104(7-8):398-402.

[31] CONNOLLY M, SRINIVASAN A. Diffusion-weighted imaging in head and neck cancer: technique, limitations, and applications[J]. Magn Reson Imaging Clin N Am, 2018,26(1):121-133.

[32] EVCIMIK M F, OZKURT F E, SAPCI T, et al. Spindle cell lipoma of the hypopharynx[J]. Int J Med Sci, 2011,8(6):479-481.

[33] FRANCO A, LEWIS K N, LEE J R. Pediatric rhabdomyosarcoma at presentation: can cross-sectional imaging findings predict pathologyc rumor subtype[J]. Eur J Radiol, 2011,80(3):446-450.

[34] GAMSS C, GUPTA A, CHAZEN J L, et al. Imaging evaluation of the suprahyoid neck[J]. Radiol Clin North Am, 2015,53(1):133-144.

[35] GUPTA T, CHOPRA S, AGARWAL J P, et al. Squamous cell carcinoma of the hypopharynx: single-institution outcome analysis of a large cohort of patients treated with primary non-surgical approaches[J]. Acta Oncol, 2009,48(4):541-548.

[36] HERMANS R. Head and neck cancer imaging[M]. Berlin: Springer, Cham, 2012.

[37] HIRAI R, MAKIYAMA K, MATSUZAKI H, et al. Gardasil vaccination for recurrent laryngeal papillomatosis in adult men second report: negative conversion of HPV in laryngeal secretions[J]. J Voice, 2018,32(4):488-491.

[38] CLEMENTE E J I, NAVALLAS M, BARBER MARTINEZ DE LA T I, et al. MRI of Rhabdomyosarcoma and Other soft-tissue sarcomas in children[J]. Radiographics. 2020,40(3): 791-814.

[39] IOANIDIS K E, MACNEIL S D, TAY K Y, et al. An atypical lipomatous tumor mimicking a giant fi-

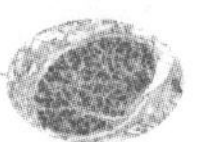

brovascular polyp of the hypopharynx: a case report [J]. Medicine(Baltimore), 2017,96(43):e6927.

[40] ISHIDA U R, NISHIMURA S, NITO T. Laryngeal schwannoma with extralaryngeal extension[J]. Auris Nasus Larynx, 2012,29(3):317 - 320.

[41] JANSEN J F A, PARRA C, LU Y, et al. Evaluation of head and neck tumors with functional MRI imaging [J]. Magn Reson Imaging Clin N Am, 2016,24(1): 123 - 133.

[42] KABADI S J, FATTERPEKAR G M, ANZAI Y, et al. Dynamic contrast-enhanced MRI imaging in head and neck cancer[J]. Magn Reson Imaging Clin N Am, 2018,26(1):135 - 149.

[43] KHAN M N, RAZA S S, HUSSAIN Z S A, et al. Pleomorphic adenoma of minor salivary glands [J]. J Ayub Med Coll Abbottabad, 2016, 28(3): 620 - 622.

[44] KHORSANDI ASHTIAN M T, YAZDANI N, SAEEDI M, et al. Large lipoma of the larynx: a case report[J]. Acta Med Iran, 2010,48(5):353 - 356.

[45] KUNO H, SAKAMAKI K, FUJII S, et al. Comparison of MRI imaging and dual-energy CT for the evaluation of cartilage invasion by laryngeal and hypopharyngeal squamous cell carcinoma[J]. AJNR Am J Neuroradiol, 2018,39(3):524 - 531.

[46] LAHIRI A K, SOMASHEKAR K K, WITTKOP B, et al. Large vallecular masses; differential diagosis and imaging features[J]. J Clin Imaging Sci, 2018,8:26.

[47] LELL M, MANTSOPOULOS K, UDER M, et al. Imaging of the head and neck region[J]. HNO, 2016,64(3):189 - 210.

[48] LI Y Z, CAI P Q, XIE C M, et al. Nasopharyngeal cancer: impact of skull base invasion on patients prognosis and its potential implications on TNM staging [J]. Eur J Radiol, 2013,82(3):e107 - 111.

[49] LIU X W, XIE C M, LI H, et al. Nasopharyngeal adenoid cystic carcinoma: magnetic resonance imaging features in ten cases[J]. Chin J Cancer, 2012,31(1): 19 - 28.

[50] ORITA Y, GION Y, TACHIBANA T, et al. Laryngeal squamous cell papilloma is highly associated with human papillomavirus[J]. Jpn J Clin Oncol, 2018,48(4):350 - 355.

[51] PISTORIO V, TEGGI R, BUSSI M. Simultaneous pleomorphic adenoma of the parapharyngeal space and contralateral submandibular gland. Case report[J]. Acta Otorhinolaryngol Ital, 2008,28(5):257 - 260.

[52] ROELE E D, TIMMER V C M L, VAASSEN L A A, et al. Dual-energy CT in head and neck imaging [J]. Curr Radiol Rep, 2017,5(5):19.

[53] SADDAWI-KONEFKA R, HARIRI N, SHABAIK A, et al. Inverted schneiderian papilloma of the supraglottis: case report[J]. Laryngoscope, 2017,127(12):2830 - 2832.

[54] SARAVANAM P K, MANIMARAN V, RAMADHAN M, et al. Laryngopyocele in a case of bilateral mixed laryngocele: an impending airway emergency [J]. BMJ Case Rep, 2019, 12(8): e229450.

[55] SEEBURG D P, BAER A H, AYGUN N. Imaging of patients with head and neck cancer: from staging to surveillance[J]. Oral Maxillofac Surg Clin North Am, 2018,30(4):421 - 433.

[56] SHAIGANY K, AHMAD S M, JAMAL N. Laryngeal hemangioma presenting as a laryngocele [J]. Ear Nose Throat J, 2017,96(10 - 11):408 - 411.

[57] SHANG D S, RUAN L X, ZHOU S H, et al. Differentiating laryngeal carcinomas from precursor lesions by diffusion-weighted magnetic resonance imaging at 3.0 T: a preliminary study[J]. PLoS One, 2013,8(7):e68622.

[58] SONG C, CHENG P, CHENG J, et al. Differential diagnosis of nasopharyngeal carcicoma and nasopharyngeal lymphoma based on DCE-MRI and RESOLVE-DWI[J]. Eur Radiol, 2020, 30(1):110 - 118.

[59] STEUER C E, EL-DEIRY M, PARKS J R, et al. An update on larynx cancer[J]. CA Cancer J Clin, 2017, 67(1):31 - 50.

[60] TSUTSUMI S, AKIBA C, SUZUKI T, et al. Skull base chondroid chordoma: atypical case manifesting as intratumoral hemorrhage and literature review[J]. Clin Neuroradiol, 2014,24(4):313 - 320.

[61] VAN EGMOND S L, STEGEMAN I, PAMEIJER F A, et al. Systematic review of the diagnostic value of magnetic resonance imaging for early glottic carcinoma [J]. Laryngoscope Investig Otolaryngol, 2018,3(1): 49 - 55.

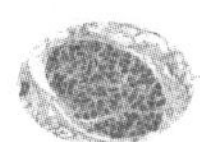



[62] VAYISOGLU Y, UNAL M, APA D D, et al. Schneiderian carcinoma developing in an inverted papilloma of the palatine tonsil: an unusual case [J]. Ear Nose Throat J, 2011,90(5):e32-34.

[63] VINCKENBOSCH P, GUILCHER P, LAMBERCY K, et al. Retropharyngeal abscess in children[J]. Rev Med Suisse, 2017,13(577):1698-1702.

[64] WONG B L K, BATHALA S, GRANT D. Laryngeal schwannoma: a systematic review[J]. Eur Arch Otorhinolaryngol, 2017,274(1):25-34.

[65] YAN Z Y, YANG B T, WANG Z C, et al. Primary chordoma in the nasal cavity and nasopharynx: CT and MRI imaging findings[J]. AJNR, 2010,31(2):246-250.

[66] ZHANG S H, HAN P H, ZHANG G Q, et al. Comparison of SPECT/CT, MRI and CT in diagnosis of skull base bone invasion in nasopharyngeal carcinoma [J]. Biomed Mater Eng, 2014,24(1):1117-1124.

# 5 颈部软组织


5.1 检查技术、影像学方法的比较
5.1.1 超声检查
5.1.2 CT 检查
5.1.3 MRI 检查
5.2 正常解剖和 MRI 解剖
5.2.1 概述
5.2.2 颈部筋膜
5.2.3 颈部筋膜间隙
5.3 颈部先天性病变
5.3.1 甲状舌管囊肿
5.3.2 鳃裂囊肿
5.3.3 淋巴管畸形
5.3.4 血管性病变
5.3.5 皮样囊肿与表皮样囊肿
5.4 甲状腺和甲状旁腺病变
5.4.1 甲状腺非肿瘤性病变
5.4.2 甲状腺良性肿瘤
5.4.3 甲状腺恶性肿瘤
5.4.4 甲状旁腺病变
5.5 咽旁间隙和颈动脉鞘肿瘤
5.5.1 唾液腺多形性腺瘤
5.5.2 黏液表皮样癌
5.5.3 腺样囊性癌
5.5.4 癌在多形性腺瘤中
5.5.5 神经鞘瘤
5.5.6 神经纤维瘤
5.5.7 颈动脉体瘤
5.5.8 迷走神经副神经节瘤
5.6 颈部其他间隙病变
5.6.1 颊黏膜间隙病变
5.6.2 咀嚼肌间隙病变
5.6.3 咽后及椎前间隙病变
5.6.4 颌下及舌下间隙病变
5.7 颈部淋巴结分区和病变
5.7.1 颈部淋巴结分区
5.7.2 颈部淋巴结的正常影像学表现
5.7.3 颈部淋巴结转移
5.7.4 淋巴瘤
5.7.5 颈部淋巴结结核
5.7.6 反应性淋巴结炎
5.7.7 卡斯尔曼病


## 5.1 检查技术、影像学方法的比较

### 5.1.1 超声检查

超声是颈部浅表软组织、甲状腺和甲状旁腺疾病的主要检查方法。超声可根据软组织病变的回声、范围、边界鉴别实质性肿瘤与囊性肿瘤。另外在超声引导下可做深部肿瘤的细针穿刺细胞学检查。但超声检查软组织的分辨率低，对良、恶性软组织肿瘤鉴别的作用有限。

（1）检查体位

1）仰卧位：为常规体位，在颈后及双肩后垫一枕头，头稍后仰，呈头低颈高位，充分暴露颈前

及侧方。

2）侧卧位：如一侧甲状腺明显肿大，可采取侧卧位，分别检查甲状腺左、右叶。检查两侧颈部淋巴结也可采用此体位。

（2）*检查方式*

原则：包含全部甲状腺组织（两侧叶、峡部、锥状叶）。

1）横切面扫查时，左右叶分别从上向下滑行扫查，直至甲状腺下极消失为止。

2）纵切面扫查时，可沿甲状腺左右叶的长径扫查，由外向内或由内向外做一系列的纵切面滑行扫查。

3）对感兴趣区的任意角度可进行多切面扫查，评估感兴趣区超声表现特征。

4）甲状腺血管扫查，彩色/能量多普勒检查，探测甲状腺实质的血流、结节血流以及甲状腺大血管的情况。

5）甲状腺周围颈部软组织，检查范围为颈前、颈侧区。探查有无异常回声，有无异常淋巴结病变。

### 5.1.2 CT检查

在磁共振扫描出现前，CT检查对于颈部深部软组织病变的诊断非常重要，解决了超声检查的不足。

（1）*平扫*

1）扫描体位：患者仰卧，身体置于床面中间，头稍后仰，使颈部与床面平行，两外耳孔与床面等距。

定位像：颈部侧位定位像。

2）扫描方式：螺旋或非螺旋扫描均可。

3）扫描参数：颈部扫描层厚与层间距为 8～10 mm；甲状腺的扫描层厚与层间距可为 5 mm。

4）扫描范围：颈部从胸腔入口至下颌角区域进行扫描；甲状腺扫描范围从第 5 颈椎下缘至第 1 胸椎。

（2）*增强扫描*

颈部CT检查一般需做增强扫描，增强扫描可区别颈部淋巴结与丰富的颈部血管，了解病变的侵犯范围，协助对占位性病变的定位和定性。选择 3～5 mm 的层厚和层间距薄层扫描。对比剂用量 60～80 ml，静脉注射的流速为 2.5～3 ml/s，注射开始后延迟 20～25 s 开始扫描。

1）颈部血管造影检查：

A. 扫描体位：患者仰卧，头稍后仰，使下颌支与床面垂直。

B. 定位像：颈部侧位定位像。

C. 扫描方式：螺旋扫描。

D. 扫描参数：扫描层厚 1 mm，重建层厚 1 mm，间隔 1 mm。

E. 扫描范围：从胸腔入口至颅底的扫描区域。

F. 对比剂：静脉注射对比剂 70～90 ml，流速 3 ml/s，注射开始后延迟 15～18 s 开始扫描。

2）甲状腺CT灌注：

A. 平扫定位：层厚和层间距为 5 mm，扫描范围只包括甲状腺，以确定甲状腺有无病变。

B. 灌注扫描：对比剂 50 ml，流速 4～5 ml/s，扫描层厚 5 mm，注射对比剂后立即扫描。

C. 常规增强扫描：扫描范围包括全颈部，层厚与层间距为 8～10 mm。

3）窗宽、窗位的选择：颈部图像的显示和摄影一般用软组织窗，外伤患者须加摄骨窗。

### 5.1.3 MRI检查

MRI具有良好的软组织分辨率及多平面重建的特点，故作为颈部软组织肿瘤首选的影像学检查方法。

（1）*平扫*

1）线圈：头颈多通道线圈（或头颈联合线圈）。

2）扫描体位：患者仰卧于检查床上，取头先进，头置于线圈内，人体长轴与床面长轴一致，双手置于身体两侧或胸前。头颅正中矢状面尽可能与线圈纵轴保持一致，并垂直于床面。

3）扫描序列：常规行横断面 $T_1WI$、$T_2WI$ 及冠状面 $T_2WI$ 加脂肪抑制技术。为减少呼吸运动伪影，扫描时要嘱患者平静呼吸，不能做吞咽动作，并根据扫描方位的不同，在扫描范围上下方或前方加饱和带。

4）扫描参数：采用SE序列或快速成像序列，$T_1WI$ 的 TR 400～700 ms、TE 15～30 ms，

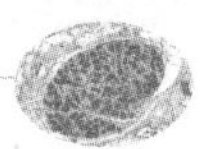

$T_2WI$的 TR 2 000～4 000 ms、TE 60～120 ms，层厚 3～5 mm，矩阵≥256×256 ，FOV 18～44 cm。

(2) 增强扫描

注射完对比剂后即开始增强扫描，扫描序列为使用脂肪抑制技术的横断面及冠状面 $T_1WI$。

(3) 特殊的磁共振技术

1) 弥散加权成像(DWI)：DWI 是基于自旋回波 EPI 技术测定水分子布朗运动的一项新技术，通过计算可得出水中质子在不均匀磁场下横向磁化所产生的相位位移量。它是通过分析病理状态下细胞外间隙和细胞内外水分子的弥散变化来诊断疾病的，对于肿瘤的诊断主要是研究病变区域组织水分子的 ADC 值。可用于软组织肿瘤的良、恶性及肿瘤治疗后改变与复发性肿瘤的鉴别。

2) MRA：MRA 是利用流动效应观察血管的一种无创检查方法。分为时间飞越法(TOF 法)和位相对比法(PC 法)，并可行二维及三维重建，观察血管走行。增强后的 MRA 可同时观察肿瘤血供情况，了解软组织肿瘤的新生血管及评价肿瘤对周围血管的侵犯程度。

3) 动态增强 MRI(DCE - MRI)：DCE - MRI 使用时间分辨率高的 $T_1$ 序列采集注射钆造影剂之前、期间和之后的扫描区域信号以描述肿瘤病变的灌注特性。与常规增强扫描相比，DCE - MRI 不仅能够提供不同强化时期肿瘤与周围正常组织的解剖图像，也能够显示组织的时间-信号强度曲线及微循环灌注等功能性信息。这项技术能够突出肿瘤特征，更利于我们描绘残留灶或复发灶，并能用于评价肿瘤的治疗效果。

## 5.2 正常解剖和 MRI 解剖

### 5.2.1 概述

颈部上界以下颌骨下缘、下颌角、乳突尖、上项线和枕外隆突的连线与头部为界，下界以胸骨颈静脉切迹、胸锁关节、锁骨上缘、肩峰和第 7 颈椎棘突的连线与胸部和上肢为界。

颈部以斜方肌前缘和脊柱颈段为界分为前方固有颈部和后方的项部。固有颈部即通常所指的颈部，以胸锁乳突肌前后缘为界分为颈前三角、胸锁乳突区和颈后三角。颈前三角的上界为下颌骨下缘，后界为胸锁乳突肌前缘，前界为前正中线。颈后三角的前界为胸锁乳突肌后缘，后界为斜方肌，下界为锁骨。

### 5.2.2 颈部筋膜

颈筋膜分为颈浅筋膜和颈深筋膜(图 5 - 1)。颈浅筋膜疏松，内含皮肌、皮静脉、皮神经、淋巴结。皮肌为颈阔肌，薄且覆盖广泛，为浅筋膜这一层次的重要标志。颈深筋膜即颈部肌肉的肌外衣及其延续，分为浅层、中层和深层。

(1) 颈深筋膜浅层

颈深筋膜浅层又称封套筋膜，环绕整个颈部，向上附着于颈上界的骨面，向下附着于颈胸交界处的骨面，向后附着于项韧带和第 7 颈椎棘突，向

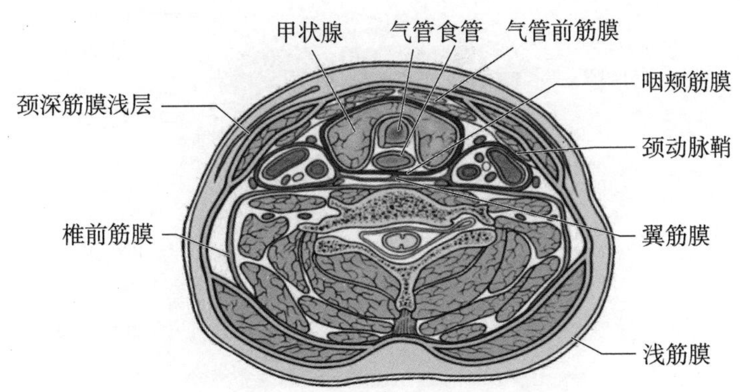


图 5 - 1 颈部筋膜示意图

引自：GUIDERA A K，DAWES P J，FONG A，et al. Head and neck fascia and compartments：no space for spaces [J]. Head Neck，2014，36(7)：1058 - 1068.

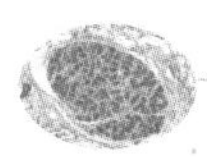



两侧延伸并分为两层包绕斜方肌和胸锁乳突肌形成鞘，向前至颈前正中线处彼此延续成颈白线。

(2) 颈深筋膜中层

颈深筋膜中层又称气管前筋膜或内脏筋膜，上方附着于舌骨，向下越过气管的前面至上纵隔与纤维心包融合，两侧在胸锁乳突肌的深面与颈筋膜浅层相连。此筋膜后上部覆盖颊肌和咽缩肌形成咽颊黏膜，包绕颈部大血管及神经形成颈动脉鞘。在甲状腺侧叶的后外方，分为前后两层包绕甲状腺，形成甲状腺鞘，腺鞘后层在环状软骨外侧面的部分增厚，使甲状腺固定于喉部，称为甲状腺悬韧带。

(3) 颈深筋膜深层

颈深筋膜深层分为翼筋膜和椎前筋膜，位于椎前肌和斜角肌前方，上方起自颅底，下方在第3胸椎平面与前纵韧带相融合，两侧覆盖前中斜角肌和肩胛提肌等构成颈后三角的底，向后与颈后部肌膜相续。臂丛和锁骨下动脉走向腋窝途中穿过颈后三角的下部，椎前筋膜随之向下外方延伸到腋窝形成腋鞘。

### 5.2.3 颈部筋膜间隙

颈部被筋膜分为13个间隙，又被舌骨分为舌骨上区和舌骨下区。属于舌骨上区的间隙包括咽旁间隙、咽黏膜间隙、咀嚼肌间隙、翼腭窝、腮腺间隙、下颌下间隙及舌下间隙，属于舌骨下区的间隙为脏器间隙和颈前间隙，贯穿舌骨上下的间隙包括颈动脉间隙、咽后间隙、椎旁间隙和颈后间隙(图5-2)。颈部结构复杂，由于MRI具有多方位成像、组织分辨率高等特点，在病变的定位和定性方面明显优于CT。

(1) 咽旁间隙

咽旁间隙(parapharyngeal space)位于舌骨上区，是面深部区域为脂肪组织所填充的一个潜在间隙，其形状近似一倒置的锥形。咽旁间隙起自颅底卵圆孔的内侧，下达舌骨水平，以茎突及其肌群为界分为两部分；狭义的咽旁间隙指茎突前部分，主要内容为脂肪、小唾液腺、腮腺残余、三叉神经下颌支、上颌动脉、腭帆张肌、腭帆提肌等。咽旁间隙外侧是咀嚼肌间隙和腮腺间隙，外后方与颈动脉间隙相邻，内侧为咽黏膜间隙，内后方为咽后间隙。由于咽旁间隙内结构有限，位于该间隙的原发性病变罕见。大多数病变起自邻近间隙浸润咽旁间隙或压迫咽旁间隙脂肪移位，尤其是咽旁间隙后壁的筋膜非常薄弱，来自腮腺深叶和颈动脉鞘的肿瘤极易向咽旁间隙扩展。在MRI图像上观察累及咽旁间隙的肿块中心及间隙的移位方向有助于判断肿块的原发位置。

(2) 咽黏膜间隙

咽黏膜间隙(pharyngeal mucosal space)由颈深筋膜的中层包绕，上为颅底，下至舌骨水平，后方为咽后间隙，外侧为咽旁间隙。咽黏膜间隙内包括鼻咽、口咽及下咽的黏膜及黏膜下层，内有咽鼓管咽口、咽鼓管圆枕、咽鼓管软骨端、腭帆提肌、

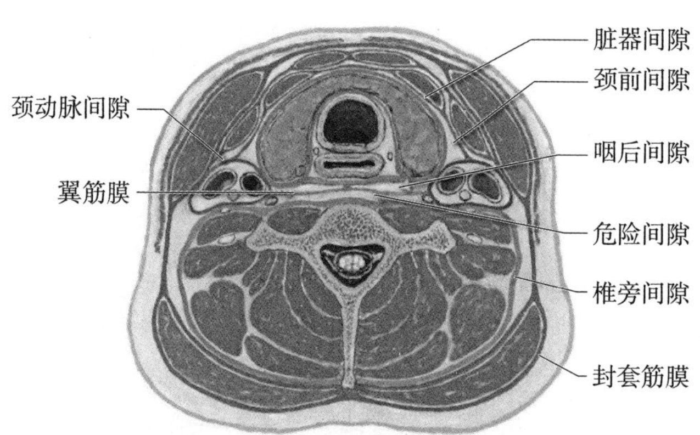


图5-2 颈部筋膜间隙示意图

引自：WARSHAFSKY D, GOLDENBERG D, KANEKAR S G. Imaging anatomy of deep neck spaces[J]. Otolaryngol Clin North Am, 2012,45(6):1203-1221.

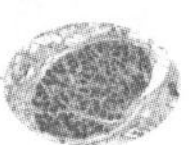

咽缩肌、咽基底筋膜、咽鼓管咽肌、小唾液腺及咽淋巴环，其中腭帆提肌及咽鼓管均起源于间隙以外的颅底，通过咽颅底筋膜上的开口莫尔加尼(Morgagni)窦进入咽黏膜间隙，而此切迹也是鼻咽癌自咽黏膜间隙向外蔓延的通路。

（3）咀嚼肌间隙

咀嚼肌间隙(masticator space)由颈深筋膜的浅层包绕，位于咽旁间隙的前外方，腮腺间隙的前方，颊间隙的后方，翼腭窝的外下方。其内包括颞肌、咬肌、翼内肌、翼外肌、下颌骨升支、三叉神经下颌支、下牙槽动静脉及上颌动脉。咀嚼肌间隙被颧弓分为颧弓上区及颧弓下区，颧弓上区又称为颞窝，颧弓下区上颌骨升支内侧的部分又称为颞下窝。颈深筋膜浅层在上部附着于颅底的卵圆孔，是蝶骨上最大的孔隙，通常在冠状面显示最为清晰。卵圆孔口被脂肪覆盖，中间可见三叉神经下颌支。咀嚼肌间隙通过卵圆孔和颅内相交通，病变可经此孔蔓延。

（4）翼腭窝

翼腭窝(pterygopalatine fossa)为位于翼突板与上颌窦后壁间的锥形间隙，其内充满脂肪，还含有上颌神经、蝶腭神经节及上颌动脉的终末支。翼腭窝向前上方通过眶下裂与眼眶沟通；向后通过翼管(内为翼管神经)与破裂孔交通，通过圆孔(内为上颌神经)与颅中窝沟通；向内通过蝶腭孔与鼻腔交通；向下通过腭大孔、腭小孔与口腔交通；向后下经腭鞘管与鼻咽部相通；向外通过翼上颌裂与咀嚼肌间隙沟通。由于这些广泛的沟通，翼腭窝成为感染和肿瘤蔓延的重要通路。翼腭窝内的神经血管结构被脂肪包绕，如果出现双侧翼腭窝内脂肪的不对称，应该引起注意。目前，MRI是显示翼腭窝软组织病变及其毗邻结构关系的最佳影像方法。

（5）腮腺间隙

腮腺间隙(parotid space)被颈深筋膜浅层包绕，位于咀嚼肌间隙后方、咽旁间隙外方、颈动脉间隙前方。自外耳道水平至下颌骨下缘，内包含腮腺、腮腺管、面神经、颈外动脉、下颌后静脉及腮腺内淋巴结。腮腺内有面神经经过，将其分为浅叶和深叶2个部分。面神经从茎乳孔出颅，在腮腺的上部后内侧进入腮腺，随后分2条主干，并绕过下颌后静脉的浅面呈树枝状分布。正常情况下腮腺内的面神经无论在CT或MRI上均显示较差，影像学表现通常将其与并行的下颌后静脉作为区分腮腺浅、深叶的标志。腮腺间隙的常见病变主要包括先天性病变、炎性病变及肿瘤。

（6）下颌下间隙

下颌下间隙(submandibular space)位于下颌下三角内，上方为下颌舌骨肌，下方为舌骨，后方为咽旁间隙。颈深筋膜浅层部分包绕颌下间隙，但在下颌下间隙后部、咽旁间隙下部及舌下间隙后部无筋膜分隔。下颌下间隙内包含下颌下腺浅部、下颌下及颏下组淋巴结、二腹肌前腹、面动脉、面静脉、舌下神经下支及脂肪。下颌下腺及淋巴结的病变是下颌下间隙最常见的原发病变，在影像学上表现为病变中心位于下颌下间隙内，位于下颌舌骨肌外下方。

（7）舌下间隙

舌下间隙(sublingual space)位于口底、下颌舌骨肌内上方，与下颌下间隙间以下颌舌骨肌为界。舌下间隙无筋膜包绕，其内包括舌下腺及腺管、舌动脉、面静脉、舌神经、舌下神经、舌咽神经、下颌下腺深叶、下颌下腺管及舌骨舌肌前部。其原发病变的中心位于舌下间隙、下颌舌骨肌内上方，有时舌下间隙的病变可向后突入下颌下间隙，表现为病变大部分位于下颌下间隙而仅有一尾状结构存留于舌下间隙，此时须与下颌下间隙的病变相鉴别。

（8）颈动脉间隙

颈动脉间隙(carotid space)为由颈深筋膜的浅、中、深层3层形成的颈动脉鞘围绕而形成的潜在间隙。颈动脉间隙起自颅底，上缘与颈静脉孔相连，这一交通使得间隙内及颅内病变可以相互蔓延，向下延伸至主动脉弓。颈动脉间隙贯穿全颈部，又分为舌骨上区及舌骨下区。舌骨上区前内侧为咽旁间隙及茎突，前外侧为咀嚼肌间隙及腮腺深叶，后方为颈后间隙，后内方为椎旁间隙；内含有颈内动脉、颈内静脉、第Ⅸ～Ⅻ对脑神经及颈深淋巴结链。舌骨下区前外侧为胸锁乳突肌及肩胛舌骨肌，下方为甲状腺，后部为椎旁间隙，内侧为脏器间隙，内含有颈总动脉、颈内静脉、迷走神经及颈深淋巴结链。

(9) 咽后间隙

咽后间隙（retropharyngeal space）是位于颈深筋膜中层覆盖颊肌和咽缩肌的咽颊筋膜与颈深筋膜深层之间的潜在性间隙，在正常情况下为一线状脂肪结构，自颅底延伸至纵隔，是颈部病变播散至纵隔的通道。咽后间隙位于咽黏膜间隙及脏器间隙之后、颈动脉间隙内侧、椎旁间隙及危险间隙前方。咽后间隙又分为舌骨上区及舌骨下区，舌骨上区包含淋巴结及脂肪，舌骨下区内只含脂肪，因此当病变累及舌骨上区时，由于淋巴结包膜的限制，病变通常为不对称性，仅累及原发病变同侧的咽后间隙；而当舌骨下区受累时病变通常累及整个间隙。

危险间隙（danger space）位于咽后间隙和椎旁间隙之间，是颈部病变播散至胸部的潜在通道，正常情况下此间隙与咽后间隙在影像上无法区别。

(10) 椎旁间隙

椎旁间隙（paravertebral space）由附着于颈椎横突的颈深筋膜深层包绕，自颅底达后纵隔第 4 胸椎体水平。椎旁间隙分为前部（椎前间隙）和后部（脊柱旁间隙），前部包括椎前肌、斜角肌、臂丛、膈神经、椎动静脉、椎体及椎弓根，其前外侧为颈动脉间隙，前方为咽后间隙和危险间隙；后部包括棘突、椎板及椎旁肌。椎旁间隙外包绕的颈深筋膜可阻挡大多数病变的蔓延，大部分该间隙病变起源于椎体，包括转移瘤或感染等。椎旁间隙外侧为颈后间隙，两者的病变在临床上有时难以定位，依赖于影像学检查。

(11) 颈后间隙

颈后间隙（posterior cervical space）由颈深筋膜深层及浅层所包绕，自颅底达锁骨水平，其前方为颈动脉间隙，前外方为胸锁乳突肌，后内方为椎旁肌。颈后间隙内包含脂肪、第Ⅺ对脑神经、臂丛远端、脊副链及颈内静脉链淋巴结。颈后间隙的病变可使颈动脉间隙向前内侧移位、椎旁间隙向后内侧移位、胸锁乳突肌向外侧移位，病变中心位于间隙的脂肪内。

(12) 脏器间隙

脏器间隙（visceral space）位于颈部舌骨下区中部，由颈筋膜中层包绕，自舌骨达纵隔，其内包含甲状腺、甲状旁腺、下咽、喉、气管、食管、喉返神经及淋巴结。脏器间隙的病变主要包括甲状舌管囊肿、喉病变及甲状腺病变等。

(13) 颈前间隙

颈前间隙（anterior cervical space）由颈深筋膜的浅、中、深 3 层包绕，上缘为舌骨，下达锁骨上区，内侧为脏器间隙，外侧为胸锁乳突肌，后方为颈动脉间隙。颈前间隙内包含脂肪及淋巴结，发生病变主要为感染、脂肪瘤及淋巴结转移瘤等。

## 5.3 颈部先天性病变

颈部先天性疾病种类很多，多见于儿童及青少年，成年人也可罹患，但较少见。临床主要表现为生长缓慢的颈部包块，一般无特殊症状，较大或继发感染者可引起局部症状。其来源复杂，病理与组织起源类型繁多。多数为良性病变，部分可恶变。影像学检查特别是 MRI 检查是重要的术前诊断方式，可显示病变确切位置、明确内部性质及相关鉴别诊断。

### 5.3.1 甲状舌管囊肿

(1) 概述

甲状舌管囊肿（TDC）是一种先天发育性囊肿，源于甲状舌管的残余上皮，是颈部最常见的先天性疾病，约占颈部原发性肿块的 40%，占所有颈部良性肿瘤的 70%。可发生于任何年龄，20 岁以下青少年较多见。偶有癌变可能，即甲状舌管癌（thyroglossal duct carcinoma）。

(2) 病理

甲状舌管囊肿的形成与甲状舌管的胚胎发育异常有关。在胚胎发育过程中，甲状腺由原始咽底部（相当于舌盲孔水平）内胚层增生形成，向颈前部正常甲状腺处下降，甲状舌管是连接舌盲孔和甲状腺的临时通道，其上端位于舌盲孔，沿舌骨原基腹侧正中向下延伸，末梢部分发育成甲状腺叶。后甲状舌管自行退化、闭锁，若其退化不全或

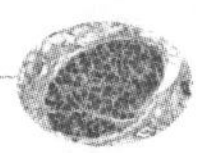

未完全闭锁，成为长短不一的管状组织，则形成先天性的 TDC。TDC 可发生于舌根部至胸骨上切迹间、颈前区中线的任何位置。最多见于舌骨与甲状腺之间，大部分位于颈部中线，部分稍偏离中线。由于甲状舌管的发育及下降过程与舌骨紧密相邻，大部分 TDC 位于舌骨水平或舌骨下方。成人 TDC 最常见于舌骨下方区域。偏离正中的 TDC 均位于颈部带状肌的深部。

（3）临床表现

TDC 主要表现为颈前区中线处邻近舌骨的逐渐增大的无痛性肿块，也可见于颏下及胸骨上窝。边缘清楚，表面光滑，一般与皮肤无粘连，可随伸舌或吞咽动作上下移动。较小时无自觉症状，囊肿增大可有舌部肿胀或咽部异物感，继发感染时出现疼痛和压痛，皮肤发红，破溃时可有脓性分泌物产生。

（4）MRI 表现

MRI 具备多平面成像的优势，可清楚显示甲状舌管囊肿病变部分，多表现为颈前区中线处或近中线区甲状软骨前外侧的边界清楚的圆形或椭圆形囊性占位，$T_2$WI 呈高信号，$T_1$WI 信号依据内容物中蛋白质含量而定，蛋白质含量较高时 $T_1$WI 亦可呈高信号，增强后囊壁可呈环状强化，囊内容物不强化（图 5 - 3）。甲状舌管囊肿恶变时 MRI 可显示明确的软组织病灶。

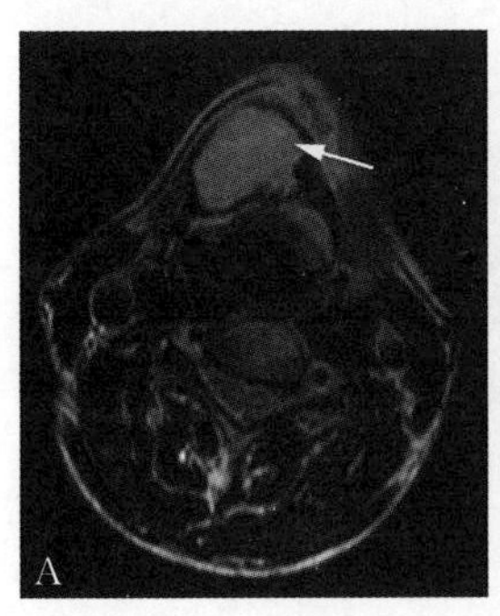


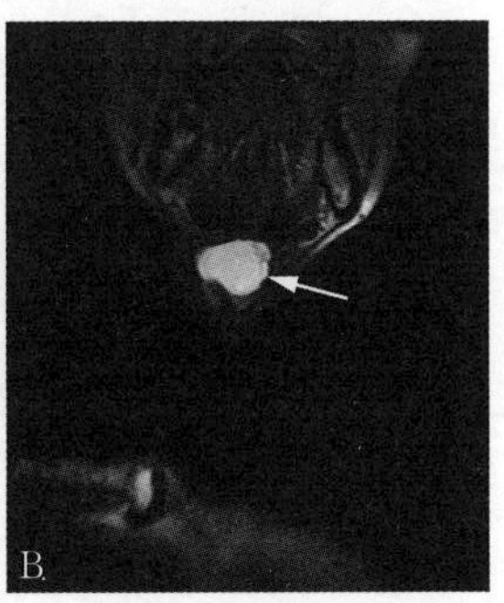


图 5 - 3　甲状舌管囊肿

注：$T_2$WI 图像。A. 横断面；B. 冠状面。示颈前区囊性信号肿块，境界清楚，内部信号均匀（箭头）。

（5）诊断要点

TDC 多位于颈部中线或近中线区，在舌盲孔与甲状腺之间的任何部位，以舌骨上下为多见，并随吞咽上下活动。影像学表现亦较为典型，出现实性成分时需考虑恶变可能。

（6）鉴别诊断

1）异位甲状腺：多见于舌根部，少数位于喉前正中者易被误诊为 TDC。异位甲状腺表现为质地稍硬、密度均匀的软组织密度肿块，境界清，亦可随吞咽活动。如怀疑为异位甲状腺，需进一步进行放射性$^{131}$I 扫描

2）颏下淋巴结炎：常合并感染，淋巴结质地较硬，可不止一枚，且位置比一般的 TDC 更靠前及偏于侧方，可伴邻近组织如牙周、下颌、下唇等处炎症，不随吞咽上下活动。

3）表皮样囊肿和皮样囊肿：也可位于颈中线区，囊肿与皮肤相连，不随吞咽上下活动。内容物多为脂质成分，前者囊内可含皮脂腺、毛发、毛囊等皮肤结构，CT 值常为负值，后者囊内只含角化物和复层上皮，CT 值多为水样密度，也可为负值。MRI 脂肪抑制序列扫描可帮助明确诊断。

4）鳃裂囊肿：多偏离中线位于颈侧，不随吞咽运动而移动。主要与偏于一侧的 TDC 鉴别。

### 5.3.2　鳃裂囊肿

（1）概述

鳃裂囊肿（BCC）属于鳃裂畸形，是头颈部常见的因胚胎发育异常而导致的颈部先天性疾病，常表现为颈侧无痛性包块，单侧所见。

（2）病理

关于起源目前仍有争论，多数认为是由腮器上皮细胞残余所形成。胚胎发育第 4 周时，头下部和颈侧方出现 6 对实质性鳃弓，间隔于鳃弓间的 5 对沟裂即鳃裂，发育过程中各个鳃弓互相融合形成面下部和颈部各个结构与器官后，鳃裂退化消失，若不完全消失，有上皮组织残留就可以形成囊肿和瘘。鳃裂囊肿囊液常为混浊黄色，可含有胆固醇结晶；囊壁厚薄不等，通常多覆有复层鳞状上皮，少数被覆柱状上皮，囊壁常因炎症、纤维化而增厚。

根据其发生部分可分为第一、第二、第三、第四鳃裂囊肿。胚胎时第一鳃裂在外耳道和舌骨平面，而且参与外耳道的形成，因此鳃裂囊肿通常在

外耳道至舌骨平面的范围内出现，占所有鳃裂囊肿5%～7%。第二鳃裂囊肿最多见，约占95%，可以出现在耳后至胸锁关节的任何部位，以颌下区及颈外侧区多见。贝利(Bailey)根据其具体的发生部位将其分为4型：1型囊肿位于颈部深筋膜下，胸锁乳突肌的前缘；2型囊肿最常见，部位典型，位于胸锁乳突肌的前内侧，颈动脉间隙的外侧，胸锁乳突肌受压向后外方移位；3型囊肿位于颈动脉分叉和颈外动脉至咽侧壁之间；4型囊肿位于咽黏膜间隙。第三、第四鳃裂囊肿罕见。多位于颈根部，锁骨上区。第三鳃裂囊肿位于颈总和颈内动脉的后方。第四鳃裂起源于梨状隐窝和舌骨骨膜，沿气管、食管鞘下降至纵隔，由于都与梨状隐窝相连，故鉴别第三、第四鳃裂囊肿十分困难，一般部位较高的可能是第三鳃裂囊肿，较低可能是第四鳃裂囊肿。两者可含有胸腺及甲状腺组织。

(3) 临床表现

鳃裂囊肿常见于20～50岁，以30岁成人多见，小儿病例报道较少。临床表现为偶然发现颈侧或耳前腮腺或颌下区圆形或椭圆形无痛性肿块，大小不等，生长较为缓慢，查体触诊表面光滑，质地软，较韧，活动性差，有波动感，伴发感染时，病灶局部有红肿热痛等典型炎症症状，或短时间内体积增大，此时与化脓性淋巴结炎(pyogenic lymphadenitis)较难鉴别。部分可合并有瘘管，感染时瘘管可有脓性分泌物流出。

(4) MRI表现

多数鳃裂囊肿的临床及影像表现具有特征性，MRI检查不仅可以准确定位，而且对病变的大小、范围、是否合并感染都能准确诊断。MRI图像常表现为：①境界清楚，边界清晰、边缘规则的囊性信号结节，有完整的囊壁(或包膜)；②囊壁厚薄均匀、厚度较薄，呈中等信号；③囊内液体根据其性状(蛋白含量)不同而呈不同信号值，一般呈均匀的长$T_1$、长$T_2$信号；④注射造影剂后囊壁均匀轻度增强，而囊内液不强化(图5-4)。当鳃裂囊肿合并感染、既往手术或穿刺后，其MRI表现可不典型，表现为囊内出血、囊液信号异常、囊壁增厚伴强化或伴囊内分隔形成，合并软组织肿块亦可碰到。

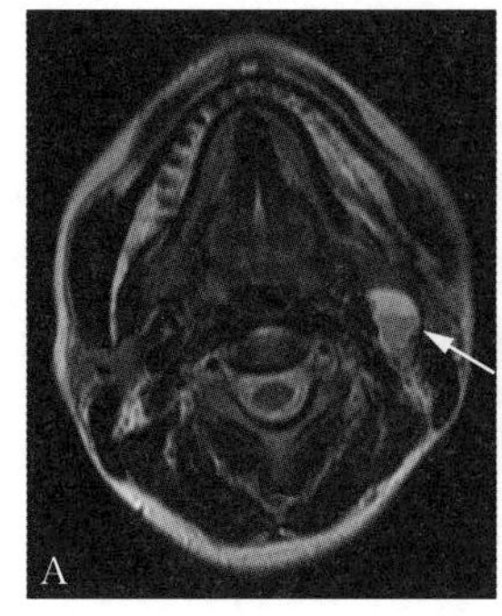


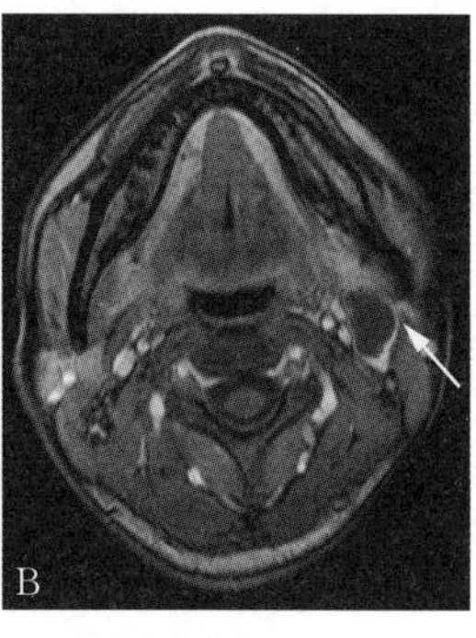


图5-4 左侧颈部鳃裂囊肿

注：A. $T_2$WI呈均匀高信号，边界清楚，内部可见分层信号影(箭头)；B. 增强后扫描示囊壁轻度强化(箭头)。

(5) 诊断要点

鳃裂囊肿多发生于年轻人，有特征性位置，多表现为边界清楚的囊性病灶，合并感染后，囊壁可增厚，与邻近结构分界不清。

(6) 鉴别诊断

1) 淋巴管畸形：好发于2岁以内儿童，多位于颈后三角区，多房性，囊壁菲薄，形态不规则，呈浸润性生长，有“见缝就钻”的特点，常为多个，囊内可见分隔，出血时可形成液-液平面征。与鳃裂囊肿不难鉴别。

2) 神经源性肿瘤囊变：常位于颈侧血管鞘内，可出现血管移位表现，多有实性成分，内部混杂，增强后实性成分强化明显。

3) 颈部脓肿：与合并感染的鳃裂囊肿的影像学表现难以鉴别，需要结合临床症状和病史。一般情况下鳃裂囊肿的囊壁与周围组织的界限较清楚，并且病史较长。

4) 颈部转移性淋巴结：常位于颈静脉链的后外侧，壁厚薄不均，增强后强化明显，可出现破溃表现，另有原发肿瘤病史。

### 5.3.3 淋巴管畸形

(1) 概述

淋巴管畸形(lymphatic malformation, LM)即过去所称的“淋巴管瘤”，由淋巴管发育异常所形成，约占20岁以下人群软组织良性病变的6%。好发于头颈部，亦可于舌、唇、颊部。颈部巨大的淋巴管畸形亦称为囊性水瘤(cystic hygroma)。

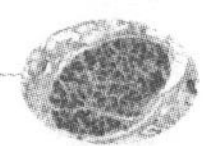

（2）病理

由于淋巴管先天发育异常，原始淋巴囊不能向中央静脉引流，正常分化良好的淋巴结构异常错构或未能与正常引流通道建立联系隔离的淋巴管或淋巴囊异常增生扩大形成淋巴管畸形。瘤体中常混有血管畸形，故病理上统称为脉管瘤。肉眼观淋巴管畸形为圆形、分叶状或海绵状，质软，有波动感，透光试验阳性。病变边界清楚，可有完整包膜，也可边界不清。多房囊肿之间液体常相互连通，囊壁薄，内含无色透明或淡黄色液体，若有出血时则呈血性浆液。镜下囊壁为薄层纤维结缔组织，也可含有平滑肌、血管、神经和脂肪组织及淋巴细胞，壁内衬以扁平内皮细胞，囊内含清亮淋巴液。根据其组织结构，可分为微囊型与大囊型2类。①微囊型：由衬有内皮细胞的淋巴管扩张而成。淋巴管极度扩张弯曲，构成多房性囊腔，颇似海绵状，亦称海绵窦型。②大囊型，即囊性水瘤型，最多见，好发于颈部锁骨上窝，亦可发生于下颌下区及上颈部。由大的淋巴管腔隙构成，一般为多房性囊腔，彼此间隔，壁薄，形态不规则，内衬单层内皮细胞，间质由大量成纤维细胞、白细胞、脂肪细胞和肌纤维细胞构成。

（3）临床表现

淋巴管畸形表现为头颈部包块，常在2岁以内发病。质柔软、囊性、有波动感、分叶状、可透光、单囊或多囊，与皮肤无粘连。可发生于颈部任何部分，主要位于胸锁乳突肌后、颈外、颈后三角或锁骨上窝区域。生长缓慢，常随年龄增长而逐渐增大，可向纵隔及腋下发展，向上可累及口底、口咽、喉部及支气管，造成吞咽或呼吸困难。病灶常包绕颈部重要血管和神经，继发感染或破裂出血则可有发热、疼痛等症状。

（4）MRI表现

颈部淋巴管畸形易于沿疏松结缔组织间隙生长，呈典型的“爬行性生长”，MRI可以多平面成像，对显示淋巴管畸形范围的优越性明显，特别对病灶包绕血管情况显示清晰。典型表现为单房或多房囊性占位，囊壁菲薄，边界清楚、锐利，囊内液体成分的信号水平取决于内容物的蛋白质含量，一般呈均匀一致的 $T_1$WI 低信号、$T_2$WI 高信号，少数病例可呈 $T_1$WI 等或稍高信号。囊肿内部有时可见脂肪组织信号，这可能是淋巴管畸形包绕了周围组织间隙的脂肪。囊内张力不足时对周围组织压迫推移不明显，可见包绕颈部神经、血管及其他相邻组织征象。增强扫描囊壁不强化或轻度强化，囊腔无强化（图5-5）。并发感染时囊壁可增厚，境界可模糊，合并出血时，囊内容物信号可随之发生改变。伴有血管瘤时，病灶可出现较明显强化。海绵状淋巴管畸形为多发迂曲扩张的较大淋巴管形成，聚集而呈蜂窝状结构，边缘不规则，部分可沿组织间隙延伸、包绕，与邻近组织分界欠清，病灶形态与海绵状血管瘤相似。

（5）诊断要点

淋巴管畸形的典型表现为境界清楚的单房或

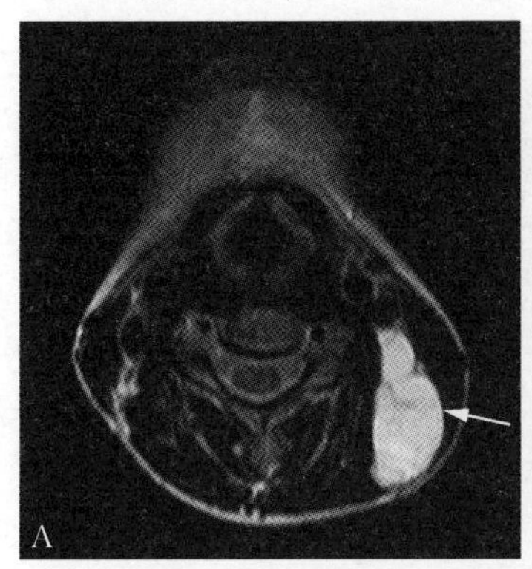


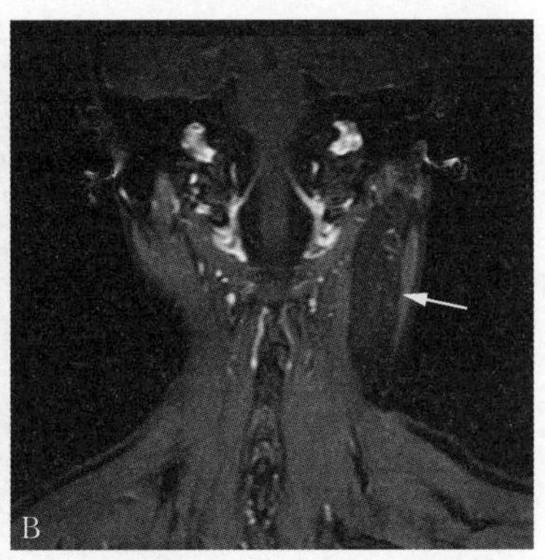


**图5-5 左颈部淋巴管畸形**

注：A. 横断面 $T_2$WI 示左颈部多房囊性肿块（箭头），病灶呈“钻缝样生长”；B. 冠状面增强后扫描示囊壁及囊内间隔部分轻度强化（箭头）。

多房囊性肿块，囊壁菲薄，囊内容物密度或信号均匀，与水接近。合并感染时囊壁增厚与周围组织分界不清，出血时囊内可见液-液平面，瘤体可呈等密度或等信号。淋巴管畸形沿颈部间隙"钻缝性生长"是其最具特征性的表现。向上可延伸至口底、颊黏膜间隙，向下可延伸至胸廓入口及上纵隔处。CT 及 MRI 可准确显示淋巴管畸形的发病部位、形态、大小和范围，清楚描述病变与邻近组织结构之间的关系，明确瘤体内容物的性质。

(6) 鉴别诊断

1) 海绵状血管瘤：淋巴管畸形常合并血管瘤，两者需鉴别，特别是海绵状淋巴管畸形，病灶形成与海绵状血管瘤极为相似，但血管瘤注射对比剂以后的增强扫描可见明显强化，淋巴管畸形则无强化或仅见囊壁强化。另外，血管瘤可见供血动脉和引流静脉。

2) 囊变的神经源性肿瘤：神经源性肿瘤常位于血管鞘内，可出现血管移位表现，多有实性成分，强化明显。

### 5.3.4 血管性病变

(1) 概述

血管性病变(vascular disease)是头颈部软组织常见的良性病变。国际脉管异常研究组织(The International Society for the Study of Vascular Anomalies，ISSVA)将其分为血管瘤和血管畸形(vascular malformation)。两者的主要区别有两点：①血管瘤出生时通常没有，而是在出生后的几周内才变得明显；血管畸形出生时就有，但临床表现可能不明显。②血管瘤在最初两年内快速增殖，随后缓慢消退；血管畸形与身体成比例地增长，没有自行消退的迹象。传统形态学分类将血管肿瘤性病变分为毛细血管瘤、海绵状血管瘤、混合性血管瘤(mixed hemangioma)及蔓状血管瘤(hemangioma racemosum)。血管性病变的病因目前仍不十分清楚。

(2) 病理及临床

血管源性病变的儿童发病率高达 12%，女性多于男性，60%的血管瘤发生于头颈部。5 岁时，通常有 50%消退，7 岁时近 70%消退，9 岁时可达到 90%消退。但是近 40%～50%的患儿会遗留皮肤毛细血管扩张、纤维脂肪组织或瘢痕形成等后遗症。毛细血管瘤是表浅的血管瘤，过去通常被称为"草莓状" 血管瘤。肿瘤由大量交织、扩张的毛细血管组成。表现为鲜红或紫红色斑块，多见于皮肤，不少亦可长于口唇部黏膜处和舌部，边界清楚，大小不一，形态不规则，略高于皮肤。有时可找到血管搏动或听到血管杂音。海绵状血管瘤表现为无自觉症状、生长缓慢的柔软肿块，外观呈蓝色或无色、质软，表面呈球形或分叶状，多为单发。海绵状血管瘤由扩大的血管腔和衬有内皮细胞的血窦组成，血窦大小不一，犹如海绵状结构，窦腔内充满静脉血，彼此交通。毛细海绵状血管瘤起源于毛细真皮和网状真皮或皮下组织。瓦纳(Waner)和孙(Suen)根据血管瘤在皮肤的深浅部位，将毛细血管瘤称为浅表血管瘤，海绵状血管瘤称为深部血管瘤，毛细海绵状血管瘤称为混合血管瘤。蔓状血管瘤主要由扩张的动脉与静脉吻合而成。肿瘤突起成念珠状或蚯蚓状，扪之有波动感和震颤，听诊有吹风样杂音，若将供血的动脉全部压闭，上述搏动及杂音可消失。

血管瘤增殖期病理特征：内皮细胞变圆，分裂象多，大量肥大细胞以及基底膜增厚。缓慢自行消退期病理特点：内皮细胞形态正常，扁平状、静止态，其周围基质是所谓的"纤维脂肪组织"。近几年细胞标志物已应用于区分增殖期血管瘤和消退期血管瘤。增殖期血管瘤表达高水平的碱性成纤维生长因子(bFGF)、Ⅳ型胶原酶、血管内皮生长因子、尿激酶和增殖细胞核抗原。消退期血管瘤特征性表达组织源性金属蛋白酶抑制剂、血小板因子Ⅳ、白介素、α-干扰素、糖皮质激素以及血小板反应素金属蛋白酶抑制因子。

血管畸形分为高流速血管畸形和低流速血管畸形。低流速血管畸形主要为静脉畸形、淋巴管畸形和毛细血管畸形(capillary malformation)，而动静脉畸形(arteriovenous malformation)、动静脉瘘(arteriovenous fistula)为高流速血管畸形。

(3) MRI 表现

影像学检查不能区分血管瘤或血管畸形。血

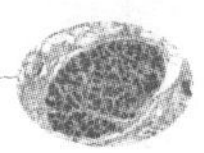

管源性病变常伴有多少不一的纤维结缔组织、平滑肌、炎症细胞、脂肪、淋巴管、血栓、钙化等，病理学上的复杂性导致其 MRI 信号的多样性（图 5-6）。常见 $T_1$WI 及 $T_2$WI 均为混杂信号，$T_1$WI 以等或稍高信号为主，肿瘤内部或边缘可见条状、花边状及小斑点状高信号，稍低于或等于脂肪信号，肿块内部可见线条状、斑点状或蚓状低信号影，$T_2$WI 肿块以明亮高信号为主，稍低于、等于或高于周围脂肪信号，产生高信号可能是由于肿瘤血管腔内血液积聚或血流缓慢所致。造影剂注射后肿块均有明显不均匀强化，呈斑点状、斑块状，血供丰富，可见肿瘤供血血管。血管畸形在影像学上表现得比血管瘤范围更广，呈浸润性生长方式。

（4）诊断要点

血管源性病变往往具有典型的病史，临床体征亦较明显。影像学检查往往显示丰富的血供表现，可伴有静脉石改变，表现典型，诊断不难。

（5）鉴别诊断

1）淋巴管瘤：典型的淋巴管瘤表现为 $T_1$WI 等或稍高信号，$T_2$WI 呈高信号；血管源性病变内可见弯曲管状低信号影，增强扫描强化明显，淋巴管瘤缺少此征象。

2）神经源性肿瘤：神经源性肿瘤的位置较特征，如颈动脉体瘤常位于颈内、外动脉分叉处，迷走神经副神经节瘤常位于颈部血管鞘内，对局部颈部血管有明显的推移效应。多有实性成分，强化较明显。

### 5.3.5 皮样囊肿与表皮样囊肿

（1）概述

皮样囊肿与表皮样囊肿是头颈部较少见的发育性囊肿。皮样囊肿为头颈部畸胎性病变中最常见的一种，表皮样囊肿较皮样囊肿少见。两者主要发生于中线区，通常位于口底颏舌骨肌旁或胸骨上窝，也可发生于眼眶、鼻腔或口腔。约有 7% 的皮样囊肿发生于头颈部。

（2）病理

皮样囊肿属先天性囊肿，可认为是皮肤原基在胚胎发育融合时偏离原来部位而形成的囊肿。常见于皮下间隙。在头颈部多位于颈中线上，在舌骨与下颌骨之间，并与舌骨粘连较甚。皮样囊肿组织学表现为圆形，有包膜。包膜上衬有外皮细胞及其皮肤附属器（皮脂腺、毛发及汗腺）。囊肿内部充满角化物、皮脂腺及毛发。口底的皮样囊肿与其他部位的病变不同，无毛发结构。表皮样囊肿除无皮肤附属器外，其他与皮样囊肿类似。

（3）临床表现

皮样囊肿的好发年龄为 10～29 岁，多见于儿童，表现为无痛性肿块，生成缓慢，病程可长达数十年。肿块多呈圆形或椭圆形，直径由数毫米至十多厘米。表面光滑，质柔韧有张力，触诊有波动感。一般皮样囊肿不与皮肤粘连，但位置深者，其底部常与深部组织粘连固定。而表皮样囊肿与表皮皆有粘连，基底部可活动，偶有钙化则质较硬。当囊肿位于颈中线下颌舌骨肌和颈浅筋膜之间的

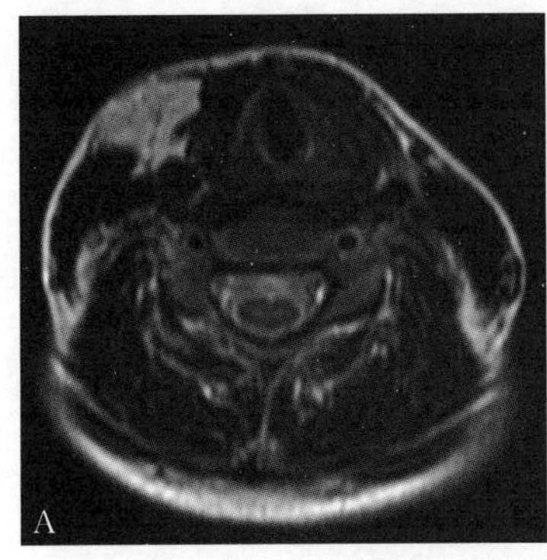


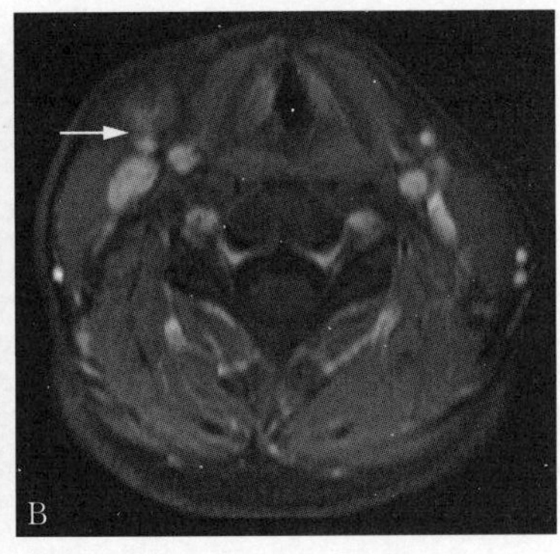


图 5-6 右颈部皮下血管瘤

注：A. $T_2$WI 示右颈部混杂高信号肿块，形态不规则；B. 增强后扫描示病灶内部斑片样强化（箭头）。

正中线者，则以颈部表现为其主要症状，颈部明显膨胀，可大如皮球。皮样囊肿触诊呈囊性，柔软有波动感，有面团样感觉，并可有压迫性凹陷。穿刺为奶酪样或豆腐渣样物质。临床症状体征与肿瘤部位有关，肿块过大时可压迫邻近结构。囊肿偶尔可引起蜂窝织炎或化脓。

（4）MRI表现

由于病变内部含有脂肪或牙齿-骨骼等结构，皮样囊肿在MRI上可表现为典型的“鹅卵石”征象（脂肪融合成小的结节碎屑），比较容易诊断（图5-7）。表皮样囊肿在DWI上显示典型的高信号影，弥散明显受限，平均ADC值为$1.55\times10^{-3}$ $mm^2/s$，具有特征性。MRI冠状面成像可用于评价病变与下颌舌骨肌的关系。鼻的皮样囊肿往往可显示鼻前点到盲孔的距离不等的窦道。

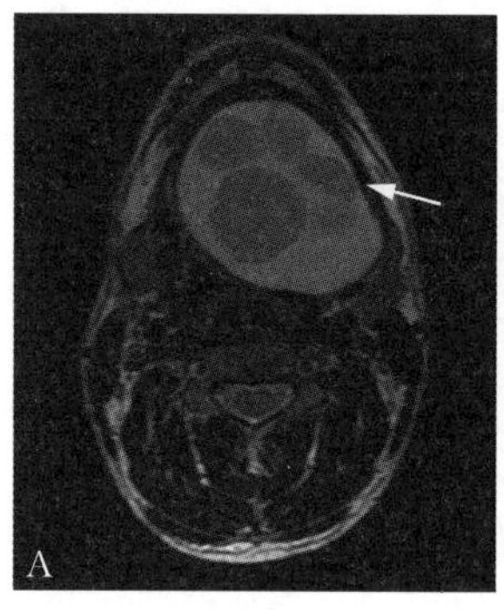

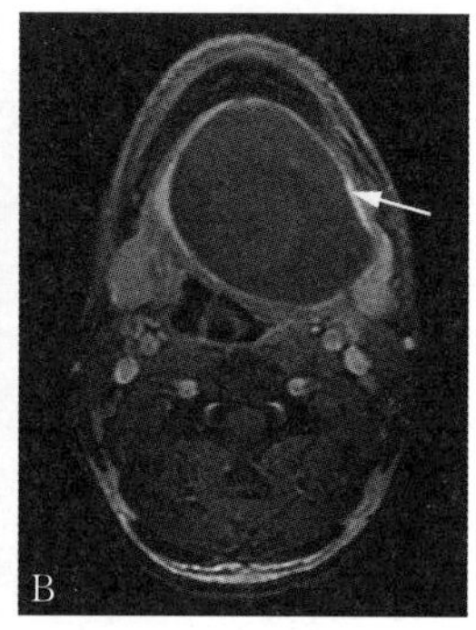


图5-7　颏下区皮样囊肿

注：A. $T_2$WI示颏下区不规则囊性占位（箭头），边界清晰，内见多个皮脂小球，呈典型的“囊袋鹅卵石征”；B. 增强后扫描示囊肿不强化，囊壁略厚（箭头）。

（5）诊断要点

典型的中线位置。CT显示边界清楚、形态不规则，呈均匀低密度影，少数为混杂密度，增强后无强化。MRI可显示囊肿内部皮脂样信号，及典型的“鹅卵石”征象，穿刺抽吸物为豆渣样，镜下可见脱落上皮细胞、毛囊和皮脂腺等。

（6）鉴别诊断

1）甲状舌管囊肿：多位于位于舌骨水平或其下方，能随吞咽或伸舌动作而移动，有利于鉴别。

2）舌下腺囊肿：较大的舌下腺囊肿可向口底颏下或颌下侵犯，易于混淆，舌下腺囊肿触诊多有波动感，穿刺为淡黄色黏稠样囊液。

3）颏下脂肪瘤：易于与颏下皮样囊肿相混淆，脂肪瘤质地均匀，有完整包膜，内部信号相对均匀。

## 5.4　甲状腺和甲状旁腺病变

甲状腺病变影像诊断首选超声检查。$^{131}$I显像可用于明确甲状腺病变功能状态及评估良恶性可能。对于巨大结节或胸骨后甲状腺结节，推荐选择CT或MRI检查。

### 5.4.1　甲状腺非肿瘤性病变

（1）单纯性甲状腺肿

1）概述：单纯性甲状腺肿（simple goiter）多发生于碘缺乏引起的甲状腺代偿性增生。

2）病理：

A. 大体病理：表现为甲状腺弥漫性对称性肿大，质地变脆，血管扩张丰富。

B. 镜下病理：甲状腺滤泡上皮细胞常呈增生、肥大，血管丰富。

3）临床表现：表现为甲状腺弥漫性肿大，不伴甲状腺功能异常，可发展为结节性甲状腺肿（nodular goiter）。

4）MRI表现：甲状腺对称性肿大，$T_1$WI、$T_2$WI可表现为均匀高信号。

5）诊断要点：甲状腺均匀对称性肿大，MRI信号较均匀，不伴有甲状腺功能异常。

6）鉴别诊断：甲状腺对称性肿大需要与毒性甲状腺肿（toxic goiter）相鉴别。伴有甲状腺功能异常的病例多可以考虑毒性甲状腺肿。

（2）弥漫性毒性甲状腺肿

1）概述：弥漫性毒性甲状腺肿（diffuse toxic goiter）为甲状腺功能亢进、甲状腺激素过高导致的临床综合征中甲状腺的表现，也称为格雷夫斯（Graves）病。

2）病理：

A. 大体病理：表现为甲状腺弥漫性对称性肿大，质地变脆，血管扩张丰富。

B. 镜下病理：腺滤泡上皮细胞过度增生，滤

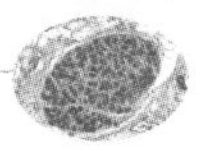

泡腔内胶质减少甚或消失，腺体组织中出现弥漫性淋巴细胞浸润。

3）临床表现：临床常见表现为代谢增高，弥漫性甲状腺肿大及突眼。

4）MRI 表现：甲状腺外形增大，$T_1$WI、$T_2$WI 可表现均匀高信号，可伴发血管流空信号及低信号纤维间隔。另外，有研究发现 DWI 可用于评估 Graves 病活性及预测治疗疗效。

5）诊断要点：两侧甲状腺对称性、弥漫性肿大，同时伴有甲状腺毒症（thyrotoxicosis）。

6）鉴别诊断：桥本甲状腺炎（Hashimoto thyroiditis）有时有类似的影像学表现，如需明确诊断需结合临床表现及实验室检查结果。

（3）桥本甲状腺炎

1）概述：又称慢性淋巴细胞性甲状腺炎（chronic lymphocytic thyroiditis，CLT），属于自身免疫性甲状腺疾病，是最常见的甲状腺炎，常合并其他免疫功能异常。

2）病理：

A. 大体病理：表现为甲状腺弥漫性肿大，质地坚韧或呈橡皮样改变。

B. 镜下病理：腺体内浆细胞及淋巴细胞浸润，嗜酸上皮细胞增生，晚期呈现严重的纤维化。

3）临床表现：疾病早期可出现甲状腺毒症，晚期则表现为甲状腺功能减退。该病部分患者可合并甲状腺原发性淋巴瘤。

4）MRI 表现：$T_1$WI 呈等及稍低信号。$T_2$WI 表现为区域性高信号。纤维化表现为线状低信号，增强后呈局灶性强化。

5）诊断要点：影像学上以甲状腺对称性或不对称性增大，伴信号不均匀为主要表现，结合临床症状及实验室检查可以做出诊断。

6）鉴别诊断：毒性甲状腺肿多表现为对称性甲状腺肿大，但部分病例难以鉴别，需要通过甲状腺细针穿刺活体组织检查明确诊断。

（4）亚急性甲状腺炎

1）概述：亚急性甲状腺炎（subacute thyroiditis）也被称为病毒性甲状腺炎、肉芽肿性甲状腺炎、德奎尔瓦因（de Quer-vani）甲状腺炎。

2）病理：

A. 大体病理：表现为甲状腺弥漫性或结节样肿大。

B. 镜下病理：甲状腺腺泡被肉芽组织替代，伴有大量慢性炎症细胞及巨细胞，可伴有轻中度纤维化，后期表现与慢性纤维化甲状腺炎类似。

3）临床表现：该病多呈自限性及一过性改变，临床表现为急性起病伴发热，甲状腺疼痛、肿大。

4）MRI 表现：$T_1$WI，$T_2$WI 可表现为均匀高信号。

5）诊断要点：影像学表现为甲状腺对称性或不对称性肿大，结合临床表现及合并病毒感染史，需要考虑亚急性甲状腺炎的诊断。

6）鉴别诊断：部分亚急性甲状腺炎局限于一侧叶时会引起甲状腺被膜连续性中断，需要与甲状腺癌造成的包膜侵犯鉴别，炎症造成的被膜侵犯多伴有周围脂肪间隙的肿胀及模糊。

（5）结节性甲状腺肿

1）概述：结节性甲状腺肿是甲状腺最常见的良性病变，是单纯性甲状腺肿的后期阶段。发病以中年妇女多见。

2）病理：

A. 大体病理：甲状腺肿病程不同阶段呈现的滤泡上皮增生、复旧、萎缩同时存在，形成大小不等结节，多无完整包膜，可见纤维分隔带。部分病灶后期结节因供血不足，可以发生退变，形成坏死、囊变、出血和钙化。

B. 镜下病理：甲状腺滤泡显著增大，伴浓厚胶质。

3）临床表现：双侧甲状腺不对称增大，触诊时可扪及多发大小不等的结节，质地中等，随吞咽上下移动。甲状腺功能检查大多正常。

4）MRI 表现：弥漫性增大的甲状腺内见多发结节，信号混杂。实性结节 $T_1$WI 呈等及稍高信号，$T_2$WI 呈高信号。囊性结节可伴壁结节，$T_2$WI 呈高信号，囊性部分不强化。

5）诊断要点：多结节多见。临床常以甲状腺肿大就诊，与饮食中碘缺乏相关。当结节灶内出现蛋壳样钙化及囊变伴纤维分隔时，需考虑该病。

6）鉴别诊断：需要与囊肿及腺瘤鉴别。腺瘤或囊肿多表现为界清的单个结节。

（6）甲状腺囊肿

1）概述：甲状腺囊肿（thyroid cyst）可由腺瘤囊变或结节性甲状腺肿退变而来。

2）病理：

A. 大体病理：呈囊泡样表现，壁薄，内见清亮囊液。

B. 镜下病理：大多数甲状腺囊肿由甲状腺腺瘤（thyroid adenoma）囊性变性而来，称为非胶样囊肿。结节性甲状腺肿基础上，增生结节突然增大，腺瘤样结节退变，内部含血样或胶样浆液成分，称为胶样囊肿。

3）临床表现：甲状腺囊肿多为单侧发病，病灶界清，可见边缘钙化。

4）MRI 表现：$T_1$WI 多呈低信号，胶样囊肿时，$T_1$WI 可呈现高信号，$T_2$WI 多为高信号，病变增强后无强化，边界清晰。

5）诊断要点：甲状腺内边界清楚，信号均匀的囊性结节可以考虑甲状腺囊肿，胶样囊肿可以表现为 $T_1$WI 高信号。

6）鉴别诊断：需要与部分囊变明显的甲状腺结节鉴别，如乳头状癌。乳头状癌囊壁多可见乳头状突起。

### 5.4.2 甲状腺良性肿瘤

甲状腺腺瘤是一种甲状腺良性肿瘤。

（1）概述

腺瘤是甲状腺最常见的良性肿瘤。甲状腺腺瘤一般分为非毒性腺瘤和毒性腺瘤（高功能性腺瘤）。非毒性腺瘤约占甲状腺腺瘤的 80%。组织学类型主要为滤泡性腺瘤、乳头状腺瘤和不典型腺瘤。滤泡性腺瘤最多见，组织分化程度较高，接近正常腺体组织。乳头状腺瘤较少见，多呈囊性，又称为乳头状囊腺瘤。

（2）病理

1）大体病理：甲状腺腺瘤通常为单结节，界限清楚，包膜完整，常压迫周围组织；切面多为实性，色暗红或棕色，可并发出血、囊性变、钙化及纤维化。

2）镜下病理：镜下甲状腺滤泡大小一致，无淋巴细胞浸润，包膜外的甲状腺组织常呈压迫性萎缩改变。

（3）临床表现

病灶生长缓慢，大部分患者无明显症状，因发现颈部肿块而就诊。结节质地柔软，随吞咽移动，边界清楚。

（4）MRI 表现

甲状腺腺瘤表现为单个或多个结节，边界清晰，成分不同的病灶 $T_1$WI 信号可表现为等或稍高信号，$T_2$WI 呈高信号，如伴有钙化及玻璃样变的病灶 $T_2$WI 可呈低信号。增强后均匀强化，囊变明显的病灶周围仍可见完整的强化环。

（5）诊断要点

甲状腺内孤立的边界清楚的结节，首先需要考虑甲状腺腺瘤。病灶较大时，部分病灶内可出现斑点样钙化灶。

（6）鉴别诊断

不典型甲状腺腺瘤需与甲状腺癌相鉴别。甲状腺癌边界比较模糊，易侵犯邻近组织器官及发生淋巴结或远处转移。

### 5.4.3 甲状腺恶性肿瘤

MRI 多用于较大肿瘤侵犯范围的评估。另外，近期的部分研究发现功能磁共振成像，包括 MRS、DWI 及 DCE-MRI 可用于甲状腺结节鉴别诊断，为结节良、恶性鉴别提供额外信息。不同病理类型甲状腺恶性肿瘤临床表现及预后存在差异，现按病理类型分述如下。

（1）乳头状癌

1）概述：乳头状癌是最常见的甲状腺恶性肿瘤病理类型，占甲状腺恶性肿瘤中的 80%～85%。起源于甲状腺滤泡细胞。多为多灶性及双侧分布。

2）病理：

A. 大体病理：表现为质地较硬，切面灰白，无包膜，边界不清，多表现为实性病变。

B. 镜下病理：镜下可见分化良好的柱状上皮呈乳头状突起，核清晰伴嗜酸性细胞质，常可见同心圆形的砂砾体结构。

3）临床表现：表现为无痛性缓慢长大的肿块，甲状腺功能多正常。颈部淋巴结转移常见，20%病例会出现远处转移，包括肺、肝、骨和脑

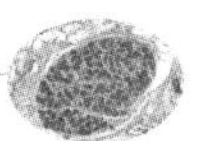

转移。

4）MRI表现：乳头状癌在 $T_1$WI上可呈等信号，合并出血时可呈高信号，$T_2$WI多呈高信号（图5-8）。

5）诊断要点：可为多发结节，病灶囊壁内可见乳头状壁结节；可有砂砾样钙化。淋巴结转移多见。

6）鉴别诊断：无颈部淋巴结转移的乳头状癌（图5-9）需与伴钙化及囊性变的甲状腺良性病变相鉴别，如结节性甲状腺肿、甲状腺炎或甲状腺腺瘤等。多发微小钙化或砂砾状钙化多见于乳头状癌，其余良性病变钙化灶多表现为粗大结节样。

（2）甲状腺滤泡癌

1）概述：甲状腺滤泡癌（follicular carcinoma of the thyroid）占甲状腺恶性肿瘤5%～10%。多发生于长期碘缺乏地区。

2）病理：

A. 大体病理：大体病理常为有包膜的单发较大肿块，直径4～8 cm；肿瘤血供丰富，局部可出现囊变、坏死或出血改变。

B. 镜下病理：镜下可见不同分化程度的滤泡结构及胶原纤维成分。

3）临床表现：表现为单发性甲状腺结节，长期甲状腺肿状态中短期体积迅速增大。颈部淋巴结转移少见。甲状腺功能多正常。

4）MRI表现：滤泡癌体积多较大，内部信号多不均匀，部分病灶可见大片样囊变区域。

5）诊断要点：多为单发较大结节。淋巴结转移少见。

6）鉴别诊断：病灶较小时需要与腺瘤鉴别，必须通过穿刺活体组织检查帮助明确诊断。

（3）甲状腺髓样癌

1）概述：甲状腺髓样癌（medullary thyroid carcinoma，MTC）占甲状腺恶性肿瘤的5%，起源于滤泡旁细胞，大部分病例散发，25%病例属于遗传性疾病，可在原发病灶被发现前迅速播散到颈部淋巴结以及肺、肝。

2）病理：

A. 大体病理：具有特征性的纤维血管间隔。间质有淀粉样物质沉着和钙化。

B. 镜下病理：MTC特征性地分泌降钙素，不具有吸碘功能。镜下呈实性结构，细胞呈多边形、梭形、圆形、柱状、立方形，部分呈浆细胞样。具有特征性的纤维血管间隔。常有淋巴细胞浸润。

3）临床表现：以颈部占位伴可触及的颈部淋巴结为常见临床表现。可伴有颈部疼痛。肿瘤可以分泌多种化合物，包括癌胚抗原（CEA）、降钙素基因相关肽（CGRP）、前列腺素A2（PGA2）、前列腺素F2α（PGF2α）、降钙素等。可伴有内分泌紊乱的临床表现。另外，怀疑髓样癌的患者均需要进行其他部位的评估及RET基因突变检测，以鉴别2型多发性内分泌瘤病（multiple endocrine neoplasia 2，MEN-2）。

4）MRI表现：MTC多表现为实性结节，伴有沙粒样钙化灶。液化坏死不多见。

5）诊断要点：血清降钙素显著升高合并甲状腺内实性结节需要考虑MTC。

6）鉴别诊断：影像学上MTC与其他病理类型甲状腺癌难以鉴别，需要结合血清降钙素水平判断。

（4）许特尔（Hurthle）细胞癌

1）概述：许特尔细胞癌（Hurthle cell carcinoma）约占甲状腺恶性肿瘤的3%。是滤泡癌的亚型，多表现为两侧甲状腺叶受累。

2）病理：

A. 大体病理：大体病理与滤泡癌相似，呈伴有滤泡的实性结节。

B. 镜下病理：瘤细胞大而呈多角形，核小，胞质呈丰富嗜酸性，内含嗜酸性颗粒。很少形成滤泡。

3）临床表现：与其他分化甲状腺癌相比，其发病年龄较高，更多地出现淋巴结及远处转移，预后较差。

4）MRI表现：可有与滤泡细胞癌相似的磁共振表现，病灶多较大，可伴有囊变，多伴颈部淋巴结转移。

5）诊断要点：病灶较大，且伴颈部淋巴结转移需要考虑该类型甲状腺癌。

6）鉴别诊断：与其他病理类型的甲状腺癌鉴别诊断需要通过病理活体组织检查标本染色或免疫组化检查鉴别。

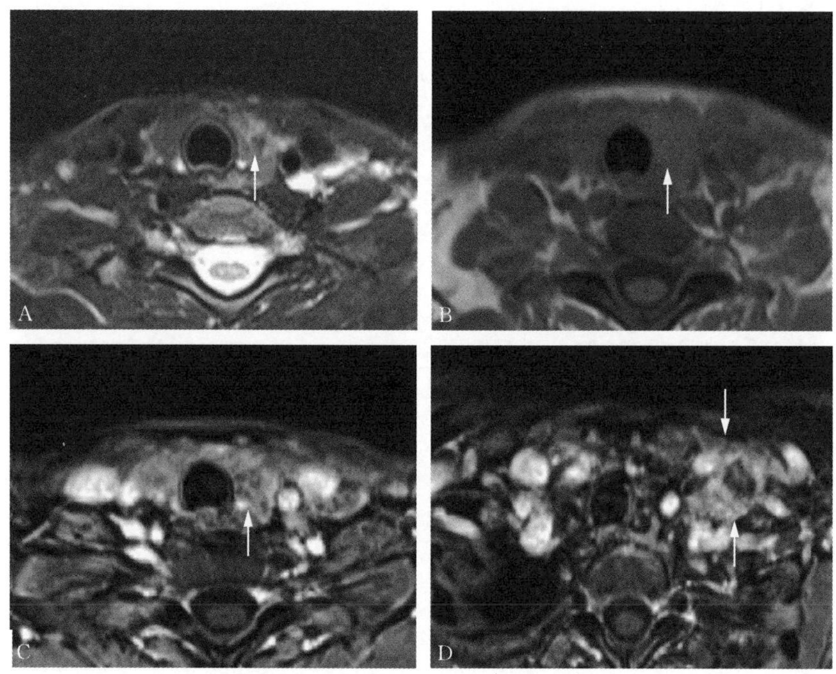

图 5-8　左侧甲状腺癌伴左颈淋巴结转移

注：患者自觉左颈部肿块，超声检查发现左甲状腺结节伴左颈部淋巴结肿大。磁共振发现左甲状腺异常信号结节（箭头），$T_2$WI(A)及 $T_1$WI(B)呈等信号，$T_2$WI 内见细小更低信号影，考虑钙化灶；增强后结节不均匀强化(C)（箭头），强化程度低于甲状腺腺体，内部见低信号影；左颈部见肿大淋巴结伴不均匀强化及坏死(D)（箭头）。术后病理示左甲状腺乳头状癌伴钙化。

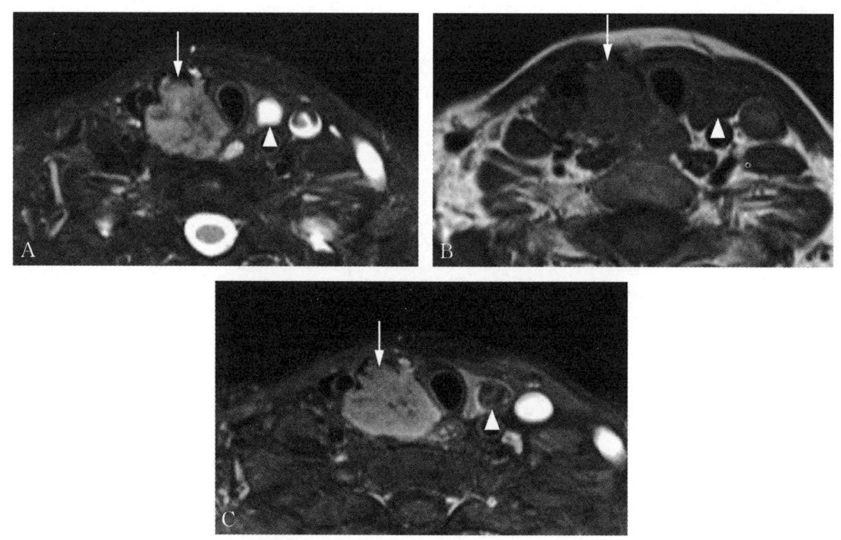

图 5-9　右侧甲状腺乳头状癌

注：患者发现颈部肿块逐渐增大。磁共振示右甲状腺肿块，$T_2$WI 呈稍高信号(A)，边缘分叶，$T_1$WI 呈低信号(B)，病灶侵犯至临近血管管腔内，如箭头所示。增强后病灶可见强化(C)。左甲状腺见一枚结节，界清，$T_1$WI 呈等及稍低信号(B)，$T_2$WI 呈高信号(A)，增强后强化不明显(C)，如图中三角形所示。术后病理示右甲状腺乳头状癌，左甲状腺胶样囊肿。

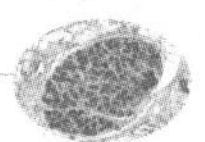

（5）甲状腺未分化癌

1）概述：甲状腺未分化癌（undifferentiated carcinoma of the thyroid）约占甲状腺恶性肿瘤 1%，是进展最快的甲状腺恶性肿瘤。

2）病理：

A. 大体病理：表现为坚硬、边界不清、切面苍白的肿物，与周围结构固定。肿瘤体积通常较大，无包膜，质硬。切面呈鱼肉样，常见坏死和出血。

B. 镜下病理：肿瘤边界不清，呈广泛侵袭性分布，由梭形细胞、多形性巨细胞和上皮性分化细胞混合组成，内部可见广泛的凝固性坏死。

3）临床表现：可表现为长期存在的颈部肿物，短时间内增大。颈部淋巴结多受累。

4）MRI 表现：多表现为直径大于 3 cm 的实体性肿瘤，病灶边界不清，呈浸润生长，与颈部肿大淋巴结融合。

5）诊断要点：浸润性生长，邻近结构侵犯多见。淋巴结转移多见。

6）鉴别诊断：未分化癌与低分化癌有相似的影像学表现，需要通过病理活体组织检查鉴别。

（6）淋巴瘤

1）概述：淋巴瘤约占甲状腺恶性肿瘤 1%。多数为 B 细胞非霍奇金淋巴瘤。可起源于桥本甲状腺炎。

2）病理：

A. 大体病理：肿瘤大体上呈表面光滑的多结节或弥漫性肿块。

B. 镜下病理：表现为形态各异的 B 细胞形成的淋巴瘤。

3）临床表现：表现为迅速增大的肿块，伴邻近气管及喉部的压迫症状。多表现为甲状腺弥漫性肿块或局限肿块。

4）MRI 表现：病灶较大，信号较均匀，可表现为弥漫性占位。$T_1WI$ 及 $T_2WI$ 均呈等及稍高信号，增强后可见强化，强化程度低于正常甲状腺组织。

5）诊断要点：病灶较大，部分患者可合并全身其余部位淋巴结肿大表现。

6）鉴别诊断：部分病例需要与其他原发肿瘤来源的转移癌相鉴别，需要通过活体组织检查明确诊断。

（7）转移瘤

1）概述：转移瘤多为隐匿性，多在尸检中发现。

2）病理：

A. 大体病理：可表现为实性或囊实性肿块，内部成分混杂。

B. 镜下病理：不同原发肿瘤部位来源的转移瘤多可表现为原发肿瘤类似的病理表现，部分难以区别原发部位的病例，需要免疫组化相关指标帮助鉴别诊断。

3）临床表现：原发肿瘤多为乳腺癌、肾癌、结肠癌、肺癌或黑色素瘤。

4）MRI 表现：多发结节，$T_1WI$ 呈低信号，$T_2WI$ 呈较高或高信号，增强后强化方式与原发肿瘤一致。

5）诊断要点：甲状腺转移瘤较难明确诊断，需要结合病理结果及原发肿瘤病史进行诊断。

6）鉴别诊断：甲状腺转移瘤鉴别诊断需要结合病理活体组织检查结果进行。

（8）副神经节瘤

1）概述：甲状腺副神经节瘤（thyroid paraganglioma）较少见，多源于异位的嗜铬细胞。

2）病理：

A. 大体病理：呈包膜完整的实性结节。

B. 镜下病理：肿瘤由多边形主细胞和梭形支持细胞构成，细胞排列呈巢状或球状。

3）临床表现：非对称性甲状腺结节，可移动性结节。

4）MRI 表现：富血供病变，强化程度与甲状腺实质相似，病变内部可见流空影。部分病灶影像学表现与具有副神经节瘤特征的甲状腺腺瘤相似。

5）诊断要点：病变血供较丰富，部分病灶可伴有内部坏死区域。

6）鉴别诊断：需要与甲状腺富血供结节，如腺瘤相鉴别，部分病灶影像学表现存在重叠，鉴别诊断仍需要病理标本明确。

## 5.4.4 甲状旁腺病变

(1) 甲状旁腺腺瘤

1) 概述：甲状旁腺功能亢进由孤立性甲状旁腺腺瘤(parathyroid adenoma)引起的约占85%，多发性引起的占4%。

2) 病理：

A. 大体病理：肿瘤质软，边界清晰，包膜完整，切面呈棕红色。病灶大体呈大小不一结节，单侧为主。

B. 镜下病理：多为深色主细胞瘤或透明色主细胞瘤，混合型较多。

3) 临床表现：病灶可分泌甲状旁腺激素，导致高血钙，并引起相关临床症状。病灶有完整包膜，与邻近正常腺体组织分界清晰。

4) MRI表现：瘤周可有脂肪组织包绕。$T_1WI$呈稍低信号，$T_2WI$呈高信号，增强后早期明显强化，随后可见廓清。10%的腺瘤可异位于纵隔内，需要结合临床表现及实验室检查进行诊断。

5) 诊断要点：甲状旁腺腺瘤影像学上表现为甲状旁腺区边界清晰的圆形或卵圆形病灶，根据患者典型的临床表现及影像学检查，一般可做出正确诊断。

6) 鉴别诊断：需与甲状旁腺癌相鉴别。甲状旁腺腺瘤体积多较小，边界较清晰，少见钙化发生。甲状旁腺癌体积多较大，可伴有临近结构侵犯及淋巴结转移。

(2) 甲状旁腺囊肿

1) 概述：甲状旁腺囊肿(parathyroid cyst)较少见，可根据是否伴有甲状旁腺功能异常分为功能性囊肿及无功能性囊肿，以后者多见。

2) 病理：

A. 大体病理：表现为边界清晰的结节样病灶，内部伴清亮囊液。

B. 镜下病理：囊壁被覆立方或低柱状上皮。

3) 临床表现：较大的病灶可以压迫气管、食管及喉返神经，甲状旁腺功能亢进较为少见。

4) MRI表现：病灶表现为薄壁囊性灶，同侧甲状腺可受压前移。

5) 诊断要点：主要位置位于甲状旁腺区界清囊性灶可考虑甲状旁腺囊肿。

6) 鉴别诊断：需要与来源于甲状腺的囊性病变相鉴别。甲状腺囊性病变位置不固定，可位于甲状腺任何位置；甲状旁腺囊肿多位于气管旁、气管食管沟内。甲状腺囊性病变$T_1WI$可呈稍高信号，甲状旁腺囊肿多呈低信号。

(3) 甲状旁腺增生

1) 概述：甲状旁腺增生(parathyroid hyperplasia)为原发性甲状旁腺功能亢进排名第2位的病因。

2) 病理：

A. 大体病理：病变无包膜，囊变及出血少见，与正常腺体组织边界不清。

B. 镜下病理：主细胞增生为主，其他各型细胞并存，可呈弥漫状或结节状增生。

3) 临床表现：下甲状旁腺增大程度多明显于上甲状旁腺。

4) MRI表现：$T_1WI$呈稍低信号，$T_2WI$呈高信号。与甲状旁腺腺瘤较难鉴别。

5) 诊断要点：位于甲状旁腺区的信号较均匀的病变，伴有甲状旁腺功能异常，需要考虑甲状旁腺增生。

6) 鉴别诊断：当病变较小时，难以与甲状旁腺腺瘤及癌相鉴别，需要依靠病理诊断来明确。

(4) 甲状旁腺癌

1) 概述：甲状旁腺癌(parathyroid carcinoma)约占甲状旁腺功能亢进病因的1%。体积较腺瘤大，病灶多见出血及纤维化，25%病灶伴有钙化。

2) 病理：

A. 大体病理：肿瘤体积较大，与周围组织粘连，包膜较厚。

B. 镜下病理：根据不同生长方式，镜下可分为组织学良性型、梁状型、滤泡型、菊形团型、梭形细胞为主型。

3) 临床表现：多数病例表现为颈部迅速增大的肿块，质地较硬，伴随血钙及甲状旁腺激素升高。

4) MRI表现：病灶信号混杂，$T_1WI$呈等或低信号，$T_2WI$呈高信号，中心可以出现囊变区，增

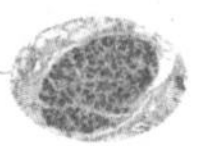

强后不均匀强化，可伴有颈部淋巴结肿大。

5）诊断要点：临床上出现甲状旁腺功能亢进症，影像学发现甲状旁腺区较大的分叶状肿块，若同时伴有颈部淋巴结或远处转移，需要考虑甲状旁腺癌。

6）鉴别诊断：甲状旁腺腺瘤与甲状旁腺癌具有相似的临床表现。影像学上，甲状旁腺癌体积较大，常侵犯邻近结构，边界不清，易出现钙化。而腺瘤体积较小，边界清，钙化少见。

## 5.5　咽旁间隙和颈动脉鞘肿瘤

咽旁间隙为咽肌与咀嚼肌之间由颈深筋膜反折形成的纤维脂肪间隙，是面深部区域的中心间隙，其他重要间隙均位于咽旁间隙周围。咽旁间隙的大多数肿瘤为转移性病变或周围其他间隙来源的肿块浸润或压迫咽旁间隙所致，确定病变具体发生于哪一部位，对该区域疾病的诊断和鉴别诊断有着重要价值。咽旁间隙肿瘤较为罕见，约占头颈部肿瘤的 0.5%，其中多达 80%为良性肿瘤，恶性肿瘤仅占 20%。

咽旁间隙为一边界不规则的间隙，上自颅底，下达舌骨，形似倒置的锥形。咽旁间隙的上界为部分颞骨，下界为二腹肌后部与舌骨大角附着部，内界由上方的腭帆张肌及其筋膜、咽颅底筋膜、腭帆提肌、咽缩肌上部及颈静脉窝构成，外界由咀嚼肌间隙内侧界、下颌升支、二腹肌后部及腮腺深叶下颌后的部分构成。腭帆张肌-血管-茎突筋膜将咽旁间隙划分为茎突前部和茎突后部，后部含有神经血管鞘，狭义的咽旁间隙特指茎突前部，而茎突后部又称为颈动脉鞘间隙。茎突前部自颅底向下达舌骨上角，内界为腭帆张肌及其筋膜，前内侧界为翼内肌及其筋膜，后外侧界由腮腺内极形成，腭帆张肌和茎突咽肌构成其后界，后下界为茎突舌肌；其内主要包含脂肪、下颌神经支、咽升动脉及其静脉丛、上颌内动脉分支、咽静脉。部分学者认为，起源于腮腺深叶的肿瘤也应纳入咽旁间隙肿瘤，但由于腮腺内极与咽旁间隙内的其他结构之间存在脂肪层，因此本章中茎突前部的肿瘤不包括起源于腮腺深叶的病变。茎突后部自颅底向下延伸到主动脉弓，其后界为椎前肌的椎前筋膜，前界为茎突和茎突咽肌，同时茎突后部向内与位于咽颅底筋膜与椎前筋膜间的咽后间隙相交通。茎突后部主要包含颈内动静脉、第Ⅸ～Ⅻ脑神经、颈上淋巴结交感链以及咽侧、颈静脉侧和颈静脉后淋巴结。

根据咽旁间隙的解剖学结构，我们分别按照良性及恶性对不同部位的肿瘤进行梳理。其中茎突前部好发的肿瘤主要包括起源于唾液腺的良性混合瘤、腺淋巴瘤（adenolymphoma）及脂肪瘤，恶性肿瘤主要为唾液腺起源的黏液表皮样癌、腺样囊性癌、恶性混合瘤等。而茎突后部的良性肿瘤主要包括神经源性肿瘤（神经鞘瘤和神经纤维瘤）、副神经节瘤（颈静脉球瘤、颈动脉体瘤）及脑膜瘤、脊索瘤等其他肿瘤，恶性肿瘤主要包括淋巴结转移、淋巴瘤等。而鳞状细胞癌的直接播散均可累及茎突前部及后部，此为两者共同的鉴别要点。

临床上，茎突前部病变形成的咽旁肿块可导致吞咽困难及由于咽鼓管受累造成的听力丧失。腭移位常常可引起语言和吞咽功能异常，也可与相应神经受累有关，但较为罕见。茎突后部的肿块可有神经、血管受累与脑神经的功能障碍[韦尔内综合征（Vernet syndrome）、第Ⅸ～Ⅺ脑神经麻痹]。交感链受累可导致霍纳综合征（Horner syndrome），通常仅见于恶性肿瘤。

应用影像学方法正确判断病变的发生部位对于咽旁间隙肿瘤的鉴别诊断非常有帮助。良性的咽旁间隙茎突前部肿块通常生长缓慢，病变初期表现为双侧咽旁间隙不对称，当病变增大时，可出现一系列间接征象，主要包括：①咽壁、扁桃体和腭向内移位，咬肌间隙向外侧移位；②向后扩展的肿瘤伴有茎突下颌管扩大；③肿瘤可延伸至下颌区，表现为下颌后的肿块，这些表现与周围骨性结构限制肿瘤向头侧及外侧生长有关；④肿瘤向头侧蔓延受到附着于卵圆孔外侧筋膜的限制。如果在病变的后外侧缘与腮腺内极间见到完整的脂肪层，提示该病变来自腮腺外。而茎突后部肿瘤性病变的诊断主要基于病变与茎突和颈内的关系，同时出现茎突前部内脂肪的移位。

## 5.5.1 唾液腺多形性腺瘤

（1）概述

唾液腺多形性腺瘤(PA)又名混合瘤，咽旁间隙的混合瘤主要起源于咽旁脂肪中的小唾液腺，是最常见的唾液腺良性肿瘤，典型特征为结构多形性。

（2）病理

1）大体病理：肿块为圆形、卵圆形和分叶结节状，质韧或较软，有厚薄不一的包膜，大多数包膜较薄且易与肿块分离，极少数包膜不完整，切面大多数呈灰白色或淡黄色，其间常可见到半透明胶冻状黏液区及浅蓝色透明软骨样区，有时可见大小不一的囊腔，腔内含无色透明或褐色的液体。

2）镜下病理：肿瘤由腺上皮细胞和肌上皮细胞构成。腺上皮细胞通常排列呈腺管样，有时腺管可扩张成小囊状，管腔内含有红染的黏液；肌上皮细胞常排列在腺管的外层，层次不等，并可增生呈片状，肌上皮细胞胞质红染、丰富。病灶内除了含有上皮结构外，间质为不等量的黏液样和软骨样组织，纤维组织较少，有时可见玻璃样变、钙化和骨化。组织多形性和黏液成分为特征表现。

（3）临床表现

PA可发生于任何年龄，但以30～60岁最多见，女性略多于男性。临床无明显症状，肿瘤生长缓慢，多为圆形或椭圆形，大多数直径在2～5 cm。由于肿瘤结构不同，触之软硬不一，可活动，界限清晰。

（4）MRI表现

MRI $T_1WI$序列为等信号，$T_2WI$为略高或高信号，周围可见低信号薄壁包膜，可伴有囊变、坏死及钙化，增强后强化不均匀(图5-10)。CT图像上肿块呈等密度或略低密度，增强后均匀强化或环形强化，当肿瘤发生囊变时，平扫及增强图像均显示肿瘤内部有液体密度。

（5）诊断要点

临床症状不明显。茎突前部圆形或类圆形肿物，边缘光整，边界清晰；肿块一般较均质，较大者可发生坏死囊变。

（6）鉴别诊断

1）神经鞘瘤：这两种病变临床及影像表现相似，但神经鞘瘤多位于茎突后部，且相对唾液腺混合瘤更为常见。

2）腮腺深叶肿瘤：咽旁间隙所形成的透明带是鉴别腮腺深叶肿瘤和咽旁间隙原发肿瘤的标志，但肿瘤来自腮腺深叶时，透明带位于肿瘤和咽缩肌之间，而肿瘤与腮腺无透明带存在；咽旁间隙肿瘤与腮腺之间存在透明带。

## 5.5.2 黏液表皮样癌

（1）概述

黏液表皮样癌(MEC)是唾液腺中最常见的恶性肿瘤，临床症状不典型，确诊困难，误诊率高。以腮腺和腭部最多见，其次为磨牙后区，颌下腺、舌下腺及其他小唾液腺也可发生，唾液腺起源

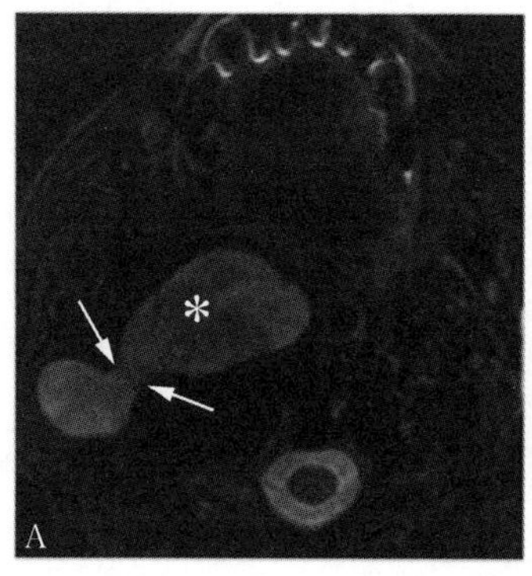


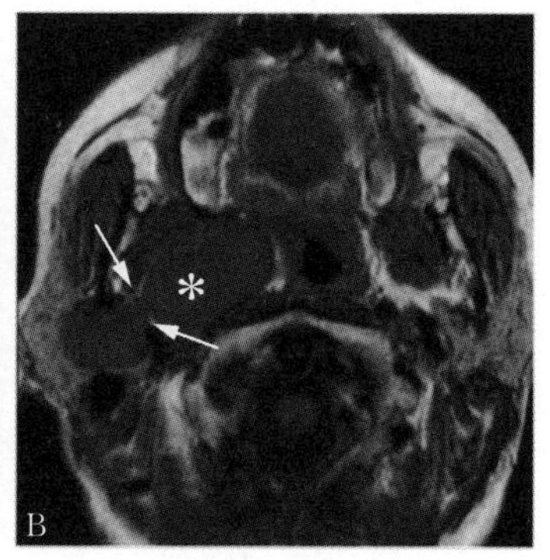


图5-10 右侧咽旁间隙多形性腺瘤

注：肿块位于右侧茎突前部，$T_2WI$压脂(A)显示信号不均匀，呈高信号，内伴囊变，$T_1WI$(B)呈等信号，边界光滑，颈内动脉受压向后移位(箭头所指为茎突下颌通道，星号所指为咽旁间隙肿瘤)。

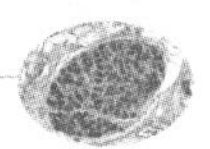

的肿块来自唾液腺导管上皮。肿瘤分化程度不同会导致不同的恶性程度及预后。高分化者术后生存率高，预后较好；低分化者术后易复发及转移，预后较差。

（2）病理

1）大体病理：肿块呈圆形或卵圆形，直径多为2～3 cm，低度恶性者与周围组织界限清楚，但无包膜，切面可见大小不等的囊腔，腔内含有乳白色半透明的黏液样物质，有时呈淡褐色。部分肿块质硬，与周围分界不清。

2）镜下病理：肿瘤细胞由数量不等的黏液细胞、表皮样细胞和中间细胞构成，此外尚可见少量透明细胞和嗜酸性细胞。在不同的肿瘤内，各种细胞分布的数量不等，排列方式也不同，故而形成病理图像的多样性。在低度恶性肿瘤中，以黏液细胞和表皮样细胞为主，少量中间细胞；肿瘤内常见大小不一的囊腔，黏液细胞可形成实性团块，呈一层或多层衬于囊腔内，腔内有红染的黏液。黏液破裂时可流入间质内，形成黏液湖并继发炎症反应。中度恶性者常以中间细胞为主，细胞常排列呈片状或条索状，间质中纤维较致密，常发生玻璃样变。高度恶性者以表皮样细胞为主，细胞排列较致密，细胞大小不一，胞核深染，核分裂象多见。

（3）临床表现

本病中青年好发，女性多见。临床表现随分化程度不同而有较大差别。高分化型多呈缓慢生长的无痛性肿块，界限清楚，质地中等。低分化型生长速度快，质地硬，活动度差，与周围组织分界不清甚至固定，可伴疼痛及面神经麻痹症状。相对病程较长，常无意中发现，多因肿物近期生长加快或出现临床症状而就诊。

（4）MRI表现

根据肿瘤的不同恶性程度，影像学表现各异。高分化型呈良性特征，边界清楚，可囊变，还可出现边界清楚的出血，其表现与多形性腺瘤（PA）相似。中分化型较少囊变。低分化型多为实性肿块，易囊变、出血及周围淋巴结转移。MRI图像的$T_1$WI及$T_2$WI均呈低至中等信号，增强后强化程度不一。CT增强扫描后呈轻至中度甚至明显强化。复发MEC表现为边界清楚的浸润性肿块，呈中度或明显强化。

（5）诊断要点

患者为30～50岁女性，咽旁间隙肿块，边界清楚或不清楚，密度均匀或不均匀。缺乏特异性影像学表现。

（6）鉴别诊断

1）PA：多见于40岁左右的女性，肿瘤密度可均匀或不均匀，但边界清楚，其为乏血供肿瘤，强化程度弱于MEC。

2）腺淋巴瘤：好发于老年男性，大多与长期吸烟有关，腮腺多发，常看见囊变，边界清楚，增强静脉期消退明显，呈速升速降型。

### 5.5.3　腺样囊性癌

（1）概述

腺样囊性癌（ACC）既往又称为圆柱瘤样癌、假腺瘤基底细胞癌等，是起源于唾液腺组织的一种少见的恶性肿瘤，约占头颈部恶性肿瘤的1%、唾液腺肿瘤的10%，年发病率为3.0/100万～4.5/100万，但却是小唾液腺最常见的恶性肿瘤。ACC起源于闰管或闰管储备细胞。具有高度侵袭性，易沿神经、周围间隙扩散，术后易复发及远处转移，术后复发率为30%～49%，预后较差。

（2）病理

1）大体病理：肿块大多呈圆形，有时为结节状，较硬，大小不等，最大径2～4 cm，无包膜或包膜不完整，界限不清。切面大多为实质性，灰白或微黄色，部分可见小囊腔；少数以囊腔为主，内含淡褐色黏稠液体。

2）镜下病理：肿瘤由腺上皮细胞及肌上皮细胞构成。瘤细胞有多种排列方式，典型为筛状结构，即在瘤细胞团块中出现大小不一的囊样或腺样腔隙，腺样腔隙较小，内含嗜碱性或嗜伊红分泌物，其周边细胞为无一定排列方向的肌上皮细胞。间质为多少不一的纤维结缔组织，常发生黏液变性或玻璃样变性，部分间质中有少量淋巴细胞及浆细胞浸润。根据肿瘤实行成分所占的比例，对病理表现进行分级：Ⅰ级，肿瘤为管状或筛状型，无实性成分；Ⅱ级，主要为筛状型，实性成分小于30%；Ⅲ级，主要为实性型。ACC浸润性极强，常沿组织间隙向周围蔓延扩散，尤为明显的是早期浸润神经，与血管关系密切，可侵入血管内导致血行远处转移。

（3）临床表现

发病高峰为 40～60 岁，中老年多见。临床过程似 PA，但易出现早期疼痛、界限不清等。易沿神经、周围间隙扩散，并易出现邻近骨质破坏及神经麻痹症状。淋巴结转移少见。

（4）MRI 表现

大部分肿瘤呈浸润性生长，形态不规则，边界不清，$T_1$WI 呈等信号，$T_2$WI 呈不均匀高或稍高信号，增强后可见明显强化。ACC 的特征表现为病灶内部出现大小不等的囊变区域，$T_2$WI 表现混杂高信号，呈筛孔状改变，增强扫描显示更佳，此征象与 ACC 肿瘤细胞密度不一并内含囊状组织有关，$T_2$WI 等或稍高信号区域，增强扫描出现强化，病理上为肿瘤细胞较密集区域；$T_2$WI 更高信号区域，增强扫描不强化，病理上为细胞稀疏区或囊状组织区（图 5-11）。ACC 具有嗜神经生长的生物学特点，其沿神经的直接蔓延在微观上是连续的，但肉眼可见与主瘤块不连续的区域。神经侵犯是头颈部 ACC 患者预后不良的危险因素之一。CT 可以很好地显示肿瘤侵犯神经后神经径路上颅底孔道的骨质变化，可表现为骨质破坏、边缘硬化和直径增大，但这些征象的出现相对滞后，而 MRI 可通过正常脂肪间隙消失、神经增粗及异常强化更早地发现肿瘤对神经的侵犯。

（5）诊断要点

中老年多见，可伴疼痛。$T_2$WI 示肿瘤出现多个囊变区，呈筛网样改变。具有高度侵袭性，易沿神经、周围间隙扩散，也可出现邻近骨质破坏及神经麻痹症状。

（6）鉴别诊断

1）PA：PA 亦好发于中年女性，边界多清晰，无骨质破坏；恶性 PA 多为 PA 切除术后复发、恶变，原发恶性 PA 与 ACC 较难鉴别。

2）淋巴瘤：淋巴瘤信号均匀，$T_1$WI 呈等信号，$T_2$WI 呈等或稍高信号，增强后中度强化，一般无明显骨质破坏，且呈现多个淋巴结融合改变。ACC 淋巴结转移少见。

### 5.5.4 癌在多形性腺瘤中

（1）概述

癌在多形性腺瘤中（carcinoma ex pleomorphic adenoma，ca-ex-PA）又称恶性多形性腺瘤或恶性混合瘤，绝大多数（90%以上）来自良性 PA 的恶变，少量属于原发恶性肿瘤，因此既有良性 PA 的特征，又有恶性的表现。

（2）病理

1）大体病理：肿瘤边界不清，呈浸润性生长。切面为实性，灰白色或灰红色，常有出血、囊变和坏死。ca-ex-PA 平均大小是良性 PA 的 2 倍，最大

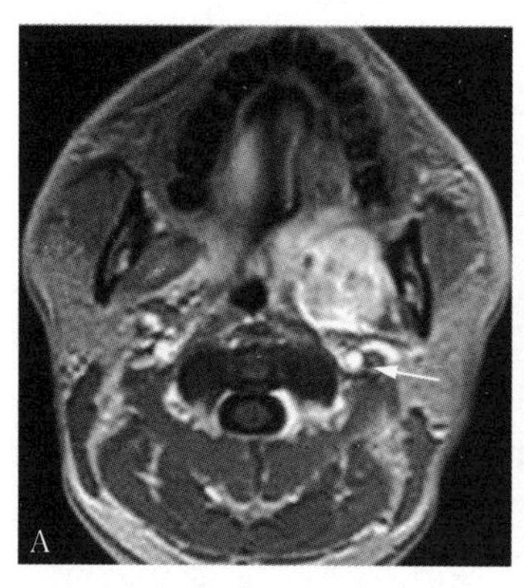

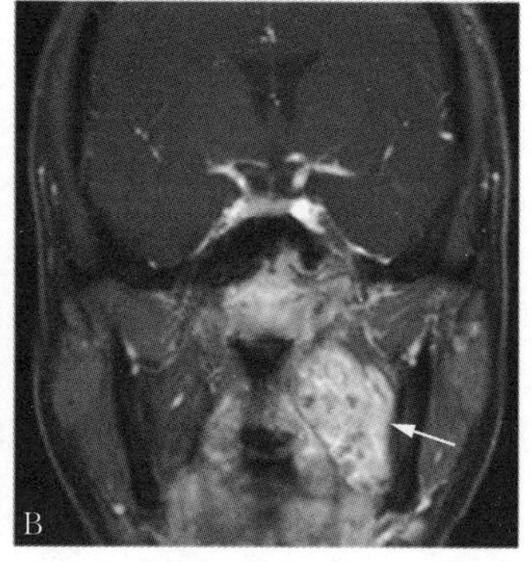


图 5-11　左侧咽旁间隙腺样囊性癌

注：左侧茎突前咽旁间隙肿块（箭头），$T_1$WI 增强序列横断面（A）及冠状面（B）显示病灶明显不均匀强化，内见斑点状低强化区，呈筛状改变，左侧颈内动脉受压后移。

引自：任彦军，杨延辉，赵澄，等. 咽旁间隙原发肿瘤的 MRI 特点分析[J]. 医学影像杂志，2018，28(6)：908-912.

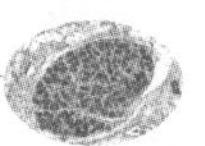

直径为 1.5～2.5 cm。

2）镜下病理：肿瘤具有典型的 PA 的结构，可有癌或肉瘤成分。癌的成分常见为低分化癌（唾液腺导管癌或非特异性腺癌）及未分化癌。根据浸润性生长的方式分为非侵袭性、微侵袭性（恶性成分侵入包膜外小于或等于 1.5 mm）和侵袭性（肿瘤嵌入邻近组织的深度大于 1.5 mm）。最可靠的诊断标准是侵袭性、破坏性的生长方式，细胞核深染和多形性常见，肿瘤常发生坏死，分裂象多见。

（3）临床表现

多见于 50～70 岁人群，较良性 PA 患者的好发年龄晚 10 年，男性多于女性。ca-ex-PA 占所有腮腺肿瘤的 12%（1.9%～23.3%）。多形性腺瘤恶变者一般有较长的病史，在肿块缓慢无痛性生长数年后（通常在 3 年以上）突然增大，出现疼痛，皮肤、黏膜破溃等，有时合并邻近神经的功能障碍；部分患者为术后复发，甚至多次术后、多次复发出现恶变。原发恶性肿瘤病程较短，发展迅速，早期呈浸润型生长，边界不清，与周围组织粘连并固定。

（4）MRI 表现

MRI 的 $T_1WI$ 呈低信号，$T_2WI$ 呈高信号，形态不规则，信号不均匀，内见坏死、囊变，边缘模糊、呈分叶状，增强扫描呈不均匀强化（图 5-12）。常累及周围脂肪及筋膜，并出现颈部淋巴结肿大。

（5）诊断要点

患者为 60 岁以上老年人，具有 PA 手术史或病史，肿块在长期生长基础上突然增大，形态不规则，信号不均匀，具有浸润性生长方式，伴颈部淋巴结肿大。

（6）鉴别诊断

1）腺样囊性癌：老年人多见，肿块生长迅速，疼痛多见，具有高度侵袭性，易沿神经及周围间隙扩散，可出现邻近骨质破坏。

2）PA：形态规则，信号均匀，边缘清楚，推移邻近血管及脂肪组织，不伴淋巴结增大。

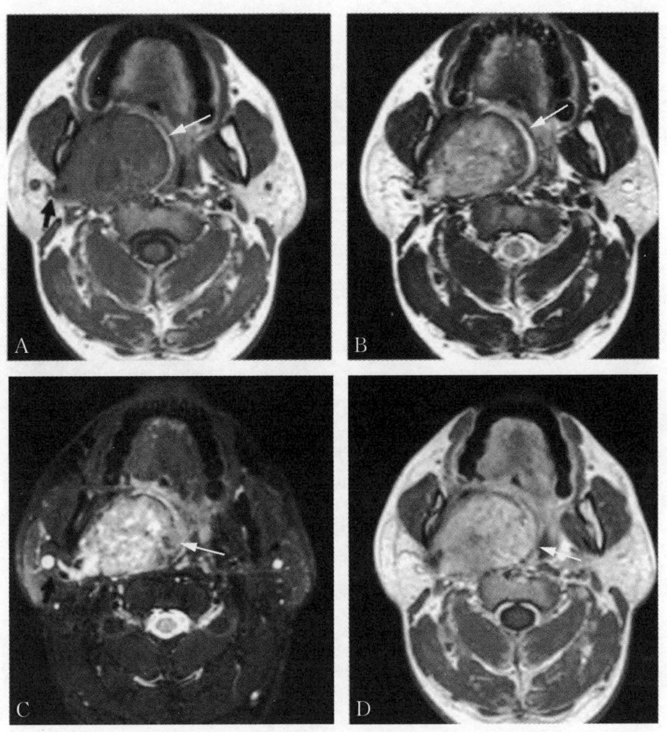


图 5-12　右侧咽旁间隙恶性多形性腺瘤

注：A. $T_1WI$ 呈低信号；B. $T_2WI$ 呈高信号；C. $T_2WI$ 压脂信号不均匀，内见坏死、囊变，边缘模糊；D. 增强扫描呈不均匀强化，肿块内部见脂肪线，右侧颈动脉鞘向后内移位（箭头）。

### 5.5.5 神经鞘瘤

(1) 概述

神经鞘瘤又名施万细胞瘤或神经膜细胞瘤，是起源于外周神经的施万细胞或神经膜细胞的良性肿瘤，相当于 WHO Ⅰ级。咽旁间隙的神经鞘瘤一般来自迷走神经或颈部交感干，其次来自第Ⅸ～Ⅻ对脑神经的颅外段或膈神经。

(2) 病理

1) 大体病理：体积小者常为圆形、扁圆形，大者呈梭形、结节状，也可呈分叶状。肿瘤一般界限清楚，包膜完整，与神经发生粘连。切面灰白色或灰黄色，有时可见出血、囊性变，无坏死。

2) 镜下病理：典型的神经鞘瘤有 2 种组织构象——致密的束状区(Antoni A 区)及疏松的网状区(Antoni B 区)。Antoni A 区多在肿瘤中央部位，瘤细胞核致密，呈梭形或卵圆形；核排列成与细胞长轴垂直的栅栏状结构，称为 Verocay 小体；细胞突和基膜红染。Antoni B 区细胞成分少，肿瘤细胞核少，卵圆形，排列呈稀疏的网状结构；细胞间有较多的液体，常有小囊腔形成。黄色瘤细胞常见于 Antoni B 区。以上 2 种结构常同时存在于同一肿瘤中，其间有过渡形式，但多数以其中一型为主，主要分为 3 个亚型。

1) 细胞性神经鞘瘤：该亚型细胞密度高，丛状增生，核染色质多，核异形及分裂象多见。尽管该病变可复发，但不发生转移及恶变，为良性肿瘤。

2) 黑色素性神经鞘瘤：肿瘤界限清楚，具有神经鞘瘤的电镜和免疫表型，黑色素标志物阳性。复发少见，发病高峰年龄比普通型早 10 岁，约 10%会发生恶变。镜下分为 2 种类型：①经典型色素性神经鞘瘤，由梭形细胞及上皮样细胞组成，呈束状或交织状排列，多数瘤细胞胞质内可见色素颗粒；②砂砾体色素性神经鞘瘤，特征性形态之一为肿瘤内可见一些分层状的钙化小球。

3) 丛状神经鞘瘤：好发于 40 岁以下的青年人，90%发生于真皮和皮下组织内，以肢体最为常见，咽旁间隙处少见。

(3) 临床表现

神经鞘瘤所有年龄均可发病，多见于 30～50 岁的成年人，儿童发病极少，发病无性别倾向。神经鞘瘤生长缓慢，病程可达 20 年以上，平均为 3.5 年。神经鞘瘤一般表现为颈部无痛性坚实肿物，上下方向移动性差，可沿左右方向移动。少数有局部触痛、压痛或沿神经的放射痛、麻痹感。

(4) 影像表现

MRI 组织对比度高，能更好地表现肿瘤的病理特征。Antoni A 区肿瘤细胞丰富、排列紧密，与邻近肌肉相比，$T_1$WI 上呈等或低信号，$T_2$WI 呈稍低信号，增强扫描早期即出现明显强化。Antoni B 区的黏液基质水分含量大，在 $T_1$WI 呈低信号，在 $T_2$WI 呈高信号，增强扫描后呈缓慢延迟强化，有包膜，囊变区呈 $T_1$WI 低、$T_2$WI 高信号，增强扫描无强化。70%的神经鞘瘤在 MRI 可显示包膜(图 5-13)。CT 图像上肿块边界清楚，平扫密度均匀或不均匀，增强后多数强化程度低于肌肉，肿瘤内部多有斑驳高低混杂密度，偶尔呈无强化囊性变。

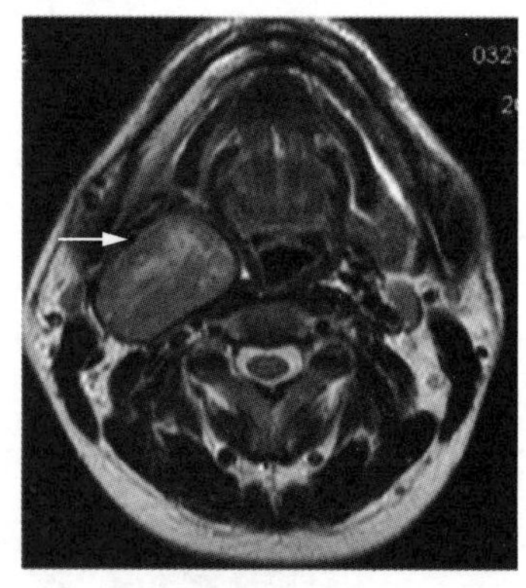

图 5-13 右侧咽旁间隙神经鞘瘤

注：MRI 扫描见右侧咽旁类圆形肿块(箭头)，$T_2$WI 呈混杂高信号，边界清晰，有包膜，左侧颈动脉鞘向外侧移位。

(5) 诊断要点

咽旁间隙神经鞘瘤多位于颈动脉间隙的后内侧，将颈动脉向前或外方推移，茎突前移；迷走神经肿瘤可使颈动、静脉分离。肿瘤一般呈圆形或类圆形；边缘光整，边界清晰；肿块一般较均质，较大者可发生坏死、囊变。

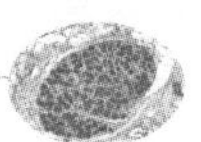

(6) 鉴别诊断

1) 腮腺深叶肿瘤:位于咽旁间隙外侧。腮腺肿瘤使咽旁间隙内脂肪影内移,肿瘤较大时突入咽旁间隙内,肿瘤的前、内缘可见脂肪间隙包绕。

2) 唾液腺多形性腺瘤:此两种肿瘤临床及影像表现相似,鉴别较困难,但神经源性肿瘤更为常见。

### 5.5.6 神经纤维瘤

(1) 概述

神经纤维瘤是周围神经的鞘膜肿瘤,由施万细胞、神经束膜样细胞和成纤维细胞构成的肿瘤,呈神经内界限清楚或神经外弥漫性生长的肿瘤,多发性神经纤维瘤与神经纤维瘤病1型相关,亦相当于WHO Ⅰ级。

(2) 病理

1) 大体病理:肿瘤由大小不一、多少不等的圆形至卵圆形结节组成,界限清楚;切面质硬,胶冻状,灰棕色。受累神经呈纺锤状。

2) 镜下病理:由瘤性施万细胞、神经束膜样细胞和成纤维细胞构成,呈小束状分散在神经纤维之间,伴大量网状纤维和胶原纤维及疏松的黏液样基质。典型病例由交织状排列的梭形细胞束构成,细胞边界不清,胞质淡染嗜伊红色,核深染,比神经鞘瘤细胞小。大的弥漫性神经纤维瘤常含特征性的触觉样的结构,成为瓦格纳-迈斯纳(Wagner-Meissner)小体。由多个神经和神经束构成的丛状神经纤维瘤被肿瘤细胞核胶原扩大,就像乱线团一样,中央为神经纤维。

(3) 临床表现

神经纤维瘤多为散发,所有年龄和性别均可发病。单发神经纤维瘤与神经鞘瘤的临床表现有许多相似之处,详见5.5.5节。神经纤维瘤病1型常为多发神经纤维瘤,有家族史,为常染色体显性遗传,多始见于儿童期,属于斑痣型错构瘤病,并发皮肤牛奶咖啡色斑和腋窝斑点,多伴有骨骼畸形、智力障碍和虹膜结节等。神经纤维瘤病2型多呈丛状或多结节性生长,好发于四肢、头颈部的皮肤或皮下神经丛。单发或丛状神经纤维瘤均可发生恶变,恶变率为5%,属于罕见的梭形细胞肉瘤,又称为恶性神经纤维瘤病或神经纤维肉瘤。

(4) MRI表现

与邻近肌肉相比,神经纤维瘤在$T_1$WI上呈等信号,$T_2$WI上周边黏液基质表现为高信号环,中央纤维组织呈低信号,显示“靶征”,也可以呈不均匀高信号(图5-14)。同时可观察到邻近的神经增粗。恶性神经纤维瘤病直径常在5 cm以上,边界欠清、形态不规则;由于肿瘤内部囊变、出血、坏死及钙化常见,往往信号不均匀。常呈浸润性生长,可侵犯邻近结构。常见血行转移(多为肺转移),淋巴结转移少见。

(5) 诊断要点

肿瘤邻近神经增粗,MRI $T_2$WI上特征性“靶征”有较高的诊断价值,大多数肿瘤为实性,增强扫描多呈轻度均匀强化,少数不均匀强化或环形强化。

(6) 鉴别诊断

1) 神经鞘瘤:30~50岁的成年人多见。肿瘤一般呈圆形或类圆形;边缘光整,边界清晰;肿块一般较均质,较大者可发生坏死、囊变。

2) 淋巴结结核(lymphnode tuberculosis):青少年多见,典型表现为周围肉芽组织环形强化,中央干酪性坏死或液化,病变可相互融合,呈多环状或花环状,周围有炎症改变时呈网状,边界不清,有纤维组织包裹时边界清楚,病变常为多发性或融合,偶见钙化。增殖性淋巴结信号较均匀。

### 5.5.7 颈动脉体瘤

(1) 概述

颈动脉体副神经节是一种特殊的神经内分泌组织,通常成对,双侧对称分布在颈总动脉分支处后内侧壁外膜内外。它们通过纤维血管组织束形成的韧带层固着在动脉壁内,其最大直径3~7 mm,是氧分压、$CO_2$浓度及$H^+$浓度的化学感受器。颈动脉体瘤是来源于颈动脉体副神经节的神经内分泌肿瘤,是头颈部最常见的副神经节瘤。家族遗传性和慢性缺氧是目前已知的危险因素。

(2) 病理

1) 大体病理:肿瘤最大径通常为2~6 cm(平均3.8 cm),质韧有弹性,边界清楚,周围有薄层

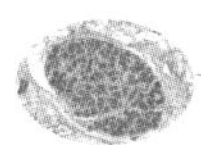



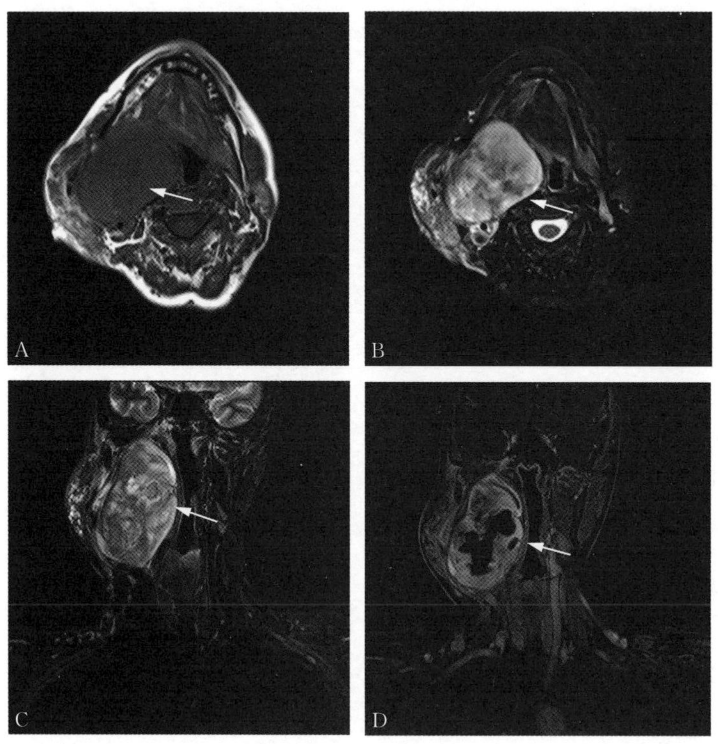


图 5-14　右侧咽旁间隙神经纤维瘤

注：右侧颈动脉鞘区梭形肿块（箭头）。A. $T_1$WI 横断面平扫低信号；B. 压脂 $T_2$WI 横断面平扫高信号为主；C. 压脂 $T_2$WI 冠状面平扫示内伴小片低信号，颈内动、静脉受压向后移位；D. 增强后呈环形明显强化。

纤维包膜，有时局部包膜增厚。切面通常色彩多样，呈黄色、棕褐色、粉红色、红色或棕色相间，部分区域伴出血及纤维化。颈外动脉偶尔横穿肿瘤或与包膜黏附。

2）镜下病理：肿瘤血管丰富，由主细胞和支持细胞组成，排列呈特征性的腺泡状或泽尔巴伦（Zellballen）结构。主细胞（1 型细胞，上皮样细胞）数量较多，电镜下胞质中可见儿茶酚胺神经内分泌颗粒。支持细胞（2 型细胞）胞质中缺乏神经内分泌颗粒，特征性地分布在 Zellballen 结构的外周。主细胞核大、深染，胞质红染或透明，嗜双色性，可呈空泡状。梭形主细胞不常见，核分裂象少见或无。血管及周围神经侵犯少见，且无预后意义。

（3）临床表现

本病好发于成人，平均年龄 40～50 岁，儿童少见。平原地区男女比例为 1∶（1～4），女性好发；而海拔高于 2 000 m 的高原地区，男女比例为 1∶8.3，女性明显多于男性。可能与女性月经失血，而男性肺活量大且热衷于运动，能较好耐受慢性缺氧有关。典型症状为下颌角下胸锁乳突肌前缘出现缓慢增大的无症状性肿块，可左右移动，但很少发生上下移动。偶尔伴有疼痛、声音嘶哑、吞咽困难、Horner 综合征、头痛、昏厥、出现金属音或震颤。分泌儿茶酚胺的功能性肿瘤还可出现高血压症状。10%的颈动脉体瘤为双侧生长，10%异位生长，10%为恶性。

少数情况伴有其他部位的副神经节瘤（通常为迷走神经或颈静脉鼓室副神经节瘤），或同时发生嗜铬细胞瘤、分化好的甲状腺癌，或是多发性神经内分泌肿瘤综合征或卡尼（Carney）三联征的一部分。少数家族性颈动脉体瘤可伴有遗传性第Ⅶ和Ⅹ因子缺乏。

（4）影像表现

颈动脉体瘤一般位于颈总动脉分叉部，肿瘤较小时常呈类圆形，较大者多呈长椭圆形，沿颈部

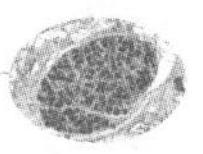

长轴发展，肿瘤的边界清楚，部分或完全包绕局部颈总动脉、颈内动脉和颈外动脉，颈内动脉与颈外动脉的间距扩大，两者受压移位、变形甚至狭窄，颈内动脉经常向外后方移位，颈外动脉则向前外侧或前内侧移位。一少部分肿瘤类似息肉样，以蒂与颈总动脉分叉部相连，该表现可能与肿瘤主要向外侧横向生长有关，仔细观察病变与颈总动脉分叉部的关系，有助于与其他病变进行鉴别。

功能性和非功能性颈动脉体瘤的 MRI 信号无明显差别，在 $T_1WI$ 常呈中等信号，在 $T_2WI$ 呈较高信号到高信号。当肿瘤较大时，信号常不均匀，可以出现液化、坏死及出血，纤维组织丰富者可以在 $T_2WI$ 上出现低信号区。$T_1WI$ 及 $T_2WI$ 均可见“盐-胡椒征”，由肿瘤内粗大的血管或出血引起，直径小于 1 cm 的肿瘤内一般不会出现。增强扫描后，肿瘤早期即有明显强化，程度与邻近血管相仿，因对比剂廓清很快，其强化程度迅速下降，较大的肿瘤因存在坏死和出血，强化多不均匀（图 5－15）。在 MRA 图像上，可显示颈总动脉分叉受压扩大，有时可出现特征性高脚杯样表现；少数肿瘤因显著压迫、包绕颈内动脉和颈外动脉，使血管变得非常纤细，在 MRI 上难以判断局部主干血管的行径，但在 MRA 上可以清楚地观察，尤其是横断面图像，还可以进一步确定分支动脉的走行。

（5）诊断要点

中年女性多见，肿块位于颈总动脉分叉处，颈内动脉与颈外动脉的间距扩大，强化程度与邻近血管相仿，较大肿瘤出现“盐-胡椒征”。

（6）鉴别诊断

1）迷走神经副神经节瘤：偶尔位于颈动脉分叉平面，但中心位置相对较高，可以生长到颅底区域，颈总动脉分叉常无扩大。

2）颈静脉孔区神经鞘瘤：来源于脑神经或交感干，常呈卵圆形。神经鞘瘤位于上颈部或同时侵犯颅内，后者颅内外两部分病变呈哑铃形，病变

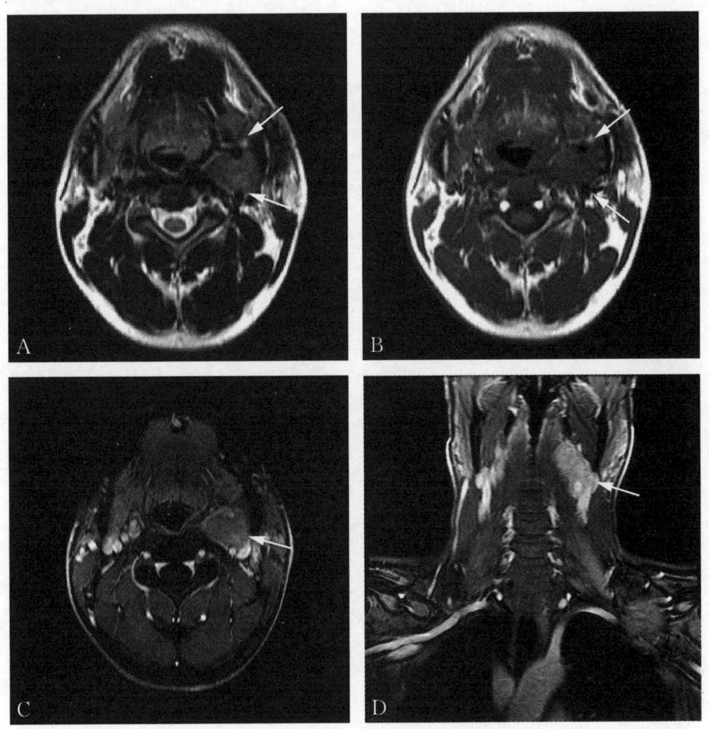


图 5－15　左侧颈动脉体瘤

注：A. 左颈部肿块（箭头）$T_2WI$ 平扫呈等低信号；B. $T_1WI$ 平扫呈高低混杂信号；C. 内见流空血管，增强后肿瘤强化明显；D. 冠状面可见肿瘤包绕颈总动脉分叉。

可破坏颈静脉孔周围骨质，破坏区骨质边缘清楚，颈部大血管常受压向一侧移位，瘤内一般不会出现“盐-胡椒征”。

### 5.5.8 迷走神经副神经节瘤

（1）概述

迷走神经副神经节瘤（VP）是来源于交感神经节附近的迷走神经内或其周围副神经节的神经内分泌肿瘤，发病率低于颈动脉体瘤和颈静脉球瘤，是头颈部第3位好发的副神经节瘤。

（2）病理

1）大体病理：肿瘤呈圆形或梭形与颅底部相毗邻，直径2.0～6.0 cm，质韧有弹性，界限清楚，周围有薄层纤维薄膜。切面颜色多样，黄色、褐色、粉红色、红色及棕色相间，伴出血和纤维化，有时切面呈均质状。肿瘤常附有一根或多根神经，特别是迷走神经。

2）镜下病理：肿瘤细胞排列成特征性的巢状、条索状、假腺样或者弥漫排列成实体样结构。巢与巢之间为开放或闭锁的血窦。肿瘤细胞多边形或卵圆形，细胞质丰富，淡染或嗜酸性，胞界不清，细胞紧密相连。细胞核圆形或椭圆形，染色质空泡状或凝块状，偶见多形性和畸形核；核分裂象不易见。肿瘤细胞巢周边有扁平的支持细胞围绕。肿瘤间质血管丰富，间质纤维组织较致密并可发生玻璃样变性。在间质纤维较稀少的区域，肿瘤细胞的巢状结构清晰可见。而在间质纤维增生明显时，瘤细胞常成弥漫排列的实体样结构。

（3）临床表现

女性好发，发病年龄19～86岁，平均年龄50岁。多数为单发性，10%～20%的肿瘤为多发性，可为双侧性或与其他部位的副神经节瘤同时存在。通常表现为下颌角和咽侧壁缓慢生长的无痛性肿块，随着肿块的增大，第Ⅸ～Ⅻ脑神经及颈交感干受累引起单侧声带功能障碍、吞咽困难、舌萎缩、肩部无力及Horner综合征的临床症状。分泌儿茶酚胺引起高血压的功能性肿瘤较少见，仅占3.6%。7%的迷走神经副神经节瘤为恶性，多达73%的患者发生颈部淋巴结转移，另有部分患者出现远处转移（肺、骨、肝和脑转移），多数患者在诊断后4年内发生转移。

（4）影像表现

大多数病灶位于上颈部的咽旁间隙，在颈总动脉分叉水平以上，边界较清楚，肿瘤向上发展可达颅底，甚至可经过颈静脉孔进入颅后窝，呈哑铃状，形似来源于颈静脉孔的肿瘤；位于中颈部和下颈部的肿瘤非常少见，一般不低于舌骨水平。恶性VP可观察到颈部肿大淋巴结，位于颈静脉孔区者侵犯邻近斜坡、寰椎和中耳等骨性结构。

功能性和非功能性肿瘤的MRI信号无明显差别，$T_1$WI呈中等信号，$T_2$WI呈较高到高信号；当肿瘤较大时，信号常不均匀，可以出现液化、坏死及出血，纤维组织丰富者$T_2$WI出现低信号区。副神经节瘤血供丰富，肿瘤内常有粗大血管，当合并缓慢的血流或出血时，出现“盐-胡椒征”。增强扫描后，该肿瘤早期即有快速明显的强化，并迅速廓清，肿瘤内部常合并坏死和出血，强化多不均匀（图5-16）。

MRA显示该肿瘤常导致颈动脉向前、内或前内侧移位，并与颈内静脉分离，但颈总动脉分叉无扩大。增强MRA可以比较清楚地显示肿瘤内丰富的粗大血管，但因动静脉间的交通使后者早期显示，动脉与静脉间鉴别困难，动态增强扫描有一定帮助。

（5）诊断要点

上颈部咽旁间隙多见，肿块多位于颈总动脉分叉水平以上，可达颅底；肿瘤内部可见“盐-胡椒征”，增强后快速明显强化。

（6）鉴别诊断

1）颈动脉体瘤和颈静脉球瘤：三者均属于副神经节瘤，均可出现“盐-胡椒征”，但颈动脉体瘤位于颈总动脉的分叉部，使分叉的角度明显增大，肿瘤位置相对较低，很少生长到颅底区域；颈静脉球瘤在侵犯中耳和颈部之前，通常已经侵蚀了颈静脉孔，并可以生长进入颈内静脉，而VP只有很大时才会侵蚀颈静脉孔结构，颈内静脉只会受压移位，而不会被肿瘤长入。

2）神经源性肿瘤：肿瘤常呈卵圆形，多位于咽旁间隙，也可以贯通颅底的神经通道；瘤内一般不会出现“盐-胡椒征”，其强化程度相对较低。

咽旁间隙肿瘤病理类型复杂多样，除了前文

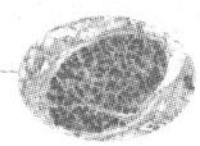

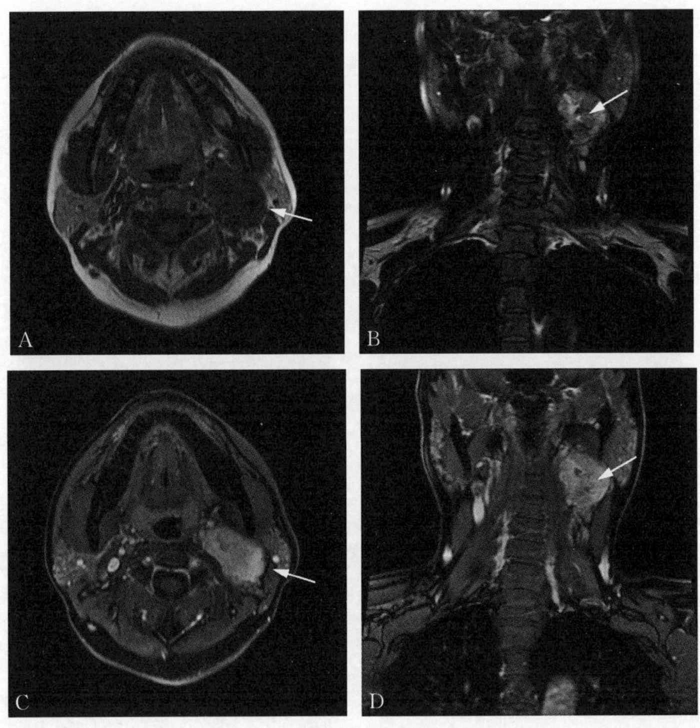

图 5-16　左侧迷走神经副神经节瘤

注：肿块(箭头)与腮腺深叶分界清楚。A. $T_1$WI呈中等信号；B. $T_2$WI呈高低混杂信号，可见“盐-胡椒征”；C、D. 增强示肿瘤明显强化、强化不均匀，同侧茎突及肌群受压向前方移位，颈内动静脉分离，颈内动脉受压向前方移位，而颈内静脉向后方移位。

中加以阐述的病变外，还有多种其他类型的病变。来自唾液腺的罕见病理类型的恶性肿瘤包括鳞癌、腺泡细胞癌、肌上皮癌等，影像学表现无明显特征性改变。原发于咽旁间隙的淋巴瘤以非霍奇金淋巴瘤多见，肿块呈铸形向周围间隙生长，边界较清楚，内部信号均匀，DWI 上常呈高信号，ADC 值降低，增强后明显均匀强化，坏死囊变少见；由于肿瘤向各方向生长速度不一致，强化后常出现特征性的“尖角征”。鼻咽部恶性肿瘤的直接播散往往累及咽旁间隙。此外，其他部位的原发肿瘤(口咽、喉咽、食管等)也可出现咽旁间隙淋巴结转移等。面对如此复杂的疾病谱，需要循序渐进，抽丝剥茧，认真分析，最终为临床及患者提供最有价值的帮助。

对于咽旁间隙肿瘤的分析首先是定位诊断，判断肿瘤位于茎突前部还是后部，前者最多见唾液腺肿瘤，其次是脂肪瘤、腮裂囊肿等，罕见起源于下颌神经的神经鞘瘤；发生于茎突部主要来自颈动脉鞘，最多见起源于迷走和交感神经的各种神经源性肿瘤。可依据二腹肌后腹、颈动脉鞘、咽旁间隙脂肪移位情况来判定肿瘤的起源部位，茎突前部肿瘤位于二腹肌后腹的浅面，可使二腹肌后腹向内移位，但颈动脉鞘血管保持原位；茎突后部瘤位于二腹肌后腹的深面，可使二腹肌后腹向外推移，颈动静脉向前外或前内侧移位，脂肪垫向前外侧推压，位于病灶和翼肌之间。其次通过肿瘤与周围结构的关系进行良恶性质的判断，良性肿瘤多数边界清楚，有完整的包膜，与周围结构分界清楚；恶性肿瘤边界多不清，形态不规则，包膜不完整，呈浸润性生长，邻近结构多受侵犯，甚至可见转移淋巴结。最后通过分析肿瘤 MRI 表现特点，结合患者年龄、性别、临床表现，进一步对肿瘤进行定性。

## 5.6　颈部其他间隙病变

颈部间隙的存在凸显了颈部筋膜在头颈部各

种位置局限性病变中的重要性。了解这些空间间隙不仅可以让放射科医师和熟悉该区域成像的专家之间进行更好的沟通，而且还有助于诊断，因为每个空间都有可能有其独特的病理谱系疾病。根据临床需求，颈部间隙可以被人为地分为舌骨上区域（从颅底到舌骨）及舌骨下区域（舌骨到锁骨上），详见 5.2.3 节。

### 5.6.1 颊黏膜间隙病变

颊黏膜间隙位于颊肌的外侧、颧骨肌的内侧，其解剖学边界内侧是颊肌，前外侧是颈深筋膜浅层，后界是咬肌、下颌骨、翼内外肌和腮腺。这个间隙充满了脂肪组织（称为颊脂垫）、腮腺导管、面动脉和静脉、淋巴管通道、小唾液腺和面神经及下颌神经的分支。腮腺的主要导管（Stenson's 导管）以横向方式穿过颊脂垫，并穿过上颌第二磨牙对面的颊肌。该腮腺导管将颊腔分隔成 2 个大小相等的前后隔室。颊黏膜间隙向后与咀嚼肌间隙相通。患有颊黏膜间隙病变的患者通常出现面颊肿块或面部肿胀。颊黏膜间隙病变通常会蔓延至邻近的口腔及腮腺间隙。副腮腺组织、先天性腮腺导管瘘、皮样囊肿及血管瘤是最常见的病变。颊黏膜间隙最常见的肿瘤性病变则是小唾液腺来源肿瘤如多形性腺瘤（PA）、腺样囊性癌（ACC）、腺泡细胞癌等。其余还包括软组织肿瘤、淋巴瘤、转移性淋巴结，少见的有木村病（Kimura disease，KD）及异物肉芽肿。

（1）发育异常病变

1）副腮腺组织：20%的人群会于颊黏膜间隙存在副腮腺组织，通常位于咀嚼肌的前部浅面，可单侧也可双侧出现，影像学上其密度信号与腮腺组织表现相同。

2）皮样囊肿：在 CT 上通常表现为边界清楚，没有分叶的囊性结节，在 MRI 的 $T_1WI$ 上会因为内部的脂肪成分而表现出高信号，如果伴发感染则比较难与脓肿相鉴别。

3）血管瘤：通常在出生后 1 个月内出现，可快速长大，但在青春期可退化。在 MRI 图像上血管瘤通常在 $T_2WI$ 上表现为明显高信号，增强后明显强化（图 5-17）。

4）血管畸形：与血管瘤不同，是真正的先天性血管异常，随着年龄的增长缓慢生长。表现上静脉畸形很像血管瘤，例如 $T_2WI$ 上呈高信号，增强后明显强化，特征性表现如病灶内部会出现静脉石。动静脉畸形会在 MRI 图像上出现特征性的流空征象。淋巴管畸形内部可出现蛋白质含量较高的液体表现，有时候可出现液-液分层表现。

（2）感染性病变

颊黏膜间隙的感染性病变通常都是由于牙源性感染导致的，其他如唾液腺导管的狭窄、结石也会引发感染。牙源性感染常首先影响咀嚼肌间隙，然后再引流到颊黏膜间隙；脓肿可表现为单个

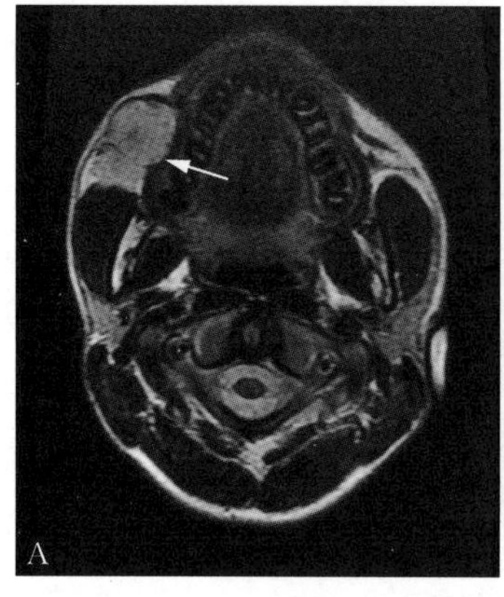

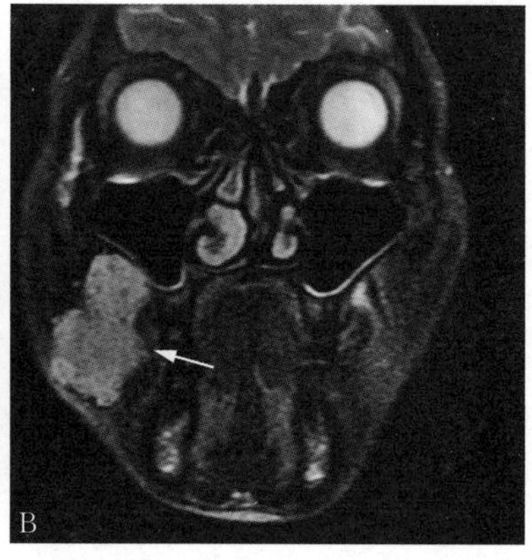


图 5-17　右侧颊黏膜间隙血管瘤

注：A. 横断面 $T_2WI$；B. 冠状面 $T_2WI$。右侧颊黏膜间隙不规则结节影，边界清楚，$T_2WI$ 呈明显高信号（箭头）。

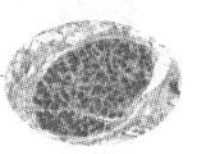

或多个的低密度区域，增强后通常表现为边缘环状强化。邻近肌肉及皮肤的肿胀、皮下脂肪层混浊，可符合蜂窝织炎表现。

（3）肿瘤性病变

1）小唾液腺肿瘤：PA 是最常见的唾液腺肿瘤，通常表现为圆形结节，$T_1$WI 呈低信号，$T_2$WI 呈略高信号（图 5－18）。ACC 在所有小唾液腺肿瘤中占比 25%。ACC 的影像学表现与病理类型有关，典型的筛孔型会出现微囊样改变，实体型则表现为明显均匀强化。肿瘤的影像学表现与预后相关。总体来说，如果颊黏膜间隙肿瘤在 $T_2$WI 上表现为中、低信号并侵犯周围结构，恶性的可能性很大。但是，小唾液腺来源的恶性肿瘤也往往存在较清晰的边界，与良性肿瘤不易鉴别。

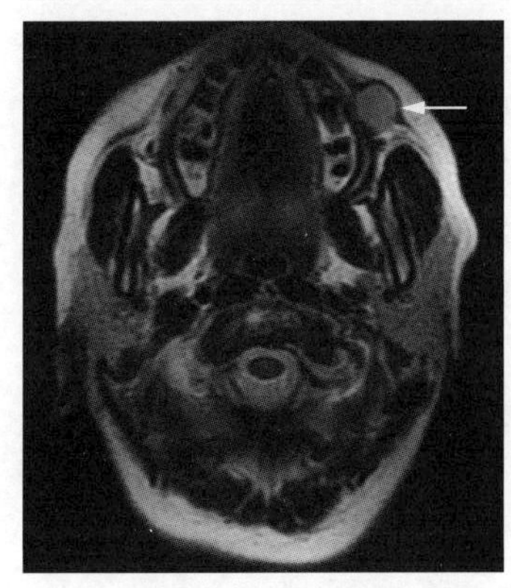

**图 5－18 左侧颊黏膜间隙多形性腺瘤**

注：MRI 示左侧颊黏膜间隙见小圆形结节影（箭头），边界清楚，$T_2$WI 呈高信号。

2）横纹肌肉瘤：是非常少见的间叶源性肿瘤，大约 36% 会累及头颈部。横纹肌肉瘤在 CT 上表现为与肌肉相似的密度，但在 MRI 上会表现为比肌肉信号高；肿瘤容易侵犯周围结构，强化程度不一。

3）神经纤维瘤：通常与神经纤维瘤病相关，$T_2$WI 上信号较高，信号可以表现为均匀一致，也可表现为整体高信号，但中心呈低信号，增强后明显强化。从状神经纤维瘤可呈浸润性生长，与邻近结构分界不清。

4）淋巴瘤：颊黏膜间隙淋巴瘤可以为 B 细胞或 T 细胞淋巴瘤，后者相对来说没有特征性，容易呈侵袭性生长方式（图 5－19），需与感染性疾病、皮下转移性肿瘤相鉴别。

5）癌淋巴结转移：颊黏膜间隙癌转移性淋巴结通常由面部鳞癌转移产生，边界常清楚，增强后边缘呈环状强化。

（4）其他少见病变

1）异物肉芽肿：面部整容或某些纹身手术会导致异物如石蜡油成分在颊黏膜间隙形成肉芽肿性病变，局部可形成细点状钙化灶，CT 检查比较明显。

2）木村病：亚裔人群多见，是一种血管丰富、内皮细胞增生和大量淋巴细胞、嗜酸性粒细胞浸润的炎性病变。临床常表现为无症状的软组织肿块伴邻近淋巴结肿大，腮腺及颌下间隙也较多见。根据肿块内纤维及血管内皮细胞的增生情况，$T_2$WI 上表现为混杂高信号，增强后往往强化明显。

## 5.6.2 咀嚼肌间隙病变

咀嚼肌间隙属于颈部深部间隙，临床直接检查效果不佳，因此使用 CT 和 MRI 在诊断中起重要作用。咀嚼肌间隙病变可根据其来源分为炎症性病变、良恶性肿瘤、血管病变和发育性病变，同时邻近颈部结构和间隙的各种病变都可以累及咀嚼肌间隙。咀嚼肌间隙的标准 MRI 检查包括应用 $T_2$ 和 $T_1$ 加权快速自旋回波（SE）序列，轴向短反转时间反转恢复（STIR）序列，以及使用钆基造影剂的脂肪抑制 $T_1$WI。图像平面主要是轴向或冠状，并且可以是矢状。层面厚度应为 3～4 mm。DWI 已被用于区分咀嚼肌间隙的恶性肿瘤与良性病变和感染，以及区分复发肿瘤与治疗后变化。MRI 波谱在慢性感染与恶性肿瘤的鉴别中具有作用，但价值有限。动态对比增强 MRI 和动态磁敏度加权对比增强 MRI 对咀嚼肌间隙的肿瘤性病变诊断有帮助。咀嚼肌间隙由深颈筋膜的浅层即封套筋膜包围。筋膜也在下颌骨的下缘分开。外层包围咬肌，横向穿过颧弓延伸至颞肌，并附着在颞肌和眶外侧壁上，内层覆盖内侧翼肌，并附着于颅底。该间隙的内容主要是下颌神经及其分支、上颌动脉及其分支、脂肪组织和咀嚼肌群。咀

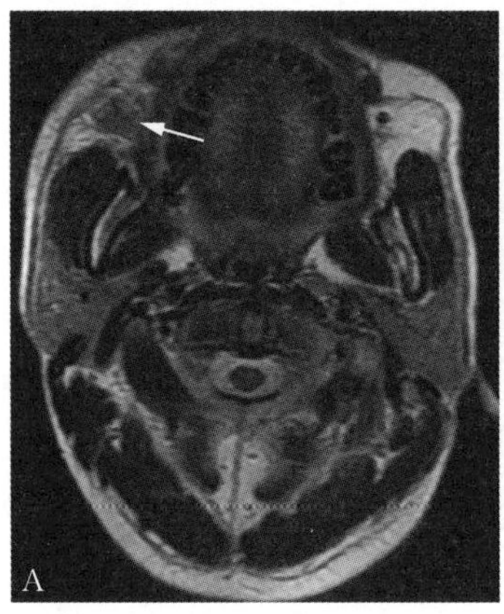
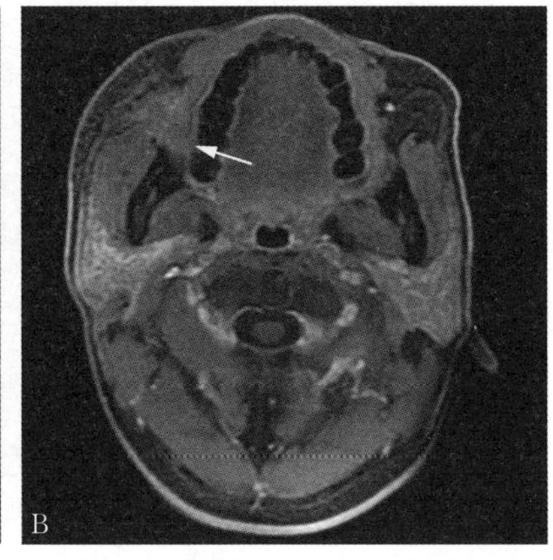

**图 5-19　颊黏膜间隙淋巴瘤**

注：A. 右侧颊黏膜间隙见不规则软组织肿块影（箭头），境界不清，呈侵袭性生长，$T_2$WI 呈等信号；B. 增强扫描显示局部密实软组织肿块呈轻中度不均匀强化（箭头）。

嚼肌间隙包含 4 种肌肉：咬肌、颞肌、翼内肌和翼外肌。这个间隙还包括下颌骨、三叉神经的下颌支、下牙槽静脉以及上颌动脉的动脉分支。

（1）先天性及发育异常病变

先天性及发育异常病变包括血管及淋巴管发育异常病变及上皮样囊肿。海绵状血管瘤发现于婴幼儿，在青少年期快速增长；CT 可以显示特征性的静脉石以及明显的强化改变；MRI 可以显示病灶内部的血管流空改变，淋巴管畸形长大后可呈分叶状改变，边界可模糊；病变信号及密度与液体相似。上皮样囊肿及皮样囊肿偶尔可见，通常位于颧骨上方。静脉畸形通常位于咬肌中，病变被视为分叶状肿块。增强模式可以是斑点状和延迟强化，强化程度比较明显。淋巴管瘤病变通常见于颈后三角区，可能扩散至咀嚼肌空间，是多囊性病变，呈钻缝状生长。动脉畸形在咀嚼肌间隙中并不常见。皮样和表皮样囊肿很少来自咀嚼肌间隙。在 CT 上，皮样囊肿通常表现为低密度，界限清楚的单发肿块，可能含有或不含有脂肪。在没有脂肪的情况下，表皮样和皮样囊肿难以区分。表皮样囊肿通常含有脱皮角蛋白，在 MRI 上，表皮样囊肿在 $T_1$WI 上具有低信号强度，在 $T_2$WI 上具有高信号强度。表皮样囊肿的特征性 MRI 表现是 DWI 的高信号。皮样囊肿的影像学表现往往取决于其内部的脂肪含量，在 $T_2$WI 信号有所改变。脑膜膨出和脑膨出是更罕见的病变，表示蛛网膜或硬脑膜通过颅骨缺损进入咀嚼肌空间。它们可被视为先天性、自发性或继发性。在 MRI 上肿块边缘平滑，并且具有与所有 MRI 序列的脑脊液相同的信号强度特征。

（2）炎性病变

牙源性脓肿是咀嚼肌间隙最常见的感染性病变，其余的病变包括创伤性下颌骨骨髓炎、外耳道炎。牙源性感染首先累及咀嚼肌间隙，如果没有控制，会向下蔓延至口底、舌下及颌下间隙，向上累及颧骨上颊黏膜间隙、颅底。CT 和 MRI 可以显示局部脂肪层次的消失、脓肿的引流。骨髓炎在 MRI 上可表现为正常无信号骨皮质区域消失，$T_1$WI 显示骨髓内正常的脂肪信号模糊消失，$T_2$WI 及 STIR 图像会显示骨皮质下的积液、骨髓腔信号增高。放射性治疗引起的骨坏死在 CT 上可显示皮质的坏死、骨小梁的混乱、骨坏死碎片（图 5-20），以及病理性骨折，MRI 可表现为均匀的异常 $T_1$WI 低信号，$T_2$WI 高信号，增强后骨髓明显强化。邻近的咀嚼肌群亦可表现为异常 $T_2$WI 高信号，弥散强化，有时会形成软组织肿块。真菌病如曲霉病和毛霉病可直接受累于感染的鼻旁窦。结核病通常是由于血行播散。这些非典型感染的 CT 和 MRI 是非特异性的，与其他咀嚼肌间隙感染原因无法区分。放线菌病是

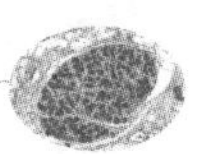

导致肿块形成的重要感染性疾病，难以与恶性肿瘤区分。

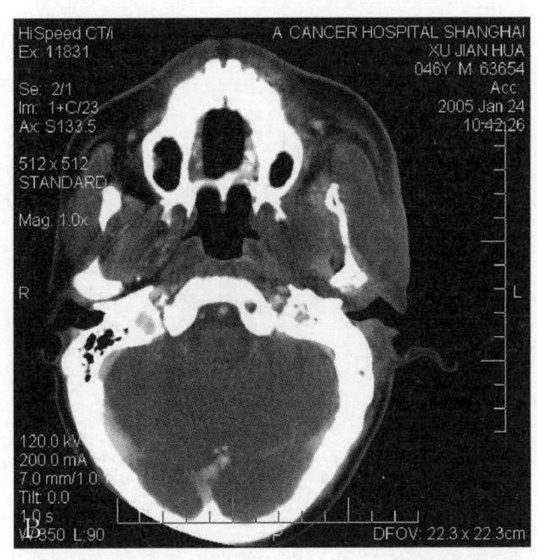


**图 5-20　左侧咀嚼肌间隙骨髓炎**

注：CT 平扫显示左侧下颌骨皮质坏死、毛糙，骨小梁混乱，咀嚼肌群肿胀，局部脂肪间隙消失。

(3) 肿瘤性病变

1) 神经源性肿瘤是咀嚼肌间隙最常见的良性肿瘤。其中，神经鞘瘤是最常见的肿瘤，其次是神经纤维瘤。这些肿瘤与三叉神经的下颌支有关。影像学上表现为边界清楚的梭形占位，冠状面可显示肿瘤从卵圆孔延伸至咀嚼肌间隙。在 CT 上，神经鞘瘤的密度低于邻近肌肉，增强后可明显强化。MRI 显示 $T_1$WI 上的等信号和 $T_2$WI 上的高信号，增强后也明显强化。肿瘤显示异质性外观，根据 Antoni A 区和 B 区的分布信号混杂不均。神经纤维瘤病 1 型患者丛状神经纤维瘤的发生率为 25%～50%。丛状神经纤维瘤以纵向方式沿着神经通过并沿着几个分支延伸。在 CT 检查中，肿瘤低密度，强化不明显；在 MRI 中，在 $T_1$WI 上具有低信号强度，$T_2$WI 上是高信号，强化不均匀。

2) 血管瘤常见于儿童，女性多见。它在出生后不久出现，迅速生长，在 1～2 岁达到峰值，然后通常表现出缓慢的自发消退。血管瘤倾向于在 $T_1$WI 上具有低信号而在 $T_2$WI 上具有显著信号。肿瘤内血管的流动空隙和强烈的对比增强是相当有特征的。

3) 咀嚼肌间隙的骨肉瘤可能来自下颌骨或来自咀嚼肌间隙的骨外软组织。在 CT 上，大多数骨肉瘤具有肿瘤内类骨质或类骨质物质的钙化，部分瘤骨可呈针叶状引起的“旭日效应”。在 MRI 中，骨肉瘤在 $T_1$WI 上具有低至中等信号强度，并且在 $T_2$WI 上具有高信号强度。瘤骨在病变内表现为无信号区域。软骨肉瘤在 CT 检查中显示出具有特征性多点状和无定形钙化区域的软组织肿块；在 MRI $T_1$WI 上软骨样基质的信号强度低于骨质信号，在 $T_2$WI 上存在高信号区域（软骨组织）和低信号区域（软骨钙化区域）。

4) 横纹肌肉瘤由原始未分化的间充质细胞产生，是儿童中最常见的软组织肉瘤，但也影响成人。横纹肌肉瘤表现为边界清楚的软组织肿瘤，其通常伴有溶骨破坏。MRI $T_2$WI 图像上肿瘤的信号强度混杂，增强后肿瘤的强化也比较混杂。偶尔情况下可能是出血性或坏死性改变。

5) 原始神经外胚层肿瘤（PNET）和骨外尤因（Ewing）肉瘤是相似的恶性软组织肉瘤，其可能起源于神经外胚层。男性比女性更常见。这些疾病主要影响青少年。PNET 没有特异性影像学表现，在 CT 上显示低或等密度，没有钙化征象。MRI 显示 $T_1$WI 具有低或中等信号强度，$T_2$WI 呈高信号强度，没有特征性征象。肿瘤边缘可以有假包膜，也可以呈浸润生长。MRI 通常可显示肿块的血供情况。

6) 咀嚼肌间隙淋巴瘤少见。淋巴瘤的 MRI 显示出与其他软组织肿瘤相似的信号强度。淋巴瘤在 $T_1$WI 上显示均匀的低信号，在 $T_2$WI 上显示高信号，强化明显。淋巴瘤侵犯咀嚼肌间隙肌群，伴发淋巴结结内病变，结外及结内病变同时受累则强化提示淋巴瘤的诊断。

7) 头颈部的软组织浆细胞瘤常见于鼻腔或鼻咽，但也可发生于咀嚼肌间隙，表现为软组织肿块。在 MRI 中，浆细胞瘤在 $T_1$WI 图像上具有低信号强度，$T_2$WI 上表现为高信号强度，增强 $T_1$WI 上显示均匀明显强化。由于肿瘤细胞增殖程度高，弥散成像上肿瘤显示明显弥散受限。

8) 转移性病变：最常见于 50～70 岁的患者。由于血行转移原因，转移最常位于下颌磨牙区。咀嚼肌间隙转移瘤的 CT 和 MRI 外观是非特异性的。病变可能表现出明显、不均匀对比增强。转移瘤可引起下颌骨的皮质破坏和骨髓侵犯。

(4) 类肿瘤性病变

1) 韦格纳肉芽肿病是一种罕见的坏死性血管炎疾病,其特征在于上呼吸道和下呼吸道中的坏死性肉芽肿、坏死性血管炎和肾小球肾炎。肉芽肿病可沿着下颌神经直接或神经周围扩散到咀嚼肌间隙。在 MRI 中,肉芽肿病在 $T_2WI$ 和 $T_1WI$ 序列上显示低信号,增强后强化明显。

2) 炎性假瘤是一种不确定原因的非特异性炎症过程,最常见于眼眶,较少涉及咀嚼肌间隙。炎性假瘤的 MRI 表现是 $T_2WI$ 的低信号边界不清晰,增强相对较弱,对类固醇治疗反应良好。

3) 侵袭性纤维瘤病是局部侵袭性的成纤维细胞病变。病变通常很少受限,周围软组织浸润。肿块在 $T_1WI$ 上与肌肉呈等至低信号,在 $T_2WI$ 上呈低、中或高信号强度,部分取决于细胞构成和存在的胶原蛋白量,增强后明显强化是特征。

### 5.6.3 咽后及椎前间隙病变

咽后间隙从颅底斜坡延伸到上纵隔,位于咽部和食管的后方、椎前肌前方。它的前缘是颊咽筋膜,后缘是椎前筋膜,颈动脉间隙位于外侧。翼状筋膜是颈深筋膜深层的一部分,从颈动脉空间的内侧边缘延伸并将咽后间隙分成 2 个部分:前部定位为真正的咽后间隙,位于后方的是危险区域。真正的咽后间隙从斜坡延伸至上纵隔达第 3 胸椎椎体水平上下,在此区间翼状筋膜与内脏筋膜融合。危险间隙则可以超过第 3 胸椎椎体水平向下延伸到后纵隔至膈肌水平,因为它提供了传播致命感染的渠道而由此命名。咽后间隙可进一步分为舌骨上和舌骨下的咽后间隙,其内容不同。舌骨上的咽后间隙包含脂肪、血管和淋巴结,而舌骨下咽后间隙内仅含有脂肪,因此仅与非淋巴结疾病有关。舌骨上咽后淋巴结位于颈内动脉的内侧,在寰椎横突水平可分为内侧和外侧组。内侧组淋巴结位于颈长肌内侧,外侧组被称为鲁维埃(Rouviere)淋巴结,位于颈长肌的腹侧。咽后淋巴结可见于儿童,在青春期逐渐萎缩。在 2/3 的成人中可见到小的咽后淋巴结。正常的咽后淋巴结应直径小于 1 cm。

椎前间隙位于椎前筋膜与椎骨前缘之间,内容包括椎前肌和脂肪。对于椎前间隙的外侧缘文献中存在争议:是否应将椎旁间隙的内容(即斜角肌、提肩胛肌、头棘肌和颈棘肌、臂丛的神经根、椎动脉和静脉)与椎前间隙一起形成一个完整的椎旁间隙。因为颈深筋膜的深层附着于颈椎横突,把椎前间隙与椎旁间隙分开。

咽后及椎前间隙病变同样包括原发性肿瘤,邻近间隙肿瘤的直接扩散、转移,先天性及发育性病变,炎症(感染)。咽后及椎前间隙的先天性病变包括鳃裂囊肿和前肠囊肿(foregut cyst)。异位甲状旁腺腺瘤也可发生在梨状隐窝水平咽后间隙,其他少见病变包括血管畸形、淋巴管畸形、血管瘤。扭曲的颈内动脉有时候也会表现出类似于咽后间隙肿块,但是这种情况下,扭曲的血管其实并非真在咽后间隙内,而是向内压迫翼状筋膜以凸向咽后间隙。咽后与椎前间隙的疾病并不常见,但可导致严重的临床症状。同样由于临床检查无法直接接触这些间隙,影像学检查在这 2 个颈部间隙的诊断及评估中起着重要的临床作用:咽后与椎前间隙病变可通过 X 线平片、荧光透视、CT、MRI、超声检查、正电子发射计算机体层成像(PET/CT)等多种检查方法。目前 X 线平片已被更先进的 CT 和 MRI 所取代。多排螺旋 CT (MDCT)可以在任何必要的平面中重建图像。不同窗口设置可以观察软组织或骨骼结构,包括颅底和脊柱。摄入对比剂后的上呼吸道、消化道的荧光透视可以揭示咽后壁或瘘管的缺陷,目前还在用于评估吞咽功能。MRI 因为极好的软组织分辨率,对肿瘤诊断帮助很大。静脉注射造影剂对于 CT 和 MRI 检查都非常重要,可用于确定肿瘤的范围及恶性程度,这对临床分期和治疗计划很重要。

1) 肿瘤性病变:咽后间隙的原发性肿瘤非常罕见。脂肪瘤是最多的常见的原发性肿瘤。脂肪瘤在轴向切片上呈椭圆形,符合咽后间隙的形状。脂肪瘤需与空气区分开来,在 CT 成像上,空气比脂肪更致密(更黑)(CT 值更低)。在

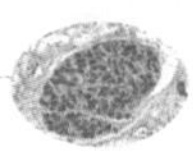

MRI 上，脂肪在 $T_1WI$ 上具有高信号，而在脂肪抑制序列上呈低信号。恶性肿瘤，如脂肪肉瘤和滑膜肉瘤更为罕见。分化良好的脂肪肉瘤可能含有成熟脂肪组织，以 $T_1WI$ 高信号为特征，但更多提示恶性的特征包括非脂肪组织、边缘不规则、中度至明显不均匀强化、肿瘤内增厚的隔膜和结节。

椎前间隙的原发性肿瘤还包括颈长肌和头长肌来源的软组织肉瘤。咽部恶性肿块如鼻咽和口咽癌，可直接扩散并侵犯咽后及椎间间隙。鼻咽癌（NPC）起源于涉及鼻咽的黏膜表面，向后侵犯可累及咽后及椎前间隙。金（King）及其同事的一项研究证实 150 例患者中有 58 例发生椎前肌受累（39%）。在 MRI 上，NPC 肿瘤组织强化程度比正常黏膜为低，与 $T_2WI$ 肿瘤明显的高信号形成对比。NPC 可以通过直接侵犯或嗜神经侵犯累及以上区域。下咽或鼻腔、鼻旁窦恶性肿瘤也可能侵犯咽后及椎前间隙，并可以向头侧及尾侧两个方向蔓延，因为咽后间隙内没有筋膜障碍。肿瘤转移向上可以一直到颅底、受颊咽筋膜阻挡，并可导致斜坡骨质的广泛破坏（图 5 - 21）。甲状腺病变包括甲状腺肿，可以向后和向内延伸到咽后椎前间隙。脊柱和脊索瘤的原发病变可侵入椎前间隙，深入咽后间隙的后方（图 5 - 22）。

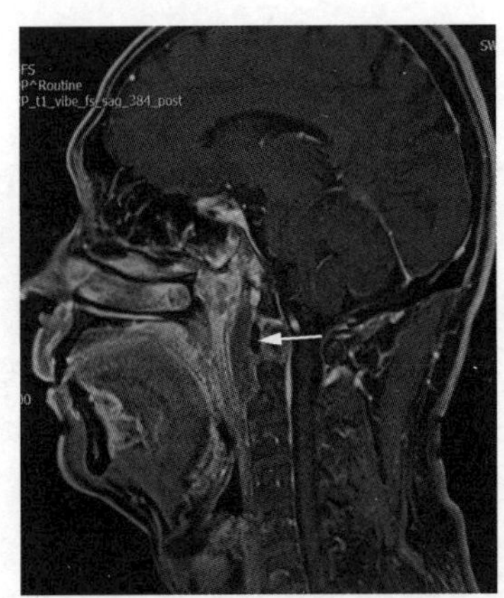

图 5 - 21 鼻咽癌侵犯咽后及椎前间隙

注：矢状面增强扫描显示鼻咽部肿块犯颅底枕骨斜坡，局部骨质不均匀（箭头）。

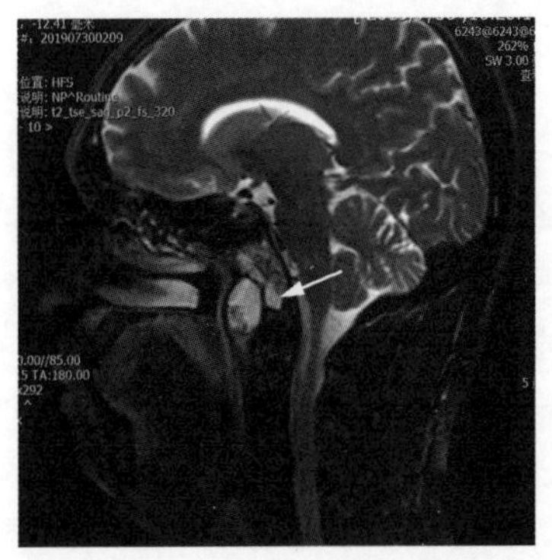

图 5 - 22 脊索瘤侵犯咽后间隙

注：矢状面 $T_2WI$ 压脂显示枕骨斜坡脊索瘤向后上侵侵犯咽后间隙（箭头）。

2）咽后淋巴结：咽部和喉部的鳞状细胞癌可转移至咽后淋巴结，特别是如果有咽壁后部受累的情况。其他与咽后淋巴结转移有关的原发性肿瘤包括口腔肿瘤和鼻旁窦癌、非鳞状细胞癌病变如乳头状甲状腺癌、黑色素瘤和神经母细胞瘤。咽后淋巴结转移的影像学特征是局灶性淋巴结转移，位于咽后间隙的一侧或双侧，淋巴结可坏死，界限不清。最小轴向直径为 6 mm 或更大（图 5 - 23）。虽然研究证实，NPC 咽后淋巴结累及率比 ⅡB 淋巴结少（分别为 72.2% 和 86.5%）。但是美国 NPC 联合癌症分期系统仍将咽后淋巴结视为 N1 组，其受累会增加远处转移的风险并影响预后。如果在咽后间隙发现转移性淋巴结，应重点排查咽部黏膜间隙病变。

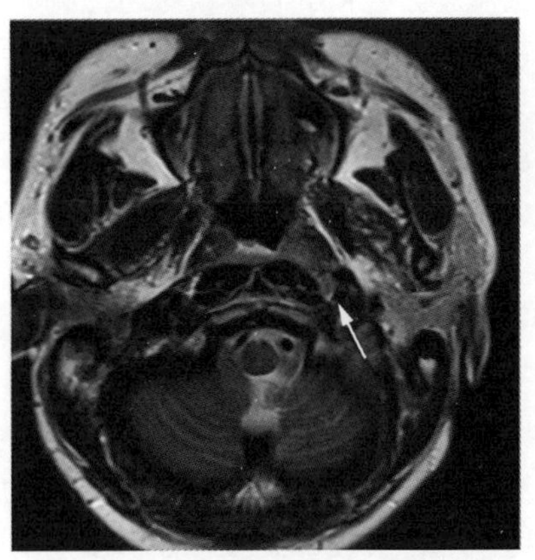

图 5 - 23 咽后间隙淋巴结

注：横断面 $T_2WI$，箭头示左侧咽后淋巴结。

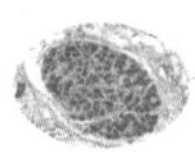


3）咽后脓肿：目前放射治疗广泛应用于各种头颈部恶性肿瘤。放射治疗后4～6周可能出现液性渗出，可以在咽后间隙积聚形成囊腔。此囊腔通常在8～12周会被吸收消失。这种囊腔不像咽后间隙脓肿那么饱满而张力高。软组织溃疡是放射治疗的另一个并发症，可能从咽壁延伸到咽后及椎前间隙。另外少数由椎体引起的非恶性病变，包括椎间盘突出和脊椎骨髓炎可能涉及此间隙，少数情况下与恶性病变不易区分。

### 5.6.4 颌下及舌下间隙病变

下颌舌骨肌将口腔下部分为2个空间：①舌下间隙，位于肌肉上方；②颌下间隙，位于下颌舌骨肌下方，但高于舌骨水平。虽然舌下间隙及颌下间隙是很小的区域，但多个病变可以累及这两个间隙。例如囊肿、炎症性病变（感染、颌下腺主导管阻塞）以及其他少见血管病变，还有头颈部良、恶性肿瘤。CT、MRI或超声对病变的范围及累及情况可做可靠评估。舌下间隙及颌下间隙均是位于口腔下部的对称性间隙。舌下间隙呈马蹄铁型，位于下颌体的内侧，上界为口底黏膜，下界为下颌舌骨肌及舌骨舌肌，前外侧为下颌舌骨线以上的下颌骨体内侧面骨壁，后界止于舌根。舌下间隙内容有舌下腺、颌下腺的深部及腺管、颌下神经节、舌神经、舌下神经和舌下血管等。舌下间隙向后在下颌舌骨肌群后缘处与颌下间隙相交通，向前与对侧舌骨下间隙相交通。颌下间隙的内容是二腹肌、颌下淋巴结、颌下腺和面静脉；颈阔肌形成其表面。

（1）囊性病变

舌下间隙及颌下间隙的囊性病变通常是缓慢生长的，只有在它们很大之后才会引起体征和症状。大部分囊肿为位于口底的良性囊肿，通常起源于唾液腺。最常见的囊性病变是舌下囊肿、皮样囊肿、表皮样囊肿，较少见的病变包括假性唾液囊肿、鳃裂囊肿和甲状舌管囊肿。血管畸形和某些恶性病变亦可能表现为囊性病变，对比增强MRI可帮助鉴别诊断。舌下囊肿是一种起源于舌下腺或小唾液腺的黏液潴留囊肿，它们通常来自唾液腺的创伤或炎性反应。破裂的囊肿可向后延伸从舌下间隙进入颌下间隙。病灶的最大直径通常小于6 cm。所有的舌下囊肿都是密度均匀，在CT上具有液体的密度，MRI上表现为较高的$T_2$WI信号强度（图5－24）。皮样/表皮样囊肿来自胚胎发育时的异位胚层组织；有皮肤及附属器的囊肿称之为皮样囊肿，没有的则被称为表皮样囊肿。这些囊肿多见于口底的中线（即颏舌肌之间），也可以发生在舌下或下颌下间隙（图5－25）。在CT或MRI上，皮样囊肿通常看起来像质地不均匀的囊性肿块，内部反映了角蛋白或脂肪的混合物。相反表皮样囊肿可能更均匀，有时候与舌下囊肿无法区分。甲状舌管是最常见的先天性颈部囊肿，并且发生在甲状舌管的任何地

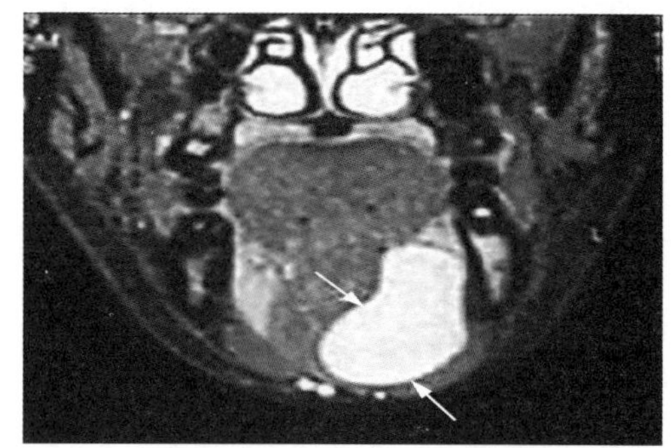

**图5－24 左侧舌下囊肿**

注：冠状面$T_2$WI压脂显示左侧舌下间隙边界清楚囊性占位（箭头），呈均匀高信号。

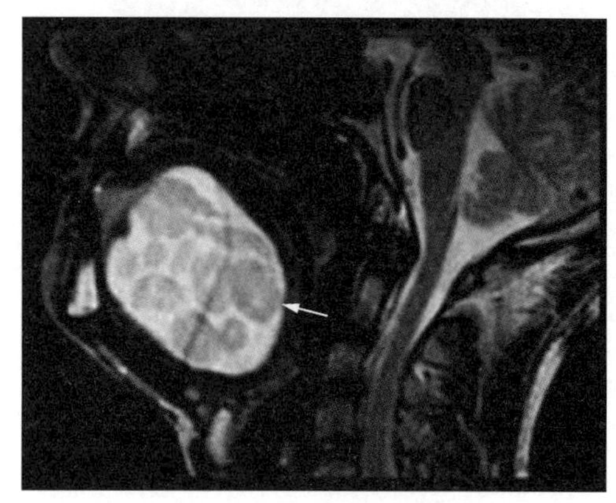

**图5－25 口底皮样囊肿**

注：矢状面$T_2$WI显示口底舌下间隙边界清楚囊性占位，呈典型的“麻袋卵石征”（箭头）。

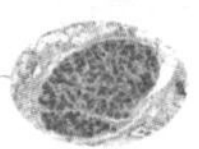

方，呈中线颈部肿块。虽然它们大多位于舌骨上或下方，但偶尔也会出现在舌骨上颌下间隙。第二鳃裂囊肿，为来自第二鳃弓的残余物。在图像上它们通常位于胸锁乳突肌的内后侧、颈血管鞘的外侧、颌下腺的后方。囊肿的成分复杂，从水样液体到胶冻样、黏液样物质都有，伴发感染时边界不清。

(2) 炎症性疾病

口底最常见炎症来源于牙齿感染的播散，通常来自前磨牙或第一磨牙。其他原因包括穿透性创伤，颌下腺导管结石引起的感染。第二和第三磨牙位的根尖感染主要涉及颌下间隙，而第一或前磨牙的感染涉及舌下间隙。非感染性炎症性疾病包括唾液腺的系统性疾病如自身免疫疾病和结节病。

(3) 肿瘤性病变

颌下间隙的良性肿瘤包括脂肪瘤、唾液腺良性混合瘤（多形性腺瘤）和神经鞘瘤。神经源性肿瘤（神经鞘瘤和神经纤维瘤）在该间隙不常见。脂肪瘤是常见的间叶源性肿瘤，CT 与 MRI 表现与颈部其他间隙中的一致，诊断不难。颌下间隙的大多数良性肿瘤是多形性腺瘤（混合瘤）。多形性腺瘤很少发生在舌下间隙。在舌下腺中仅发现1%的多形性腺瘤。在 CT 上，多形性腺瘤通常表现为边界清楚的占位，密度混杂，略高于肌肉；在 MRI 上，病变因内部成分变化而信号各异，其他罕见的唾液腺肿瘤包括沃辛瘤（Warthin tumor）、嗜酸细胞瘤。在口腔和口底发生的最常见的恶性肿瘤是鳞状细胞癌。舌下或颌下间隙的病变是通过舌根或相邻口腔组织或舌扩散而来。鳞状细胞癌主要发生于 45 岁以上男性，与烟草和乙醇的使用有关。MRI 具有优越的软组织分辨率，可以更准确地明确这些肿瘤的累及区域及神经侵犯情况。口底唾液腺的恶性肿瘤并不常见，有 10%出现在舌下腺和小唾液腺中。腺样囊性癌是最常见的恶性肿瘤。它通常生长缓慢，有嗜神经侵犯特征，增强 MRI 上可显示肿瘤及侵犯的神经明显强化、增粗（图 5－26），而在 CT 图像上可表现为所在神经孔的扩大。黏液表皮样癌是第二常见的小唾液性肿瘤，常会伴发颈部转移性肿大淋巴结。

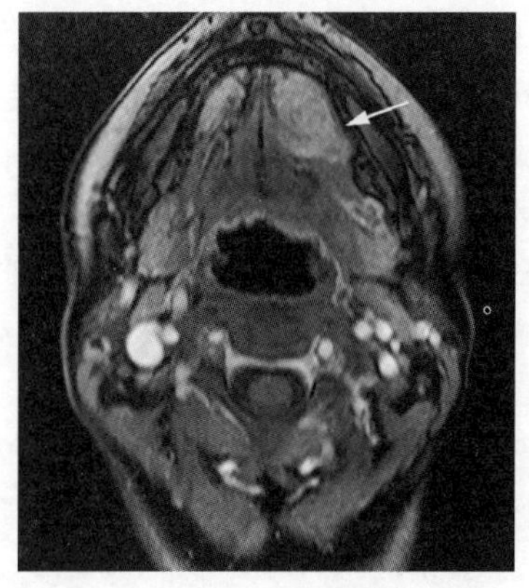

图 5－26 舌下腺腺样囊性癌

注：增强扫描显示左侧舌下腺不对称性增大，强化不均匀，边界不清（箭头）。

## 5.7 颈部淋巴结分区和病变

### 5.7.1 颈部淋巴结分区

(1) 概述

人体大约有 800 多个淋巴结，颈部淋巴结引流非常丰富，占据 300 多个。其主要沿颈内静脉和脊副神经纵行，左颈的淋巴引流汇入胸导管，右颈的淋巴引流汇入淋巴导管，少部分位于中线的器官组织（如软腭、鼻咽、扁桃体、舌根、咽后壁等）则有双侧的淋巴引流。淋巴结引流是有规律、可预测的，这是分区的依据和意义。1938 年 Rouviere 首先基于解剖结构对颈部淋巴结进行了分组，1981 年沙（Shah）等第一次提出了五分区法的概念，其后很多协会的分区方法都是在此基础上做的改良。头颈外科、放疗科及影像科同时积极推动了分区系统的不断完善。外科学的分区方法出现较早，最初以外科可见的骨骼、肌肉、血管及神经为标志来定义各区的边界，应用比较广泛的是 1991 年美国头颈外科学会（American Academy of Otolaryngology-Head and Neck Surgery，AAO－HNS）的罗宾斯（Robbins）分区及 1997 年美国癌症联合委员会（American Joint Committee on Cancer，AJCC）的分区。此后 Robbins 分区经历了数次修改。总的来说，随着

CT 进入临床及大家对不同区域淋巴结转移危险度的认识不断加深，重新定义了各区边界，并增加了分区的概念，这对外科手术中选择性颈部淋巴结清扫术的发展具有重要的指导意义。

颈部淋巴结的影像学及放疗科分区是在外科学分区的基础上发展起来的，其将各分区的解剖标记转换到 CT 检查图像上，抛弃了 CT 和 MRI 图像上无法识别的标记，而选取影像上放射科医师更易识别且重复性好的标记作为各区边界。1999 年宋(Som)等将 CT 检查时患者头颈部固定于中立体位，平行于耳眦线、层厚 3 mm 进行扫描，提出了基于横断面 CT 的颈部淋巴结影像学分区方法，将颈部淋巴结分为Ⅰ～Ⅶ区及锁骨上、咽后淋巴结。此外还有格雷瓜尔(Grégoire)等的布鲁塞尔(Brussels)分区及诺瓦克(Nowak)等的鹿特丹(Rotterdam)分区。放疗科医师确定临床靶区及需要选择性照射的淋巴引流区与分区密切相关。

颈部淋巴结分区方法众多，临床上迫切需要一个公认的分区标准来指导工作。为此，2003 年欧洲和北美的多个主要肿瘤合作组织通过讨论共同发表了基于 CT 的颈部淋巴结分区方法。随后的 10 年中，该方法得到临床的广泛认可及应用，但在实践中发现该分区法并未包括 TNM 分期系统中的所有淋巴结区域，且对部分区域的解剖边界描述不是十分准确。基于此，2013 年对该分区法做了更新，总的指导原则为：①结合解剖学、外科学及放射学知识尽可能准确地整合出一套基于横断面 CT 图像的分区方法；②将不同淋巴结区域边界的描述差异最小化；③扩展原有指南以包括所有的头颈部淋巴结。更新后的颈部淋巴结分区为到目前为止最新的分区方法。该分区法将颈部淋巴结分为 10 个区。Ⅰ区：Ⅰa 区，颏下淋巴组、Ⅰb 区，颌下淋巴组。Ⅱ区：上颈淋巴组(Ⅱa 区、Ⅱb 区)。Ⅲ区：中颈淋巴组。Ⅳ区：Ⅳa 区，下颈淋巴组；Ⅳb 区，锁骨上内侧组。Ⅴ区：颈后三角组(Ⅴa 区，上颈后三角组；Ⅴb 区，下颈后三角组；Ⅴc 区，锁骨上外侧组)。Ⅵ区：颈前淋巴组(Ⅵa 区，颈前淋巴组；Ⅵb 区，喉前、气管前、气管旁淋巴组)。Ⅶ区：椎前淋巴组(Ⅶa 区，咽后淋巴组；Ⅶb 区，茎突后淋巴组)。Ⅷ区：腮腺淋巴组。Ⅸ区：面颊淋巴组。Ⅹ区：后颅底组(Ⅹa 区，耳后、耳下淋巴组；Ⅹb 区，枕淋巴组)。

需要特别强调的是，新的颈部淋巴结区域勾画指南均在患者的自然体位，这种体位保证患者为最舒服的体位，且重复性好。如患者因颈部褶皱而伸展颈部，Ⅰb 区和Ⅱ区的关系可能有所不同，颅底的解剖标志也可能有所改变。在这种情况下，用第一颈椎椎体上缘作为标志描述咽后淋巴结的上界要优于硬腭水平。

1）Ⅰ区：颏下及颌下淋巴组。

Ⅰa 区(图 5－27)：颏下淋巴组，为二腹肌前腹之间的区域淋巴结。双侧Ⅰa 区相连续，因此内界是虚拟的。上界：下颌舌骨肌。下界：颈阔肌(二腹肌前腹下缘)。前界：颏联合。后界：舌骨体、下颌舌骨肌。外界：二腹肌前腹内侧缘。内界：无。所引流的淋巴区域：颏部皮肤、中下唇、舌尖、口底前部。可能的原发肿瘤：口底癌、舌前癌、下唇癌、下颌牙槽嵴前部肿瘤。

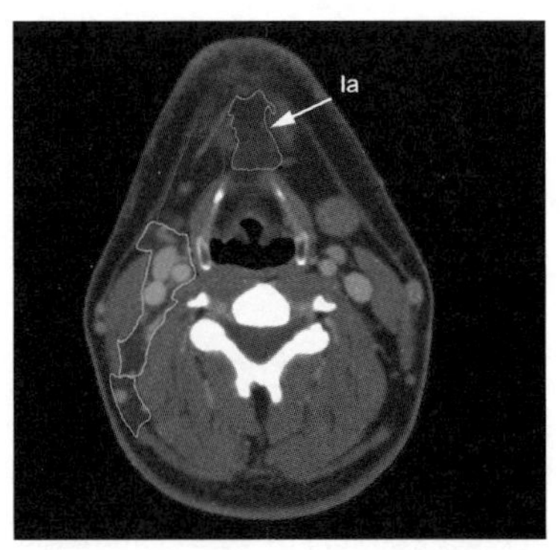


**图 5－27　显示Ⅰa 区淋巴结区域**

引自：GRÉGOIRE V，ANG K，BUDACH W，et al. Delineation of the neck node levels for head and neck tumors：a 2013 update. DAHANCA，EORTC，HKNPCSG，NCIC CTG，NCRI，RTOG，TROG consensus guidelines[J]. Radiother Oncol，2014，110(1)：172－181.(后文图 5－28～5－45 均引自此文献)

Ⅰb 区(图 5－28)：颌下淋巴组，为下颌骨内侧缘与二腹肌之间的淋巴结，从前面的颏联合到后面的颌下腺。上界：下颌舌骨肌、颌下腺上缘。下界：通过舌骨下缘和下颌骨下缘的平面或颌下腺下缘(此平面更低)、颈阔肌。前界：颏联合。

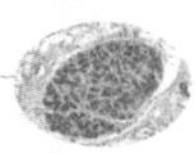

后界：颌下腺后缘（上，指的靠近头端）、二腹肌后腹（下，指的靠近足端）。外界：下颌骨内缘到下缘、颈阔肌（下）、翼内肌（后，相当于背侧）。内界：二腹肌后腹（上）、二腹肌前腹的外侧缘（下）。所引流的淋巴区域：颏下淋巴结、下鼻腔、硬腭和软腭、上颌骨和下颌骨牙槽嵴、颊部、上下唇、舌前大部。可能的原发肿瘤：口腔癌，鼻腔前部、面中部软组织结构及颌下腺的肿瘤。

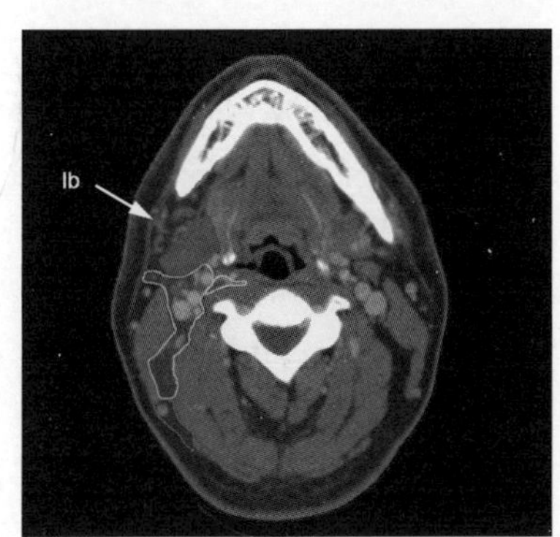


图 5-28　显示Ⅰb 区淋巴结区域

2）Ⅱ区（图 5-29）：上颈淋巴组，为位于颈内静脉和脊副神经上 1/3 周围的淋巴结。Ⅱ区沿颈内静脉后缘做一水平线可以进一步划分为Ⅱa 和Ⅱb 区（图 5-30）。Ⅱa 和Ⅱb 2 个亚区在放疗界是一个值得讨论的问题。上界：第 1 颈椎横突下缘。下界：舌骨体下缘。前界：颌下腺后缘、二腹肌后腹后缘。后界：胸锁乳突肌后缘。外界：胸锁乳突肌内缘、颈阔肌、腮腺、二腹肌后腹。内界：颈内动脉内缘、斜角肌。所引流的淋巴区域：面

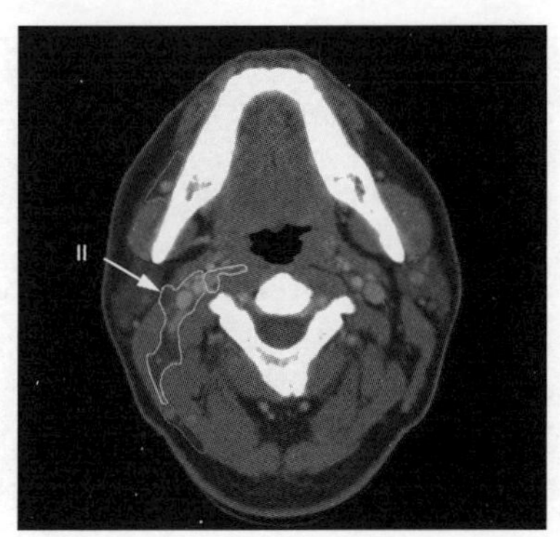


图 5-29　显示Ⅱ区淋巴结区域

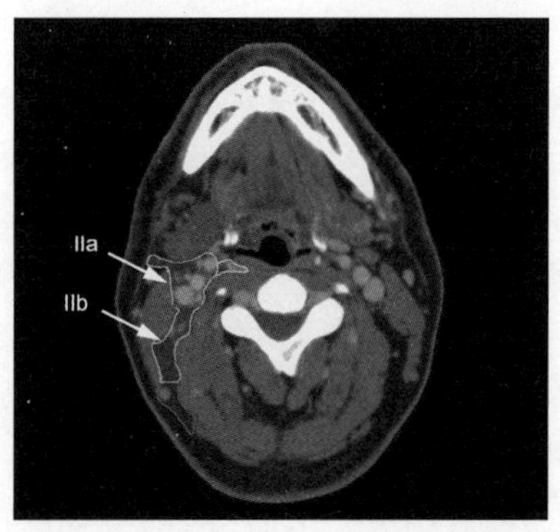


图 5-30　Ⅱa 及Ⅱb 区淋巴结区域

部、腮腺、颌下、颏下及咽后，同时直接接受鼻腔、咽、喉、外耳道、中耳、舌下腺及颌下腺的淋巴引流。可能的原发肿瘤：鼻腔、口腔、鼻咽、口咽、喉咽/下咽、喉和主要的唾液腺肿瘤，原发口咽或鼻咽的肿瘤容易累及Ⅱb 区，但原发口腔、喉及下咽肿瘤较少转移到Ⅱb 区。

3）Ⅲ区（图 5-31）：中颈淋巴组，为位于颈内静脉中 1/3 周围的淋巴结。上界：舌骨体下缘。下界：环状软骨下缘。前界：胸锁乳突肌前缘、甲状舌骨肌后 1/3。后界：胸锁乳突肌后缘。外界：胸锁乳突肌内面。内界：颈总动脉内缘和斜角肌。所引流的淋巴区域：主要为颈Ⅱ、颈Ⅴ区的淋巴输出管，其次为咽后、气管前及喉返神经旁淋巴结（也称气管旁淋巴结）的输出淋巴液，同时收集舌根、扁桃体、喉、下咽和甲状腺的淋巴引流。可能的原发肿瘤：口腔癌、鼻咽癌、口咽癌、下咽癌和喉癌。

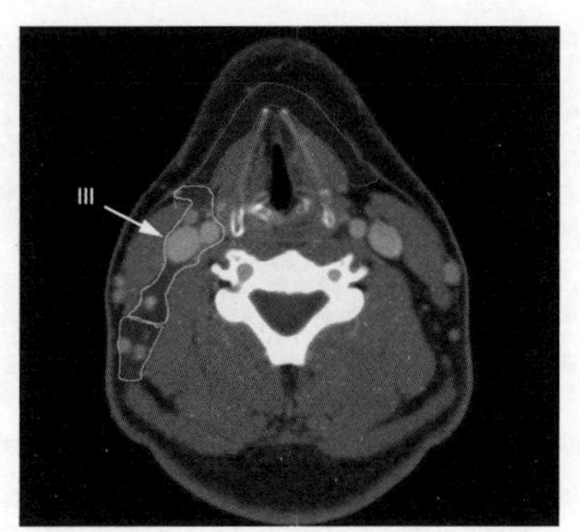


图 5-31　显示Ⅲ区淋巴结区域

4) Ⅳ区：下颈与锁骨上内侧区。

Ⅳa区(图5－32)：下颈淋巴组，为位于颈内静脉下1/3周围的淋巴结。上界：环状软骨下缘。下界：胸骨柄上缘2 cm。前界：胸锁乳突肌的前缘(上)、胸锁乳突肌肌肉(下)。后界：胸锁乳突肌后缘(上)、中斜角肌(下)。外界：胸锁乳突肌的内侧面(上)、胸锁乳突肌外缘(下)。内界：颈总动脉的内缘，甲状腺外侧缘、中斜角肌(上)，胸锁乳突肌内侧缘(下)。所引流的淋巴区域：主要接受颈Ⅲ、颈Ⅴ的淋巴引流，此外还有一些咽后、气管前及喉返神经旁淋巴结的输出淋巴液，同时收集喉、下咽和甲状腺的淋巴引流。可能的原发肿瘤：下咽癌、喉癌、甲状腺癌和颈段食管癌。

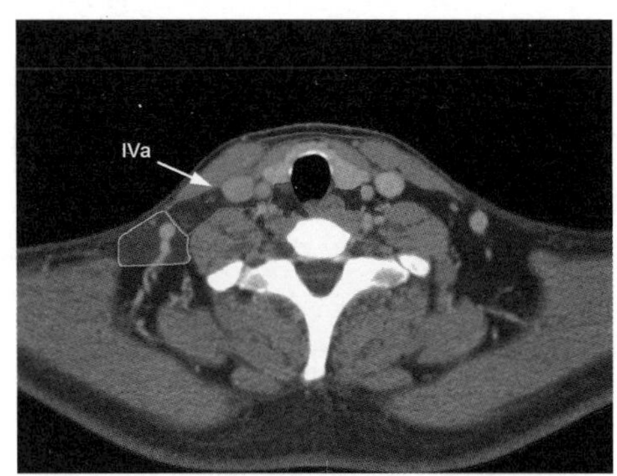


图5－32　显示Ⅳa区淋巴结区域

Ⅳb区(图5－33)：锁骨上内侧组，包含锁骨上内侧的淋巴结，沿Ⅳa区向下延伸至胸骨柄上缘。上界：Ⅳa区下缘，即胸骨柄上缘2 cm。下界：胸骨柄上缘。前界：胸锁乳突肌内面、锁骨内面。后界：中斜角肌前缘(上)/肺尖、头臂静脉、头臂干(右)，左颈总动脉、左锁骨下动脉(下)。外界：斜角肌外侧缘。内界：Ⅵ区外界(气管前部分)、颈总动脉内缘。所引流的淋巴区域：主要接受Ⅳa和Ⅴc区的淋巴引流，其次为气管前、喉返神经旁的淋巴，以及收集来自下咽、喉、气管、食管、甲状腺的淋巴引流。可能的原发肿瘤：下咽癌、声门下喉癌、气管、甲状腺、颈段食管的肿瘤。

5) Ⅴ区：颈后三角淋巴组。Ⅴ区以环状软骨下缘为界分为Ⅴa区(图5－34)、Ⅴb区(图5－35)，Ⅴa及Ⅴb区包含颈后三角的淋巴结，位于脊副神经下段及颈横血管周围。上界：舌骨体上缘。下界：颈横血管下缘平面。前界：胸锁乳突肌后缘。后界：斜方肌前侧缘。外界：颈阔肌和皮肤。内界：肩胛提肌和斜角肌。所引流的淋巴区域：枕部、耳后，同时接受枕顶部头皮、肩颈部外侧和后侧的皮肤、鼻咽和口咽(扁桃体和舌根)、甲状腺的淋巴引流。Ⅴa区可能的原发肿瘤：鼻咽癌、口咽癌、甲状腺癌。Ⅴb区可能的原发肿瘤：鼻咽癌、口咽癌、发生于枕部的头皮癌、甲状腺癌。Ⅴc区(图5－36)包含锁骨上外侧组的淋巴结，为颈后三角的延续，与“锁骨上窝”部分对应。上界：颈横血管下缘水平。下界：胸骨柄上缘2 cm，同Ⅳa区下界。前界：皮肤。后界：斜方肌前缘(上)、前锯肌前缘±1 cm (下)。外界：斜方肌(上)、锁骨(下)。内界：斜角肌、胸锁乳突肌外侧，Ⅳa区外侧。所引流的淋巴区域：接收来自颈后三角(Ⅴa、Ⅴb)的淋巴引流。可能的原发肿瘤：最常见的为鼻咽癌。

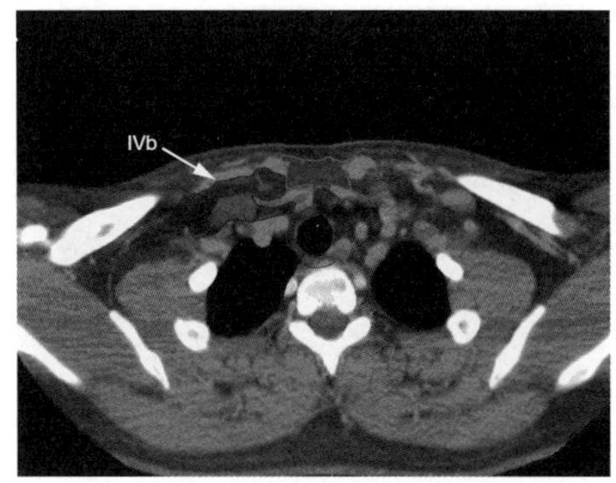


图5－33　显示Ⅳb区淋巴结区域

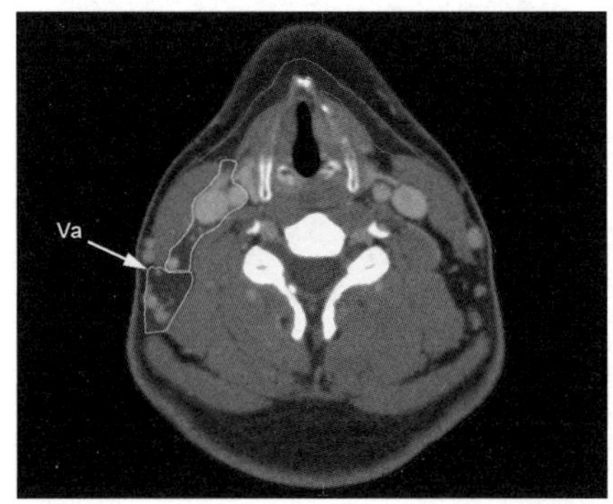


图5－34　显示Ⅴa上颈后三角区淋巴结

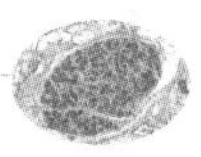

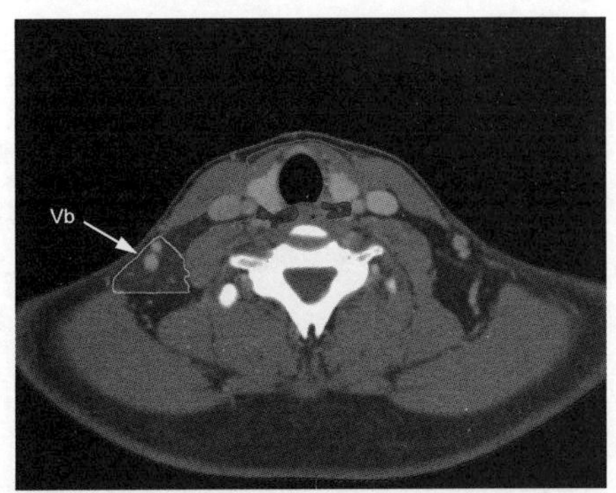

图 5－35　显示Ⅴb 下颈后三角区淋巴结

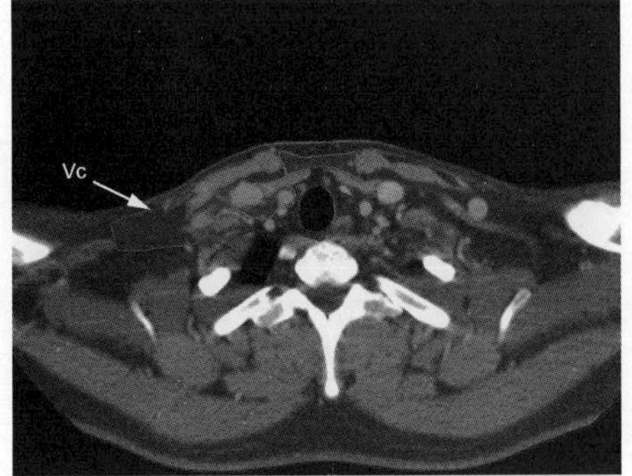

图 5－36　显示Ⅴc 锁骨上外侧区淋巴结

6）Ⅵ区：颈前静脉、喉前、气管前和气管旁淋巴组。

Ⅵa 区（图 5－37）：包含浅表的颈前静脉淋巴结，位于胸锁乳突肌前缘之间。上界：Ⅰb 区下界、舌骨下缘或颌下腺下缘（以更下层面为准）。下界：胸骨柄上缘。前界：颈阔肌和皮肤。后界：舌骨下肌群前缘。外界：双侧胸锁乳突肌前缘。内界：无。所引流的淋巴区域：颌面下部、颈前区。可能的原发肿瘤：下唇癌（晚期下牙龈癌侵犯颊部软组织时）。

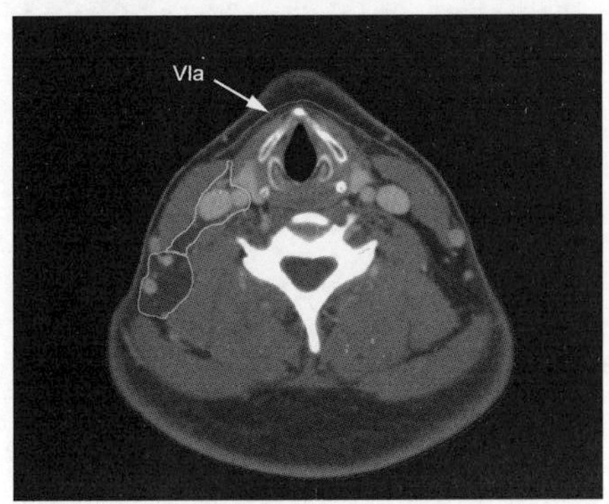

图 5－37　显示Ⅵa 喉前区淋巴结区域

Ⅵb 区（图 5－38）：位于两条颈总动脉之间，包含喉前、气管前和气管旁淋巴结。上界：甲状软骨下缘，对于口底前部、舌尖及下唇的肿瘤，上界位于舌骨体下缘。下界：胸骨柄上缘。前界：舌骨下肌群后缘。后界：对于喉前及气管前淋巴结，后界为呼吸道的前面，从上至下依次为喉表面、环状软骨前面（喉前淋巴结）、甲状腺前表面（甲状腺）、气管前表面（气管前淋巴结）；对于气管旁淋巴结，后界为椎前肌肉（右）、食管（左）。外界：双侧颈总动脉。内界：气管、食管外侧缘。所引流的淋巴区域：口底前部、舌尖、下唇、甲状腺、声门及声门下、下咽、颈段食管。可能的原发肿瘤：下唇癌、口腔癌（口底、舌尖）、甲状腺癌、声门及声门下癌、梨状隐窝顶部癌、颈段食管癌。

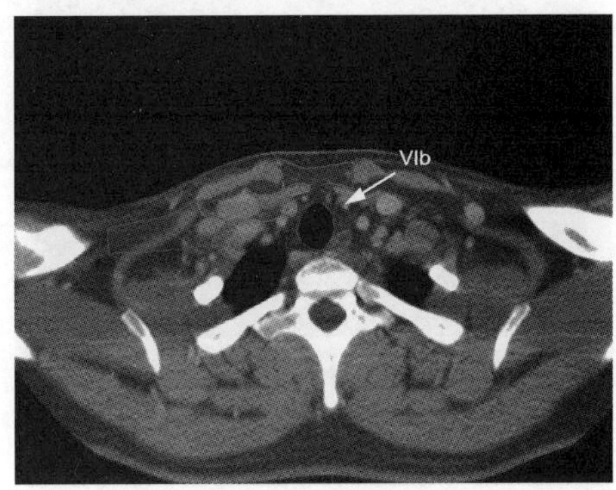

图 5－38　显示Ⅵb 气管前区淋巴结区域

7）Ⅶ区：咽后及茎突后淋巴组。

Ⅶa 区（图 5－39）为咽后淋巴结，位于咽后间隙内。上界：第一颈椎椎体上缘、硬腭。下界：舌骨体上缘。前界：上、中咽缩肌后缘。后界：头长

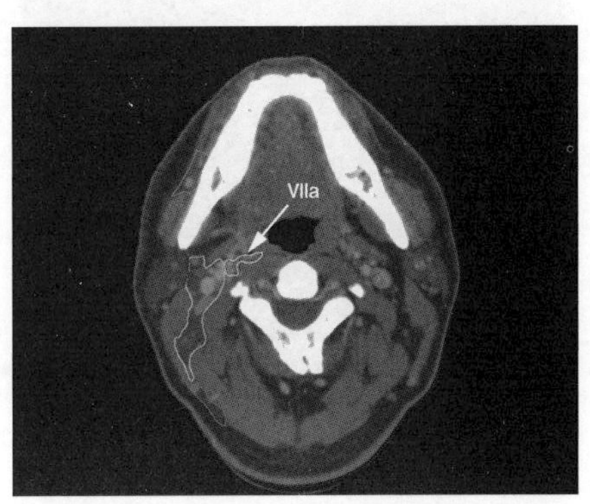

图 5－39　显示Ⅶa 咽后区淋巴结区域

肌和颈长肌。外界：颈内动脉内侧缘。内界：与头长肌外侧平行的直线。所引流的淋巴区域：鼻咽黏膜、咽鼓管、软腭。可能的原发肿瘤：鼻咽癌、咽后壁癌、口咽癌（主要为扁桃体和软腭）。

Ⅶb 区（图 5-40）：茎突后淋巴组，为Ⅱ区往头侧方向的延续，其位于颈静脉-颈动脉血管周围的脂肪间隙，向上直达颅底。上界：颅底（颈静脉孔）。下界：第一颈椎横突下缘（Ⅱ区上界）。前界：茎突前咽旁间隙后缘。后界：第一颈椎椎体、颅底。外界：茎突、腮腺深叶。内界：颈内动脉内缘。所引流的淋巴区域：鼻咽黏膜。可能的原发肿瘤：鼻咽癌。

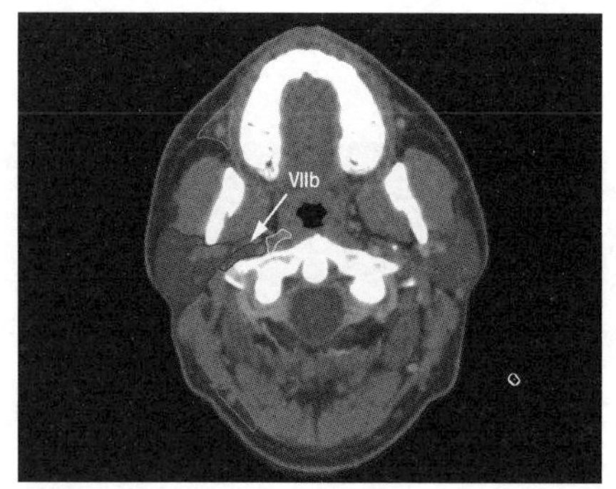


图 5-40　显示Ⅶb 茎突后区淋巴结区域

8）Ⅷ区（图 5-41）：腮腺淋巴结组，包含耳前皮下淋巴结、腮腺浅表及深部的淋巴结以及腮腺下淋巴结。上界：颧弓、外耳道。下界：下颌角。前界：下颌骨升支后缘、咬肌后缘（外侧）、翼内肌（内侧）。后界：胸锁乳突肌前缘（外）、二腹肌后腹（内）。外界：面部浅表肌腱膜系统（superficial musculoaponeurotic system，SMAS）皮下组织的面部浅表肌肉筋膜系统。内界：茎突、茎突肌。所引流的淋巴区域：额部、颞部皮肤，眼睑、结膜、外耳、外耳道、鼓室、鼻腔、鼻根、鼻咽、咽鼓管。可能的原发肿瘤：额部、颞部皮肤，以及眼睑、结膜、外耳、外耳道、鼓室、鼻腔、鼻根、鼻咽、咽鼓管的肿瘤，尤其是额部、颞部皮肤癌，眼眶癌，外耳道癌，鼻腔及腮腺恶性肿瘤。

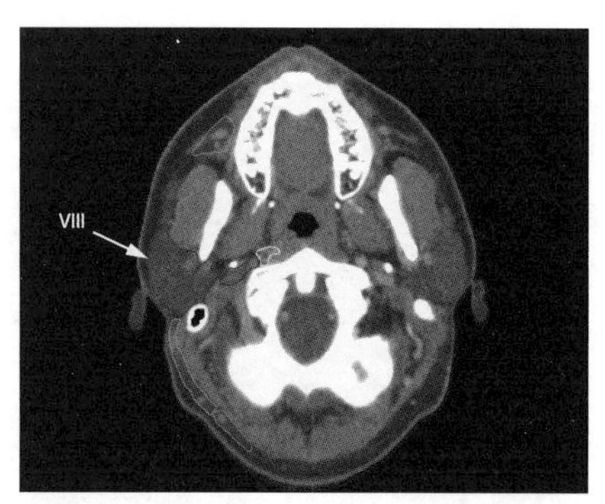


图 5-41　显示Ⅷ区腮腺淋巴结区域

9）Ⅸ区（图 5-42、图 5-43）：面颊淋巴组，包含颧部及面颊部的淋巴结、颊肌外表面面部血管周围的浅表淋巴结。上界：眼眶下缘。下界：下颌骨下缘。前界：SMAS。后界：咬肌前缘、颊脂体。外界：SMAS。内界：颊肌。所引流的淋巴区域：鼻、眼睑、颊部。可能的原发肿瘤：面部皮肤癌，鼻、上颌窦癌（侵及颊部皮肤），颊黏膜癌。

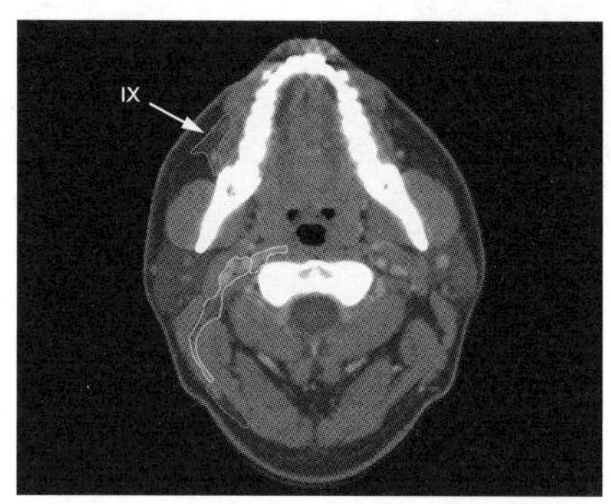


图 5-42　显示Ⅸ区颧部淋巴结区域

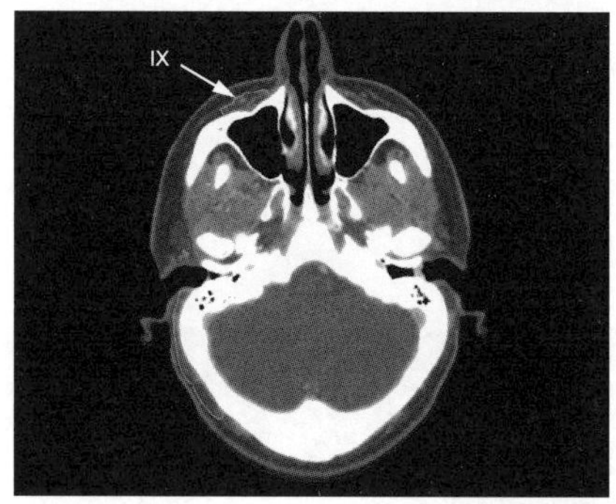


图 5-43　显示Ⅸ区面颊部淋巴结区域

10）Ⅹ区：耳后、耳下、枕淋巴组。

Ⅹa 区（图 5-44）：耳后、耳下淋巴组，包含耳后（也称乳突）及耳下淋巴结，包含从外耳道上缘到乳突末端的浅表淋巴结。上界：外耳道上缘。

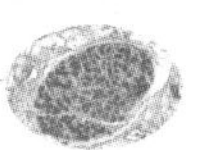

下界：乳突末端。前界：乳突前缘（下）、外耳道后缘（上）。后界：枕淋巴结前缘-胸锁乳突肌后缘。外界：皮下组织。内界：头夹肌（下）、颞骨（上）。所引流的淋巴区域：耳廓后表面、外耳道及邻近的头皮。可能的原发肿瘤：主要是耳后区域的皮肤癌。

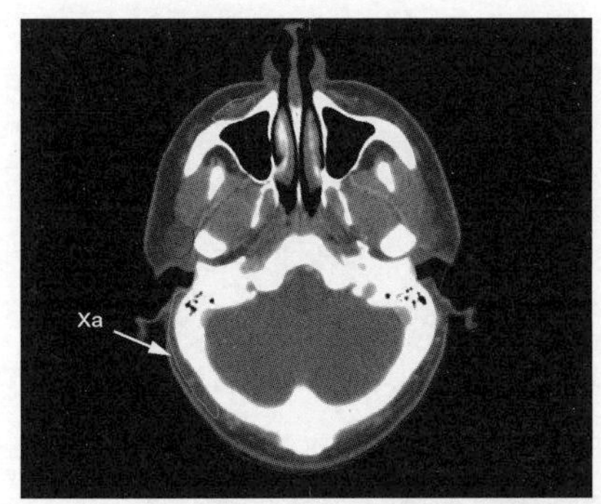


图 5-44　显示Ⅹa 耳后区淋巴结区域

Ⅹb 区（图 5-45）：枕淋巴组，包括枕淋巴结，为Ⅹa 区向头颅侧及浅表的延续。上界：枕外隆突。下界：Ⅴ区上界。前界：胸锁乳突肌后缘。后界：斜方肌前外侧缘。外界：皮下组织。内界：头夹肌。所引流的淋巴区域：有头发的枕部头皮。可能的原发肿瘤：枕部皮肤癌。

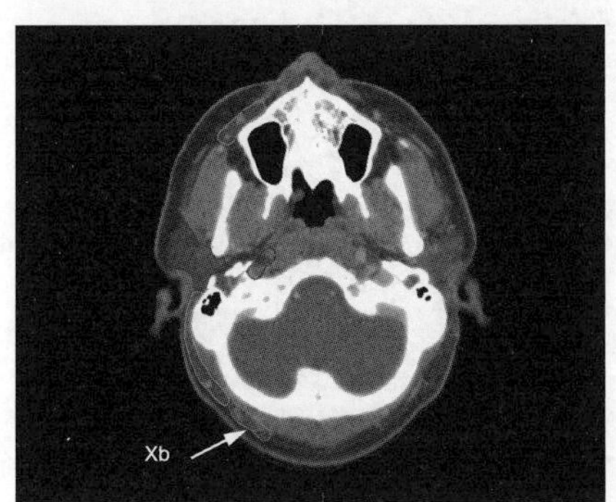


图 5-45　显示Ⅹb 枕区淋巴结区域

### 5.7.2　颈部淋巴结的正常影像学表现

正常淋巴结呈肾形，大体呈长椭圆形，有富含脂质的淋巴门，边界清楚，周围脂肪间隙清晰，MRI $T_1$WI 呈等或稍低信号，$T_2$WI 呈中高信号，增强扫描后呈轻度均匀强化。淋巴结在磁共振 $T_2$WI 压脂及 DWI 上显示较清楚，其中 DWI 可以更敏感地显示常规 MRI 不能显示的小淋巴结。CT 对钙化的显示优于 MRI。淋巴结大小根据年龄及区域不同有所差异。儿童时期淋巴结通常较大，90%小于 8 岁的儿童颈部可扪及淋巴结；正常成人中，淋巴结直径通常为数毫米大小。对于淋巴结肿大则有多种不同的评判指标，如长径、短径、长短径之比（L/S）等，且各个区域的标准又不一致，需结合病史及分区综合分析。以淋巴结大小判断淋巴结性质不是一个可靠的标准，比如很小的淋巴结也可以出现转移。

### 5.7.3　颈部淋巴结转移

（1）概述

颈部恶性肿瘤中，80%为转移性的，其中有 80%来源于头颈部肿瘤，20%来源于胸腹部肿瘤。来源于头颈部的，有鼻咽、鼻旁窦、鼻腔、口腔、软腭、喉和喉咽等处的原发肿瘤，多为鳞状细胞癌；来源于甲状腺、唾液腺及胸腹部如胃肠道、乳腺等处的原发肿瘤则多为腺癌。淋巴结转移遵循一定的规律，与原发肿瘤的引流区域有关（具体参照 5.7.1 节）。非对称的突出的淋巴结或沿原发肿瘤引流的颈静脉链的 3 个或 3 个以上的连续融合的淋巴结要高度怀疑有转移。除中线区域的原发肿瘤可以转移至双侧，淋巴结对侧转移较少见，对侧转移淋巴结的分布与患侧相似，但位置较患侧低。胸腹部肿瘤易转移至锁骨上区，右锁骨上淋巴结转移多来自呼吸系统，左锁骨上淋巴结转移多为消化系统的肿瘤转移。淋巴结转移是肿瘤预后不良的重要预测因子，有孤立性淋巴结转移者 50%预后不良，若发生对侧转移或淋巴结包膜外侵犯，5 年生存率再降 50%，且与肿瘤复发及远处转移密切相关。

（2）病理

1）大体病理：淋巴结可肿大或不肿大，一般质地较硬，可伴出血、坏死、囊变等。

2）镜下病理：颈部淋巴结转移以鳞癌多见。淋巴结转移性鳞癌易发生坏死，其病理基础为肿瘤细胞首先侵犯淋巴结皮质边缘窦，然后继续增殖侵犯淋巴结髓质，导致淋巴结内的淋巴循环受阻；当髓质发生坏死，肿瘤细胞即经淋巴-淋巴或淋巴-静脉途径侵犯其他淋巴结，通常将这种淋巴结称为中心坏死，病理显示淋巴结髓质内包含肿瘤细胞及间质性液体。在显微镜下有 3 层结构：最外层为纤维包膜和肿瘤细胞；中间为均质的、液化坏死的肿瘤细胞；最内层为坏死但仍保留细胞结构的肿瘤细胞。

(3) 临床表现

颈部转移性淋巴结以中、老年患者多见，通常在原发肿瘤确诊或治疗一段时间后才被发现，部分患者首先因发现颈部肿块就诊。转移淋巴结通常为无痛性，质硬，活动度差。

(4) MRI 表现

转移性淋巴结趋向圆形，长短径之比＜2 有一定参考意义，边界清楚或不清楚；$T_1$WI 多呈中、低信号，坏死区为更低信号，$T_2$WI 多呈中高信号，坏死区呈明显高信号，DWI 呈高信号。淋巴结包膜外侵犯时通常表现为边缘不规则，与其邻近组织的脂肪层面消失，大的淋巴结更易发生，当淋巴结最大径≥3 cm 时，2/3 以上有包膜外侵犯。约 23%正常大小的淋巴结也可有包膜外侵犯，MRI 对包膜外侵犯的诊断准确性为 60%。颈动脉受侵的标准为淋巴结与颈动脉间脂肪间隙消失、肿瘤包绕颈动脉＞270°。头颈部鳞癌转移淋巴结通常较大，且容易出现坏死和结外侵犯；淋巴结周围不均匀强化伴中央低信号区是诊断转移性淋巴结最可靠的征象，其环壁可厚薄不均，有时可显示壁结节样的改变，内部可出现多个坏死灶且坏死部分形态不规则、边界不清。鼻咽癌颈部淋巴结转移（图 5－46）多为双侧，边界清楚，形态较

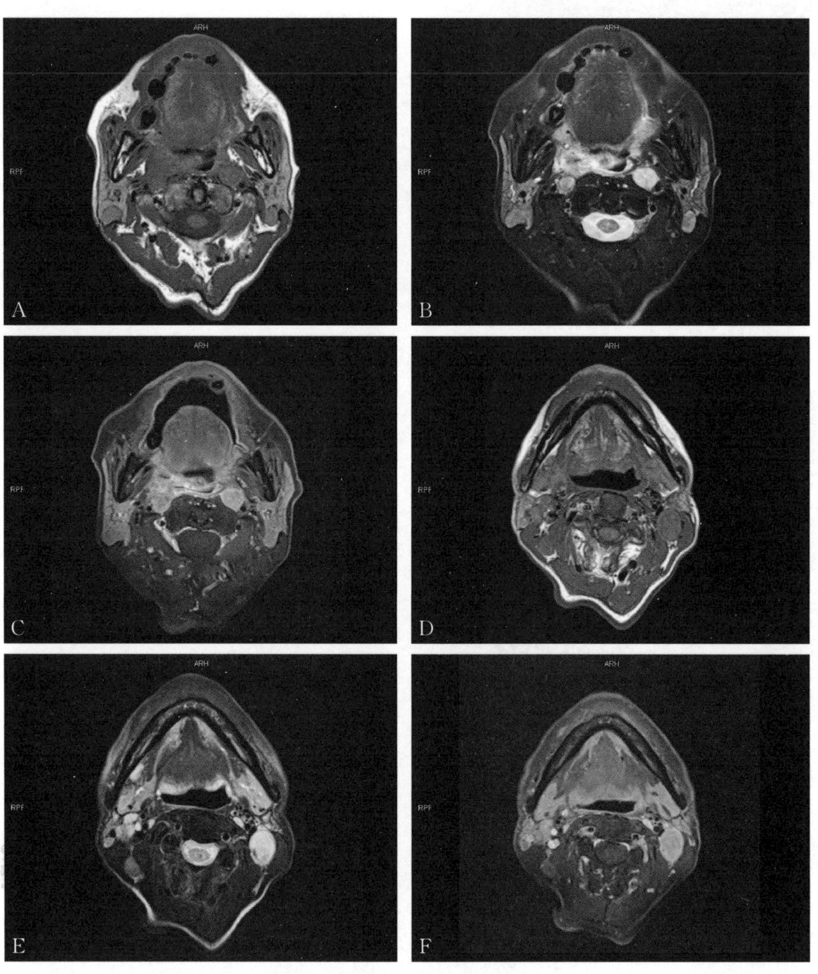


图 5－46　右侧鼻咽癌淋巴结转移

注：患者，男性，70 岁，右侧耳鸣 3 个月余，查鼻咽镜提示鼻咽部占位。MRI 示双侧咽后间隙（A、B、C）及双侧颈部Ⅱ区（D、E、F）多发肿大淋巴结，边界清楚，$T_1$WI 横断面（A、D）呈等信号；$T_2$WI 横断面压脂（B、E）呈高信号；$T_1$WI 横断面压脂增强（C、F）显示双侧咽后及颈部淋巴结较均匀强化。

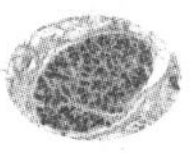

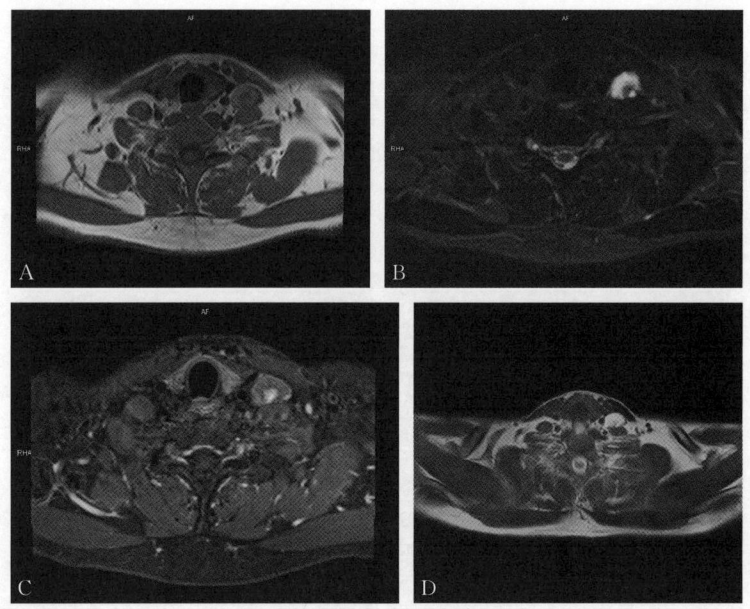

**图 5-47 左侧甲状腺乳头状癌淋巴结转移**

注：患者，男性，42 岁，发现左侧颈部无痛性肿物半年余。MRI 示左侧Ⅳb 区见一类圆形异常信号影，边界清楚，其内可见囊变坏死及左后方壁结节。A. $T_1$WI 横断面呈稍高及低混杂信号；B. $T_2$WI 横断面壁结节呈稍高信号，囊变坏死区呈明显高信号；C. $T_1$WI 横断面压脂增强壁结节明显强化，液性区域无强化；D. PET/MRI 融合图示壁结节 FDG 摄取增高，囊变坏死区 FDG 摄取缺失。

规则，咽后组及颈后三角区为其特征性的转移区域，其中咽后组淋巴结为引流的首站。甲状腺癌转移性淋巴结（图 5-47）通常较小（最大径 5～8 mm，气管食管沟处 3 mm 时即需警惕）。甲状腺癌转移性淋巴结比较有特征性的表现有囊变、钙化（由于甲状腺球蛋白的沉积或淋巴结内的砂砾样钙化）、增强扫描后明显强化；甲状腺乳头状癌转移淋巴结有时会表现出典型的强化壁结节，与原发肿瘤类似。唾液腺癌中的黏液表皮样癌、腺泡细胞癌及腺样囊性癌等的转移淋巴结都较小，边缘常不规则，内部可有囊变及黏液变，增强扫描后大多强化不明显，可有边缘环形强化。食管癌的转移性淋巴结边界多不清晰，左右形态不同，右侧可以呈 L 形，左侧位于气管左侧食管前方，不会形成 L 形。

磁共振特异性造影剂及功能成像对转移淋巴结的诊断有一定的价值。转移性淋巴结由于对特异性靶向 MRI 对比剂越小超顺磁性氧化铁颗粒（ultrasmall super paramagetic particles of iron oxide，USPIO）不摄取或少量摄取，在 $T_2$WI 上信号不减低，而正常淋巴结或反应性淋巴结则呈低信号。转移性淋巴结实性部分的 ADC 值通常较低，平均为 $0.94\times10^{-3}$ $mm^2/s$，坏死区域的 ADC 值较高，为 $(1.46\pm0.46)\times10^{-3}$ $mm^2/s$（图 5-48）。其主要原因为转移性淋巴结的坏死为液化性坏死，坏死组织内细胞膜崩解比较彻底，蛋白质含量偏低，为黏度比较低的浆液性质，因此水分子弥散运动相对比较自由，ADC 值就相应较高。对转移性淋巴结的 MRS 研究发现转移性淋巴结的 Cho 峰高于良性淋巴结病变，而肌酸峰和脂质峰值低于良性病变，Cho/Cr 比值高于良性，可见乳酸峰。此外，对鳞癌转移性淋巴结的波谱研究还发现可以显示某些氨基酸，如丙氨酸、谷氨酸、组氨酸、甘氨酸及谷胱甘肽等，可进一步帮助诊断。

对于比较小且信号无明显改变的淋巴结，借助常规影像学检查方法判断其有无转移非常困难，此时如借助 $^{18}$F-FDG PET/MRI 或 PET/CT 检查，诊断准确性将显著提高，转移性淋巴结 FDG 通常摄取增高（图 5-49）。

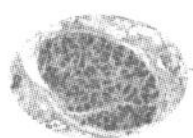

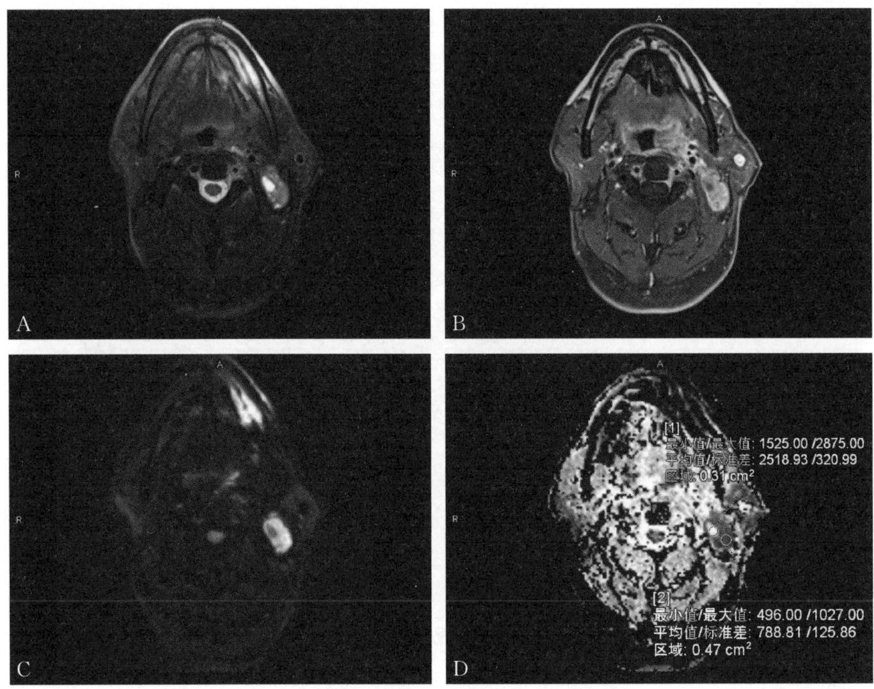


图 5-48　左侧鼻咽癌淋巴结转移

注：患者，男性，56 岁，发现左颈部无痛性包块 1 个月余。MRI 示左侧Ⅱb 区见一类椭圆形肿大淋巴结，边界清楚，内伴液化坏死。A. $T_2$WI 横断面实性部分呈高信号，坏死部分呈明显高信号；B. $T_1$WI 增强实性部分强化，坏死区域无强化；C. DWI 实性部分呈高信号，坏死区域呈低信号；D. ADC 图病变实性区域平均 ADC 值为 $0.78\times10^{-3}$ $mm^2/s$，坏死区域平均 ADC 值为 $2.51\times10^{-3}$ $mm^2/s$。

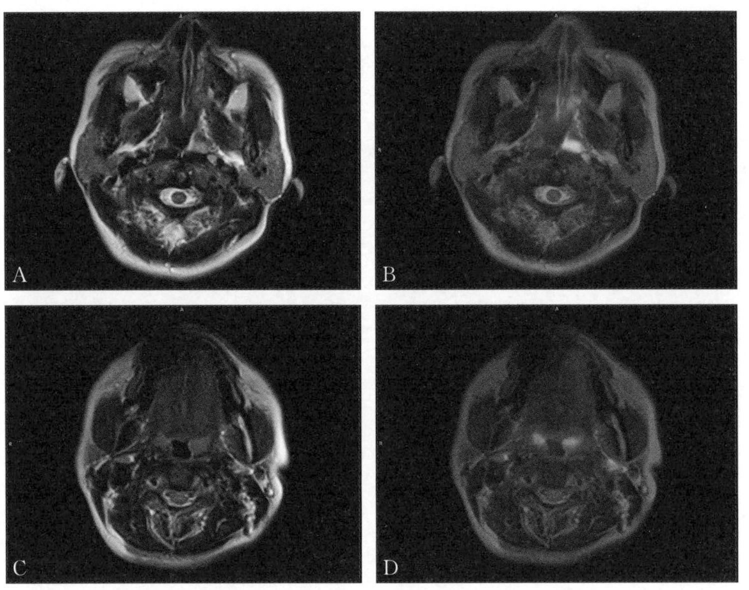


图 5-49　左侧鼻咽癌淋巴结转移

注：患者，女性，36 岁。A. MRI 上 $T_2$WI 横断面示左侧咽后间隙小淋巴结，边界清楚，呈稍高信号；B. PET/MRI 示左侧咽后间隙小淋巴结 FDG 摄取增高；C. $T_2$WI 横断面左侧Ⅱa 区小淋巴结，边界清楚，呈稍高信号；D. PET/MRI 示左侧Ⅱa 区小淋巴结 FDG 摄取增高。

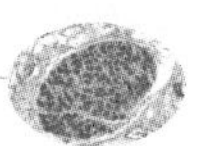

(5) 诊断要点

对于有明确恶性肿瘤病史的中老年患者,发现颈部淋巴结肿大或特征性的改变,如甲状腺癌的囊变、钙化、壁结节及鳞癌的坏死、周边强化伴中央低信号区等对转移的诊断相对较容易。此外,转移淋巴结实性部分的 ADC 值相对较低;对于小的、无坏死的淋巴结,$^{18}$F-FDG PET/MRI 及 PET/CT 检查明显优于其他影像学检查方法。对于原发肿瘤不明的可疑转移淋巴结,可根据淋巴结引流区域仔细寻找原发灶,如鼻咽部、扁桃体后柱、甲状腺易隐匿较小的原发瘤,咽后组及颈后三角区为鼻咽癌转移的相对特征性部位,必要时进行穿刺活体组织检查以明确诊断。

(6) 鉴别诊断

转移性淋巴结伴坏死时,需与化脓性淋巴结炎及淋巴结结核相鉴别。化脓性淋巴结炎通常有局部或全身临床症状。增强扫描后都可呈环形强化、周围脂肪间隙模糊。淋巴结结核多见于青年人,既往可有结核病史,部分患者可有结核中毒症状、结核菌素试验可呈阳性,淋巴结可相互融合,增强扫描可呈"花环状"或多房样、分隔状强化。淋巴结中心坏死需与淋巴结门的脂肪化生区别,含脂肪门部化生的淋巴结典型表现呈 U 形,仅发生于淋巴结的周边,为慢性淋巴结炎的反应。

边界清楚、信号均匀的转移性淋巴结需与淋巴瘤、结节病等鉴别。淋巴瘤累及范围广,各区均可受累,ADC 值较转移性淋巴结更低,增强扫描呈轻、中度强化,强化幅度与肌肉相似或略高。结节病淋巴结通常可引起双侧淋巴结肿大,大小不一,很少融合。

近期淋巴结活体组织检查及辐射可导致淋巴结炎症及不规则的边缘而类似淋巴结的结外侵犯,需结合病史鉴别。典型的甲状腺癌淋巴结转移表现为明显强化的结节影,有时会误认为是血管影,需注意区分。Ⅱ、Ⅲ和Ⅳ区沿颈静脉链分布的淋巴结走行在相伴的颈总/颈内动脉和颈内静脉的前方、外侧和后方,而不会走行到伴行血管的内侧,这是与颈部软组织肿瘤鉴别的一个重要依据。

### 5.7.4 淋巴瘤

(1) 概述

淋巴瘤为起源于淋巴网状系统的恶性肿瘤,病因尚不明确,可能与病毒感染、免疫缺陷、染色体异常、药物作用等有关。淋巴瘤为头颈部第二常见的恶性肿瘤,仅次于鳞癌,分为结内型和结外型。颈部 2/3 淋巴瘤属于结内型,累及颈部淋巴结时,可继发于头颈部其他器官,也可原发于颈部淋巴结,或为全身病变的一部分。淋巴瘤分为霍奇金淋巴瘤(Hodgkin lymphoma, HL)和非霍奇金淋巴瘤(NHL)。颈部淋巴瘤在组织学分型上通常为中等恶性程度淋巴瘤,多数为 NHL。成人结内 NHL 85%为 B 细胞 NHL,以弥漫大 B 细胞型最常见(30%),其次为滤泡性 B 细胞型(22%),而儿童结内 NHL65%为 T 细胞 NHL。淋巴瘤属于全身性疾病,一经病理确诊,应行全身检查,以为临床分期提供依据。

恶性淋巴瘤的分类较为复杂,基本上按淋巴瘤的形态、细胞免疫表型、遗传特征、临床表现等综合起来分类。目前被大家广泛接受和使用的分类为 WHO 分类,该方法是在淋巴瘤欧美修改分类法(revised European-American lymphoma classification, REAL)上发展而来的,欧美修改分类法及 WHO 分类法都是主要根据细胞的起源来划分的,如 B 细胞淋巴瘤、T/NK 细胞淋巴瘤。淋巴瘤最新的分类方法为 2016 年 WHO 淋巴瘤分类,与 2008 年旧版比较,2016 年 WHO 分类更新被认为是旧分类的一部分,在这一版中没有新确定的分类,旧分类中一些暂定类型成为了确定的分类,同时增加了一些新的暂定类型。

WHO 淋巴瘤分类有关 HL 的分型为结节性淋巴细胞为主型及经典型(经典富淋巴细胞型、结节硬化型、混合细胞型、淋巴结细胞衰减型)。NHL 是一组很复杂的疾病,每一亚型是单独的疾病单元,其临床表现及转归各异,初诊时发病部位往往是疾病生物学特点的重要指征。

(2) 病理

1) 大体病理:淋巴结肿大,切面鱼肉状,可有出血及坏死,部分伴有纤维胶原化。

2）镜下病理：颈部可以发生各种类型的淋巴瘤。HL 的组织学特点是具有里-施细胞（Reed-Sternberg cell，R-S 细胞），其细胞体积大，胞质丰富，胞核大，单核或双核，典型者为对称的双核细胞，又称为“镜影细胞”。

（3）临床表现

淋巴瘤可发生于任何年龄人群。HL 在发展中国家多见于青少年，在西方发达国家发病年龄相对较晚，中位年龄为 27.7 岁；NHL 的发病年龄呈青少年及老年人双高峰分布的特点，中位年龄为 67.2 岁。淋巴瘤发病无明显性别差异，在中国则男性多于女性。有某些基础疾病或感染的人群患淋巴瘤的概率增加，如女性容易患自身免疫性疾病（如干燥综合征），患淋巴瘤的概率比正常人群高出约 44 倍；人类免疫缺陷病毒（HIV）的感染使得淋巴瘤的发病率提高 100 倍。

淋巴瘤的临床表现为无痛性、进行性肿大的颈部淋巴结，15%的患者常以此为首发症状。淋巴结质韧或中等硬度，无压痛，一般与皮肤无粘连，生长迅速。大的淋巴结可压迫邻近的气管、血管、神经而引起相应的症状。约 12%的淋巴瘤患者可合并发热、消瘦、盗汗、食欲减退、乏力、肝脾肿大等全身症状，85%的 HL 可伴皮肤瘙痒。淋巴瘤活动期红细胞沉降率（血沉）增快。HL 常有轻中度贫血，少数白细胞及中性粒细胞、嗜酸性粒细胞增多；NHL 则出现淋巴细胞绝对或相对增多，血清乳酸脱氢酶增高提示预后不良，血清碱性磷酸酶增高或血清钙增高提示骨骼受累。NHL 常侵犯骨髓，应做骨髓活体组织检查。淋巴瘤经治疗后可于短时间内缩小或完全消退。

（4）MRI 表现

颈部淋巴结淋巴瘤表现为单侧或双侧多组多个淋巴结肿大，常为双侧侵犯，任何组别均可受累，大小不一，直径可为 1～10 cm，增强扫描后表现多样，呈不同程度及不同形态的强化。淋巴瘤最常见为边界清楚、信号均匀的肿大淋巴结，$T_1$WI 上为与肌肉信号相等或呈较低信号，$T_2$WI 上常比肌肉信号高，DWI 呈明显高信号，增强后呈均匀轻、中度强化，强化幅度近似或略高于肌肉（图 5-50）。37.5%的淋巴瘤可出现淋巴结包膜环形强化，呈薄壁环状，中央可见较少的低信号区。肿大的淋巴结可相互融合成团，此时在肿块内可见到淋巴结之间轻微强化的包膜间隔。淋巴瘤钙化及坏死少见，通常在放疗或化疗后出现，钙化可呈点状、无定形状或球状，某些类型的淋巴瘤在治疗前也可以出现中心坏死，特别是 Burkitt 淋巴瘤及 HL，可能与恶性程度有关，恶性程度高，更容易发生坏死。

淋巴瘤由于肿瘤细胞密集、细胞间隙小、核质比例高，在 DWI 上表现出明显的弥散受限。淋巴瘤的 ADC 值非常低（图 5-51），王（Wang）等报道淋巴瘤的平均 ADC 值为 $(0.66\pm0.17)\times10^{-3}\ mm^2/s$，张赟等报道平均 ADC 值为 $(0.64\pm0.13)\times10^{-3}\ mm^2/s$。此外，ADC 值的变化可以评估淋巴瘤的疗效。使用淋巴结特异性 MRI 对比剂 USPIO 进行成像，淋巴瘤在 $T_2$WI 上信号不减低。

颈部淋巴结的 HL 与 NHL 在形态学表现及增强方式上无明显差异，但在分布及累及方式上有不同之处，有一定的鉴别诊断价值。颈部淋巴结 NHL 常伴有结外器官的病变，常发生在颈深部或脊副神经链，以中颈多见，NHL 蔓延常无次序，经常会出现跳跃性迁移，双侧累及较霍奇金淋巴瘤（HL）多见。HL 几乎都见于淋巴结病变，好发于下颈部及锁骨上区，以颈内静脉淋巴链多见，且常伴有纵隔病变。HL 通常起源于一组淋巴结，然后通过局部淋巴管网有次序地累及相邻的另一组淋巴结，很少出现跳跃性转移，单、双侧都可发生，以单侧为主。

最新的国际指南推荐常规使用 PET/CT 对 FDG 代谢增高的淋巴瘤进行分期，一体化 PET/MRI 对淋巴瘤的诊断价值与 PET/CT 相仿，并且可以进行 DWI 检查，在淋巴瘤分期及治疗后借助标准摄取值（SUV）和 ADC 值对治疗前后的变化进行疗效评估具有重要的应用价值。

（5）诊断要点

在双侧颈部、多个区域多发淋巴结肿大，境界清楚，各个孤立，很少融合，信号均匀，囊变坏死少见，增强扫描均匀强化，强化程度近似肌肉，ADC 值非常低，这时要高度怀疑淋巴瘤，其中均

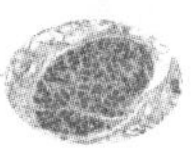

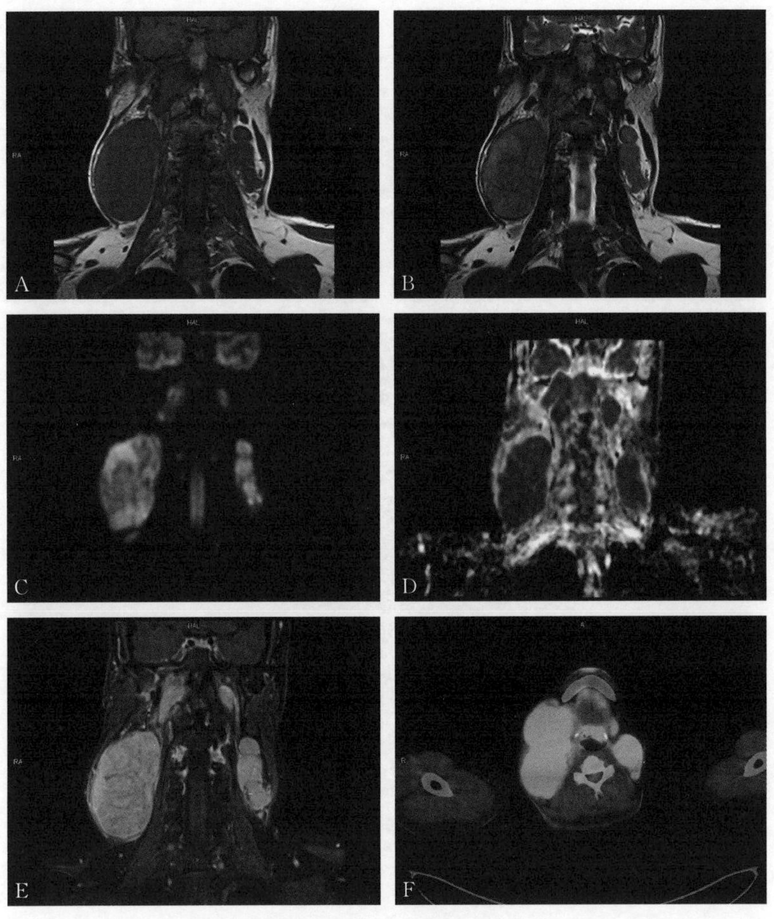

图 5－50　颈部淋巴瘤

注：患者，男性，36 岁，发现右面部无痛性包块 1 个月余，质硬，无压痛，边界清，活动可。MRI 示双侧颈部多发肿大淋巴结，边界清楚，内部信号较均匀，无明显坏死。A. $T_1$WI 冠状面呈等信号；B. $T_2$WI 冠状面呈稍高信号；C. DWI 冠状面呈明显高信号；D. 冠状面 ADC 图呈显著低信号；E. $T_1$WI 冠状面压脂增强呈均匀强化；F. PET/CT 双侧肿大淋巴结 FDG 明显摄取增高，最大标准摄取值（$SUV_{max}$＝28.3）。

匀的信号及低 ADC 值最具特征。颈部较大肿块信号与肌肉类似，增强扫描呈边缘薄环状强化，也应考虑淋巴瘤可能。

（6）鉴别诊断

鳞癌转移性淋巴结典型的表现为边缘环形强化伴中央坏死，但这并不是其所特有。淋巴瘤可以表现为边缘强化伴中央坏死，强化的边缘可光整、规则，呈均匀厚度的薄环状，但也可表现为边缘不光整，与鳞癌转移淋巴结相似，但大部分转移淋巴结有明确的原发肿瘤病史，中央坏死区面积更大；在分布上淋巴瘤累及双侧、颈后三角区及浅表淋巴结的比例高于鳞癌转移组，转移性淋巴结通常在原发肿瘤周围，此外淋巴瘤的淋巴结可大小不等，有时差距可特别大。

结核性淋巴结炎在早期表现为边界清楚的肿大淋巴结，信号均匀，与淋巴瘤鉴别有一定困难，但患者可伴有结核中毒症状，随着病变进展，淋巴结可表现为边缘环形强化，边缘通常厚而不规则，中央坏死区可呈多房样。

结节病可表现为弥漫性质的均匀的淋巴结肿大，且不伴坏死，其可累及全身多器官，特别是肺部，常有双肺门对称性的淋巴结肿大，寻找颈部淋巴结外的证据有利于鉴别两者；结节病有时可见蛋壳样钙化。淋巴瘤钙化少见，出现钙化时需与

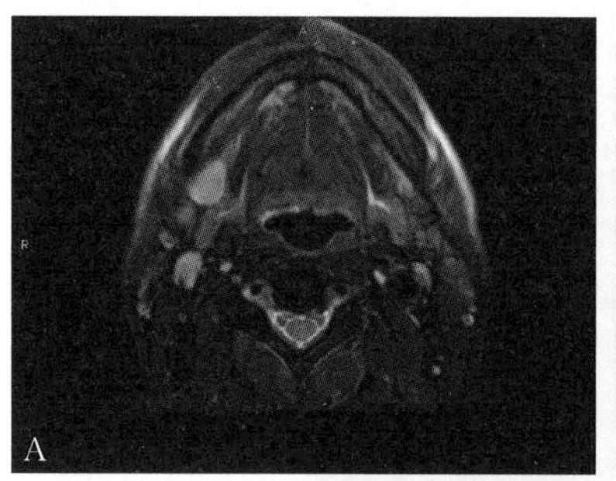

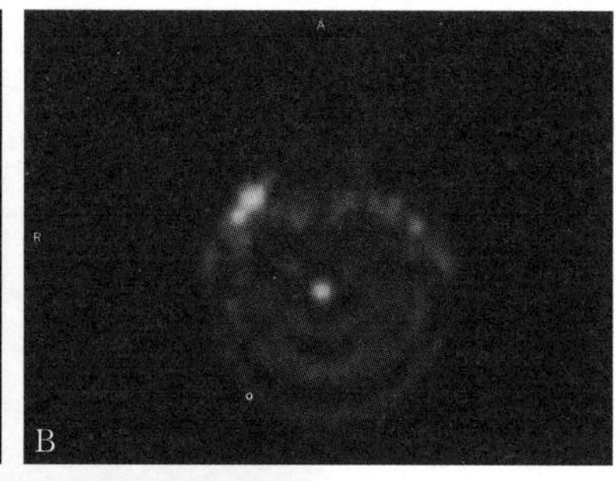

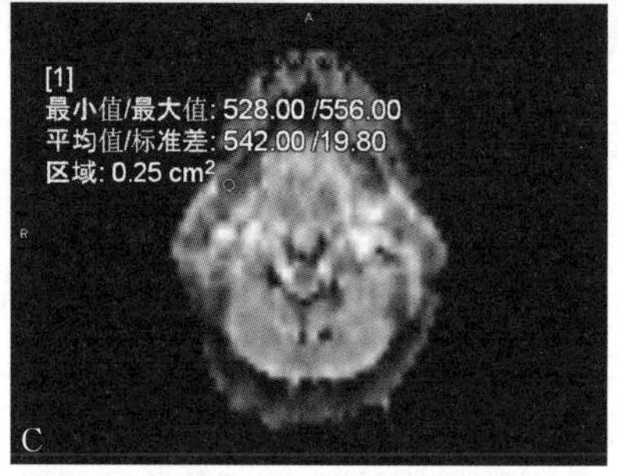


图 5-51 全身淋巴瘤颈部淋巴结

注：患者，男性，56 岁，体检发现全身多发淋巴结肿大。MRI 示右侧Ⅰb 及Ⅱa 区多发肿大淋巴结，边界清楚，信号均匀。A. $T_2$WI 横断面压脂呈高信号；B. DWI 呈高信号；C. ADC 图呈低信号，平均 ADC 值为 $0.54\times10^{-3}$ $mm^2/s$。

甲状腺恶性肿瘤的转移性淋巴结相鉴别。

### 5.7.5 颈部淋巴结结核

（1）概述

颈部淋巴结结核（cervical lymph node tuberculosis）是肺外结核最常见的类型，占所有淋巴结结核的 80%～90%，少部分患者合并肺结核、其他部位结核或既往有肺结核病史。上颈部淋巴结结核多由口腔（龋齿）、扁桃体及鼻咽部等处的结核杆菌通过侵入处的淋巴管向周围蔓延扩散所致，下颈部及锁骨上的结核多由肺部结核病变通过纵隔及气管旁淋巴结向上侵及颈部所致，人体抗病能力低下时易引发此病。艾滋病病毒-结核分枝杆菌共感染的比例约为 31.3%。淋巴结结核根据病变所处的阶段，对应不同的病理表现及影像学表现，但各阶段的改变也可同时存在。

（2）病理

1）大体病理：淋巴结肿大，直径 1～2 cm 或更大，切面黄白色，孤立结节或互相融合成团，常见干酪样坏死，可液化。

2）镜下病理：淋巴结结核可表现为多个小的结节病样的上皮样肉芽肿，直至大的干酪样坏死灶，其周围可环绕朗格汉斯细胞（Langerhans cell）、上皮样细胞和淋巴细胞，抗酸染色显示病灶内可见结核分枝杆菌。其病理改变可分为 4 个阶段：第 1 阶段，淋巴组织增生，淋巴结内形成结核结节或肉芽肿，内多无坏死或仅微量坏死；第 2 阶段，淋巴结内灶状干酪样坏死液化；第 3 阶段，淋巴结包膜破坏，互相融合，合并淋巴结周围炎；第 4 阶段，干酪样物质穿破至周围软组织形成冷脓肿或窦道。各种病理改变以其中 1 个或 2 个阶段为主，各阶段可混合存在。淋巴结结核的病理特点决定其影像表现的多样性。

（3）临床表现

颈部淋巴结结核好发于儿童和青少年，多见于青年女性，大部分患者年龄低于 40 岁。颈部淋巴结结核的临床症状取决于结核发展所处的阶段及患者的免疫状态。早期症状不明显，表现为单侧或双侧颈部无痛性淋巴结肿大，质硬，可活动，无粘连，部分患者可有低热、盗汗及食欲不振等结核中毒症状，晚期与周围组织粘连，淋巴结活动受限，脓肿形成时可有波动感，破溃者可形成窦道，可有豆渣样稀薄脓液排除，窦道经久不愈。判断颈部肿大淋巴结是否为结核性及其所处病程的病

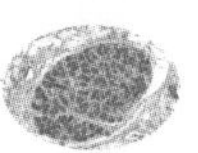

理阶段，对临床治疗具有指导性价值。淋巴结结核需行正规的抗结核药物治疗，当病变发展到晚期或患者对抗结核治疗反应甚微或无反应时，需要外科手术治疗。淋巴结结核若不正规治疗则难以自愈，且有引起可致窦、枢椎融合进而引起斜颈及颈静脉血栓等严重并发症的可能。目前颈部淋巴结结核主要根据临床表现、实验室检查和既往资料以及影像学表现综合诊断。需注意的是，抗酸杆菌(AFB)痰涂片阴性、组织学检查缺乏相关证据或结核分枝杆菌培养阴性，仍不能完全除外诊断。

(4) MRI 表现

淋巴结结核好发于颈静脉周围及颈后三角、下颌下区，多数为单侧，20%为双侧，可单发，但多为多发，多发病变可融合或不融合，部分病灶可见钙化。根据病变所处的不同时期，颈部淋巴结结核影像表现不同。

淋巴结结核按病理演变过程，MRI 表现可分为 4 型：Ⅰ型(Ⅰ期或第 1 阶段)为结节型或肉芽肿型(图 5-52)，MRI 平扫呈 $T_1$WI 略低、$T_2$WI 及 $T_2$ STIR 高信号，由于血供丰富，增强扫描呈明显均匀强化。Ⅱ型(Ⅱ期或第 2 阶段)为干酪样坏死，淋巴结包膜未破坏，无粘连，周围脂肪间隙清晰。此期出现淋巴结结核较为典型的 MRI 表现：无周围侵犯、中央坏死区无强化、周边呈环状强化的结节。Ⅲ型(Ⅲ期或第 3 阶段)为浸润型，病变淋巴结结构消失，中央大片干酪样坏死区，周边炎症反应及粘连，MRI 增强后不同于Ⅱ型的是病灶周围脂肪间隙消失。Ⅳ型(Ⅳ期或第 4 阶段)为脓肿型(图 5-53)，病变中心软化、相互融合呈团块状影，MRI 表现为肿大融合且信号混杂的淋巴结，周围炎症浸润、脓肿及窦道形成，坏死区 $T_2$ STIR 明显高信号，增强可显示边缘厚且不规则强化的环壁及窦道，部分呈多房样及分隔样“花环状”强化，每个小房大小比较一致，直径一般小于 1.5 cm，即使在相互融合的情况下，每个淋巴结的形态仍可分辨。事实上，上述各型常混合存在，因此颈部淋巴结结核 MRI 表现是多种多样的。

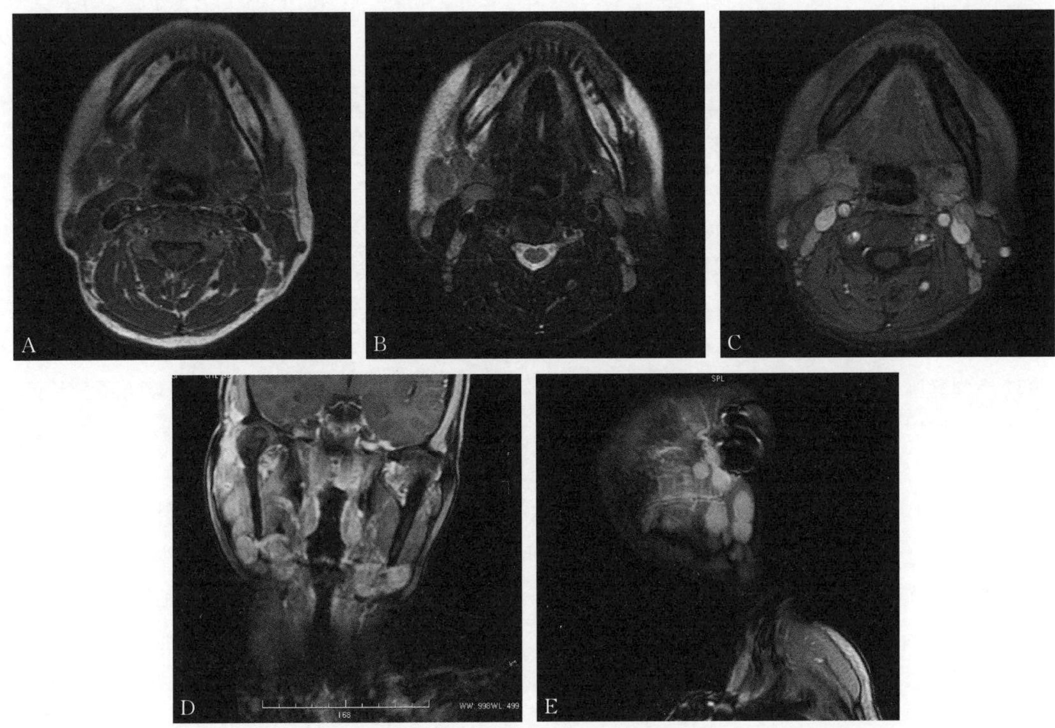


**图 5-52　双侧颈部淋巴结结核**

注：患者，女性，50 岁，发现双侧颈部多发肿物 1 个月余，伴午后低热。A. MRI 示双侧Ⅱ区多发肿大淋巴结，边界清楚，信号均匀，$T_1$WI 横断面呈等信号；B. $T_2$WI 横断面压脂呈高信号；C～E. $T_1$WI 压脂增强横断面、冠状面、矢状面显示淋巴结均匀强化，内部无坏死区。

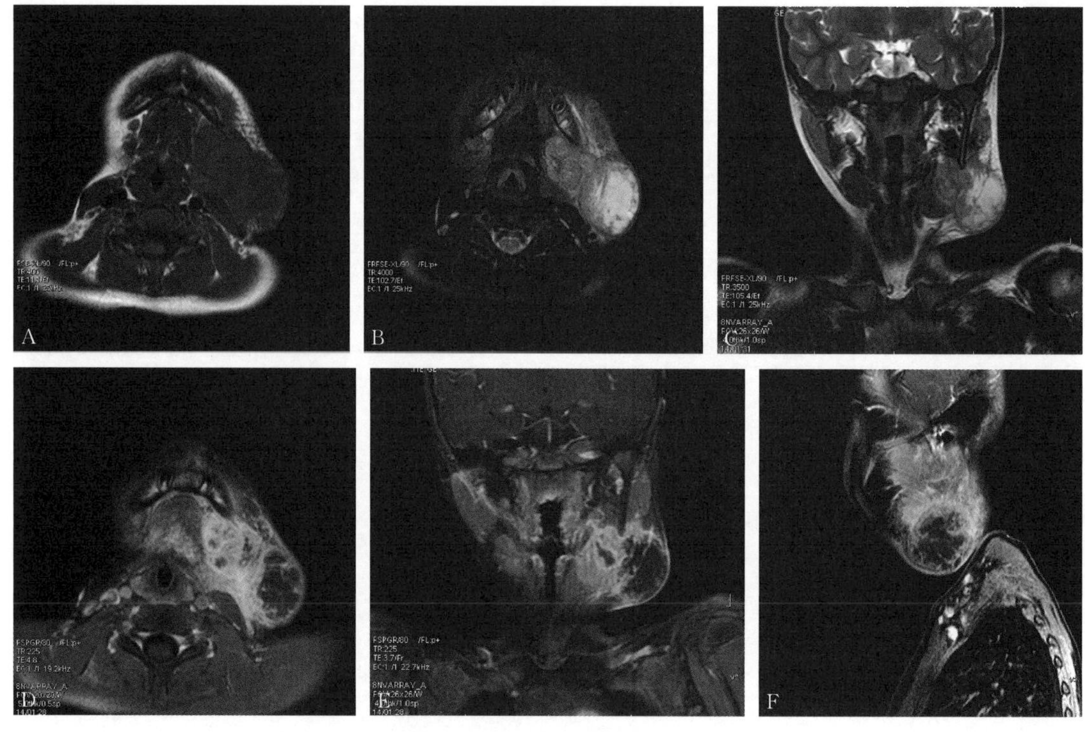

图 5-53　左颈部淋巴结结核

注：患者，女性，8 岁，发现左侧颌下疼痛性肿块 2 个月余，伴间断发热。MRI 示左侧颌下多发肿块，边界不清，呈融合趋势，周围脂肪间隙模糊，其内信号不均匀。A. $T_1$WI 横断面呈不均匀低信号；B、C. $T_2$WI 横断面压脂及冠状面呈不均匀高信号，内伴更高信号坏死区；D～F. $T_1$WI 压脂增强扫描横断面、冠状面、矢状面病灶分别呈周边花环状强化及多房分隔状强化。

（5）诊断要点

青年患者多见，尤其是消瘦的青年女性。临床表现不典型，伴或不伴结核中毒症状，实验室检查可有血沉增快、中性粒细胞及白细胞升高。无原发恶性肿瘤病史，发现肺部结核及既往肺结核病史更有助于诊断。颈部单发或多发淋巴结增大，尤其是颈静脉链或颈后三角区，部分病灶可见钙化，增强扫描以周边不规则厚壁环形强化、中心无强化或中心多房样、分隔状“花环状”强化最有特征性，每个小房大小比较一致。有时淋巴结表现多样，多期病灶同时存在。

（6）鉴别诊断

颈部淋巴结结核在早期信号均匀，边界清楚，内部无明显坏死，需与淋巴结反应性增生、淋巴瘤鉴别。慢性淋巴结炎多由口腔、鼻咽部慢性炎症引起，受累淋巴结多较小，边界清，质地较软；颈淋巴结结核较慢性炎性淋巴结要更大，质地为中等或硬者 80.8%；但两者在影像上表现相似，鉴别很困难。淋巴瘤通常累及多个淋巴结，增强扫描后呈轻、中度均匀强化，早期淋巴结结核强化显著，此外，淋巴瘤 ADC 值很低。

结核的Ⅱ型及Ⅲ型多需与化脓性淋巴结炎及鳞癌转移性淋巴结相鉴别。化脓性淋巴结炎常为单发，环状均匀强化、壁厚，无明显壁结节和钙化，且通常局部症状明显，而淋巴结结核常为多发，可出现多房样分隔状强化，晚期脓肿及结核肉芽肿均可破溃形成窦道。鳞癌转移性淋巴结多为中老年发病，有原发肿瘤病史，淋巴结周围炎性反应不明显，淋巴结转移瘤的坏死部分通常形态不规则、坏死边界不清，而淋巴结结核通常坏死范围比较广，坏死部分边缘光滑；在 DWI 中，转移性淋巴结 ADC 值更低，MRS 成像中则 Cho 峰及 Cho/Cr 比值更高。此外，淋巴结结核还需与颈部软组织肿瘤鉴别，颈动脉鞘内的神经源性肿瘤位于颈

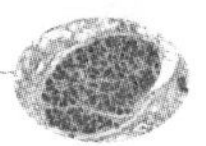

总动脉和颈内动脉的内侧，淋巴结位于其前侧、外侧及后侧。淋巴结结核钙化时需与甲状腺乳头状癌转移、淋巴瘤治疗后、治愈脓肿等鉴别，蛋壳样钙化常见于硅沉着病、结节病、结核病和淀粉样变性。

### 5.7.6 反应性淋巴结炎

反应性淋巴结炎（reactive lymphadenitis）是淋巴结最常见的良性病变，占所有淋巴结病变的30%左右，可见于任何年龄。微生物感染或炎症刺激因子可导致白细胞增多和淋巴结肿大。虽然引起淋巴结炎的病因多样，但其病理改变基本相似，缺乏特异性，因此又称为非特异性淋巴结炎。可分为急性和慢性非特异性淋巴结炎。急性严重感染可见淋巴结坏死，形成脓肿，称之为化脓性淋巴结炎。

（1）急性非特异性淋巴结炎/化脓性淋巴结炎

1）病理：

A. 大体病理：肉眼病变为淋巴结肿大、充血、水肿，包膜紧张；切面边缘外翻，灰红色，可见灰白色或者黄色化脓性小坏死灶。

B. 镜下病理：最早期变化为由于血流量的增加而导致的淋巴窦扩张，继而出现中性粒细胞聚集、血管扩张以及被膜水肿，可见淋巴滤泡增生，生发中心扩大，有大量核分裂象。如果是化脓菌感染，滤泡生发中心可能会发生坏死，形成脓肿。在感染不太严重时，一些中性粒细胞可能在滤泡周围或淋巴窦内浸润，窦内皮细胞增生。

2）临床表现：颈部化脓性淋巴结炎的最常见病因为细菌感染，其中约80%由金黄色葡萄球菌和化脓性链球菌引起，常见于局部感染的引流淋巴结，病原体可由发生感染的牙齿或扁桃体被引流入颈部淋巴结。由于炎症细胞浸润、水肿，导致病变的淋巴结肿大，淋巴结被膜受到牵拉，产生局部疼痛和触痛，当有脓肿形成时，淋巴结与周围组织粘连，不能移动，其被覆的皮肤呈红色，皮肤表面出现明显压痛并可扪及波动感，有时可穿破皮肤形成窦道，全身反应加重，高热、寒战、头痛、全身无力、食欲减退，白细胞数急剧上升，如不及时治疗可并发周围间隙蜂窝织炎等。

3）MRI表现：颈部化脓性淋巴结炎的主要征象是淋巴结中心坏死，增强扫描呈环形强化，脓肿壁较厚，周围脂肪间隙模糊，有时脓肿内部可见气体，病变常沿受累结构播散，晚期脓肿破溃可形成窦道。化脓性淋巴结炎坏死区ADC值明显低于恶性淋巴结，为$(0.89\pm0.21)\times10^{-3}\ mm^2/s$，其原因为化脓性淋巴结的坏死部分主要由坏死组织、细菌、炎症细胞、高黏度的蛋白质分解物组成，坏死液较黏稠，因此水分子的运动相对受限，ADC值偏低。

4）诊断要点：颈部化脓性淋巴结炎通常有局部疼痛等明显的临床症状，实验室检查白细胞数可显著升高，MRI增强扫描最典型的表现为环形强化，周围脂肪间隙模糊，实质部分ADC值高，坏死区ADC值较低。

5）鉴别诊断：鳞癌淋巴结转移常出现坏死，增强扫描边缘环形强化，侵犯至包膜外时周围脂肪间隙模糊，单从形态学上鉴别有一定困难，但转移性淋巴结坏死部分ADC值明显高于化脓性淋巴结炎，且转移性淋巴结通常有明确的原发肿瘤病史，淋巴结分布符合引流区域，化脓性淋巴结炎则临床症状明显。结核性淋巴结炎以增强扫描后病变周边不规则厚壁环形强化、中心无强化或中心呈多房样、分隔状强化最有特征性，每个小房大小比较一致，且常多发，淋巴结通常较小，单发较大的结核性淋巴结炎伴感染时与化脓性淋巴结炎鉴别有一定困难。

（2）慢性非特异性淋巴结炎

1）病理：

A. 大体病理：主要表现为淋巴结肿大，质地中等。

B. 镜下病理：淋巴结反应性增生，根据病因不同，淋巴结的病理改变不同，可表现为淋巴滤泡增生、副皮质区淋巴增生和窦组织细胞增生等不同的形态学改变。淋巴滤泡增生最常见，常由体液免疫反应的刺激引起。淋巴滤泡的数量增多，滤泡大小不一，生发中心明显扩大，细胞增生，内有各种转化的B淋巴细胞，核较大，有裂或无裂，生发中心周围有小淋巴细胞环绕，多见于非特异炎症。副皮质区淋巴增生常见于活跃的病毒感染，特征为淋巴结的副皮质区增宽，可见活化的T免疫母细胞，核圆形，染色质较粗，有一个或数个核仁，细胞质较丰富，略呈嗜碱性，常伴有内皮细胞增生和淋巴窦扩张。窦组织细胞增生可见于淋巴造影后的淋巴结，表现为淋巴窦腔明显扩张，窦内巨噬细胞增生和内皮细胞肥大。

2）临床表现：各种抗原刺激都可引起淋巴结内淋巴组织增生，这些抗原刺激又常引起炎症反应，而淋巴结的炎症反应常伴有增生，增生性病变也常有炎症反应，两者常混合出现。以炎症反应病变为主要特点，诊断为淋巴结炎症；以增生病变为主要特点而无明显炎症反应性病变，或虽然有轻度炎症变化，但不好归为某一种类型炎症反应时，可诊断为淋巴结反应性增生。在临床应用中，通常将除急性淋巴结炎、坏死性淋巴结炎及特异性淋巴结炎以外的淋巴结非特异性炎症及炎性增生性病变统称为淋巴结反应性增生（reactive hyperplasia of lymph node）。慢性非特异性淋巴结炎在任何年龄均可发病，无明显性别差异，常伴有慢性感染灶。患者通常临床症状不明显，表现为一个或多个淋巴结肿大，与周围组织无粘连、活动度良好，一般无局部压痛，偶尔也可有轻度压痛，皮温不高，无明显全身症状。慢性淋巴结炎病史一般较长，可达3个月以上或数年，淋巴结可长期无变化，经久不消，也可时大时小，治疗后可缩小。临床对其做活体组织检查的目的是为了排除淋巴结肿瘤性疾病或特殊感染。

3）MRI表现：颈部淋巴结炎发生于由各种病毒、细菌导致口、咽、喉感染的概率非常大，而Ⅰ区、Ⅱ区和Ⅲ区是距离上述部位最近的淋巴结群聚集场所，负责相应的淋巴引流，这些部位成为淋巴结反应性增生的好发区域，其中又以Ⅰb区最常见，咽后组及锁骨上区极少发生。反应性淋巴结增生是一种良性的经过，淋巴结由扁圆形变为椭圆形，淋巴门清晰，直径多小于2 cm，长短径同时增加，长短径之比在大多数情况下≥2，与正常淋巴结相似。淋巴结边界清楚，信号均匀，$T_1$WI上信号强度与肌肉类似，呈等信号，$T_2$WI上淋巴结信号高于肌肉，DWI呈明显高信号，增强扫描呈不同程度的均匀强化，较少出现液化坏死（图5-54）。USPIO增强扫描，发炎的淋巴结由于巨噬细胞吞噬氧化铁颗粒而发生强化，在$T_2$WI呈低信号，在$T_2$WI显示最好。

4）诊断要点：颈部Ⅰ区、Ⅱ区、Ⅲ区小到中等大小的肿大淋巴结，边界清楚，呈椭圆形，长径/短径≥2，淋巴门清晰，信号均匀，临床症状不明显，无恶性肿瘤病史，需考虑反应增生性淋巴结，可行抗炎治疗，治疗后如淋巴结明显缩小，则淋巴结炎症的诊断可确立，必要时可做活体组织检查进一步诊断。

5）鉴别诊断：淋巴结反应性增生需与恶性淋巴结仔细鉴别，转移性淋巴结及淋巴瘤在USPIO增强扫描时，$T_2$WI信号不减低，而淋巴结反应性增生则呈低信号。淋巴瘤及淋巴结反应性增生均边界清楚，信号均匀，增强扫描可呈不同程度强化，但淋巴瘤常为多部位多发淋巴结肿大，通常ADC值显著减低。转移性淋巴结长短径之比多<2，多见于中老年患者，有明确的原发肿瘤病史，当淋巴结无坏死且肿大不明显时，即使有原发肿瘤病史，判断其是否为转移仍相当困难，此时如观察PET/MRI上淋巴结FDG摄取情况有助于鉴别诊断。Ⅰ期淋巴结结核信号均匀，且患者无明显症状，与反应性淋巴结炎鉴别困难，此时可动态观察淋巴结变化。

### 5.7.7 卡斯尔曼病

（1）概述

卡斯尔曼病（Castleman disease，CD）又称巨大淋巴结增生症（giant lymph node hyperplasia，GLNH）、血管淋巴滤泡增生症、血管瘤样淋巴结增生症、淋巴样错构瘤等，1956年由卡斯尔曼（Castleman）首先报道。CD是一种少见的、介于炎性反应与肿瘤之间的不典型淋巴组织增生性疾病，原因未明，有人提出可能与慢性炎症反应及感染、免疫功能异常有关，与人类疱疹病毒-8和白细胞介素-6增多有关。此病病理学分为3型：透明血管型（hyaline vascular type，HV型），占75%～90%；浆细胞型（plasma cell type，PC型），占10%～25%；混合型（mixed type，MIX型），占

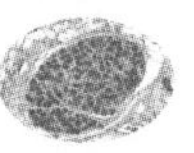

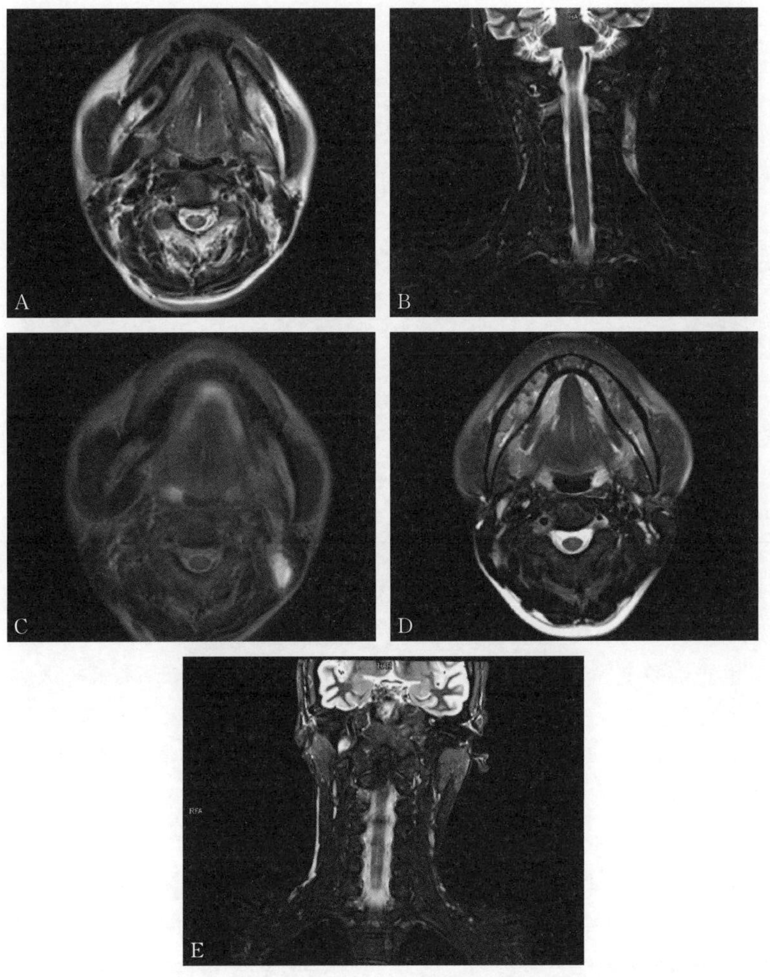

**图 5-54　左侧Ⅱb 区淋巴结反应性增生**

注：患者，女性，34 岁，无明显不适。MRI 示左侧Ⅱb 区肿大淋巴结，边界清楚。A、B. $T_2$WI 横断面及 $T_2$WI 冠状面压脂呈高信号，信号均匀；C. PET/MRI 显示淋巴结 FDG 摄取增高；D、E. 患者经抗炎治疗后 1 个月复查 MRI，$T_2$WI 横断面压脂及 $T_2$WI 冠状面压脂示左侧Ⅱb 区肿大淋巴结明显缩小。

1%～4%。临床上可根据全身表现、增大淋巴结或肿块分布和器官受累的情况分为局限型卡斯尔曼病（LCD）和多中心型卡斯尔曼病（MCD）2 型。CD 多见于纵隔，颈部 CD 少见，占全部患者的 10%～14%。

（2）病理

1）大体病理：病灶为实性肿物呈结节状、境界清楚，部分包膜完整，切面呈灰白色，质地细腻。

2）镜下病理：CD 组织学为淋巴组织增生，特点是淋巴结结构基本保持完整，滤泡增生明显及血管增生。透明血管型可见淋巴窦结构消失，增生的淋巴滤泡均匀散布并可见小血管长入，生发中心血管内皮细胞增生透明变，套区淋巴细胞增宽可呈同心层状（洋葱皮样）排列，滤泡间小血管增多，血管壁玻璃样变，另有一些浆细胞增生。浆细胞型镜下可见滤泡间成熟浆细胞显著增生浸润至副皮质区，淋巴窦结构保存，淋巴滤泡血管透明变不明显，生发中心可见伊红状物沉积。此外，少数 CD 可具有上述两型的特点，且常见于淋巴结以外的部位，将其归为混合型。

（3）临床表现

CD 以中青年人多见（年龄＜50 岁），其中以透明血管型为主，浆细胞型少见。局限型透明血管型 CD 多为局部单个淋巴组织团块，最大径可达 25.0

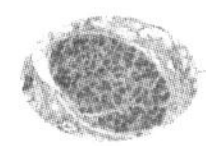


cm；肿块可发生在任何部位的淋巴结，以纵隔最多见，其次为颈、腋、腹部，偶见于淋巴结外组织如喉、外阴、心包、颅内、皮下、肌肉等部位，该型患者临床表现为无痛性软组织肿块，生长速度缓慢，通常无症状，当肿块较大时，可产生不同程度的压迫症状。浆细胞型 LCD 少见，常伴有发热、疲乏、消瘦、贫血、血沉加快、γ 球蛋白增高等异常。MCD 发病年龄较晚，多见于 40～60 岁人群，几乎均为浆细胞型，表现为多部位淋巴结肿大，并累及外周淋巴结，有显著的全身症状及多系统受累表现。除上述浆细胞型 LCD 的临床特点外，尚有盗汗、高球蛋白血症、低白蛋白血症、血小板减少、肝脾肿大、肝功能异常等表现，有时可伴有 POEMS 综合征（以多发性外周神经病变、器官肿大、内分泌疾病、M 蛋白以及皮肤病变为特征的多系统疾病），文献报告的还有其他的一些特殊表现。该病随病变部位、病理类型不同，临床表现也复杂多变。对于颈部局限型 CD，一般认为只要诊断明确是手术适应证，手术完整切除瘤体，都可达到治愈，若不能完整切除，部分切除也是有帮助的。病变广泛的多中心型 CD 预后一般不良，5 年生存率仅约 65%，最后多死于感染，并可继发淋巴瘤、浆细胞瘤、卡波西（Kaposi）肉瘤等恶性肿瘤。此外，少数患者可合并副肿瘤天疱疮，具有一定临床诊断价值。

（4）MRI 表现

颈部 CD 常沿颈静脉链分布，呈圆形、类圆形或分叶状，边界清楚锐利，病灶为单发或多发，通常仅累及单个淋巴结，部分患者亦可累及一组淋巴结，表现为主灶周围多个卫星灶，大小不等，直径 1～6 cm，颈部以外的 CD 可以更大。本病不同病理类型的强化特点与其组织病理学特点密切相关。局限型透明血管型 CD 在 $T_1WI$ 呈低信号，在 $T_2WI$ 呈均匀中、高信号，一般无坏死、囊变和出血等表现。如有囊变，认为囊变区为淋巴窦及淋巴管扩张；钙化并不常见，发生率为 5%～10%，典型钙化为分支状或簇状钙化，位于病灶中心并向周围放射状分布，是由于增生的小血管主干及分支钙化、退变和玻璃样变所致，但 MRI 对钙化显示不佳，病灶内或边缘可见迂曲扩张的流空血管影。增强扫描动脉期多数肿块呈明显均匀强化，可与邻近动脉相近，延迟期呈持续中度强化，原因为透明血管型 CD 内可见大量增生的微小动脉及滋养血管，因此在较早的动脉期即明显强化。与此同时，增生的微小动脉多为增厚、玻璃样变的血管，致血液在微循环的停留时间延长，所以不呈现“快进快出”，而是逐渐均匀强化（图 5－55）。

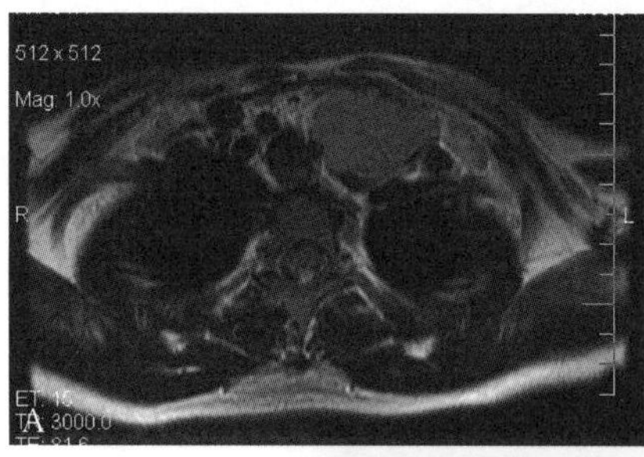


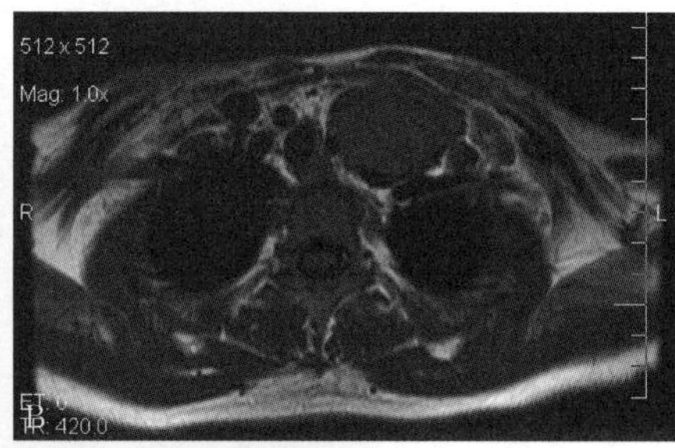


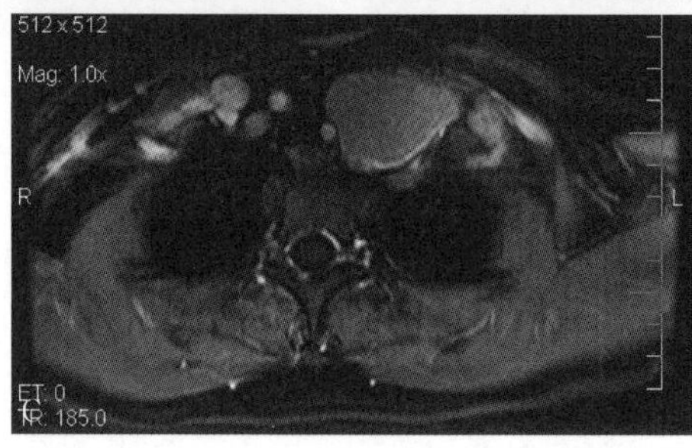


图 5－55　左侧下颈部透明血管型 CD

注：A. 横断面平扫 $T_2WI$ 呈均匀中、高信号；B. 横断面平扫 $T_1WI$ 呈均匀等信号；C. 横断面平扫增强扫描明显均匀强化，强化程度与周围血管相仿。

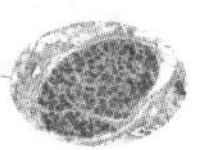

增强早期肿块内部也可见裂隙状或放射状的无强化区，延迟扫描无强化区范围缩小或消失，提示病灶内小血管透明变性、纤维化和瘢痕的存在。当病灶直径＜5 cm 时，多为均匀强化；当直径＞5 cm 时，多为不均匀强化。浆细胞型 CD 常表现为多发淋巴结肿大，信号多均匀，部分周围脂肪层模糊不清；此型病灶内血管成分少，仅有少许毛细血管增生，并以毛细血管后微静脉为主，因此在较早的动脉期不强化或呈弱强化，晚期中等强化。多中心型 CD 表现为一个或多个区域的多发淋巴结肿大，多数病灶大小相仿，直径 1～2.5 cm，$T_1$WI 呈低信号，$T_2$WI 呈中等稍高信号，增强扫描多数呈中等程度均匀强化，边界欠清；此型缺乏影像特异性，需穿刺活体组织检查明确诊断。

（5）诊断要点

单发的较大的软组织肿块影，边界清楚或呈分叶状，信号均匀，增强扫描见显著的血管样强化，部分病灶内和/或灶周见粗细不等的流空血管影。

（6）鉴别诊断

颈部 CD 主要应与下述疾病鉴别：①甲状腺癌淋巴结转移，常见的转移部位为颈静脉链周围淋巴结，明显强化，淋巴结内细颗粒状钙化、囊性变及壁内结节明显强化为特征性表现，且有原发肿瘤病史；②副神经节细胞瘤，如嗜铬细胞瘤，常与大血管毗邻，病变易坏死囊变，虽然强化但信号常不均匀，且临床上有异常波动的恶性高血压表现；③颈动脉体瘤，边界清楚，位于颈总动脉分叉处，造成颈内、外动脉分离移位，常包绕颈动脉强化，肿瘤血供丰富，MRI 上显示“盐-胡椒征”；④颈动脉间隙神经纤维瘤及神经鞘瘤，强化不明显，可有囊变，通常位于走行血管的内侧，使得颈动静脉向前、向外移位；⑤淋巴瘤，部分非霍奇金淋巴瘤亦明显强化，常与 CD 难以鉴别，注意淋巴瘤 ADC 值比较低。

（胡晓欣　吴　斌　张云燕　邓　霖　张光远　李　桥　彭莉玲）

## 主要参考文献


[1] 于跃，王晓雷，徐震纲，等. 迷走神经副神经节瘤 11 例临床分析[J]. 中华耳鼻咽喉头颈外科杂志，2011，46(9)，738－741.

[2] 王玲，刘学文，李卉，等. 咽旁间隙多形性腺瘤与神经源性肿瘤的 MRI 鉴别诊断[J]. 中国 CT 和 MRI 杂志，2014，12(2)：1－4.

[3] 刘玲，杨群培，魏懿，等. 颈部 Castleman 病影像表现及病理对照[J]. 中华放射学杂志，2010，44(3)：323－325.

[4] 吴芹，陈燕萍，徐嫱，等. 咽旁间隙多形性腺瘤与神经鞘瘤的影像鉴别诊断[J]. 临床放射学杂志，2011，(8)：1116－1119.

[5] 张云燕，顾雅佳，吴斌，等. 头颈部腺样囊性癌的磁共振成像特点[J]. 中国癌症杂志，2018，28(5)：347－353.

[6] 陈莉，何松. 临床肿瘤病理学[M]. 北京：科学出版社，2015.

[7] 哈恩斯博格. 影像专家鉴别诊断—头颈部分册[M]. 北京：人民军医出版社，2012.

[8] 夏爽. 颈部先天性囊性病变的诊断及影像学表现[J]. 国际医学放射学杂志，2010，33(2)：152－157.

[9] 顾雅佳. 颈部淋巴结病变诊断与鉴别诊断[J]. 中国癌症杂志，2017，27(6)：415－420.

[10] ABDEL RAZEK A A, SADEK A G, GABALLA G. Diffusion-weighed MR of the thyroid gland in Graves' disease: assessment of disease activity and prediction of outcome[J]. Acad Radiol, 2010, 17(6): 779－783.

[11] ACCORONA R, BARBIERI D, FARINA D, et al. Intracapsular carcinoma ex-pleomorphic adenoma of the parapharyngeal space: report of two cases and review of the literature[J]. Tumori, 2017, 103(Suppl 1): e73－77.

[12] AGARWAL A K, KANEKAR S G. Submandibular and sublingual spaces: diagnostic imaging and evaluation[J]. Otolaryngol Clin North Am, 2012, 45(6): 1311－1323.

[13] AIKEN A H, SHATZKES D R. Approach to masses in head and neck spaces[M]//HODLER J, KUBIK-HUCH R A, VON SCHULTHESS G K. Diseases of the brain, head and neck, spine 2020－2023: diagnostic imaging. Cham (CH): Springer, 2020: 203－214.

[14] ANTONIOU A J, MARCUS C, SUBRAMANIAM R M. Value of imaging in head and neck tumors[J]. Surg Oncol Clin N Am, 2014, 23(4): 685－707.

[15] AYDIN H, KIZILGOZ V, TATAR I, et al. The role of proton MRI spectroscopy and apparent diffusion coefficient values in the diagnosis of malignant thyroid nodules: preliminary results[J]. Clin Imag, 2012,36(4):323-333.

[16] BOOTZ F, GRESCHUS S, VAN BREMEN T. Diagnosis and treatment of parapharyngeal space tumors[J]. HNO, 2016,64(11):815-821.

[17] BUCH K, REINSHAGEN K L, JULIANO A F. MRI imaging evaluation of pediatric neck masses: review and update[J]. Magn Reson Imaging Clin N Am, 2019,27(2):173-199.

[18] CARQUEJA I M, SOUSA J, MANSILHA A. Vascular malformations: classification, diagnosis and treatment[J]. Int Angiol, 2018,37(2):127-142.

[19] CONNOR S E, DAVITT S M. Masticator space masses and pseudomasses[J]. Clin Radiol, 2004,59(3):237-245.

[20] DAMMANN F, BOOTZ F, COHNEN M, et al. Diagnostic imaging modalities in head and neck disease[J]. Dtsch Arztebl Int, 2014,111(23-24):417-423.

[21] DEBNAM J M, GUHA-THAKURTA N. Retropharyngeal and prevertebral spaces: anatomic imaging and diagnosis[J]. Otolaryngol Clin North Am, 2012,45(6):1293-1310.

[22] EISENMENGER L B, WIGGINS R H 3RD. Imaging of head and neck lymph nodes[J]. Radiol Clin North Am, 2015,53(1):115-132.

[23] FERLITO A, ROBBINS K T, SHAH J P, et al. Proposal for a rational classification of neck dissections[J]. Head Neck, 2011,33(3):445-450.

[24] FORGHANI R, MUKHERJI S K. Advanced dual-energy CT applications for the evaluation of the soft tissues of the neck[J]. Clin Radiol, 2018,73(1):70-80.

[25] FORGHANI R, YU E, LEVENTAL M, et al. Imaging evaluation of lymphadenopathy and patterns of lymph node spread in head and neck cancer[J]. Expert Rev Anticancer Ther, 2015,15(2):207-224.

[26] FRIEDMAN E R. JOHN S D. Imaging of pediatric neck masses[J]. Radiol Clin North Am, 2011,49(4):617-632.

[27] GADDIKERI S, VATTOTH S, GADDIKERI R S, et al. Congenital cystic neck masses: embryology and imaging appearances, with clinicopathological correlation[J]. Curr Probl Diagn Radiol, 2014,43(2):55-67.

[28] GAMSS C, GUPTA A, CHAZEN J L, et al. Imaging evaluation of the suprahyoid neck[J]. Radiol Clin North Am, 2015,53(1):133-144.

[29] GRÉGOIRE V, ANG K, BUDACH W, et al. Delineation of the neck node levels for head and neck tumors: a 2013 update. DAHANCA, EORTC, HKNPCSG, NCIC CTG, NCRI, RTOG, TROG consensus guidelines[J]. Radiother Oncol, 2014,(1):172-181.

[30] GUIDERA A K, DAWES P J, FONG A, et al. Head and neck fascia and compartments: no space for spaces[J]. Head Neck, 2014,36(7):1058-1068.

[31] HASAN Z, TAN D, BUCHANAN M, et al. Buccal space tumours[J]. Auris Nasus Larynx, 2019,46(2):160-166.

[32] HWANG H, PARK Y N, SHIM Y S, et al. Characteristic dynamic enhancement pattern of MRI imaging for malignant thyroid tumor: preliminary report[J]. Neuroradiol J, 2011,24(3):392-394.

[33] IBRAHIM M, HAMMOUD K, MAHESHWARI M, et al. Congenital cystic lesions of the head and neck[J]. Neuroimaging Clin N Am, 2011,21(3):621-639.

[34] IMRE A, PINAR E, ERDOǦAN N, et al. Prevertebral space invasion in head and neck cancer: negative predictive value of imaging techniques[J]. Ann Otol Rhinol Laryngol, 2015,124(5):378-383.

[35] KABADI S J, FATTERPEKAR G M, ANZAI Y, et al. Dynamic contrast-enhanced MRI imaging in head and neck cancer[J]. Magn Reson Imaging Clin N Am, 2018,26(1):135-149.

[36] KATO H, KANEMATSU M, KATO Z, et al. Necrotic cervical nodes: usefulness of diffusion-weighted MRI imaging in the differentiation of suppurative lymphadenitis from malignancy[J]. Eur J Radiol, 2013,82(1):e28-35.

[37] KATO H, KANEMATSU M, MIZUTA K, et al. "Flow-void" sign at MRI imaging: a rare finding of extracranial head and neck schwannomas[J]. J Magn Reson Imaging, 2010,31(3):703-705.

[38] KATO H, KANEMATSU M, SAKURAI K, et al. Adenoid cystic carcinoma of the maxillary sinus: CT

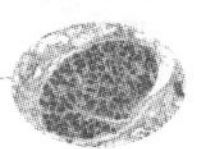

and MRI imaging findings[J]. Jpn J Radiol, 2013,31(11):744-749.

[39] KAUR R, SINGH P, KAUR N, et al. Role of computed tomography (CT) in localisation and characterisation of suprahyoid neck masses[J]. Pol J Radiol, 2017,82:263-270.

[40] KHIZER A T, RAZA S, SLEHRIA A U. Diffusion-weighted MRI imaging and ADC mapping in differentiating benign from malignant thyroid nodules [J]. J Coll Physicians Surg Park, 2015,25(11):785-788.

[41] LOCKETZ G D, HOROWITZ G, ABU-GHANEM S, et al. Histopathologic classification of parapharyngeal space tumors: a case series and review of the literature [J]. Eur Arch Otorhinolaryngol, 2016, 273(3): 727-734.

[42] MELTZER D E, SHATZKES D R. Masticator space: imaging anatomy for diagnosis[J]. Otolaryngol Clin North Am, 2012,45(6):1233-1251.

[43] MURAZA E, DELEMAZUREA A S, MOURRAIN-LANGLOISA E, et al. Peripharyngeal space tumors: can magnetic resonance and multidetector-row computed tomography help predict location, malignancy and tumor type[J]. Diagn Interv Imaging, 2016,97:617-625.

[44] NABAVIZADEH S A, CHAWLA S, AGARWAL M, et al. Chapter 8 on the horizon: advanced imaging techniques to improve noninvasive assessment of cervical lymph nodes[J]. Semin Ultrasound CT MRI, 2017,38(5):542-556.

[45] PATEL S, BHATT A A. Imaging of the sublingual and submandibular spaces[J]. Insights Imaging, 2018,9(3):391-401.

[46] PATEL S, BHATT A A. Thyroglossal duct pathology and mimics[J]. Insights Imaging, 2019,10(1):12.

[47] QIAN X, ALBERS A E, NGUYEN D T M, et al. Head and neck tuberculosis: Literature review and meta-analysis[J]. Tuberculosis(Edinb), 2019,(5):S77-S88.

[48] QUINTANILLA-DIECK L, PENN E B. Congenital neck masses[J]. Clin Perinatol, 2018,45(4):769-785.

[49] RABINOWITZ M R, LEVI J, CONARD K, et al. Castleman disease in the pediatric neck: a literature review[J]. Otolaryngol Head Neck Surg, 2013,148(6):1028-1036.

[50] RAZEK A A, HUANG B Y. Soft tissue tumors of the head and neck: imaging-based review of the WHO classification[J]. Radiographics, 2011,31(7):1923-1954.

[51] SANTOS A E, MARTÍN N T, SUÁREZ V V. Advanced magnetic resonance imaging techniques for tumors of the head and neck[J]. Radiologia, 2019,61(3):191-203.

[52] SASAKI M, SUMI M, KANEKO K, et al. Multiparametric MRI imaging for differentiating between benign and malignant thyroid nodules: initial experience in 23 patients[J]. J Magn Reson Imaging, 2013,38(1):64-71.

[53] SCHUKNECHT B, STERGIOU G, GRAETZ K. Masticator space abscess derived from odontogenic infection: imaging manifestation and pathways of extension depicted by CT and MRI in 30 patients[J]. Eur Radiol, 2008,18(9):1972-1979.

[54] TASHI S, PUROHIT B S, BECKER M, et al. The pterygopalatine fossa: imaging anatomy, communications, and pathology revisited[J]. Insights Imaging, 2016,7(4):589-599.

[55] THOENY H C, DE KEYZER F, KING A D. Diffusion-weighted MRI imaging in the head and neck [J]. Radiology, 2012,263(1):19-32.

[56] VANDECAVEYE V, DEKEYZER F, DIRIX P, et al. Applications of diffusion-weighted magnetic resonance imaging in head and neck squamous cell carcinoma [J]. Neuroradiology, 2010,52:773-784.

[57] VAROQUAUX A, FAKHRY N, GABRIEL S, et al. Retrostyloid parapharyngeal space tumors: a clinician and imaging perspective[J]. Eur J Radiol, 2013,82(5):773-782.

[58] WARSHAFSKY D, GOLDENBERG D, KANEKAR S G. Imaging anatomy of deep neck spaces[J]. Otolaryngol Clin North Am, 2012,45(6):1203-1221.

[59] WATAL P, BATHLA G, THAKER S, et al. Multimodality imaging spectrum of the extranodal lymphomas in the head and neck-a pictorial review[J]. Curr Probl Diagn Radiol, 2018,47(5):340-352.

[60] WEBB D E, WARD B B. Soft tissue tumors of the neck[J]. Atlas Oral Maxillofac Surg Clin North Am,

2015,23(1):79-93.

[61] WU L M, CHEN X X, LI Y L, et al. On the utility of quantitative diffusion-weighted MRI imaging as a tool in differentiation between malignant and benign thyroid nodules[J]. Acad Radiol, 2014,21(3):355-363.

[62] WU Y, YUE X, SHEN W, et al. Diagnostic value of diffusion-weighted MRI imaging in thyroid disease: application in differentiating benign from malignant disease [J]. BMC Med Imaging, 2013,13:23.

# 6 口腔颌面部

6.1 检查技术、影像学方法比较
6.1.1 检查技术
6.1.2 颌面部疾病不同影像学检查方法的比较与选择
6.2 正常解剖和 MRI 表现
6.2.1 颌面骨正常解剖基础和 MRI 表现
6.2.2 颌面部软组织正常解剖基础和 MRI 表现
6.3 先天性疾病
6.3.1 鳃弓综合征
6.3.2 特雷彻-柯林斯综合征
6.3.3 克鲁宗综合征
6.3.4 脉管性疾病
6.4 唾液腺病变
6.4.1 唾液腺炎症
6.4.2 肿瘤性病变
6.5 舌、口底、口咽部病变
6.5.1 舌下囊肿
6.5.2 鳞状细胞癌
6.6 咀嚼肌间隙病变
6.6.1 间隙感染
6.6.2 横纹肌肉瘤
6.7 颌骨病变
6.7.1 牙源性角化囊肿
6.7.2 成釉细胞瘤
6.8 颞下颌关节病变
6.8.1 颞下颌关节紊乱病
6.8.2 滑膜软骨瘤病

## 6.1 检查技术、影像学方法比较

口腔颌面部影像检查常用的影像学检查方法包括 X 线检查、锥形线束 CT(cone beam computed tomography，CBCT)检查、CT 检查和 MRI 检查。

### 6.1.1 检查技术

(1) X 线检查

X 线检查包括 X 线平片检查和 X 线造影检查。

X 线平片检查为目前口腔医学临床普遍的检查方法，包括口内片、口外片。口内片包括根尖片(peripical radiography)、殆翼片(bite wing radiography)、咬殆片(occlusal radiography)。口外片包括上下颌第 3 磨牙口外片、下颌骨侧位片、下颌骨后前位片、下颌升支切线位片、华特位片、颧弓后前位片、颧弓位片、颏顶位片、颞下颌关节(temporomandibular joint，TMJ)侧斜位片、髁突轻咽侧位片、曲面体层摄影片和 X 线头影测量片等。X 线造影检查包括唾液腺造影、颞下颌关节腔造影、血管瘤腔造影、鼻咽腔造影以及窦腔、窦道、瘘管造影。

(2) 锥形线束 CT

CBCT 是近年来发展迅速的影像检查技术，因其辐射剂量小、密度分辨率高、图像质量清晰，其特有的三维影像检查方法有效地避开了图像重叠，图像无放大失真。CBCT 检查后，经轴位图像重组出任何需观察部位的多种图像，包括颌骨横断面、矢状面及全景图像。这些优势使其被临床医师广泛应用，通过它可清晰观察牙颌骨全貌及复杂根管结构，准确判断病变部位，使其在口腔种植学及根管治疗技术中发挥着重要作用。CBCT 可以避开重叠，从不同方向准确显示病变部位、范围及与邻近重要解剖结构的关系，常能发现二维影像不能发现的隐匿性病变。当临床高度怀疑、二维影像不能明确诊断时，可以选择 CBCT 作为进一步的影像检查方法。

(3) CT 检查

CT 检查广泛应用于口腔颌面部疾病。口腔颌面部螺旋 CT 常规层厚 5 mm 扫描，1 mm 薄层重建。外伤、颌骨畸形、颌骨炎症以平扫为主，扫描范围从眼眶到舌骨平面，可在 20 s 内完成一次头颈部的平扫。肿瘤患者需静脉注入造影剂后增强扫描，发现肿瘤时除动脉期扫描，还需行延时期扫描，延时 3 min 左右，一般选择软组织算法。视野(FOV)7～18 cm，矩阵 512×512。应平行于下颌骨下缘获取轴向图像。上颌骨和下颌骨分开成角度，以避免牙齿修复造成的伪影，有助于评估牙槽嵴和邻近结构。应在冠状面和矢状面上进行多平面重建。口腔颌面部 CT 检查应行骨和软组织 2 种算法重建。骨窗窗宽 2 000～3 000 HU，窗位 400～700 HU；软组织窗宽 300～400 HU，窗位 35～45 HU。骨窗可显示骨折及骨质破坏情况，软组织窗显示有无软组织肿胀及肿块。

(4) MRI 检查

MRI 检查技术因其软组织分辨率高，目前已广泛用于口腔颌面部疾病的诊断，特别是颞下颌关节 TMJ 病变及口腔颌面部肿瘤的检查，可直接、清晰地显示所欲检查部位的组织影像，对人体无辐射损伤。多模态功能磁共振技术，包括 DCE-MRI、DWI、MRS 等，已应用于口腔颌面部肿瘤的评价。

颌面部 MRI 检查常规应选用 3～5 mm 层厚、12～16 cm 的视野进行。常规行横断面 $T_1WI$、横断面、冠状面和矢状面脂肪抑制 $T_2WI$，可酌情加扫 DWI；行横断面、矢状面及冠状面脂肪抑制 $T_1WI$ 增强扫描，对肿瘤性病变行动态增强扫描。MRI 检查可用于评估骨髓异常变化、下牙槽神经管侵犯和邻近软组织结构受累情况。应平行于下颌骨下缘获取轴位图像。理想情况下应使用高分辨率/小视野技术。脂肪抑制序列以及对比增强对于颌骨炎症反应或肿瘤性病变引起的骨髓信号变化、神经管的变化相对其他序列更加敏感。MRI 对某些情况的判断要优于 CT，如肿瘤在骨外的侵犯程度、有无存在神经周扩散，有无颅底孔道的侵犯。MRI 还适合用于肿瘤术后或放疗后患者的随访观察。

### 6.1.2 颌面部疾病不同影像学检查方法的比较与选择

(1) 牙及牙周病变

牙及牙周病变包括牙体、牙髓、根尖周及牙周组织的疾病。观察局部牙及牙周病变主要选用 X 线平片口内片检查，包括根尖片、殆翼片、咬殆片。根尖片是临床最常用的检查方法。可以完整显示牙冠、牙根，但由于投照难于标准化，不同个体、不同牙位存在个体差异，容易造成失真、变形。咬翼片由于胶片贴近牙面，近似平行投照，较根尖片更利于观察早期龋。可以同时显示上、下颌磨牙的牙冠、部分牙根及牙槽嵴顶的影像。观察全口牙及牙周病变选用口腔曲面体层摄影检查。曲面体层片则可以同时显示全口牙列，便于双侧同名牙对照；缺点是分辨率较差，细节显示不清晰。口腔正畸可选用口腔曲面体层摄影和 X 线头影测量片检查。CBCT 可以避开重叠，从不同方向准确显示病变部位、范围，往往能够发现二维影像不能发现的隐匿性牙及牙周病变。

(2) 颌面骨病变

颌面骨病变主要有颌面骨骨折、颌面骨炎症反应、颌面骨肿瘤和肿瘤样病变，其诊断主要依赖 X 线平片及 CT 检查，MRI 仅作为辅助检查。

1) 颌面骨骨折：主要依赖 X 线平片及 CT。

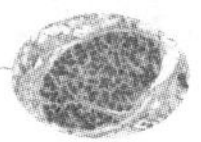

①X线检查根据颌面骨骨折部位采用不同的X线摄影体位。对下颌骨体部及升支区骨折采用下颌骨倾斜位片，颏部骨折采用下颌前部咬合片，下颌角骨折加摄下颌标准后前位片，髁突骨折选用颞下颌关节正侧位体层片、下颌开口后前位片。下颌骨多发骨折、粉碎性骨折采用全口牙位曲面体层X线片检查。上颌骨骨折X线首选华特位片，腭骨骨折以上颌咬合片显示为佳，显示横行及纵行骨折。曲面体层X线片可初步评估牙列及牙槽突受损情况。颧骨骨折采用X线华特位检查，颧弓位可清楚显示颧弓骨折。鼻骨骨折X线检查常规用鼻骨侧位、横断面，横断面观察骨折片移位。②CT由于无重叠干扰，可显示颌面部隐匿性骨折，发现软组织损伤情况，因此是颌面骨首选影像检查方法。如平片难以显示的勒福(Le Fort)氏骨折中翼突的受累，上颌窦后壁的断裂以及颞下窝的肿胀与积气，应当选择CT检查。如鼻中隔骨折X线平片不易显示，CT可显示较黏膜密度高的鼻中隔软骨线状透亮影。CT横断扫描可比较准确地显示颌面骨骨折情况，但当骨折线为横行时，由于骨折线与扫描线走行一致，常出现漏诊。故颌面骨骨折CT检查常需要多种的图像后处理。在横断面图像上按需进行冠状面、矢状面、任意角度斜位的多平面重组。三维CT可立体显示颌骨骨折类型、骨折块的移位程度及颧弓与喙突的关系等。移位较轻的鼻骨骨折常需要结合CT横断面及冠状面观察，横断面重点观察鼻颌缝、鼻骨内面压迹、缝间骨、上颌骨额突，冠状面重点观察鼻骨下段、鼻骨孔、额颌缝、鼻额缝。③MRI不作为颌面骨骨折常规检查方法。新发骨折因骨髓水肿，呈长$T_1$、长$T_2$信号改变，即使没有显示骨折线也提示骨折的存在。MRI在显示小的线性骨折方面不如CT敏感，但可以显示软组织损伤，眼眶、鼻旁窦的损伤及颅脑损伤等。

2）颌面骨炎症：X线平片是其首选检查方法，包括头颅正侧位片、下颌骨正侧位片、颧弓位片、华特氏位片、许勒氏位片等。X线检查对于骨性结构拥有良好的空间分辨率，可发现骨质破坏、骨膜反应等病理性表现，但对早期颌面骨炎症反应的诊断有局限性。CT有良好的密度分辨率，因此能够发现较为早期的颌骨炎症病变，并及时做出诊断。MRI检查对骨髓病变敏感，可显示病变颌面骨骨髓腔内水肿；且具有良好的软组织分辨率，能够观察周围软组织情况，可与肿瘤进行鉴别，因此是颌面骨炎症反应的必要补充检查手段。

3）颌面骨肿瘤及肿瘤样病变：诊断主要依靠X线、CBCT、CT等检查。X线检查临床上最常用的是曲面体层片，它可作为颌面骨肿瘤及肿瘤样病变的筛查方法，并可对部分病变做出定性诊断。CBCT有空间分辨率高、辐射剂量相对低和可三维重组等优点，可清楚地显示颌面骨肿瘤和肿瘤样病变的位置、大小，与周围组织结构的关系等，对于定性诊断、治疗方案的选择以及术后随访等均具有重要的应用价值。CT是颌面骨肿瘤及肿瘤样病变的首选检查方法，不仅可以显示颌面骨的骨质破坏、骨膜反应和肿瘤骨，还可通过CT值区分病灶是否为囊性或囊实性，并判断病灶是否对周围软组织侵犯，为病变的诊断提供更可靠的影像学信息。MRI对骨髓腔内异常信号改变显示敏感，有助于分析病灶内异常信号相应的病理改变。MRI对软组织分辨力高，可显示病灶内及其周围的软组织肿块或肿胀。MRI对骨髓信号变化、神经管的变化敏感，并可判断肿瘤在骨外的侵犯程度、有无存在神经周扩散、有无颅底孔道的侵犯。MRI功能检查对肿瘤良、恶性的鉴别诊断具有非常重要的应用价值，也适用于肿瘤术后或放疗后患者的随访观察。

（3）颌面部软组织病变

1）颌面部软组织炎症反应：常用的影像检查方法是CT检查和MRI检查。CT平扫软组织窗可根据CT值的高低，判断颌面部软组织有无肿胀、肿块、液化坏死、气体等，CT增强扫描有助于明确软组织病变的强化特征。CT平扫骨窗还可显示软组织病变伴发的颌骨骨质破坏、牙及牙周病变等征象。MRI平扫除常规序列外，须加扫DWI，根据是否有弥散受限，协助判断软组织肿块的良、恶性，观察有无软组织脓肿形成。MRI增强扫描可直观地显示软组织病变的部位、强化特征及病变侵犯的范围。

2）颌面部软组织肿瘤及肿瘤样病变：其显示和诊断主要依靠超声、CT、MRI 等检查。超声具有快速成像的优点，是颌面部软组织病变首选的筛查方法，但难以穿透骨组织，故不能显示位于骨组织深面的软组织及相关病变。近年来随着 CT 技术的发展，CTA 及其后处理技术已广泛应用于临床，其对显示病变与血管的位置关系表现出明显的优势。CT 对于显示病变内钙化和邻近骨质病变较 MRI 检查更敏感。MRI 软组织分辨率优于 CT，并具有多方位、多参数成像的优点，因此是颌面部软组织病变定位、定性的重要检查方法，并且对病变治疗方案的选择以及术后随访等均具有重要的应用价值。但由呼吸、吞咽所致的运动伪影及义齿、牙科充填物所致的磁敏感伪影，会降低影像质量。

3）唾液腺非肿瘤性病变：X 线平片诊断价值很有限，除非伴有导管区明显的阳性结石、异物。唾液腺 X 线造影通过碘油或碘水灌注后摄片成像（正位和侧位），可用于显示唾液腺的阴性结石、异物、腺体、肿瘤等，尤其对于导管情况的显示，造影效果良好。CT 检查可显示腺体组织的先天异常、邻近骨质结构的情况，以及有无其他颌面部异常（如各类综合征、占位及头颈部血管情况等）。CBCT 辅助下唾液腺造影，经过三维重建可帮助明确导管位置关系和走行方向，对术前制订手术方案有指导价值。MRI 检查有更高的软组织分辨率，可用于显示腺体结构的内部结构及细节。MRI 水造影，可以无须注入造影剂而显示导管情况。

4）唾液腺肿瘤：应选择 CT 、MRI 检查，以 MRI 检查为主。CT 可以较好地显示大、小唾液腺的良、恶性肿瘤，评估其恶性肿瘤侵犯情况、局部和远处转移以及骨质受累情况。MRI 由于具有较好的软组织分辨率，能更清楚地显示肿瘤的内部情况和周围侵犯情况，特别是对于评估神经周围侵犯时显示较 CT 更具优势，也可显示骨髓受累、淋巴结转移的情况。CT 和 MRI 主要用于显示肿瘤的范围、局部侵犯、淋巴结转移及血行转移的情况，对于唾液腺恶性上皮肿瘤来说，其影像学大多不具有特征性，鉴别诊断较为困难，但可根据其表现对肿瘤的分级进行一定程度的判断。近年来功能磁共振成像如 DWI、动态增强扫描已被用于唾液腺肿瘤的研究，对于不同病理类型肿瘤的鉴别诊断具有一定的帮助。

（4）颞下颌关节病变

颞下颌关节病变常见的有颞下颌关节功能紊乱、肿瘤等。颞下颌关节检查方法包括 X 线平片、颞下颌关节腔造影、CT 检查和 MRI 检查，各有其优势。①X 线许勒氏位片主要显示颞下颌关节外侧 1/3 侧斜位影像，主要观察关节间隙、髁突及关节窝骨质。但由于髁突水平角和垂直角个体之间差异较大，许勒氏片常不能准确地反映关节间隙的情况。②X 线颞下颌关节造影按部位分为关节上腔造影和关节下腔造影 2 种，由于关节上腔造影操作简便易行，故临床上一般多采取关节上腔造影检查。③CT 检查的主要目的是显示颞下颌关节骨性结构的病变。随着 CBCT 的发展，由于其辐射剂量较螺旋 CT 明显减小，骨性结构分辨率更高，细微结构显示更清晰，越来越受到临床的青睐。经过多平面重组技术显示的冠状面图像尤为重要，可多个断面连续对比显示双侧关节间隙、髁突及颞骨关节面骨质形态、骨皮质连续性、骨小梁形态、骨髓腔密度等。④MRI 检查相较关节造影和 CT/CBCT 检查，因其无 X 线辐射、无创伤，并可直观地显示颞下颌关节区软骨组织（如关节盘和纤维结缔组织盘附着）、骨性结构（如髁突颞骨关节面）、软组织（如翼外肌）等的形态和位置，而日益广泛用于颞下颌关节的检查。

## 6.2 正常解剖和 MRI 表现

### 6.2.1 颌面骨正常解剖基础和 MRI 表现

颌面骨包括 15 块骨。成对的有上颌骨、腭骨、鼻骨、泪骨及下鼻甲，不成对的有下颌骨、犁骨和舌骨，共同组成眼眶、鼻腔和口腔。

（1）上颌骨

上颌骨构成颜面中央部的主要骨性结构，几

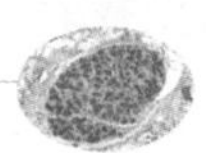

乎与全部面颅骨相接，成对，双侧对称，可分为一体（上颌体）和四突（额突、颧突、牙槽突、腭突）。体部呈锥形，内含上颌窦，分前面、颞下面、眶面及鼻面。上方为眶面，呈三角形骨板，构成上颌窦顶壁和眼眶下壁，从后向前有容纳三叉神经上颌支通过的眶下沟、眶下管。前外侧面为脸面，其上方边缘构成眼眶下缘，眶下缘下方 0.5～1 cm 有眶下管的开口即眶下孔。眶下孔下方的骨面呈凹状，为尖牙窝，其深面为尖牙嵴。内前方为鼻切迹，形成梨状孔的下外侧界。体的下方渐移行为牙槽突。内侧面为鼻面，构成鼻腔外侧壁，其后份有大的上颌骨裂孔，通入上颌窦，前份有纵行的泪沟。后方为颞下面，构成颞下窝前壁，并与翼突、腭骨垂直板共同形成翼腭窝。上颌骨额突凸向上方，与额骨相接，并与鼻骨、泪骨相邻。颧突较粗大，凸向外侧，接颧骨。牙槽突位于体下部，双侧合成牙槽弓，其后端在第 3 磨牙后上方的骨性突起为上颌结节。腭突类似三角形骨板，由体向内水平伸出，于中线与对侧腭突结合，相接处形成腭正中缝，其前端有切牙孔，正对于双侧中切牙之间，为切牙管开口。经切牙管，口腔与鼻腔相通。

（2）下颌骨

下颌骨为最大的面颅骨，位于面部的前下，分为一体（下颌体）两支（下颌支）。体部为弓状板，有上下两缘及内外侧面。下缘圆钝，为下颌底；上缘构成牙槽弓，有容纳下牙根的压槽。外侧面正中线下份向前隆起，为颏隆突，其下部左右有颏结节，自颏结节斜向后上方的嵴状突起为斜线，斜线上方约对第 2 前磨牙根处有下颌管的外孔即颏孔。内侧面正中线下份有上下两对颏棘，为颏舌肌和颏舌骨肌附着部位。自颏棘向外上方斜行的骨嵴为下颌舌骨肌线，是同名肌所附着处。该线上方前部的浅凹为舌下腺凹，下方中部的浅凹为下颌下腺凹，分别容纳同名腺体。下颌支系自下颌体后方上耸的方形骨板，其外面后下份较粗糙，称咬肌粗隆，内面对应的部位，称翼肌粗隆，分别有咬肌、翼内肌所附着。下颌支后缘于下颌底相交处称为下颌角。前缘与体部外侧面的斜线相续。上缘有 2 个突起，位于前方者为冠突（亦称喙突），后方者为髁突（亦称关节突）。冠突是颞肌附着部位。髁突上端为下颌头，与颞下颌关节窝形成关节。头下方稍细的部分为下颌颈，其前内侧为翼外肌所附着处。下颌支内面的中央处有下颌孔，为下颌管内口，有下颌神经及伴行的血管通过。该孔的下方有一斜向前下方走行的沟槽，为下颌舌骨沟，有同名神经及伴行的血管走行。

（3）颧骨颧弓

颧骨颧弓位于面中部外侧，颧骨是单一骨骼，位于眼眶的外下方，呈菱形，形成面颊部的骨性突起。颧弓由颧骨的颞突和颞骨的颧突组成，形成面部的骨性隆突，其下缘有咬肌起始，并有颞深筋膜附着于颧弓的内、外面。

（4）鼻骨

鼻骨属于颅骨中的面颅骨，为成对的长条形小骨片，上窄下宽，构成鼻背的基础。与额骨鼻部、上颌骨额突、筛骨正中板共同构成外鼻的骨部支架。鼻骨孔为正常变异，表现为鼻骨中间的一个小孔，其内有小静脉通过。

### 6.2.2 颌面部软组织正常解剖基础和 MRI 表现

面部以经眉间点、鼻下点的两条水平线，将面部分为三等分，中、下两等份称为颌面部。

（1）颊

颊上为颧骨下缘，下为下颌骨下缘，前界为鼻唇沟，后界为咬肌前缘。其解剖结构由外向内依次分为皮肤、浅筋膜、颊筋膜、颊肌、黏膜下层及黏膜。

（2）咀嚼肌

咀嚼肌包括咬肌、颞肌、翼内肌、翼外肌。咬肌浅面前下部由咬肌筋膜所覆盖，浅面后上部由腮腺浅叶所覆盖。咬肌筋膜的浅面有自腮腺浅叶前缘穿出的腮腺导管、神经和血管横过。

（3）牙龈

牙龈覆盖牙颈及牙槽突的边缘区。外侧面为唇侧，与牙槽黏膜相连；内侧面为舌侧，与口底黏膜分界清楚，与腭黏膜分界不清。

（4）舌

舌分为上下两面、左右两缘，前端游离部分为舌尖，后端以舌根连于喉，中间部分称舌体。舌的上面称舌背，舌根与舌体移行区为界沟，呈“人”字形，界沟的顶端为舌盲孔，系胚胎期甲管舌管遗留。舌的下面称舌腹，舌腹正中见舌系带连于口底黏膜皱襞，舌腹从中线至外侧有舌深动脉、舌神经和舌深静脉。舌系带两侧有舌下肉阜，为下颌下腺导管开口、舌下腺大管开口；其外侧方有舌下襞，为舌下腺小管开口。舌肌由横纹肌构成，分为舌内肌和舌外肌。舌内肌有舌上纵肌、舌下纵肌、舌横肌和舌垂直肌；舌外肌有颏舌肌、舌骨舌肌、茎突后肌和腭舌肌。

(5) 口咽部

口咽部上起腭帆游离缘，下至咽会厌襞。前方经咽门与口腔相通。口腔最窄处称咽峡，由腭弓和舌根围成。腭舌弓与腭咽弓之间为扁桃体窝，容纳腭扁桃体，腭扁桃体上方空隙称扁桃体上窝，炎症反应常发生于此。

(6) 口底

口底位于下颌舌骨肌上方、口底黏膜与舌底面之间的马蹄形区。舌活动部前下方的部分称为前口底，上界为舌体前部的口底黏膜，下界为颏舌肌和颏舌骨肌，前界为下颌骨体中部内侧面，后界为舌体的前方，间隙内有舌系带及其两侧的下颌下腺导管和舌下腺导管的开口。两侧下方的部分称为侧口底，上界为口底两侧的黏膜，下界为下颌舌骨肌，外界为下颌骨体上份内侧面，内界为舌体及其肌肉，间隙内包含舌下腺和导管、下颌下腺深叶和导管、舌神经、舌下神经、舌动脉和舌静脉。下颌舌骨肌是口底的主要支持结构，呈双侧对称的扁平三角形，两边附着于颌骨内面的下颌舌骨肌线，悬吊于下颌弓之间，前份和中份的肌纤维汇合于中缝处，后下份肌纤维止于舌骨处，两侧后界游离。颏舌骨肌成对，位于中线两侧、下颌舌骨肌上方，起于下颏棘，止于舌骨。

(7) 唾液腺

唾液腺又称涎腺。口腔的大唾液腺有腮腺、下颌下腺、舌下腺 3 对，其中腮腺体积最大；小的唾液腺很多，分布在唇、颊、舌、腭等黏膜内。

1) 腮腺(parotid gland)：为最大的唾液腺，略呈三角楔形，位于外耳道前下方、咬肌后部的表面；腺的后部特别肥厚，深入到下颌后窝内。由腺的前端靠近上缘处发出腮腺导管，在距颧弓下方约 1 横指处经咬肌表面前行，绕过咬肌前缘转向深部，穿过颊肌开口于颊部黏膜，开口处形成一个黏膜乳头，恰和上颌第 2 磨牙相对。①腮腺导管：长 3.5～5.0 cm，从浅叶前缘发出，在颧弓下约 1.5 cm 水平向前越过咬肌浅面，在咬肌前缘以直角转向内，穿入颊肌，在颊肌与颊黏膜之间行走，开口于腮腺乳头。②腮腺的神经支配：支配腮腺的神经有感觉神经、交感神经、副交感纤维。感觉神经来自耳大神经分支和耳颞神经的感觉纤维；交感神经节后纤维来自交感干颈上神经节，司分泌功能和血管舒缩以及调节血流量；副交感神经是分泌神经，起源于舌咽神经，节后纤维随耳颞神经分布于腮腺。③腮腺毗邻：腮腺周围有头颅重要的神经、血管交织分布，有着重要的解剖学意义。上面邻外耳道、颞下颌关节；外面邻浅筋膜；前内侧面是下颌支后缘、咬肌后部、翼内肌深面；后内侧面是胸锁乳突肌、二腹肌后腹、乳突等。腮腺以面神经主干和分支平面为界分为浅叶和深叶。④血供：颞浅动脉分支及耳后动脉及下颌后静脉。

2) 下颌下腺(submandibular gland)：略呈卵圆形，位于下颌下三角内、下颌骨体和舌骨舌肌之间。由腺的内面发出下颌下腺管，沿口底黏膜深面前行，开口于舌下肉阜。支配颌下腺的感觉神经是舌神经，分泌由交感和副交感神经支配。血供为颌外动脉及舌动脉的分支。淋巴回流经颌下淋巴结注入颈深上淋巴结群。

3) 舌下腺(sublingual gland)：为三大唾液腺中最小者，细长而略扁，位于口底黏膜深面。其排泄管有大小 2 种。小管有 5～15 条，直接开口于口底黏膜；大管 1 条，常与下颌下腺管汇合或单独开口于舌下肉阜。支配舌下腺的感觉、分泌的神经与下颌下腺一样，分别是舌神经、交感和副交感神经。血供为舌下动脉及颏下动脉的分支。淋巴回流经颏下及颌下淋巴结注入颈深上淋巴结群或直接注入颈深上淋巴结群。

唾液腺的基本组织结构为唾液腺实质——腺泡和导管形成的腺小叶。唾液腺间质由唾液腺被

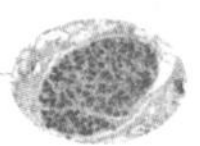

膜、小叶间结缔组织(含神经、血管、淋巴管)、小叶内结缔组织(包绕腺泡、导管的结缔组织,基底膜等)组成。唾液腺具有产生和分泌唾液的功能,其成分多,功能复杂,具有消化功能,润滑、防御和保护功能,抗菌功能(含5种蛋白酶),内分泌功能(腮腺素)。随年龄增加,唾液腺会产生增龄变化,如嗜酸性变、腺泡萎缩、脂肪浸润等。

(8) 面部间隙

面部间隙是筋膜间、筋膜与肌肉间、筋膜与骨膜之间、肌肉与肌肉间的潜在间隙。这些间隙内有脂肪组织和疏松结缔组织,间隙之间存在着直接或间隙的交通。颌面部间隙按部位可分为四大区域:面部间隙、颌周间隙、口底及相邻颈部间隙、颈部筋膜间隙。

1) 面部间隙:包括眶下间隙、颊间隙。眶下间隙上达眶下缘,下至上颌骨牙槽突,内为鼻侧缘,外为颧大肌,前为面部表情肌,后为上颌骨前壁。颊间隙位于咬肌与颊肌之间,前界为咬肌前缘,后界为下颌支前缘及颞肌前缘。其内有颊神经、颊动脉、面深静脉及脂肪组织。该间隙邻近磨牙,磨牙根尖病变可侵及此间隙。该间隙与颞间隙、颞下间隙、咬肌间隙、翼下颌间隙、眶下间隙相交通。

2) 颌周间隙:包括颞间隙、颞下间隙、翼下颌间隙、咬肌间隙。颞间隙位于颞区,其下界为颧弓和颞下嵴平面,可分为颞浅、颞深两间隙。颞浅间隙位于颞深筋膜与颞肌之间,颞深间隙位于颞肌与颞窝之间。该间隙与颞下间隙、翼下颌间隙、咬肌间隙、颊间隙相交通。颞下间隙又称颞下窝,位于翼下颌间隙上方、上颌骨后面与腮腺深叶之间。内为翼外板,外为颧弓及下颌支上份与颧弓;上界为蝶骨大翼的颞下面与颞下嵴,下界为翼外肌下缘平面。该间隙内有翼丛,上颌动脉及分支,上、下颌神经分支。翼下颌间隙又称翼颌间隙,位于翼内肌与下颌支之间,上界为翼外肌下缘,下界为翼内肌附着于下颌支处,前界为颞肌及颊肌,后界为腮腺。其内有舌神经、下牙槽神经及血管穿行。该间隙邻近下颌磨牙区,局部炎症多为牙源性。咬肌间隙位于咬肌与下颌支之间,上界为颧弓下缘,下界为咬肌附着下颌支处,前界为咬肌前缘,后界为下颌支后缘。此间隙炎症多源于下颌第3磨牙冠周炎。咬肌间隙与相邻的颞间隙、颊间隙、翼下颌间隙相交通。

3) 口底及相邻颈部间隙:包括翼腭间隙下颌下间隙、舌下间隙、颏下间隙、咽旁间隙。翼腭间隙又称翼腭窝,位于颞下窝内侧、眶尖下方,界于上颌骨体与蝶骨翼突之间。其内有上颌动脉分支、上颌神经、翼腭神经节。下颌下间隙位于下颌舌骨肌下外侧、舌骨上方,内有下颌下腺、颌下淋巴结、面动脉和面静脉。该间隙与颏下、舌下、咽旁、翼下颌间隙相通。颏下间隙位于两侧二腹肌前腹与舌骨之间,底部为下颌舌骨肌,顶部为颈深筋膜浅层。颏下间隙内有颏下淋巴结。该间隙与下颌下间隙相通。咽旁间隙为倒置的锥形,位于咽侧壁与翼内肌、腮腺深叶之间,其范围上至颅底,下达舌骨水平。其外侧是咀嚼肌间隙,由翼内肌和翼间筋膜分隔为两间隙。后方深面为椎前间隙,前方为颊咽黏膜、翼下颌缝和下颌下腺,后方为翼状筋膜。茎突及所附着肌肉将咽旁间隙分成茎突前间隙、茎突后间隙;茎突前间隙含蜂窝组织,茎突后间隙有颈内动静脉、第Ⅸ～Ⅻ对脑神经和淋巴结。咽旁间隙与翼下颌间隙、颞下间隙、舌下间隙、下颌下间隙、腮腺间隙、咽后间隙相交通,其内血管神经束上通至颅内,下部经内脏旁间隙等连通纵隔。因此,咽旁间隙炎症可蔓延至上述颌面部多间隙、颅内及纵隔。

4) 颈部筋膜间隙:包括胸骨上间隙、内脏间隙、咽后间隙、椎前间隙、椎旁间隙、危险间隙。咽后间隙位于咽后壁的颈部脏器筋膜和椎前筋膜之间,上起自颅底,下与后纵隔的食管后间隙相通,外侧通咽旁间隙。可分为一个真正的咽后间隙(位于颊咽筋膜和翼状筋膜之间)和一个危险间隙(位于翼状筋膜和椎前筋膜之间)。由于翼状筋膜在影像学上不能分辨,所以将前部真正的咽后间隙和危险间隙统称为咽后间隙。此间隙含淋巴结,鼻腔后部、口腔、扁桃体、咽鼓管等处淋巴引流至此处。

颌面部正常骨与软组织的磁共振信号特点与躯干、四肢等相仿,不行赘述。

## 6.3 先天性疾病

### 6.3.1 鳃弓综合征

（1）概述

第一、二鳃弓综合征（first and second branchial arch syndrome），又称一侧颜面短小综合征（hemifacial microsomia syndrome）、口-下颌-耳综合征、眼-耳-椎骨畸形综合征[戈尔登哈尔综合征（Goldenhar syndrome）]等，是由于在胚胎时期所产生的第一、二鳃弓及第一鳃裂、颞骨的发育不全和神经嵴细胞迁移紊乱，导致的以眼、耳、颌面广泛发育异常为特征的先天性畸形，是仅次于唇腭裂的第二大先天性颅颌面出生缺陷。男女发病比例约为 3∶2，多为单侧发病，右侧略多见。

（2）临床表现

临床表现较为多样，目前尚无统一的诊断标准。轻度仅表现为单侧小耳，伴或不伴有颜面不对称；重度表现为患侧面部短小、耳部畸形、眼眶不对称、面横裂、牙齿发育迟缓等。随着生长发育，患侧面部骨骼生长落后，畸形加重，30%～50%患者出现听力减退、面瘫等。第一、二鳃弓综合征常合并颅面部以外的畸形，包括中枢神经系统（5%～15%）、心脏（45%～55%）、泌尿生殖系统（5%～6%）、肺和胃肠道（10%）、骨骼（41%）畸形。

（3）影像表现

影像学诊断多依赖 X 线及 CT。CT 较 X 线能更清楚地显示软组织病变，价值更大（图 6-1）。其颌面及口腔的 CT 影像主要表现为单侧下颌骨升支及髁突短小伴有颞颌关节窝变浅、偏颌

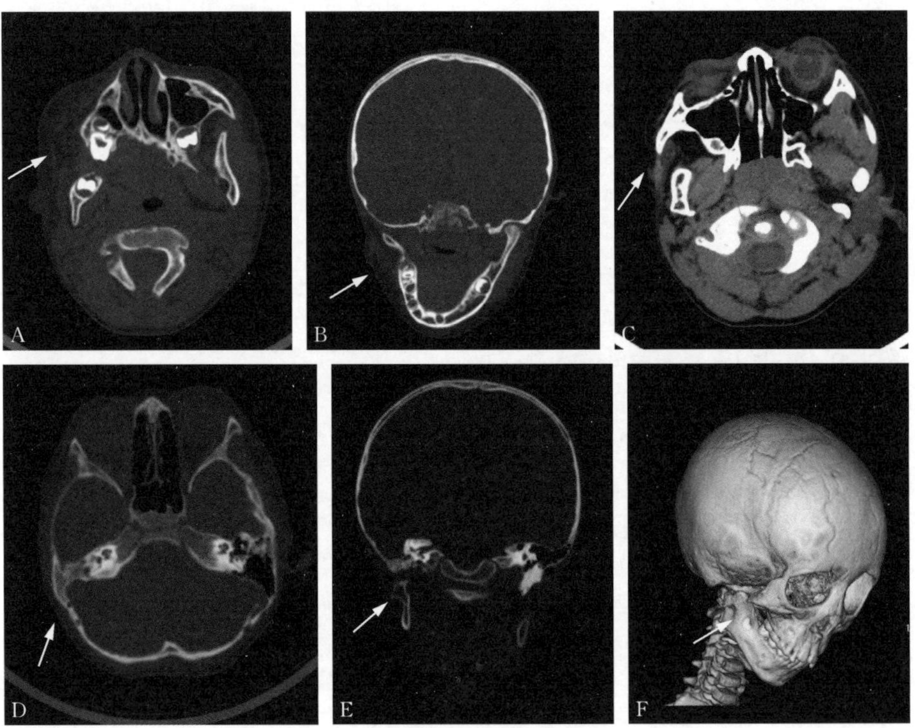


图 6-1 第一、二鳃弓综合征

注：患者，男性，6 岁。出生后出现面部不对称，耳郭部分缺损，随着生长发育逐渐加重，右侧面部凹陷。专科体检：面部不对称，右侧面部凹陷，范围由额部至下颌处，皮下软组织菲薄，右上下唇厚度均薄于左侧，下颌角咬牙可扪及咬肌，右侧薄于左侧。右耳小耳畸形近乎缺如，未见外耳道，听力差。A、B. CT 横断面骨窗和冠状面骨窗示右侧下颌骨升支及髁突较左侧短小伴右侧颞下颌关节畸形（箭头）；C. CT 横断面软组织窗示右侧颞肌、咬肌及腮腺萎缩、发育不良（箭头）；D、E. CT 横断面及冠状面骨窗示右侧颞骨发育异常，外耳道闭锁，乳突小房分化不佳，听小骨未发育（箭头）；F. CT 三维示右侧下颌骨发育不良、右侧颧弓未发育（箭头）。

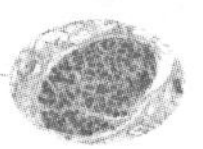

畸形，单侧颧弓短小，眼眶形态发育不良。病变侧软组织肌肉（主要为咀嚼肌）可有不同程度萎缩，单侧腮腺腺体可萎缩，密度异常（图 6－1C）。单侧颞骨形态可有异常，如外耳道闭锁、乳突小房分化不佳、单侧听小骨正常形态消失等改变（图 6－1D、E）。CT 的三维重建可以很好地表现出病变的骨性结构改变（图 6－1F）。对于肋骨及脊柱可有脊柱裂、椎体融合、脊柱侧弯及肋骨缺如等改变。

（4）诊断要点

明确临床病史，颌面外观上是否有改变，颌面部是否有瘘管、附耳、听力障碍等；及时进行 X 线及 CT 检查，明确颌面畸形情况，通常可以确诊。

（5）鉴别诊断

第一、二鳃弓综合征需与半侧颜面萎缩相鉴别。半侧颜面萎缩是一种原因不明的进行性皮肤、皮下组织、肌肉、骨骼萎缩性疾病，多于 10～20 岁发病，病程呈进行性，有皮肤色素沉着，皮肤及皮下组织萎缩明显；而第一、二鳃弓综合征是先天性疾病，出生时就有症状，多无皮肤及皮下组织萎缩。CT 检查可进行鉴别。

### 6.3.2 特雷彻-柯林斯综合征

（1）概述

特雷彻-柯林斯综合征（Treacher-Collins syndrome，TCS）又称面下颌颜面发育不全（mandibulofacial dysostosis），是 5 号染色体 treacle 基因突变导致的常染色体显性遗传性疾病，有不同的基因表型和外显率，40%呈家族性，60%为散发表现。本病因第一、二鳃弓发育异常而发生不同程度的面侧区裂隙样畸形，畸形主要部位是眶内区域，从眶骨发育不良到实质性骨缺损，大多合并面裂。

（2）临床表现

患儿通常具有特征性面部外形：眼部表现眶距增宽，双眼外眦下移，睑裂短，外 1/3 下睑缺如，睫毛少或缺如，泪点、睑板腺或睑板缺如。耳部表现为耳低位、外耳道闭锁、前庭耳蜗畸形或部分缺如，听小骨畸形或缺如，耳前窦道形成鳃裂瘘。鼻部表现为突出、鼻孔小、鼻翼软骨发育不全、后鼻孔闭锁。颧弓对称发育不足，下颌骨发育不足，呈“鸟嘴样”改变。这些表现常为双侧对称性发生。

（3）影像表现

通过 X 线和 CT 可以发现颌面骨性结构畸形表现，特别是 CT，可以发现双侧颌面诸骨的发育不良（图 6－2），表现为上颌前突、下颌骨体部及升支短小，下颌骨颈部缩短；双侧颧弓对称短小、残缺，双侧咀嚼肌发育不良。双侧鼻旁窦，特别是上颌窦缩小及发育不良（图 6－2B）。严重者，可发生双侧颞骨外耳道闭锁，听小骨、前庭结构异常、后鼻孔闭锁等。

（4）诊断要点

根据临床表现和 CT、X 线征象可以很好地做出 Treacher-Collins 综合征诊断。CT 及三维重建可直观显示颅面骨的解剖结构，有利于诊断。

（5）鉴别诊断

Treacher-Collins 综合征需要与纳吉尔（Nager）综合征、米勒（Miller）综合征以及第一、二鳃弓综合征进行鉴别。Treacher-Collins 综合征不合并肢体畸形。Nager 综合征不仅有颧骨发育不良、小下颌、外耳异常等颌面畸形外，还伴有肢体畸形，包括拇指发育不良或缺如、桡骨发育不全、尺桡骨骨性结合等。Miller 综合征面部特征与 Treacher-Collins 综合征面部特征相似，但通常伴有全部四肢的小指或趾缺如。第一、二鳃弓综合征则通常表现为单侧颌面畸形，偶有双侧受累，但通常一侧更严重。

### 6.3.3 克鲁宗综合征

（1）概述

克鲁宗综合征（Crouzon syndrome，CS）又称遗传性颌面骨发育不全综合征、狭颅综合征、鹦鹉头综合征等，是多发性颅骨骨缝和颌面骨骨缝早闭引起的颅颌面部复合畸形的常染色体显性遗传疾病，与 10 号染色体（q25～q26）上编码成纤维生长因子受体－2 基因突变有关，具有家族遗传性。根据疾病严重程度分为 5 型：上颌型、颜面型、颅型、颅面型及假性 CS。

（2）临床表现

临床主要特征为颅缝早闭，以冠状缝多见，常

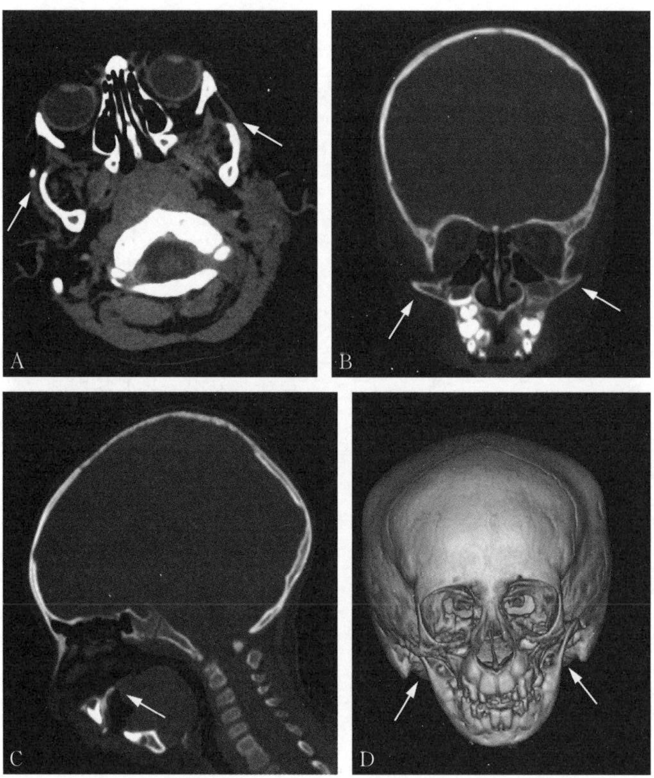

图 6－2　Treacher-Collins 综合征

注：患者，女性，3 岁，出生时发现颅面部不对称，随着生长发育，逐渐出现头颅偏小，外眦下垂以及小下颌、咬合不佳等症状。专科体检：头颅偏小，双侧外眦下垂，中外 1/3 下眼睑缺损及内侧 2/3 下眼睑睫毛缺失，外耳偏小畸形，双耳轻度传导性耳聋，上颌狭长前突，下颌骨发育不足、后缩，腭盖高弓。A、B. CT 横断面软组织窗和冠状面骨窗示双侧上下颌骨、颧骨形态短小，颧弓部分骨质缺如；双侧咀嚼肌发育不良；颅前窝、颅中窝相对颅后窝明显小；左侧外耳道见软组织影；双侧眶底壁向外下方倾斜(箭头)。C. CT 矢状面骨窗示上下颌骨发育不足、咬合不佳；硬腭发育不良(箭头)。D. CT 三维示双侧上下颌骨、颧骨形态短小，颧弓部分骨质缺如；双侧眶底壁向外下方倾斜(箭头)。

表现为短头畸形。中面部发育不良，如眶腔狭小、鼻部呈鹦鹉嘴样、上颌骨发育不足、上颌严重后缩呈凹盘状脸和反颌畸形等；眼部畸形，如眼球突出及眶距增宽等。患儿智力及运动发育迟滞。本病常伴有颅内压增高症，引起筛板下移、前颅底骨质变薄，甚至出现脑脊液鼻漏、脑膜脑膨出及脑膜炎等。

(3) 影像表现

X 线上头颅形态畸形，可呈舟状头或三角头；颅骨区可见大量条状低密度影区域，提示颅骨脑回压迹加深。头颅 CT 图像可见头颅变尖，颅缝早闭，骨性连接，密度增高；颅骨骨质变薄，颅骨脑回压迹加深(图 6－3A)；颅中窝凹陷，垂体窝扩大、下陷。双侧眼眶形态变小，视神经管狭窄。脑实质密度异常，脑室系统畸形，并可有脑积水改变。颌面部多表现为上颌骨发育不足，下颌骨较上颌前突，硬腭位置较高，部分牙齿缺如，牙列拥挤(图 6－3B、C)。

(4) 诊断要点

可通过 X 线及 CT 检查明确颅缝早闭的程度、范围及头颅畸形的严重程度。明确脑实质改变情况，颅内脑室系统畸形情况。诊断依据主要包括头型异常、突眼及上颌骨后缩。

(5) 鉴别诊断

Apert 综合征亦是颅缝早闭所致的颅面先天畸形，与 Crouzon 综合征有相似的表现，但临床上，Apert 综合征有一个主要特点，即有手或足的并指(趾)畸形。

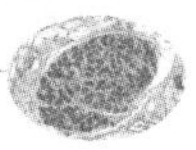

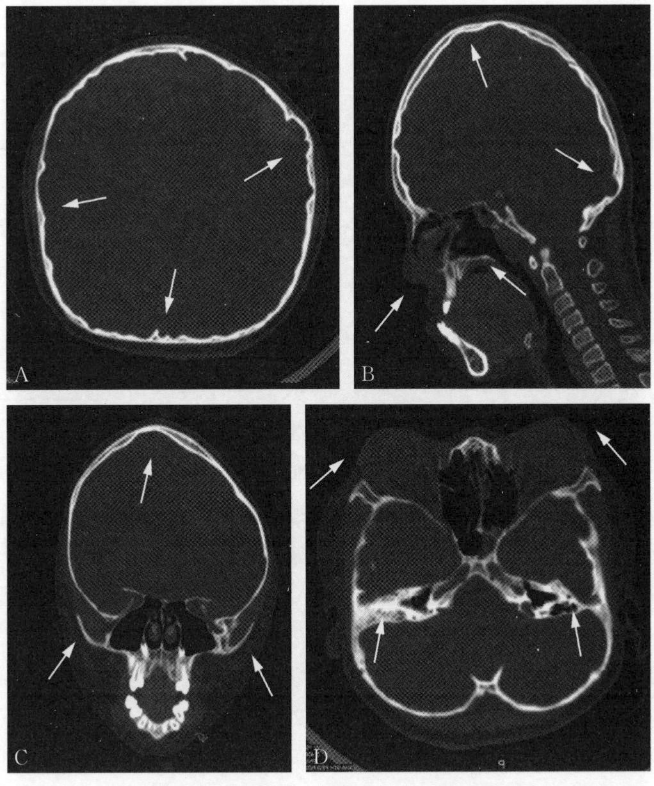


图 6-3 Crouzon 综合征见颅缝早闭

注：患者，女性，9 岁。出生后发现面中部凹陷伴突眼。A. CT 横断面骨窗示头颅盖骨变薄，脑回压迹增多(箭头)；B. CT 矢状面骨窗示头颅变尖，颅底短而深，蝶鞍呈垂直位，面中部凹陷，下颌突出，硬腭高位(箭头)；C. CT 冠状面骨窗示头颅变尖，上颌骨发育小(箭头)；D. CT 横断面骨窗示双侧眼球突出，眶距增宽，双侧乳突气化不良(箭头)。

### 6.3.4 脉管性疾病

(1) 概述

脉管性疾病是血管或淋巴管内皮细胞异常增生所形成的肿瘤或畸形，分为血管瘤和脉管畸形，是儿童常见的先天性软组织良性病变，以口腔颌面部多见，占全身脉管性疾病的 40%～67%。①血管瘤：婴幼儿血管瘤(infantile hemangioma, IH)是胚胎期间的血管组织增生而形成，以血管内皮细胞异常增生为特点的良性肿瘤。男女发病比例约为 1∶3，一般出生后 1 周左右出现，在患儿 1 岁以内处于增殖期，瘤体迅速增殖隆起于皮肤表面，形成草莓样斑块或肿瘤；1 岁左右进入消退期，可自行消退的血管瘤约占 90%。②脉管畸形：是患儿出生时即有的血管或淋巴管的先天性发育畸形，男女发病率无明显差异，不会自行消退，并随着年龄增长逐渐明显，如果不能及时进行干预治疗，将破坏面容，对器官功能造成影响，若合并出血或感染将加重患者病情发展。本节重点介绍脉管畸形。常见的脉管畸形包括毛细血管畸形或微静脉畸形(venular malformation)、淋巴管畸形、静脉畸形、动静脉畸形及混合畸形等。

(2) 病理

1) 大体病理：毛细血管畸形或微静脉畸形由许多异常扩张的毛细血管或毛细血管后微静脉组成。静脉畸形由充满血液的扩张血窦或静脉管腔组成，部分可见血栓形成和机化等。动静脉畸形是以大小不等、形态类似动静脉扩张的血管腔为特征。淋巴管畸形是由淋巴管扩张形成的大小不等的囊腔，壁薄，囊腔内充满淋巴液。

2) 镜下病理：微静脉畸形的血管壁仍为单层内皮细胞构成，但缺乏神经支配，血管进行性扩

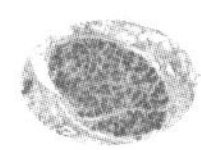



张。静脉畸形血窦壁厚薄不均，有内膜和中膜。血窦衬以单层扁平内皮细胞，内皮细胞下方为一单层基底膜。血窦的管腔壁平滑肌稀少，平滑肌层紧贴内皮层，肌层薄。平滑肌细胞大部分呈椭圆形，排列紊乱，管壁之间间质少，间质中有胶原纤维和脂肪细胞等。胶原纤维稀疏，排列紊乱，有间隙，扩张时可导致血管内皮因供养缺乏导致萎缩、钙化而成为静脉石。动静脉畸形扩张的管腔壁厚薄不等，未见血栓及钙化形成，偶见与静脉管壁连通，血管内皮下层可见呈梭形的周细胞。淋巴管畸形可见扩张淋巴管壁内衬单层扁平上皮细胞。

(3) 临床表现

1) 毛细血管或微静脉畸形最常见的类型是鲜红斑痣[葡萄酒样痣(port-wine stain，PWS)]，常出生时出现，好发于头、面、颈部，也可累及四肢和躯干。表现为边缘清楚而不规则的粉红色扁平斑块，压之褪色或不完全褪色。随着年龄的增长，病灶颜色逐渐加深、病变部位增厚，并出现结节样增生。部分严重的病变可伴有软组织、骨组织增生，导致患部增大变形等。鲜红斑痣新生儿发病率为 0.3%～0.5%，扩张的毛细血管位于深度为 300～600 μm 的真皮浅层，直径 10～150 μm。

2) 静脉畸形在所有脉管畸形中最为常见，又称海绵状血管瘤，是静脉一次发育产生的静脉血管结构畸形。临床表现不一，从独立的皮肤静脉扩张，或局部海绵状肿块，到累及多组织和器官的混合型。病变部位主要为颊黏膜、上下唇、腮腺区、舌、口角区、肌肉组织或间隙内，有时累及颌骨或完全位于颌骨内。覆盖在静脉畸形上的皮肤可以正常，如累及皮肤真皮层则表现为蓝色或深蓝色；毛细血管静脉畸形的皮肤为深红色或紫色；淋巴、静脉畸形混合型表现为皮肤淋巴小滤泡样改变，常伴有过度角化。体位移动试验阳性，为质地柔软、压缩性、无搏动的包块。包块体积大小可随体位改变或静脉回流快慢而发生变化。如静脉畸形在面颈部者，在低头、屏气或压迫颈浅静脉时充盈增大。在小儿表现为哭闹或用力挣扎时膨大；在四肢者，肢体抬高缩小，低垂或上止血带则充盈增大。有时可触及瘤体内有颗粒状静脉石。若静脉血栓形成，表现为反复的局部疼痛和触痛。也可因血液淤滞于扩张静脉腔内造成消耗性凝血病。瘤体逐渐生长增大后，可引起沉重感和隐痛。

3) 动静脉畸形是一种高流量的先天性血管畸形，由不成熟的动脉和静脉组成，异常扩张的动静脉之间存在不同程度的直接交通，并缺乏正常毛细血管床。动脉血经异常血管团迅速流入增粗扭曲的静脉。病变部位主要位于颞浅动脉所在区。病灶表现为皮肤红斑、皮温高、可触及搏动或震颤，听诊有吹风样杂音。局部可出现疼痛、溃疡或反复出血，严重者因长期血流动力学异常可致心力衰竭、外观畸形、重要组织器官受压而功能损害等。

4) 淋巴管畸形，即淋巴管瘤，是常见的一种先天性脉管畸形疾病，主要发生在淋巴系统所在区域，以颈部常见，约占 80%，主要位于颈后及颈外三角，约 10%深入纵隔，分为巨囊型、微囊型和混合型。临床表现为颈部包块，有波动感，肿瘤生长缓慢，多无疼痛，易并发感染及出血，肿瘤较大时可压迫气管和食管。

5) 混合畸形为上述病变混合出现。

(4) MRI 表现

血管造影目前仍是诊断脉管性疾病最可靠、最重要的方法。MRI 由于其高软组织分辨率、多方位、多参数、多序列成像技术以及注射钆螯合物 Gd-DTPA 造影剂的应用，较 CT 更敏感、获得信息更全面、定性更准确，能够清晰显示脉管畸形的类型、范围、侵及程度以及周围组织器官情况，是软组织内静脉畸形影像学检查的首选。①鲜红斑痣常根据临床表现即可明确诊断，基本不需要借助影像学检查。MRI 表现为患侧皮肤增厚或皮下软组织增厚，在 $T_1$WI 呈低信号或中等信号(图 6-4A)，$T_2$WI 及压脂呈高信号(图 6-4B)，Gd-DTPA 增强后呈早期不均匀强化(图 6-4C、D)。②静脉畸形多为形态不规则团块影或斑片影，边界较清楚，在 $T_1$WI 呈低信号、中等或混杂信号(图 6-5A)，$T_2$WI 呈高或混杂信号，$T_2$WI 压脂多为高信号(图 6-5B)。高、低混杂信号是由于病灶内可出现出血区、钙化、静脉石或小流空血管

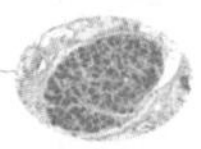

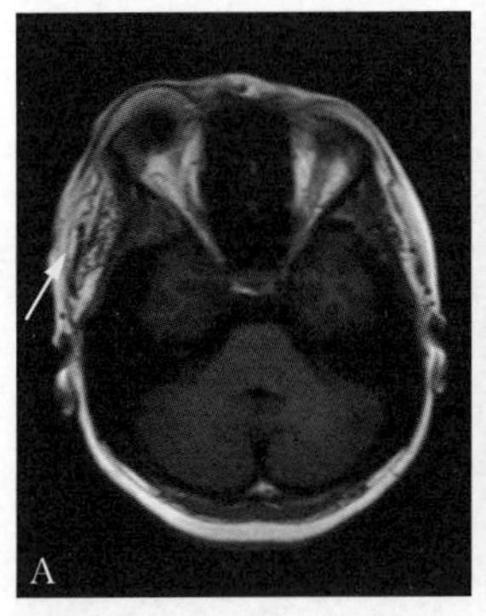
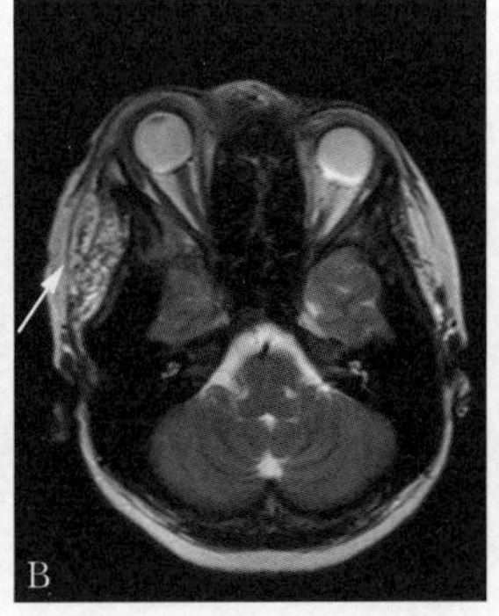
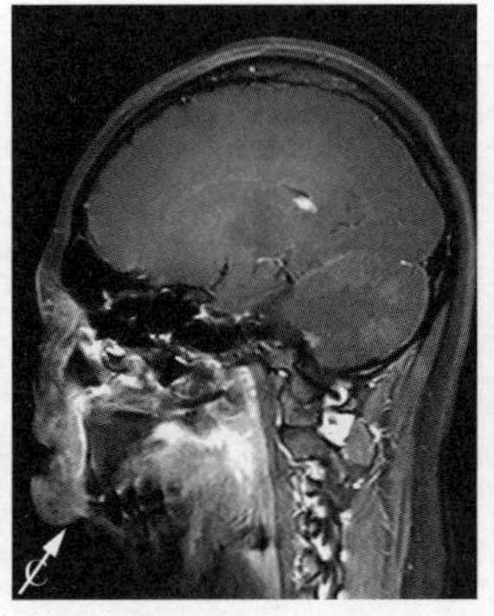
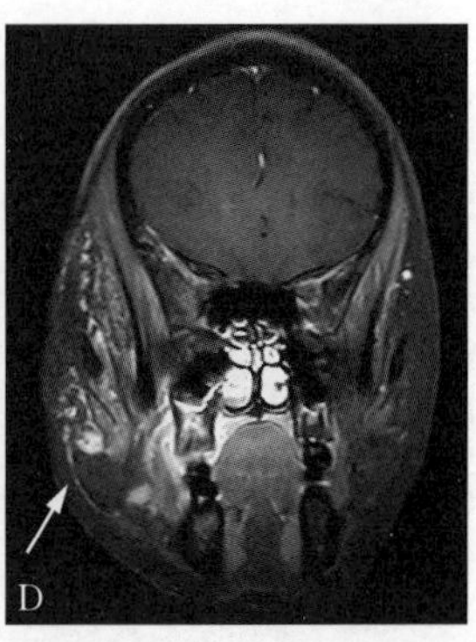

图 6-4 右颅颌面鲜红斑痣

注：患者，女性，19 岁，先天性面部红斑 19 年。患者出生时即发现右面部红斑，位于三叉神经分支 $V_1$（眼支）和 $V_2$（上颌支）分区，并累及嘴唇及牙龈，右上唇黏膜明显增大肥厚，随年龄红斑颜色逐渐加深，无溃破出血。MRI 示右侧颞肌区、额部、上下睑、鼻部、上唇、面颊部软组织弥漫性增厚，右耳后、颈枕部皮下软组织增厚。A. $T_1$WI 横断面见散在等、低信号（箭头）；B. $T_2$WI 横断面呈不均匀高信号，内见增多小类圆形流空信号影（箭头）；C、D. $T_1$WI 冠状面压脂增强及 $T_1$WI 矢状面压脂增强呈不均匀强化，内可见条状异常强化灶（箭头）。

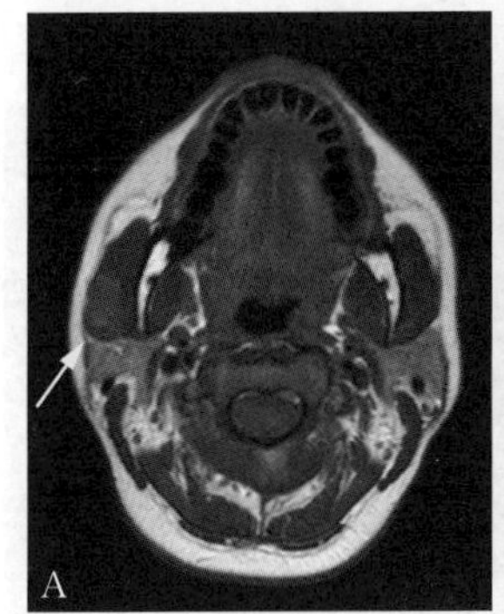
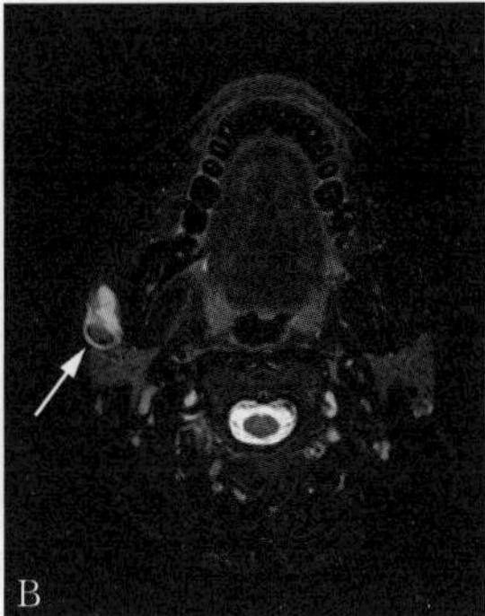
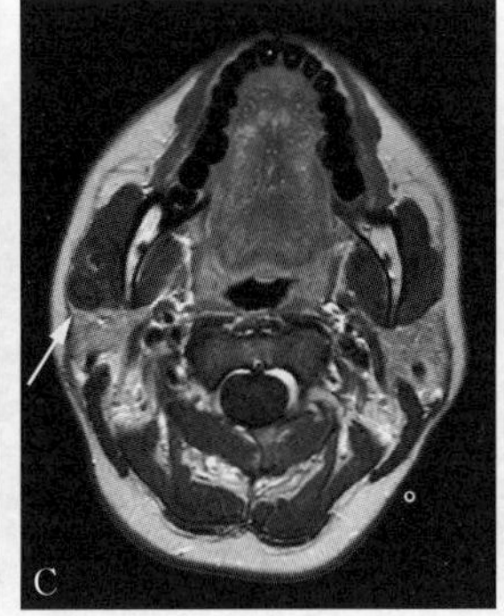
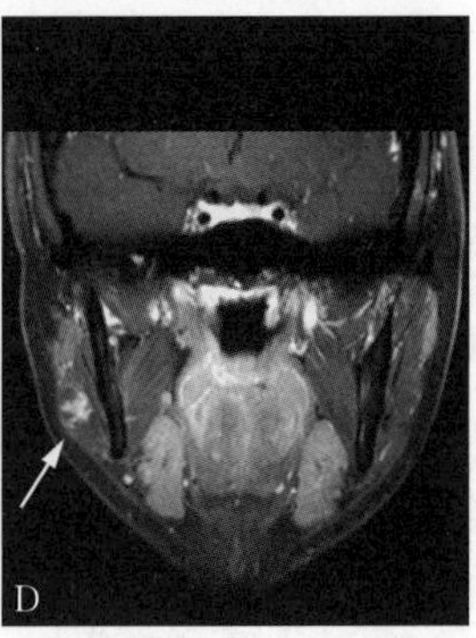

图 6-5 右侧咬肌区静脉畸形伴静脉石

注：患者，女性，35 岁，右侧腮腺肿物，质软，无压痛。MRI 示右侧咬肌区见异常信号影，形态不规则，边界清。A. $T_1$WI 横断面呈中等稍高信号（箭头）；B. $T_2$WI 横断面压脂呈高信号，信号不均匀，诸序列内均见小类圆形低信号影（静脉石）（箭头）；C、D. $T_1$WI 横断面增强及 $T_1$WI 冠状面压脂增强可见部分强化，内低信号影（静脉石）未见强化（箭头）。

影等。Gd-DTPA 增强后（图 6-5C、D）多为不均匀强化（延迟强化），表现为小而多灶囊状、结节状明显强化，为血窦或小静脉及其间的沟通支，而病变内的纤维、脂肪、血栓、钙化或静脉石等结构表现为不强化；增强扫描对软组织静脉畸形诊断的敏感性和特异性很高，但是增强扫描可低估病灶大小和范围。③动静脉畸形可见软组织肿块内见粗大的血管信号影，供血动脉在 $T_1$WI 和 $T_2$WI 表现为低或无信号；回流静脉由于血流缓慢，$T_1$WI 为低信号，$T_2$WI 为高信号（图 6-6A、B）。Gd-DTPA 增强后见不均匀强化，可见供血动脉、血管巢和引流静脉（图 6-6C、D）。④淋巴管畸形表现为囊性肿块，在 $T_1$WI 呈中等或略低于肌肉组织信号（图 6-7A），$T_2$WI 呈明显高信号（图 6-7B），通常无流空效应；DWI（图 6-7C）呈部分低、部分高信号。Gd-DTPA 增强后（图 6-7D、E）表现为囊内容物无强化或仅见囊壁或分隔强化。⑤ 混合畸形为上述影像学表现混合出现。

（5）诊断要点

根据临床表现可以对脉管性疾病做出初步诊断。影像学检查可以帮助临床了解病变的类型、范围和周围关系。静脉性畸形 MRI 特征性表现为颌面部皮下软组织增厚、不规则混杂信号影，无

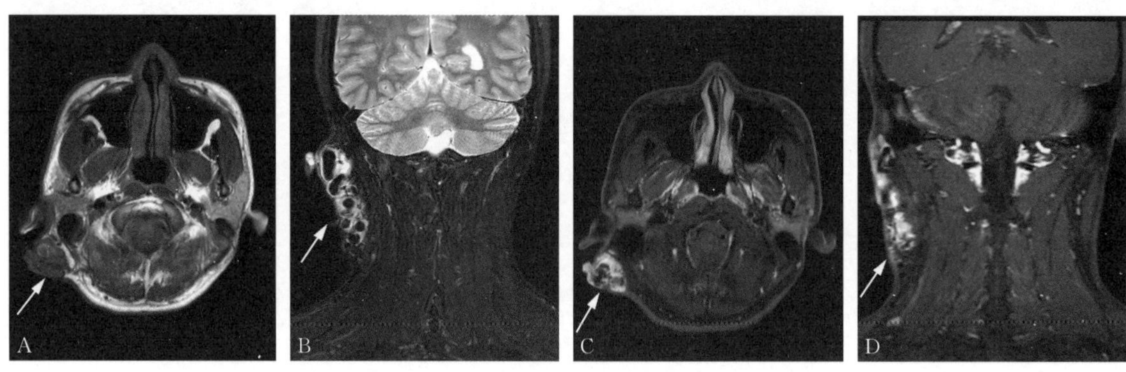


图 6-6　右耳后、颈枕部动静脉畸形

注：患者，男性，20 岁，发现右耳后搏动性肿物 20 年，随着生长发育逐渐增大，突出于体表，呈深红色，无明显溃破及压痛，皮温高，局部可触及搏动。右颈部可见迂曲扩张静脉团。A. MRI 示右耳后、颈枕部皮下软组织增厚，边界清；$T_1$WI 横断面呈低信号（箭头）；B. $T_2$WI 横断面压脂呈稍高信号，信号不均，内见增多迂曲流空血管影（箭头）；C、D. $T_1$WI 横断面压脂增强及 $T_1$WI 冠状面压脂增强可见不均匀强化（箭头）。

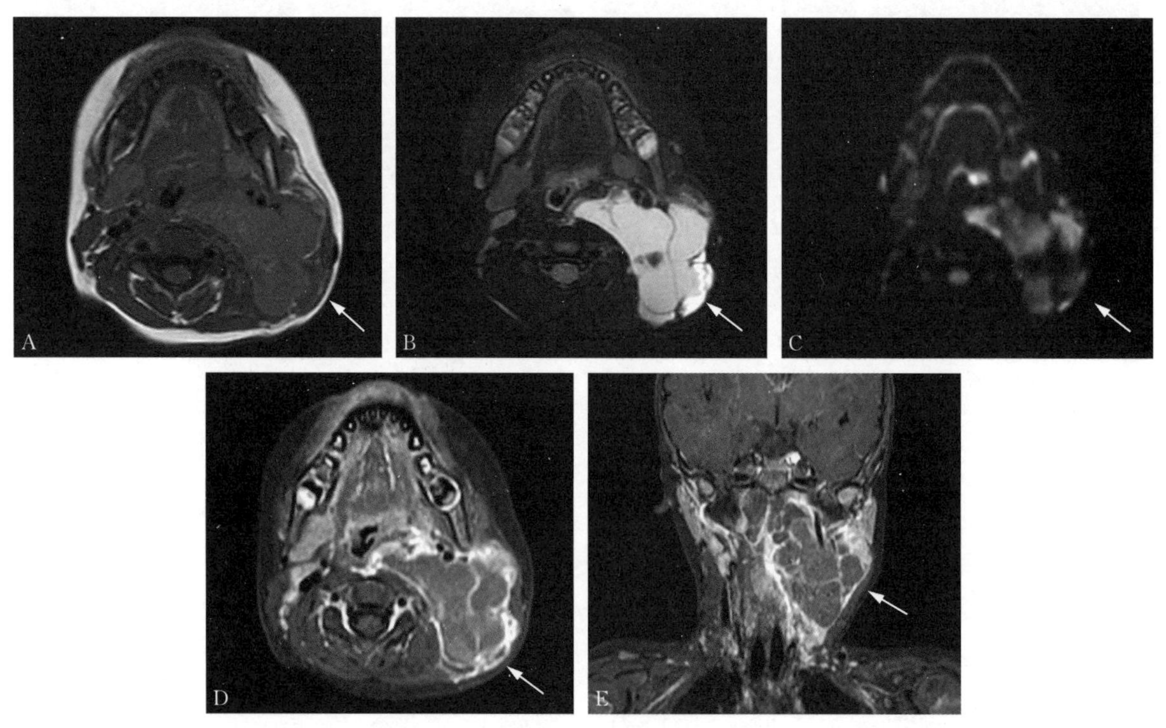


图 6-7　左颈部淋巴管畸形伴出血

注：患者，男性，2 岁，左颈部肿物 2 年，迅速增大 3 d。出生时即发现左颈部肿物，约黄豆大小，质软，无红肿、破溃，无异常分泌物等，近期发现迅速增大，质地逐渐变韧，无发热、破溃，无异常分泌物，无压痛。咽部无充血，左侧咽壁膨隆。无呼吸困难、夜眠打鼾等。肿物随着年龄增大而长大，表面无溃疡、无红肿，皮温稍高，触之无波动、无压痛。MRI 示左颈深部、颈后、咽旁见不规则异常信号影，边界清，周围组织受压移位，咽腔明显狭窄；A. $T_1$WI 横断面呈等低信号（箭头）；B. $T_2$WI 横断面压脂呈高信号，信号不均，内见底信号分隔及团状不规则低信号（箭头）；C. DWI 呈部分低、部分高信号（箭头）；D、E. $T_1$WI 横断面压脂增强、$T_1$WI 冠状面压脂增强，可见边缘和分隔强化，内部未见强化（箭头）。

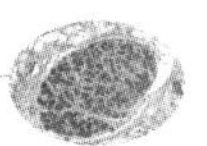

占位效应，增强扫描可见斑点状、弧线状血管影。动静脉畸形MRI上可见粗大流空血管影。淋巴管畸形多发生于颈后三角区，病史多为无痛性渐大肿块，触诊无压痛，有波动感。MRI显示病灶沿颈部疏松结缔组织间隙呈“爬行性生长”，囊腔多房多见，囊壁薄，边界清，当合并感染时囊壁增厚、边界不清。$T_1$WI呈低信号，$T_2$WI呈高信号，当囊内出血时，$T_1$WI和$T_2$WI呈高低混杂信号。增强后囊腔不强化，囊壁可见强化，合并感染时增厚囊壁明显强化。

（6）鉴别诊断

颌面部血管瘤和静脉畸形应注意与颌面部的神经源性肿瘤、软组织恶性肿瘤等相鉴别。神经源性肿瘤形态较规则，边界清，有包膜，发生部位与神经血管束关系密切，增强后中度强化。软组织恶性肿瘤形态不规则，密度不均，边界不清，病变内无钙化或静脉石，增强后不均强化，周围软组织常受侵犯，可侵及邻近骨结构造成骨质破坏，甚至有淋巴结转移而肿大。淋巴管畸形应注意与腮裂囊肿、甲状舌管囊肿、舌下腺囊肿等鉴别。腮裂囊肿发生在颈前三角区，多为单房，囊壁轻度强化；甲状舌管囊肿发生于颈中线或中线旁，位于舌骨前、后方或舌骨内，沿甲状舌管分布，常与舌骨紧密相连；舌下腺囊肿发生于下颌下三角，单囊无分房，囊肿壁光滑，无潜入征象。

## 6.4 唾液腺病变

唾液腺又称涎腺，有大小2种。大的有3对：腮腺、颌下腺和舌下腺，各有导管开口于口腔；小的分布于唇、舌、颊、腭、磨牙后等部位的黏膜固有层和黏膜下层内。

常见的唾液腺疾病有以下几种：①结石病，最常见的为颌下腺导管结石，表现为进食时疼痛及颌下腺肿胀，可扪到导管结石，X线、CT可显阳性结石。②唾液腺炎，主要是唾液腺结石及化脓菌、病毒、结核菌等感染所致。③唾液腺的自身免疫性疾病，如干燥综合征，淋巴细胞浸润并取代腺泡，表现为口干、眼干、唾液腺肿大、关节病等。④唾液腺良性肥大，为唾液腺的代偿性或退行性病变。⑤唾液腺肿瘤等。

### 6.4.1 唾液腺炎症

（1）概述

腮腺或者颌下腺炎症多发。常见的急性化脓性腮腺炎（acute purulent parotitis）为化脓性致病菌所引起，常见的病原菌是金黄色葡萄球菌、链球菌。该病较少见，多数并发于一些患有严重疾病（如急性传染病）或大手术后造成的全身及局部抵抗力极度低下的患者，口腔内致病菌逆行感染至腮腺而发病。此外，外伤或周围组织炎症的扩展、结石等亦可引起本病。慢性复发性腮腺炎（choronic recurrent parotitis）可发生于儿童或成人，多自儿童期发病，到青春期后仍未痊愈，则成为成人复发性腮腺炎。发作期数天至数周，间隔期数周、数月不等。一般认为与儿童免疫系统发育不成熟、免疫力低下、易发生逆行感染有关。有些患儿有家族性发病史。曾有人认为先天性唾液腺发育异常为其潜在的发病因素。

（2）病理

1）大体病理：慢性唾液腺炎症，可见腺体导管扩张，腺泡不同程度萎缩。结石引起的炎症可见腺体组织较正常偏硬，剖面可见圆形、椭圆形、圆柱形的黄白色结石，腺体小叶结构尚在，但可见大小不等的灰白色区域。

2）镜下病理：表现为腺体导管和腺小叶内大量中性粒细胞浸润，腺泡结构破坏和坏死，可见中性粒细胞聚集形成化脓灶。

（3）临床表现

多为唾液腺红肿、胀痛，并有发热症状。常为单侧受累，双侧同时发生者少见。炎症早期，症状轻微或不明显，唾液腺区轻微疼痛、肿大、压痛。导管口轻度红肿、疼痛。随病程进展，可出现发热、寒战和单侧唾液腺疼痛和肿胀。唾液腺及表面皮肤局部红、肿、热、痛。当病变进入化脓期，挤压腺体可见脓液自导管口流出。唾液腺导管结石引起的阻塞性炎症，进食后多出现肿胀加重表现。

（4）MRI表现

$T_1$WI呈低信号或中等信号，$T_2$WI呈中等或不均匀高信号，若有脓肿形成中央脓腔呈更高信号，增强 $T_1WI$ 可见明显强化，局部可表现为环形强化，病变整体分布较为散在；DWI 上中央脓腔弥散受限，信号增高（图 6－8C）；动态增强扫描多呈缓慢持续强化或平台型（图 6－8F）。侵犯皮下及邻近肌肉可引起肿胀，$T_2WI$ 信号增高，增强可见强化。慢性复发性腮腺炎可见多发小圆形长 $T_1WI$，长 $T_2WI$ 信号影，为扩张的末梢导管，增强后无明显强化。

（5）诊断要点

急性化脓性唾液腺炎，多急性起病，临床上有明显红、肿、痛症状。MRI 上表现为边界不清的病灶，形态不规则，伴有脓肿形成者则可见环形强化。周围可见液性渗出，邻近筋膜层可增厚，皮下脂肪层可呈网格状改变。

（6）鉴别诊断

主要与恶性肿瘤继发感染相鉴别。唾液腺炎症临床多有明确的感染病史，影像学表现病变边

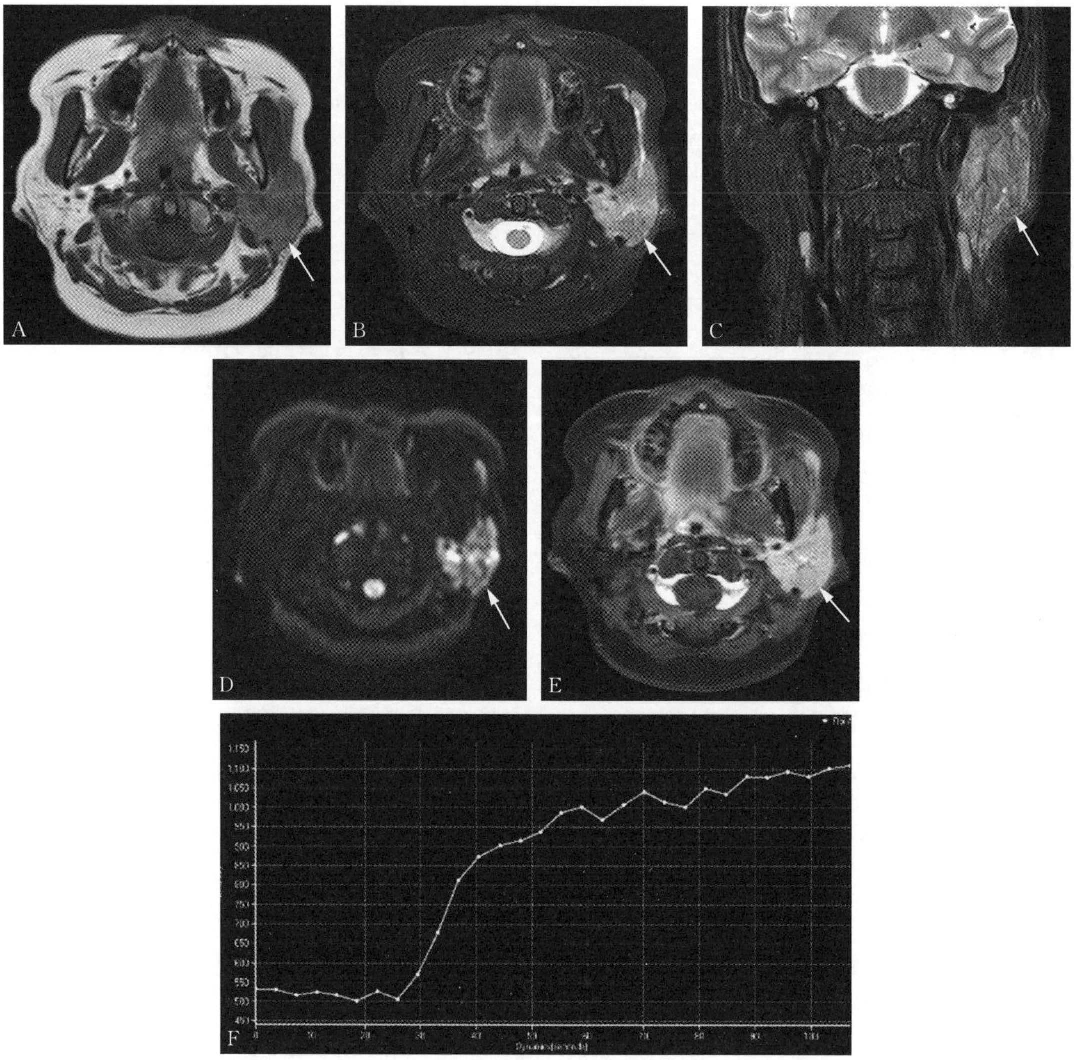

图 6－8　左腮腺阻塞性炎症

注：患者，女性，56 岁，左面部反复肿胀 1 年余。MRI 示左侧腮腺弥漫性异常信号影。A. $T_1WI$ 横断面呈等低信号（箭头）；B、C. $T_2WI$ 横断面及冠状面压脂呈明显高信号，并可见扩张的腮腺导管，内呈水样 $T_2WI$ 高信号（箭头）；D. DWI 病变呈高信号，ADC 值为（0.9～1.1）$\times 10^{-3}$ $mm^2/s$；E. $T_1WI$ 横断面压脂增强呈明显强化，导管区未见明显强化（箭头）；F. TIC 呈缓慢上升型。

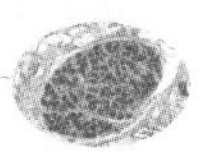

界模糊不清，无明显肿块或占位效应，抗感染治好后多明显好转或消退。伴有结石的唾液腺炎症可较明确诊断。

## 6.4.2 肿瘤性病变

唾液腺组织肿瘤多为良性肿瘤（占 54%～79%），恶性肿瘤相对少见（占 21%～46%）。64%～80%的原发性、上皮性唾液腺肿瘤好发于腮腺；7%～11%发生于颌下腺，1%发生在舌下腺，9%～23%发生于小唾液腺。发生在腮腺的良性肿瘤占 68%～85%；在颌下腺肿瘤中，良性占 55%～59%，发生在舌下腺的肿瘤恶性居多，良性占 10%～30%。

（1）多形性腺瘤

多形性腺瘤（PA）是最常见的唾液腺良性肿瘤，约占所有唾液腺肿瘤的 60%，又称良性混合瘤（benign mixed tumor）。常见于 30～60 岁的人群，平均就诊年龄约为 45 岁，女性略多见。2017 年 WHO 分类将 PA 定义为一种具有多种细胞形态和结构特征的良性肿瘤，其主要构成成分为上皮和间叶样成分。大多数 PA 发生在腮腺，其余发生在其他部位（通常是腭部和颌下腺）。肿瘤通常是孤立性的，生长缓慢，病程长，预后良好，术后可复发，少数可恶变。

1）病理：

A. 大体病理：肿块多为单个，大小不一，表面光滑或呈结节状。位于大唾液腺者常有包膜，位于小唾液腺者可无包膜或包膜不完整。肿块剖面灰白或浅褐色，可夹杂半透明胶冻状黏液样成分、浅蓝色软骨样组织，有时可伴有囊性变、出血、梗死。复发病例可见多个大小不等的结节，表面通常无包膜，大多数结节由于富含黏液软骨样区域而呈半透明样。

B. 镜下病理：PA 具有多形性和混合性的特征，不同肿瘤及同一肿瘤的不同部位均可有较大的形态学变异。肿瘤的主要成分为上皮和间叶样成分，不同肿瘤中两者的比例不尽相同。上皮成分为腺上皮细胞和肌上皮细胞，肌上皮细胞通常构成肿瘤的主体，可成片排列并与间叶样成分相移行，可呈上皮样、浆细胞样、梭形、透明细胞样。间叶样成分可呈黏液样、软骨样、玻璃样，其中软骨样成分对诊断 PA 是相对特异的结构，不同成分在不同肿瘤中的比例不一，有时可构成肿瘤的主体。PA 中鳞状化生较常见，钙化及骨化少见。

2）临床表现：主要为无痛性、孤立性软组织肿块，偶感疼痛和面部麻痹，一般不影响唾液腺的分泌功能及面神经功能。腮腺深叶的 PA 可表现为咽扁桃体后肿块或咽旁间隙肿瘤。虽然 PA 属于良性肿瘤，由于其易复发倾向和恶变的可能，以扩大手术为主要治疗手段。许多复发性 PA 呈多灶性表现，范围分布广泛，且多次复发的 PA 可出现恶变，增加治疗难度。因此术前影像学的准确诊断、定位对于手术方案的制订具有重要意义。同时判断出是否存在瘤内恶变亦是影像学的重要工作之一。MRI 由于其高软组织分辨率及多种功能成像技术的应用，为 PA 的临床术前诊断提供了大量有效信息。

3）MRI 表现：PA 一般呈类圆形、分叶状，边界清楚。位于腮腺深叶深入咽旁间隙的 PA 可呈哑铃型，下颌升支与茎突间距增宽，咽旁脂肪垫向前内侧移位，颈鞘向后外方移位，二腹肌后腹位于肿瘤深面。MRI 表现（图 6－9～图 6－12）：$T_2$WI 呈中等或不均匀高信号，包膜呈弧形低信号，其内更高信号区为病理上黏液软骨样区域、出血囊变区（图 6－9B），低信号区则代表多细胞区。$T_1$WI 呈均匀低信号或中等信号，夹杂高信号区可能为出血区（图 6－9A）。DWI 上多细胞区较黏液样区 ADC 值低，弥散受限。动态增强扫描呈缓慢持续强化（图 6－9E）。MRS 有时可见 Cho 峰，峰值高低不一。

4）诊断要点：中年女性多见，腮腺下极多见，病史多为无痛渐大肿块，数月或数年。触诊无压痛，质中等偏硬，表面光滑或呈结节状，可活动。MRI 显示 PA 呈类圆形或分叶状，边界清晰，包膜完整或不完整。$T_1$WI 呈等信号，可混杂低信号影（黏液软骨样成分或囊变区）或混杂高信号影（出血区）；$T_2$WI 呈稍高信号，可混杂更高信号；

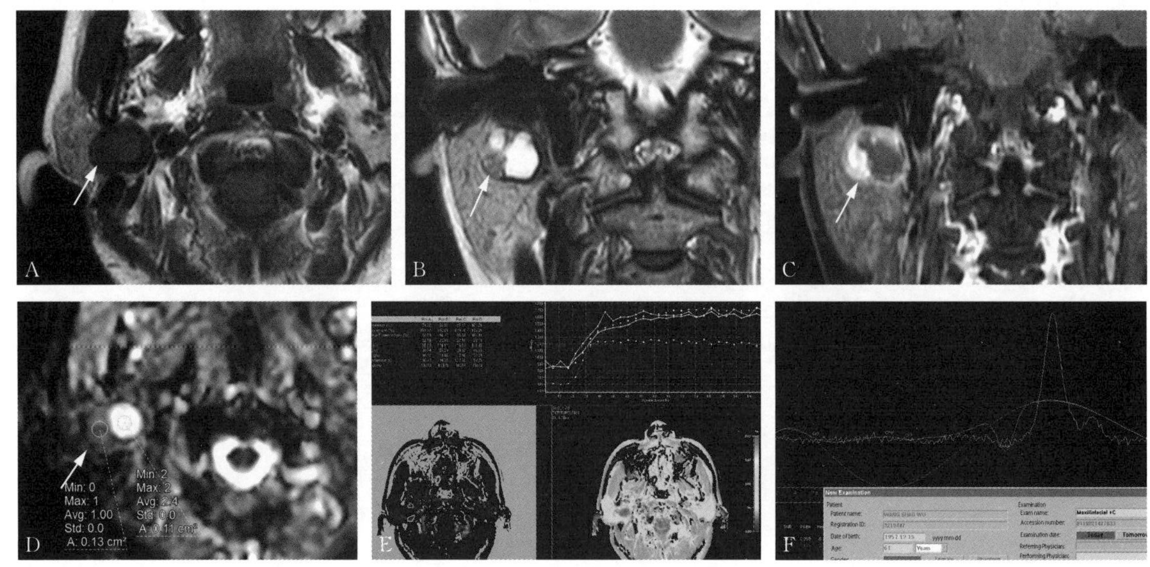


图 6-9　右侧腮腺多形性腺瘤

注：患者，女性，36 岁，发现右面部无痛性包块 1 个月余，质硬，无压痛，边界清，活动可。MRI 示右侧腮腺深叶见一类圆形异常信号影，边界清楚。A. $T_1$WI 横断面呈等信号混杂稍高信号（箭头）；B. $T_2$WI 冠状面呈稍高信号，混杂更高信号，包膜呈低信号（箭头）；C. $T_1$WI 冠状面压脂增强后实性部分强化，液性区域无强化，包膜强化（箭头）；D. ADC 图病变实性区域 ADC 值为 $1\times10^{-3}$ mm$^2$/s，液性区域 ADC 值为 $2.4\times10^{-3}$ mm$^2$/s（箭头）；E. TIC 呈缓慢上升型；F. MRS 未见 Cho 峰。

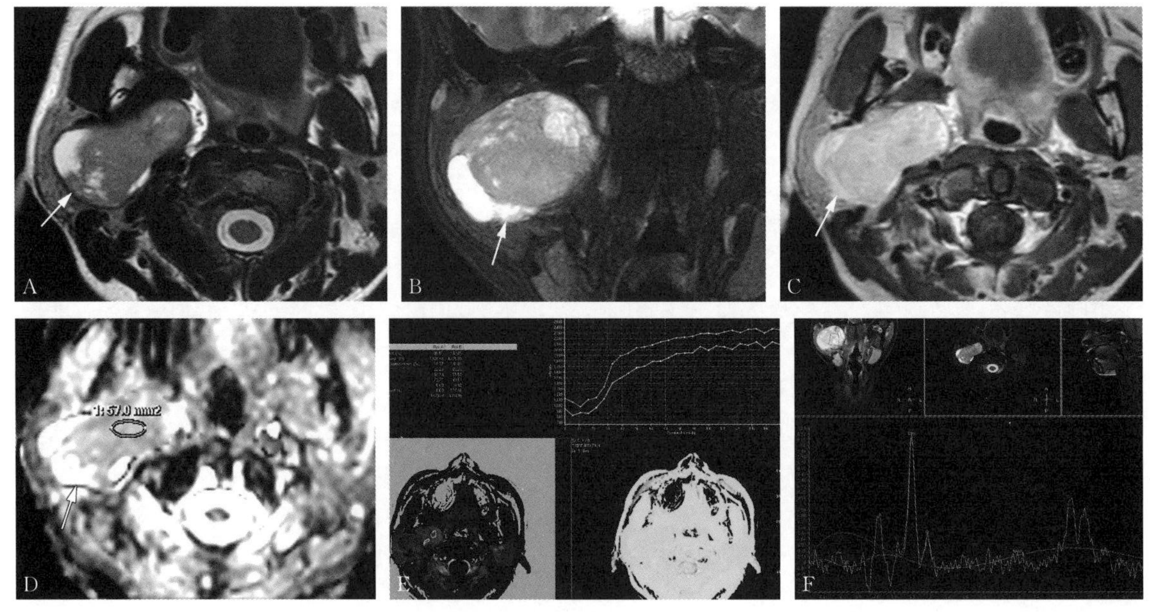


图 6-10　右侧腮腺多形性腺瘤

注：患者，女性，36 岁，发现右耳垂下肿物半年，质韧，无压痛，表面光滑无结节，活动度一般。MRI 示右侧腮腺深叶见一哑铃形异常信号影，边界清楚，深入咽旁间隙。A. $T_1$WI 横断面呈等信号、高信号混杂（出血），咽旁脂肪垫向前内侧移，下颌茎突距离增宽，二腹肌后腹向内后移（箭头）；B. $T_2$WI 冠状面压脂呈稍高信号、更高信号混杂，包膜呈低信号（箭头）；C. $T_1$WI 横断面增强实性部分强化，包膜强化（箭头）；D. ADC 图病变实性区域 ADC 值为 $1.15\times10^{-3}$ mm$^2$/s，液性区域 ADC 值为 $2.34\times10^{-3}$ mm$^2$/s（箭头）；E. TIC 呈缓慢上升型；F. MRS 可见一高耸 Cho 峰。

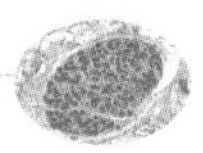

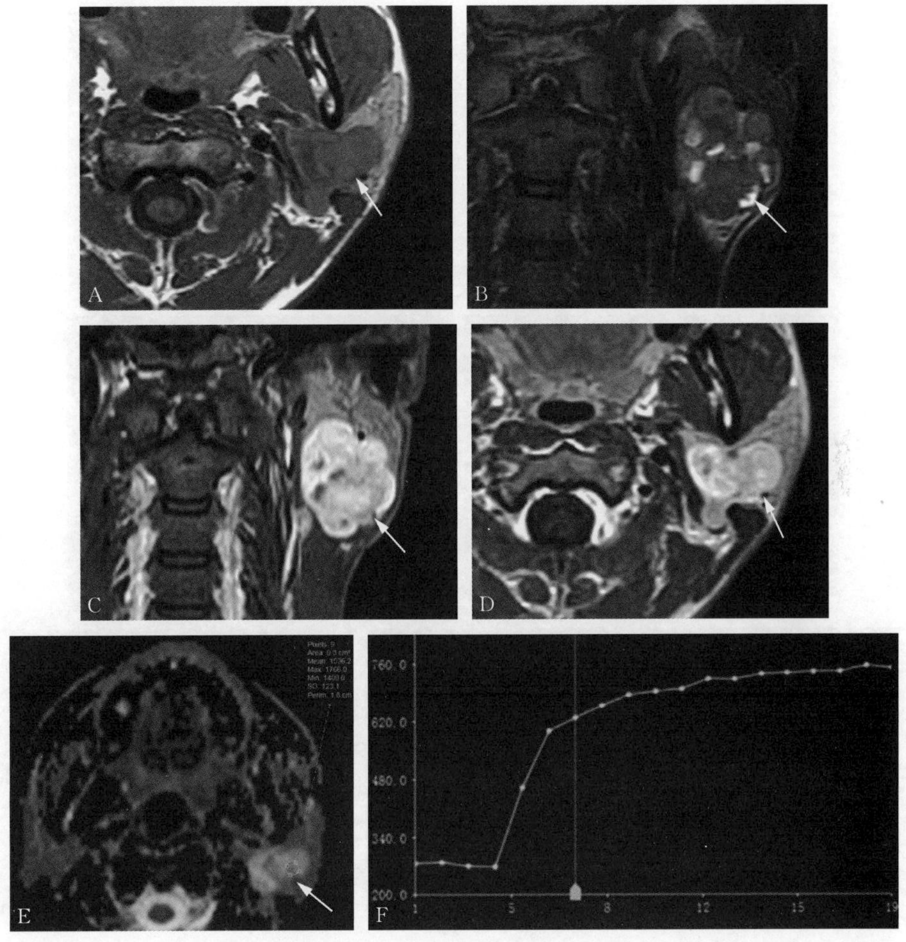

图 6－11　左侧腮腺多形性腺瘤

注：患者，男性，21 岁，发现左腮腺区肿物 4 个月余，质中，无压痛，表面呈结节状，活动可。MRI 示左侧腮腺深叶见一分叶状异常信号影，边界清楚。A. $T_1$WI 横断面呈等、低混杂信号（箭头）；B. $T_2$WI 冠状面压脂呈等、高混杂信号，表面呈多结节状（箭头）；C、D. $T_1$WI 冠状面压脂增强和横断面增强可见实性部分强化，囊性区域无强化（箭头）；E. ADC 图病变实性区域 ADC 值为 $1.5\times10^{-3}$ mm$^2$/s（箭头）；F. TIC 呈缓慢上升型。

增强扫描实性成分明显强化。DWI 实性区域 ADC 值为（1.2～1.6）$\times10^{-3}$ mm$^2$/s，液性区域 ADC 值高于 $2\times10^{-3}$ mm$^2$/s，动态增强扫描 TIC 呈缓慢上升型，MRS 多数无 Cho 峰，少许可见低或高的 Cho 峰。

5）鉴别诊断：形态较小、呈类圆形、边界清楚的 PA 应注意与腺淋巴瘤、基底细胞腺瘤鉴别。腺淋巴瘤多见于中老年男性，常多发，可累及双侧腮腺或一侧腮腺内多个病灶，实性区域 ADC 值较 PA 低，TIC 曲线呈速升速降型。基底细胞腺瘤多见于老年女性，好发于腮腺浅叶，可见明显囊变区，ADC 值略低于 PA，TIC 区线呈速升平台型。部分多形性腺瘤与低度恶性的唾液腺肿瘤非常相似，如低度恶性的黏液表皮样癌、腺样囊性癌，其形态学尚未表现出浸润性生长的特征，边界光滑，内部混杂囊变、坏死、出血区，可类似 PA。

（2）沃辛瘤

沃辛瘤（Warthin tumor）是第二常见的唾液腺肿瘤，好发于亚洲人和高加索人；又名腺淋巴瘤（adendymphoma）。多见于中老年男性，与吸烟相关，推测与刺激物导致腮腺组织化生有关。部分认为与迟发性过敏反应相关。临床主要表现为无痛而活动的软组织肿块。疼痛及面部麻痹者少见。沃辛瘤生长缓慢，手术切除复发少见，恶

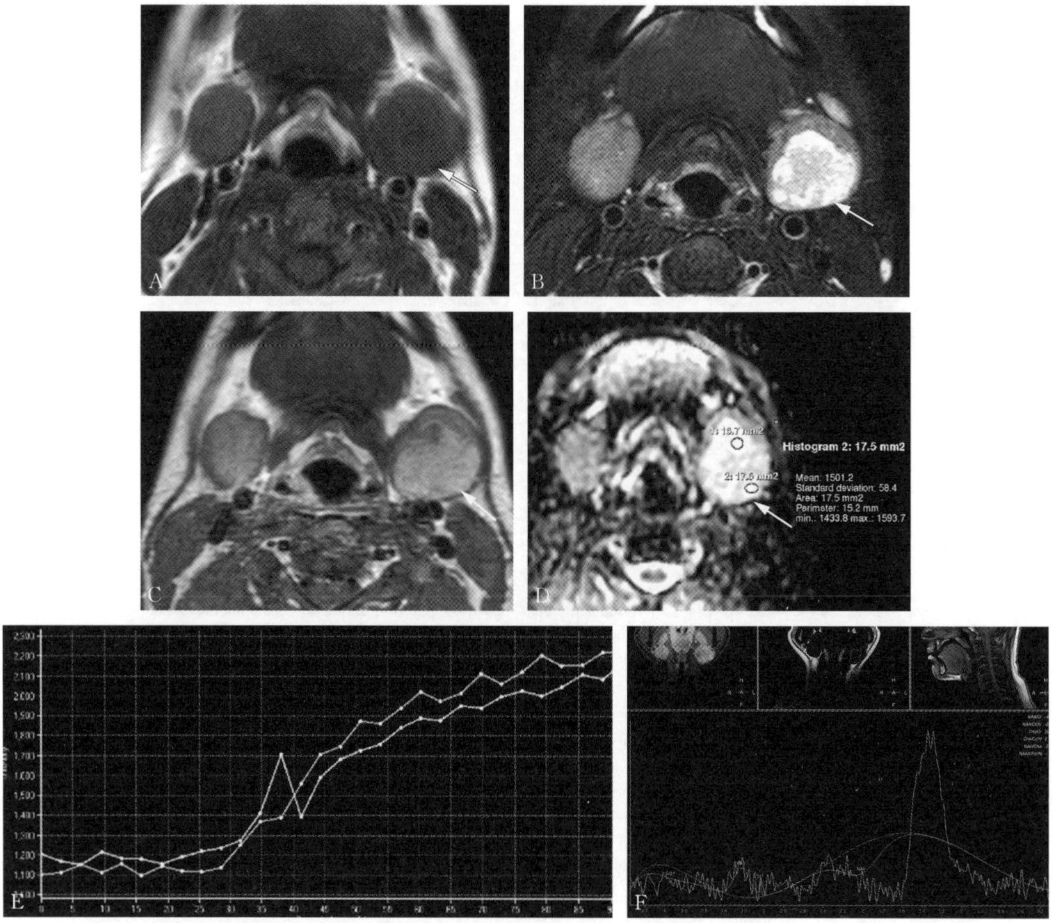

图 6-12　左侧颌下腺多形性腺瘤

注：患者，男性，25 岁，发现左下颌下肿块 1 周余，质韧，界清，无压痛。MRI 示左侧下颌下腺见一类圆形异常信号影，边界清楚。A. $T_1$WI 横断面呈等信号（箭头）；B. $T_2$WI 横断面压脂呈不均匀高信号（箭头）；C. $T_1$WI 横断面增强可见肿块绝大部分区域强化（箭头）；D. ADC 图病变实性区域 ADC 值为 $1.5\times10^{-3}$ $mm^2/s$（箭头）；E. TIC 呈缓慢上升型；F. MRS 可见一低矮 Cho 峰。

变罕见。

1）病理：

A. 大体病理：沃辛瘤呈类圆形，表面光滑，包膜薄。肿瘤实性区多白色，化生型较硬。病变内可有广泛坏死、小裂隙样或大腔隙样囊腔，腔内可有黏液样物质。

B. 镜下病理：肿瘤由实性及囊性 2 个部分组成。实性部分可形成不规则囊腔，上皮细胞排列成假复层。囊性部分是肿瘤间质部分，囊性腔内为嗜酸性分泌物。

2）临床表现：主要为无痛性可活动的软组织肿块，肿块平均直径为 2～4 cm。伴有疼痛者少，伴发面神经麻痹者更罕见。沃辛瘤生长缓慢，易于手术切除，很少有复发，复发者约占 2%。恶变者罕见，约占 1%。超声、CT、MRI 和核素成像均可作为沃辛瘤的检查方法。MRI 较其他检查能更清晰地显示病变与周围组织结构的关系，并且能提供功能成像参数，更好地定位及定性诊断。

3）MRI 表现：边界清楚，类圆形肿块，呈囊实性或实性，可单侧单发、单侧多发、双侧单发或多发，以多发者多见。多位于腮腺后下极，有囊变，无钙化。增强扫描动脉期明显强化，静脉期强化减退。MRI 信号 $T_1$WI 较腮腺呈低信号，$T_2$WI 压脂呈稍高信号，TIC 呈速升速降型，通常 ADC 值

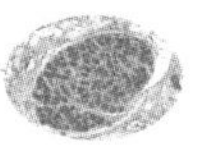

较低，甚至低于部分唾液腺恶性肿瘤（图 6－13、图 6－14）。

4）诊断要点：边界清楚，类圆形肿块，呈囊实性或实性，可单侧单发、单侧多发、双侧单发或多发，多发者多见。中老年男性好发，多位于腮腺后下极。与吸烟有关。MRI 表现 $T_2$WI 等稍高信号，$T_1$WI 低信号，ADC 值较低，TIC 呈速升速降型。

5）鉴别诊断：单发时最主要应与 PA 及基底细胞腺瘤相鉴别，通过其 ADC 值较低和联合明显的速升速降曲线类型较容易诊断。多发时要与自身免疫性病变，如淋巴上皮病肿块型相鉴别，淋巴上皮病多有唾液腺整体背景的改变，伴有肿块形成，边缘欠光整，TIC 多为平台型，ADC 值略高于沃辛瘤。

（3）黏液表皮样癌

黏液表皮样癌（MEC）是一种以黏液细胞、中间细胞和表皮样细胞为特点的恶性腺上皮肿瘤，是最常见的唾液腺导管上皮的恶性肿瘤，占唾液腺恶性肿瘤约 30％。可发生在任何年龄，中年多见，女性稍多于男性。常见于腮腺及下颌下腺，也可见于舌下腺及小唾液腺。临床表现及预后与组织学分级相关。低度恶性 MEC 较常见，症状轻微，常表现为无痛性、缓慢生长的可推动肿块，预后较好；高度恶性 MEC 常表现为痛性肿块，质硬，不可推动，生长迅速，早期即可见淋巴转移。其他临床表现还包括疼痛、神经麻痹、感觉异常等。MEC 可发生淋巴结转移及神经周围侵犯。治疗主要以手术切除为主，术后可发生复发。

1）病理：

A. 大体病理：肿瘤可与周围组织有一定分界，但无包膜。部分病例中，肉眼可见肿瘤浸润至周围组织，切面黄白色，囊性变多见，可见黏液样物质。偶尔可表现为肉眼观察不明显的肿块，仅切面可见的少量黏液样物质提示肿瘤的可能性，此种情况多见于低级别恶性肿瘤。少数肿瘤中也

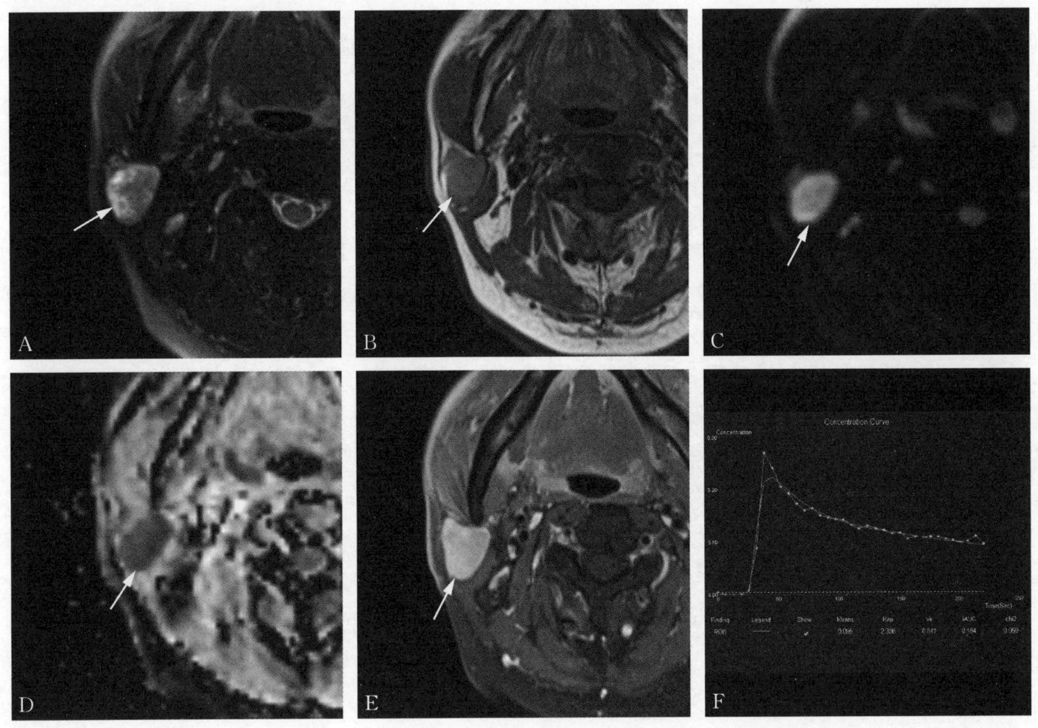


图 6－13　右腮沃辛瘤

注：患者，男性，53 岁，无意中发现右耳垂下肿物 1 个月余。MRI 示右侧腮腺内一类圆形异常信号，边界清楚。A. 横断面 $T_2$WI 上病变呈稍高信号（箭头）；B. 横断面 $T_1$WI 病变呈稍低信号（箭头）；C. DWI 上病变呈稍高信号（箭头）；D. ADC 图呈稍低信号（箭头）；E. 增强 $T_1$WI 横断面病变明显强化（箭头）；F. TIC 呈速升速降趋势。

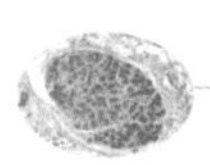

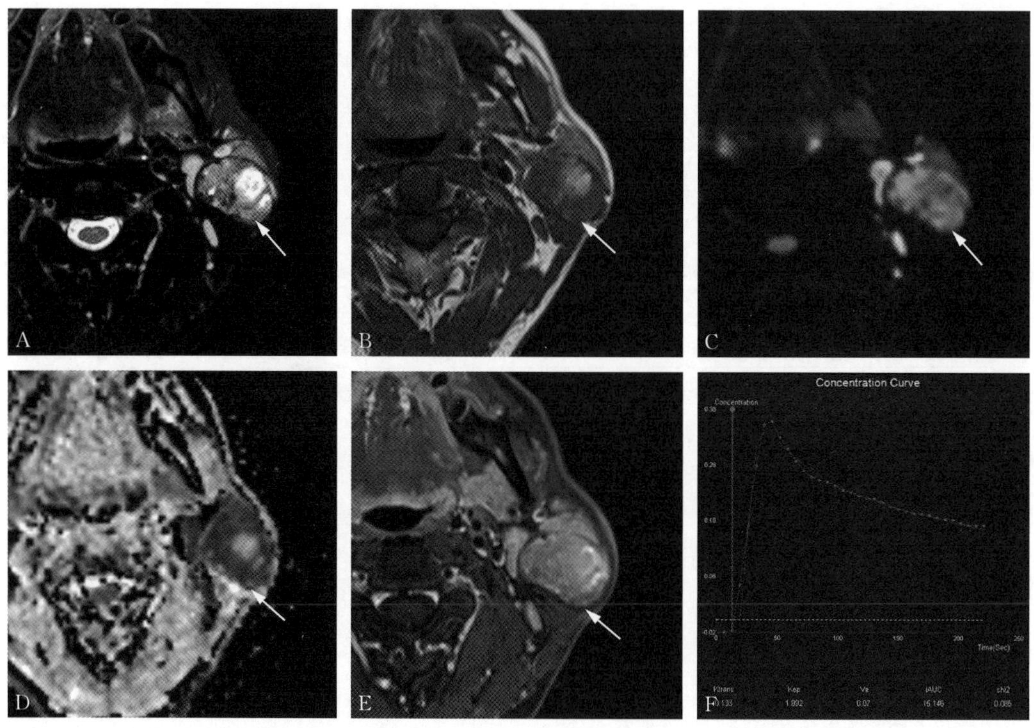


图 6-14　左腮沃辛瘤

注：患者，男性，57 岁，发现左侧腮腺肿物 2 年。MRI 示左侧腮腺见一类圆形异常信号影，边界清楚。A、B. $T_2$WI 横断面及 $T_1$WI 上横断面病变均呈高低混杂信号（箭头）；C. DWI 上病变呈稍高信号（箭头）；D. ADC 图呈高、低混杂信号（箭头）；E. 增强 $T_1$WI 横断面上病变中等强化（箭头）；F. TIC 呈速升速降型。

可表现为以囊性为主的肿块。

B. 镜下表现：镜下可见肿瘤细胞有程度不等的周围组织侵犯。肿瘤主要由黏液细胞、表皮样细胞和中间细胞以不同的比例构成，可排列呈囊性、上皮条索、上皮团。MEC 的组织学分级可分为低级别、中级别和高级别，其分级主要参考的因素包括不同类型肿瘤细胞的比例、囊腔多少、细胞不典型性、侵袭性、核分裂、坏死、神经和血管侵犯等。

2）临床表现：低度恶性 MEC 较常见，症状轻微，常表现为无痛性、缓慢生长的可推动肿块；高度恶性 MEC 常表现为痛性肿块，质硬，不可推动，生长迅速，早期即可见淋巴转移。其他临床表现还包括疼痛、神经麻痹、感觉异常等。

3）MRI 表现：①低级别 MEC 边界清楚，信号不均匀，常见囊性区，呈 $T_1$WI 低信号、$T_2$WI 高信号；实性区域 $T_2$WI 以等、低信号为主，$T_1$WI 均匀低信号。增强扫描表现为不均匀强化，囊性区无强化。②高级别 MEC 边界不清，侵袭性生长，$T_2$WI 由于细胞密度较大常表现为等、低信号，$T_1$WI 呈等、低信号。增强实性部分可见强化。由于 MEC 可含有黏液成分，可导致其 ADC 值较高；ADC 值低于良性混合瘤，高于沃辛瘤。动态增强多表现为早期强化，廓清缓慢（图 6-15）。

4）诊断要点：肿瘤囊性区 $T_2$WI 呈高信号；实性部分 $T_2$WI 信号较低。DWI 的 ADC 值低于良性混合瘤，高于沃辛瘤。动态增强多表现为早期强化，廓清缓慢。

5）鉴别诊断：MEC 影像中的形态学表现缺乏特异性。特别是低度恶性的 MEC 也可表现为良性肿瘤的形态学特点，但无明确包膜，而高度恶性的 MEC 与唾液腺其他恶性肿瘤难以鉴别。近年来功能成像结果显示，ADC 值实质部分较低、

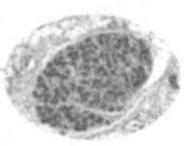

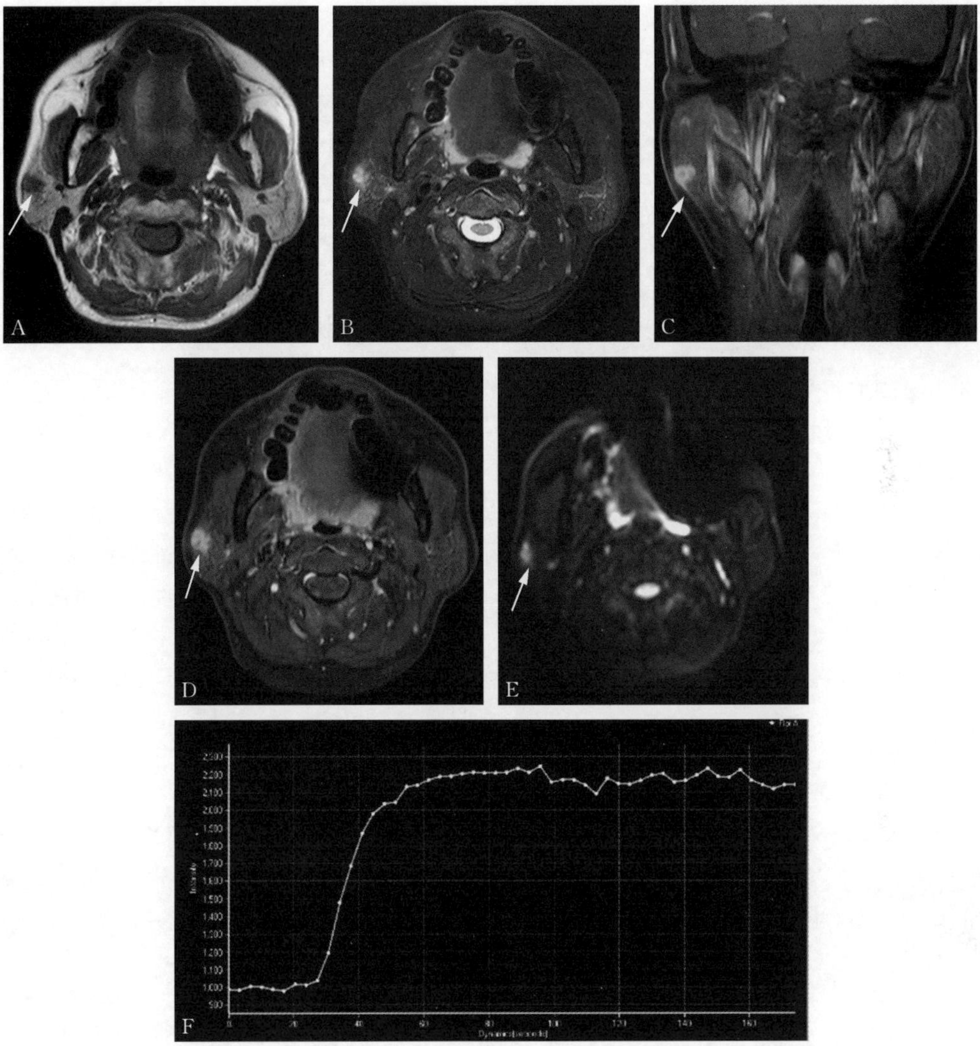

图 6 - 15　右腮腺黏液表皮样癌

注：患者，女性，56 岁，发现右腮腺肿块 1 个月余。MRI 示右侧腮腺见一类圆形异常信号影，境界不清。A. $T_1$WI 横断面上病变呈低信号（箭头）；B. $T_2$WI 压脂横断面上病变呈高信号（箭头）；C、D. 增强 $T_1$WI 横断面及 $T_1$WI 增强冠状面上病变明显强化（箭头）；E. DWI 上病变呈高信号，ADC 值为 $0.85\times10^{-3}$ $mm^2/s$（箭头）；F. TIC 呈速升平台型。

黏液部分较高、TIC 呈平台型等表现可帮助诊断。

## 6.5　舌、口底、口咽部病变

### 6.5.1　舌下囊肿

（1）概述

舌下囊肿（ranula）是一种因外伤或感染而发生于舌下腺或舌下间隙的潴留性囊肿。舌下囊肿可分为单纯性舌下囊肿和潜突性舌下囊肿，前者均位于口底和下颌舌骨肌之上，属于口内型舌下囊肿；后者由前者破裂后发展而来，可位于下颌舌骨肌之下，属于口外型舌下囊肿。舌下囊肿好发于 20 岁年轻人，男性略多见。

（2）病理

1）大体病理：单纯性舌下囊肿多为蓝色肿物；潜突性舌下囊肿内为渗出性黏液。

2）镜下病理：单纯性舌下囊肿的囊壁衬以鳞状立方或柱状上皮组织；潜突性舌下囊肿的囊壁

无上皮衬里，多为含有慢性炎性细胞的纤维组织、肉芽组织和致密结缔组织所包绕，其实是假性囊肿。

（3）临床表现

临床上，舌下囊肿主要表现为舌下区或下颌下区的蓝色透明状无痛性肿物，无疼痛，触之质软。

（4）MRI 表现

MRI 检查，口内型舌下囊肿呈椭圆形，壁薄而光滑，边界清晰，$T_1$WI 呈低信号，$T_2$WI 呈高信号，信号均匀，弥散不受限，增强后囊肿壁可轻度强化。口外型舌下囊肿多表现为由“头部”和“尾征”组成的彗星状肿块（图 6－16A），MRI 信号与口内型相同。

（5）诊断要点

口底或下颌下间隙无痛性肿物，MRI 检查特点为病变形态规则，边界清晰，$T_1$WI 及 $T_2$WI 呈液体信号，信号均匀，弥散不受限。

（6）鉴别诊断

与舌下囊肿发生部位和影像表现相似，需与之鉴别的疾病主要有皮样囊肿、表皮样囊肿、第二鳃裂囊肿、淋巴管瘤。口底区皮样囊肿多位于中线区，而舌下囊肿多为单侧生长。表皮样囊肿较少出现在舌下间隙，其 MRI 信号表现与舌下囊肿极为相似。第二鳃裂囊肿可位于下颌下间隙，一般不会出现在舌下间隙，且形态上不会出现“头部”和“尾征”。

### 6.5.2 鳞状细胞癌

（1）概述

鳞状细胞癌（SCC）是舌、口底、口咽部最常见的恶性肿瘤。咽部和口腔的黏膜上皮组织是 SCC 的主要起源地。SCC 的发生与吸烟、饮酒、病毒感染（如 EB 病毒和人乳头状瘤病毒）密切相关。好发于中老年人，男性多于女性。发生在舌、口底和口咽的 SCC，因其解剖位置相互邻近，关系密切，故常有相互侵犯。病变范围过大者很难判断其确切的来源部位。口底 SCC 向上侵犯舌体，向后侵犯舌根和下颌下间隙，向两侧侵犯下颌骨；舌 SCC

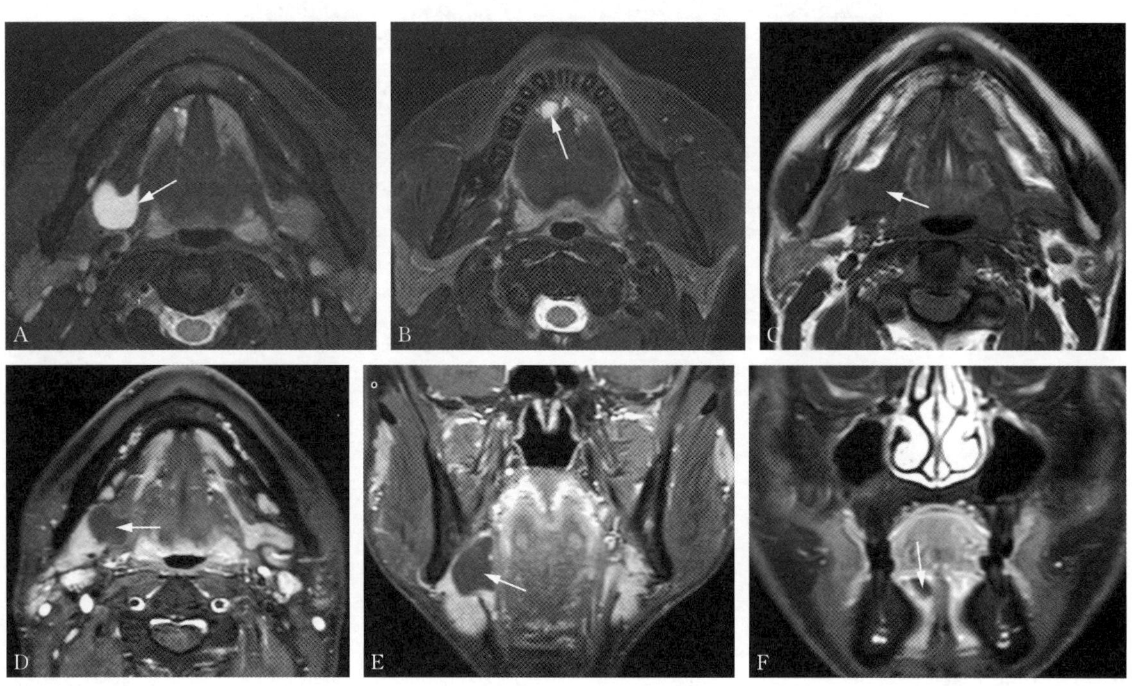


图 6－16 右侧舌下囊肿

注：患者，男性，51 岁，右侧舌下腺切除术后肿胀 2d。MRI 示右侧下颌下间隙见一异常信号影，边界清楚。A、B. 右侧口底前区见一类圆形异常信号，横断面 $T_2$WI 压脂呈高信号，可见“彗星尾征”（箭头）；C. 横断面 $T_1$WI 呈等信号（箭头）；D～F. 增强扫描横断面、冠状面 $T_1$WI 压脂示病变无强化（箭头）。

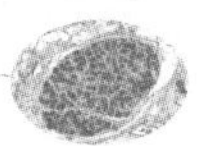

则向下扩散至口底，向后侵犯扁桃体，舌根癌则向后下方侵犯会厌。此外，除向邻近组织直径扩散外，舌、口底和口咽 SCC 常发生颈部淋巴结转移，少数还可出现远处转移。

(2) 病理

1) 大体病理：肿块表面呈溃疡状或外生性，剖面可见肿瘤界限不清，呈灰白色。

2) 镜下病理：镜下见鳞状分化的肿瘤细胞排列呈大小不等的上皮团或条索，浸润至上皮固有层及黏膜下层。根据肿瘤的分化程度，口腔 SCC 可分为高分化（Ⅰ级）、中分化（Ⅱ级）、低分化（Ⅲ级）3 个级别。

(3) 临床表现

头颈部 SCC 好发部位依次为舌、牙龈、颊、唇、口底和上颌窦等区域。不同部位的 SCC 所对应的临床表现与其侵犯的具体组织密切相关。舌和口底 SCC 常使舌体运动受限，早期病变常表现为溃疡，浸润到深层组织，形成肿块。这类肿块边界不清，质地较硬，活动度差。此外，口腔 SCC 还可呈外生型表现，表面多为菜花状，溃烂坏死者可伴恶臭。

(4) MRI 表现

MRI 检查示肿瘤形态不规则（图 6－17），边界不清，$T_1$WI 呈低或中等低信号，$T_2$WI 呈高信号，在脂肪抑制 $T_2$WI 序列上表现为高信号或混杂高信号，DWI 呈高信号，增强后不均匀强化，程度不一，以中度或重度强化为主，肿瘤较大时可出现无强化的低信号坏死区。侵犯邻近骨质时，高信号的正常骨髓组织为中等信号的肿瘤组织所取代，增强后出现强化。此外，MRI 还可显示颈部淋巴结转移，转移淋巴结可坏死而呈不均匀强化（图 6－17C、E）。

(5) 诊断要点

SCC 多见于中老年男性，临床表现为溃疡或肿块，可伴有疼痛、舌运动受限。MRI 图像特点为肿块边界不清，形态不规则，病灶内常见坏死区域，$T_1$WI 呈低信号，$T_2$WI 呈高信号，增强呈不均匀强化，弥散受限；颈Ⅰ～Ⅳ区常见淋巴结转移，内见坏死，呈不均匀环形强化。病变范围大者可侵

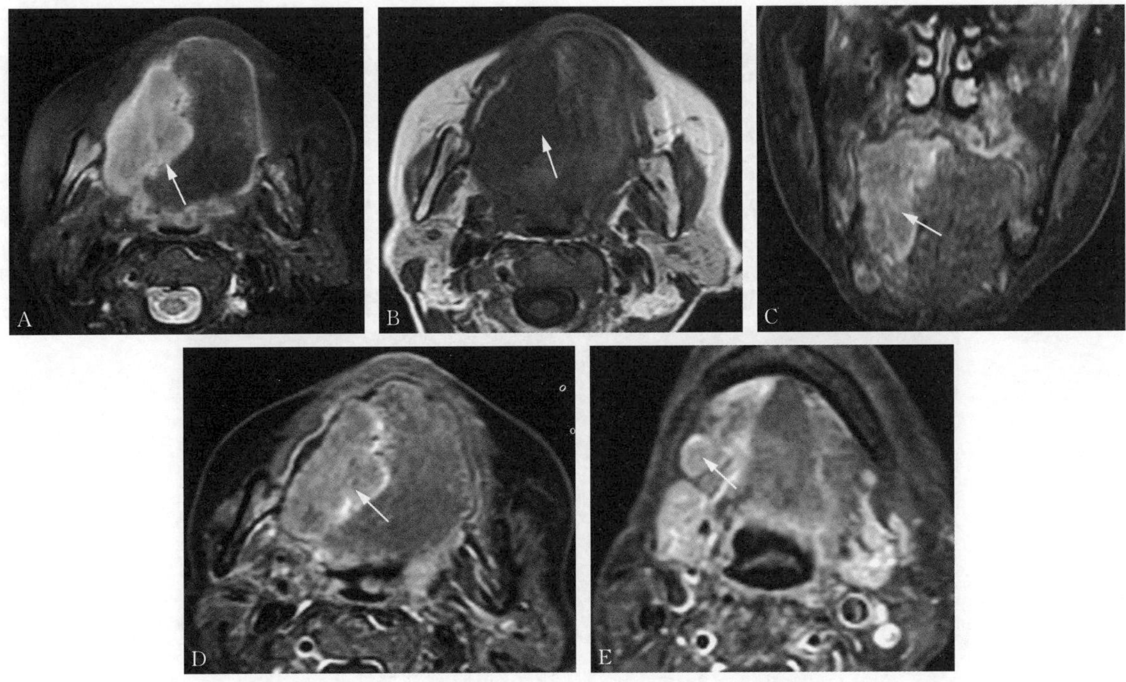


图 6－17　右舌、口底 SCC 伴右颈ⅠB 淋巴结转移

注：患者，女性，76 岁，右舌肿物半年余。MRI 示右舌、口底不规则软组织肿块影，边界清楚，边缘不光整。A. $T_2$WI 横断面压脂呈高信号影（箭头）；B. $T_1$WI 横断面呈稍低信号（箭头）；C、D. $T_1$WI 冠状面压脂增强及 $T_1$WI 横断面压脂增强显示肿块呈不均匀强化，边缘强化更明显（箭头）；E. $T_1$WI 横断面压脂增强显示右侧颌下肿大淋巴结，呈环形强化（箭头）。

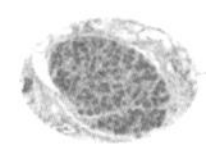


犯到相邻解剖结构及上下颌骨。

（6）鉴别诊断

大多数舌、口底和口咽 SCC 的 MRI 表现具有典型的恶性肿瘤特征。由于治疗方法存在明显不同，故应注意将 SCC 与非霍奇金淋巴瘤（NHL）鉴别。舌、口底和口咽区的 NHL 多为黏膜异常增厚和肿块状表现，可发生于双侧舌根及口咽侧壁，MRI 上信号均匀，极少出现坏死，NHL 的 ADC 值明显低于 SCC。

## 6.6 咀嚼肌间隙病变

### 6.6.1 间隙感染

（1）概述

颌面部软组织间隙感染包括蜂窝织炎和脓肿。多数继发于牙源性感染。颌面部间隙之间相互沟通，故间隙感染可分为单间隙感染和多间隙感染。颌面部间隙脓肿多由蜂窝织炎发展而来，病灶内出现边缘相对清楚的液化坏死区。治疗上积极应用抗生素治疗，脓肿形成时需切开引流。

（2）临床表现

咀嚼肌间隙感染多出现面部肿胀、疼痛，甚至张口受限、皮肤发红、皮温升高。起病急，病程较短，发展迅速，抗炎治疗后病变缩小，肿胀消退。脓肿需切开引流。

（3）MRI 表现

MRI 检查示受累颌面部间隙脂肪带模糊、消失，受累肌肉明显肿大（图 6－18），皮下脂肪程网格状改变，蜂窝织炎呈片状异常信号，边界不清，$T_1$WI 呈低信号、$T_2$WI 呈高信号。脓肿形成时，脓肿壁呈明显环形强化（图 6－18D、E），脓液无强化，DWI 上脓液呈明显高信号。

（4）诊断要点

多数有病原牙、咽部及扁桃体炎症、异物史等；起病有红、肿、热、痛症状。咀嚼肌间隙蜂窝织炎常出现软组织弥漫性肿胀和明显强化，产气杆菌感染时病变内可出现大量气体影。脓肿形成

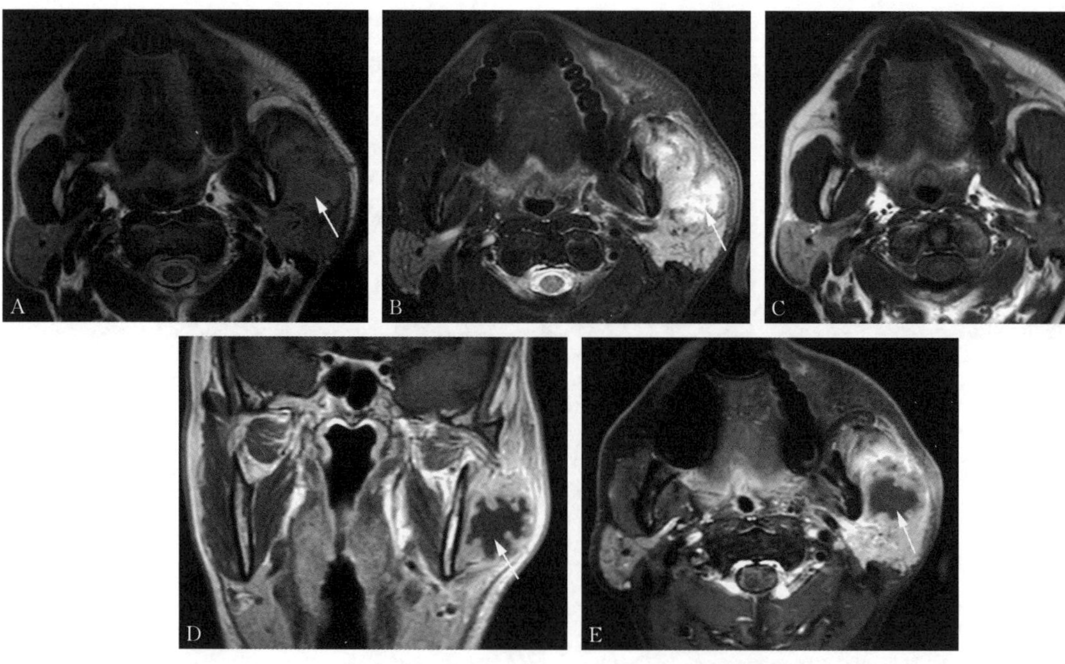


图 6－18　左侧咬肌间隙感染伴脓肿形成

注：患者，男性，61 岁，左腮腺咬肌区肿胀不适半月余。MRI 示左侧咬肌及腮腺区软组织明显肿大，边界模糊不清，形态不规则。A. $T_2$WI 横断面呈较高信号（箭头）；B. $T_2$WI 横断面压脂呈更高信号（箭头）；C. $T_1$WI 横断面呈等信号（箭头）；D、E. $T_1$WI 冠状面压脂增强及 $T_1$WI 横断面增强显示病变呈环形厚壁强化，中央见液性无强化区域，壁不光整，外周呈片状强化，边界模糊（箭头）。

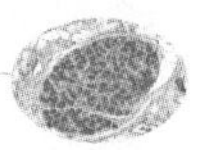

的典型表现为环形强化的肿块，边界清楚，或呈大小不等的多囊状结构，脓肿壁不规则增厚且明显强化。

(5) 鉴别诊断

咀嚼肌间隙感染临床症状典型者，诊断并不困难。影像学上，咀嚼肌间隙感染需与咀嚼肌间隙恶性肿瘤和炎性肌成纤维细胞瘤相鉴别。前者软组织肿胀程度较其他病变更为明显，皮下脂肪出现网格状改变，功能成像不具备明显恶性倾向，邻近骨组织无明显破坏吸收。

### 6.6.2 横纹肌肉瘤

(1) 概述

横纹肌肉瘤(RMS)是最常见的儿童软组织肉瘤，占儿童软组织肉瘤的50%以上，其中约40%发生于头颈部。RMS发病年龄大部分小于12岁，约40%发生于5岁以下。组织学上RMS分3种类型：胚胎型、腺泡型及多形性型。头颈部RMS多为胚胎型和腺泡型。RMS的预后与患者年龄和肿瘤的组织学分型有关。

(2) 病理

1) 大体病理：肿瘤边界不清，质地坚实或较软，切面灰白或灰红色，呈胶冻样、鱼肉样，常伴有出血、坏死和囊性变。

2) 镜下病理：胚胎型RMS的瘤细胞多为染色丰富的圆形或梭形细胞；梭形横纹肌母细胞内可见横纹，有助于诊断；肿瘤间质稀疏，部分可富有黏液。腺泡型RMS的瘤细胞排列呈片状或巢状，之间为纤维血管性间隔；肿瘤细胞主要为未分化的原始间叶性细胞，圆形、卵圆形或多边形，核分裂易见。

(3) 临床表现

因肿瘤部位的不同而出现不同的临床表现。位于咀嚼肌间隙的RMS可出现张口困难、疼痛性或无痛性面部肿块等症状。位于鼻咽、鼻腔和鼻旁窦的RMS可出现鼻塞、呼吸困难、鼻出血和面部肿胀的症状。

(4) MRI表现

MRI检查示肿瘤可呈类圆形或不规则形肿块(图6-19)，边缘多清晰，甚至有假包膜，部分肿瘤可表现为嗜神经生长改变。肿块表现为$T_1$WI中等信号，$T_2$WI不均匀高信号；坏死区域表现为$T_1$WI呈低信号，$T_2$WI呈高信号；增强后明显不均匀强化。位于咀嚼肌间隙的RMS可侵犯上下颌骨及颅底(图6-19C、E)。MRI功能成像表现为ADC值较低，TIC呈Ⅱ型或Ⅲ型，MRS可出现Cho峰。

(5) 诊断要点

咀嚼肌间隙RMS好发于儿童和青少年，临床上常出现张口受限的症状。肿瘤发现时通常直径较大(常大于5 cm)，MRI检查能清楚地显示肿瘤范围，发生于面深部的肿瘤可呈现嗜神经生长改变，$T_1$WI呈中等信号，$T_2$WI呈不均匀高信号，增强扫描不均匀强化。可侵犯邻近骨组织及颅底结构。功能成像可提示恶性征象。

(6) 鉴别诊断

咀嚼肌间隙RMS需与该区域的其他肿瘤或肿瘤样病变相鉴别，RMS内部少见钙化的特点可与软骨肉瘤和骨肉瘤相区别，观察瘤内有无钙化或骨化，需做CT检查。RMS可以有清晰边界或假包膜等良性征象，但该肿瘤的侵袭性生长特点(如骨组织受侵)可区别于良性肿瘤。

## 6.7 颌骨病变

### 6.7.1 牙源性角化囊肿

(1) 概述

根据2017年WHO牙源性和颌面骨肿瘤分类，牙源性角化囊肿(odontogenic keratocyst, OKC)被定义为是一种牙源性囊肿(odontogenic cyst)，而之前被称为牙源性角化囊性瘤，被认为是一种牙源性肿瘤。

(2) 病理

1) 大体病理：OKC的囊壁菲薄光滑，呈灰白色，继发感染时可呈灰红、灰黄色，囊腔内常含黄白色角化物。

2) 镜下病理：OKC的衬里上皮为5～8层复层鳞状上皮，表层呈波浪状不全角化，基底层为立方或柱状细胞，细胞核呈栅栏状排列，囊壁为较薄

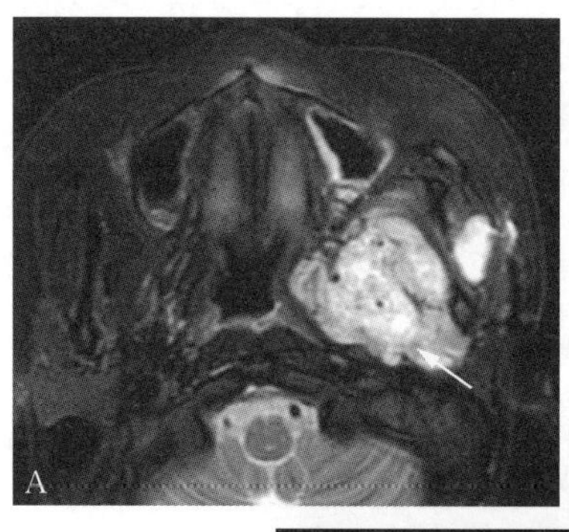
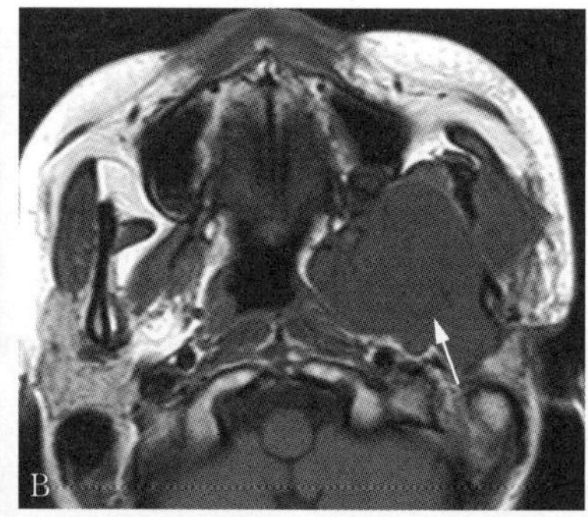
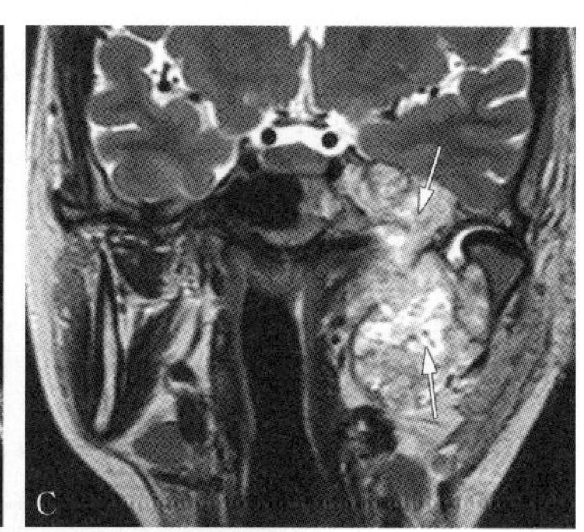
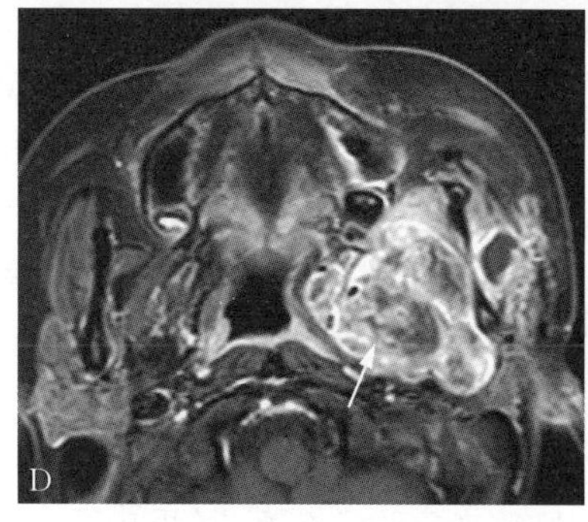
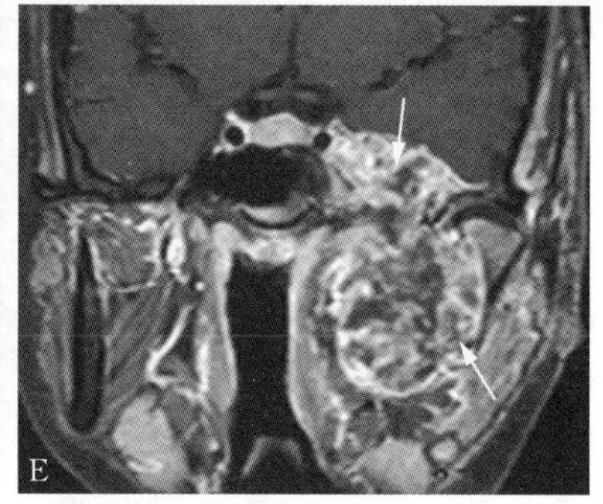

图 6-19　左侧咀嚼肌间隙横纹肌肉瘤侵犯颅内

注：患者，女性，19 岁，左头面部疼痛麻木不适渐进性加重 8 个月余。MRI 示左侧咀嚼肌间隙区巨大软组织肿块影，形态不规则，边界较清，左侧颅底骨质吸收破坏，病变向上侵犯左侧中颅底、颞叶及海绵窦区，邻近左侧下颌骨骨质破坏。A、C. $T_2$WI 横断面压脂、$T_2$WI 冠状面显示肿块呈不均匀高信号（箭头）；B. $T_1$WI 横断面呈等信号（箭头）；D、E. $T_1$WI 横断面、冠状面压脂增强显示肿块实性部分明显强化，内见较多液化坏死区，无强化（箭头）。

的纤维组织，一般炎症细胞较少。继发感染时，衬里上皮和囊壁均失去其特征性的表现，衬里上皮可发生显著增生，囊壁内见大量炎症细胞浸润。

（3）临床表现

该病年龄分布较广，但有 2 个高峰期：20～30 岁和 50 岁，男性较女性多见，最主要的临床特点是具有潜在的侵袭性、复发率高及多发性的倾向性。由于本病主要沿颌骨长轴方向生长，而且膨胀的方向多向舌侧，因此临床上多数患者无明显症状；部分 OKC 可因感染而出现局部疼痛、肿胀甚至瘘管形成等症状。多发的 OKC 往往是基底细胞痣综合征的表现之一。

（4）MRI 表现

1）OKC 好发于下颌后牙区，下颌骨较上颌骨多见；约 10％的病例可有多发病灶。单囊型病灶较多囊型常见；该病有一般颌骨囊肿的特点：膨胀性生长，边界清楚，边缘光滑，有硬化边；下颌骨病灶常沿颌骨长轴方向生长是其重要的特点之一，颌骨的膨胀性改变不如其他颌骨囊肿或良性牙源性肿瘤明显，膨胀的方向多向舌侧。

2）平扫 $T_1$WI 呈等或稍低信号，$T_2$WI 呈高信号（图 6-20A、B）；增强扫描囊性病变不强化（图 6-20C、D），而病灶边缘可有强化，如合并感染则边缘强化更明显。

3）基底细胞痣综合征中 65％～75％的患者有多发性颌骨 OKC，另一部分患者合并有骨骼发育异常（如叉状肋、颈肋、脊椎骨畸形等）及钙磷代谢异常（如脑幕或脑镰钙化、蝶鞍韧带钙化等）。

（5）诊断要点

OKC 是最常见的颌骨囊性病变之一，多向舌侧轻度膨隆，多沿颌骨长轴生长，边界清晰，多为

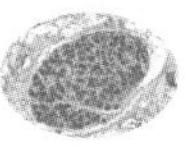

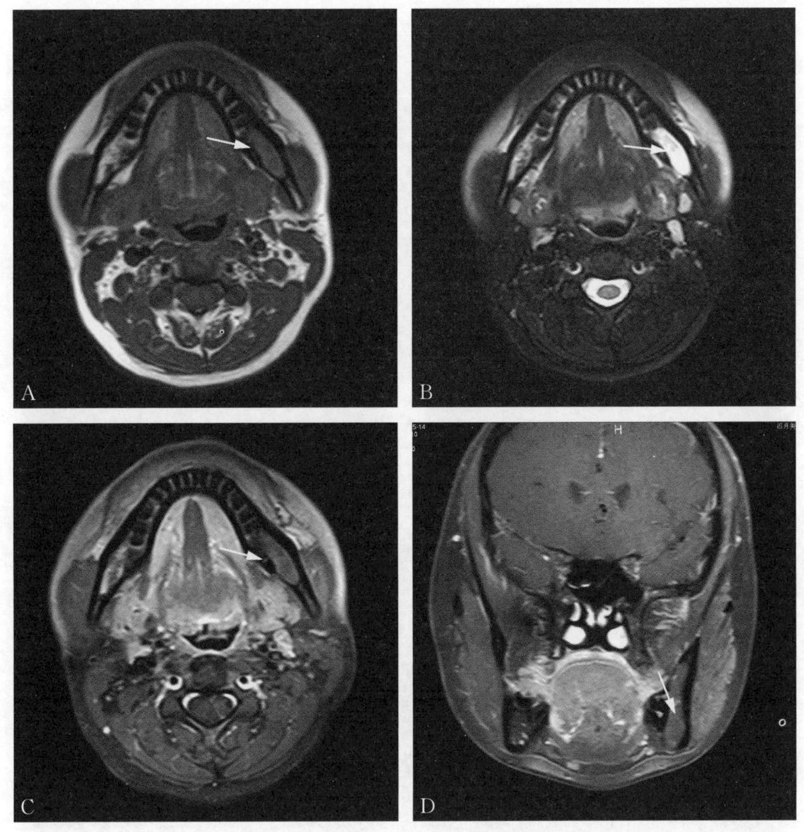

图 6-20 左侧下颌骨牙源性角化囊肿

注：患者，女性，32 岁，左侧下颌骨膨隆 2 个月余。质硬，无压痛。A. 横断面 $T_1$WI，左侧下颌骨骨质轻度膨隆，内见单囊性异常信号，与肌肉比呈稍高信号（箭头）；B. 横断面抑脂 $T_2$WI，左侧下颌骨病变呈均匀高信号（箭头）；C. 注射对比剂后横断面 $T_1$WI，左侧下颌骨病变不强化（箭头）；D. 注射对比剂增强后冠状面压脂 $T_1$WI，左侧下颌骨病变不强化（箭头）。

单囊性病变，多囊性病变者囊与囊大小相仿，病变内牙根吸收不明显。病变内部信号与一般囊性病变信号类似。

（6）鉴别诊断

1）成釉细胞瘤（ameloblastoma）：病变颊侧膨隆明显，侵袭性较角化囊肿强，多房囊性多见，且多房的分房大小相差悬殊；病变内部牙根吸收明显，呈截断性或锯齿状。MRI 平扫信号与 OKC 相似，静脉注射对比剂后，多房成釉细胞瘤实性部分强化明显，囊性部分无明显强化。此特点可与 OKC 鉴别。

2）含牙囊肿：多发生于第三磨牙区或上颌前牙区，骨质膨胀，单囊性病变为主。典型影像学表现为所含牙牙冠朝向病变中心，囊壁包容牙颈部。此特点可与 OKC 鉴别。MRI 平扫和增强信号与 OKC 相似。

## 6.7.2 成釉细胞瘤

（1）概述

成釉细胞瘤是发生于颌骨或牙龈黏膜的牙源性上皮性肿瘤。该肿瘤生长缓慢，但有局部侵袭性。成釉细胞瘤起源于牙源性上皮，包括牙板、成釉器、Malassez 上皮剩余和牙源性囊肿的衬里上皮。成釉细胞瘤有多种亚型，包括实体/多囊型、骨外/外周型、骨促结缔组织增生型和单囊型，其中实体/多囊型成釉细胞瘤最为多见，骨外/外周型成釉细胞瘤最为少见。

（2）病理

1）大体病理：肿瘤由囊性和实性两部分组成。囊性部分有单囊和多囊之分，多囊多见。多囊者囊腔大小不一，囊隔为纤维性或骨性；囊腔内含黄褐色液体或胶冻样物质。实性部分呈白色或灰白色。

2）镜下病理：肿瘤细胞呈大小不等的团状或条索状，分散于结缔组织的间质内。细胞团中央的细胞发生变性，有液体积聚，形成大小不等的囊腔。

（3）临床表现

临床上，成釉细胞瘤多无症状，或表现为不同程度的面部膨隆。偶有疼痛或感觉异常。多数成釉细胞瘤使颌骨向唇颊侧膨大，颌骨骨皮质变薄，扪诊有乒乓球样感。如牙槽骨受侵，则可出现牙松动、移位和脱落。当肿瘤压迫下颌神经管时，可出现患侧下唇麻木不适。

（4）MRI表现

1）成釉细胞瘤多发生于颌骨，牙龈发生者少见，下颌骨较上颌骨多见。

2）大部分成釉细胞瘤形态规则，边界清晰，周围有骨皮质硬化线；少数病变外形巨大，边界不清。

3）成釉细胞瘤的 $T_1WI$ 呈低或等信号，$T_2WI$ 呈均匀或不均匀高信号，肿瘤内骨或纤维分隔呈低信号（图6－21A、B）。增强扫描实性部分明显强化，囊性部分不强化（图6－21 C、D）。

4）成釉细胞瘤突破骨皮质者，可侵犯邻近咬肌、颊部、翼内肌等周围软组织。

（5）诊断要点

成釉细胞瘤是颌骨最常见的牙源性肿瘤之一。病变区颌骨膨隆明显，多向颊侧膨隆，多囊性病变多见，囊实相间，亦可有单囊性病变。病变区牙根吸收明显。增强后实性病变有强化，囊性病

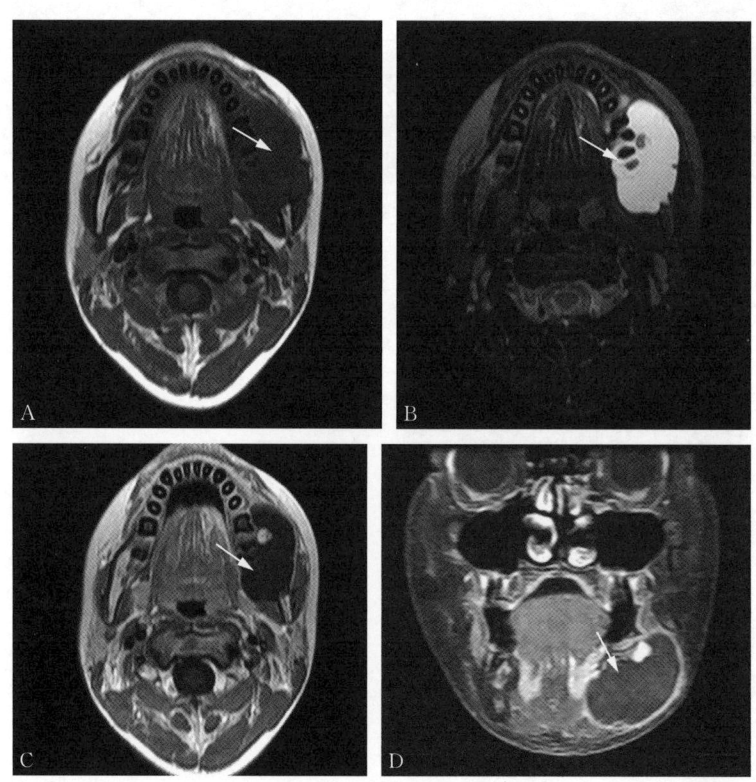


图6－21　左侧下颌骨成釉细胞瘤

注：患者，男性，26岁，左侧下颌骨膨隆半年，质硬，无压痛。A. 横断面 $T_1WI$ 示左侧下颌骨骨质膨隆，内见单囊性异常信号，与肌肉比呈等信号（箭头）；B. 横断面压脂 $T_2WI$ 左侧下颌骨肿块呈不均匀高信号（箭头）；C. 注射对比剂后横断面 $T_1WI$ 左侧下颌骨肿块实性部分明显强化，囊性部分不强化（箭头）；D. 注射对比剂后冠状面压脂 $T_1WI$ 示左侧下颌骨肿块实性部分明显强化，囊性部分不强化（箭头）。

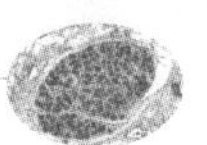

变不强化。

(6) 鉴别诊断

1) 牙源性角化囊肿：病变沿颌骨长轴生长，侵袭性较成釉细胞瘤弱，舌侧膨隆明显，单房多见，多房的分房大小接近一致。MRI 平扫信号与成釉细胞瘤相似，静脉注射对比剂后，牙源性角化囊性瘤无明显强化。此特点可与成釉细胞瘤鉴别。

2) 牙源性黏液瘤：有较强的生物学浸润性，骨质膨胀，多囊者多见，房隔较细，可呈网状、皂泡状或火焰状。MRI 平扫信号与成釉细胞瘤相似，但静脉注射对比剂后，牙源性黏液瘤边缘有强化，内部无强化或缓慢强化。此特点可与成釉细胞瘤鉴别。

## 6.8 颞下颌关节病变

### 6.8.1 颞下颌关节紊乱病

(1) 概述

颞下颌关节紊乱病(temporomandibular joint disorders, TMJD)是口腔颌面部最常见的疾病之一。它是指一类病因尚未完全清楚而又有相同或相似临床症状的一组疾病的总称。

(2) 临床表现

TMD 临床上可分为 4 类，即咀嚼肌紊乱疾病、关节结构紊乱疾病、炎症疾病、骨关节病。其中关节结构紊乱疾病最常见，与影像关系最密切。临床表现：颞下颌关节区和/或咀嚼肌肌痛；下颌运动异常和伴有功能障碍以及关节弹响，破碎音及杂音；髁突吸收导致的牙颌面畸形；等等。好发于青年和中年，可单侧发病，亦可累及双侧。

(3) MRI 表现

1) 可复性盘前移(anterior disc displacement with reduction, ADDWR)：闭口位关节盘位于髁突前方，张口位关节盘中间带位于髁突顶部(图 6-22)。

2) 不可复性盘前移(anterior disc displacement without reduction, ADDwoR)：闭口位关节盘位于髁突前方，张口位关节盘仍位于髁突前方(图 6-23)。

3) 侧方(内/外)移位(lateral disc displacement)：闭口位关节盘后带位于髁突顶部，冠状面关节盘位于髁突内侧/外侧，张口位关节盘中间带位于髁突顶部(图 6-24)。

4) 旋转移位(rotational disc displacement)：

A. 可复性旋转移位：闭口位关节盘位于髁突前方，冠状面关节盘位于髁突内侧/外侧，张口位关节盘中间带位于髁突顶部(图 6-25)。

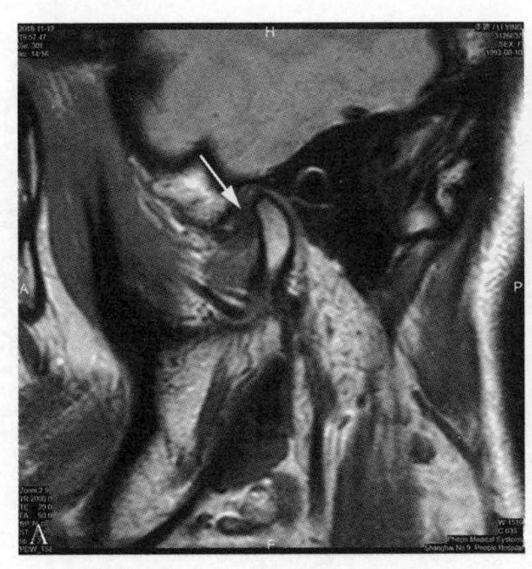


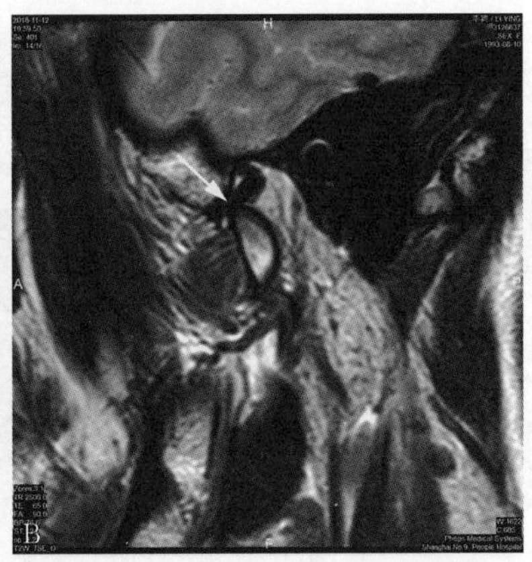


图 6-22 左侧颞下颌关节可复性盘前移

注：患者，女性，35 岁，左侧颞下颌关节弹响 1 年。A. 闭口矢状面质子密度加权成像(PDWI)示关节盘位于髁突前方(箭头)；B. 张口矢状面 $T_2$WI 示关节盘中间带位于髁突顶部(箭头)。诊断为左侧颞下颌关节可复性盘前移。

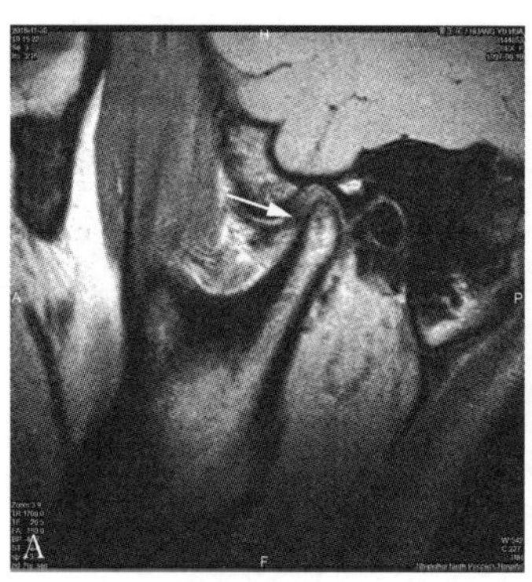
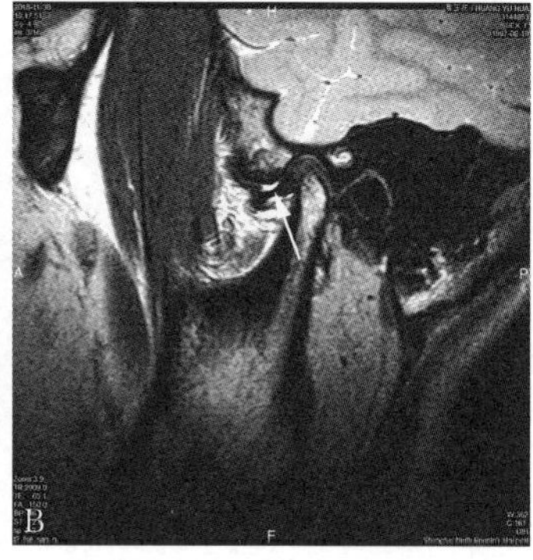

图 6-23　右侧颞下颌关节不可复性盘前移

注：患者，男性，35 岁，右侧颞下颌关节疼痛不适 2 年。A. 闭口矢状面 PDWI 示关节盘位于髁突前方（箭头）；B. 张口矢状面 $T_2$WI 示关节盘仍位于髁突前方（箭头）。诊断为右侧颞下颌关节不可复性盘前移。

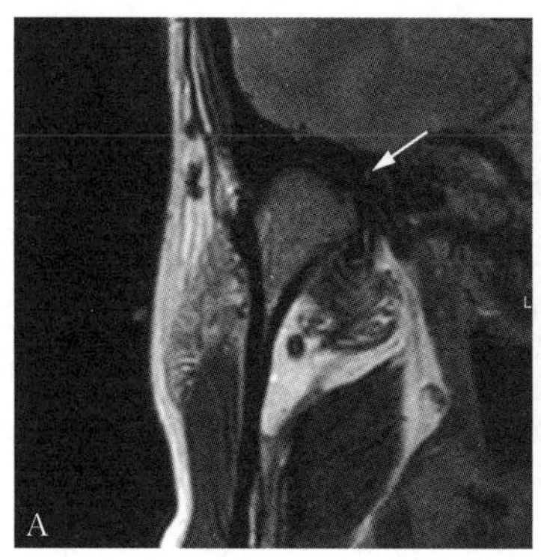
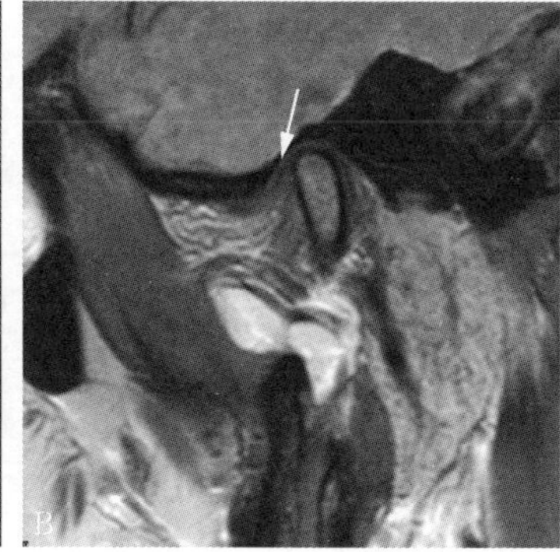
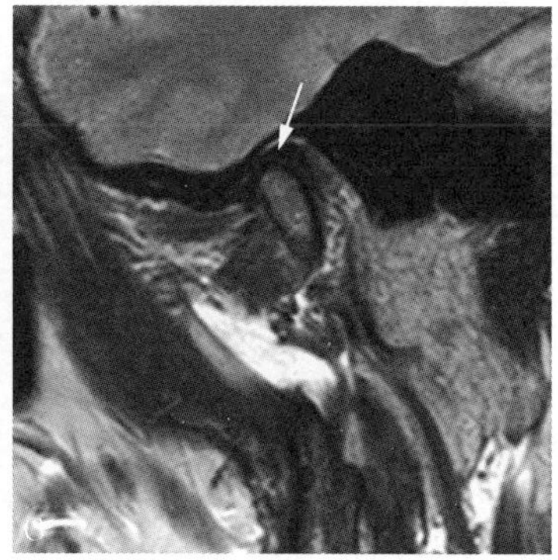

图 6-24　右侧颞下颌关节关节盘内移

注：患者，男性，28 岁，右侧颞下颌关节不适半年。A. 闭口冠状面 $T_2$WI 示关节盘位于髁突偏内侧（箭头）；B. 闭口矢状面 PDWI 示关节盘后带位于髁突顶部（箭头）；C. 张口矢状面 $T_2$WI 示关节盘中间带位于髁突顶部（箭头）。诊断为右侧颞下颌关节盘内移。

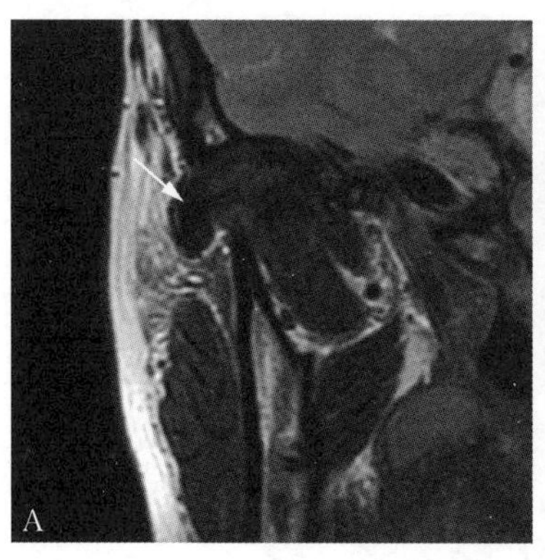
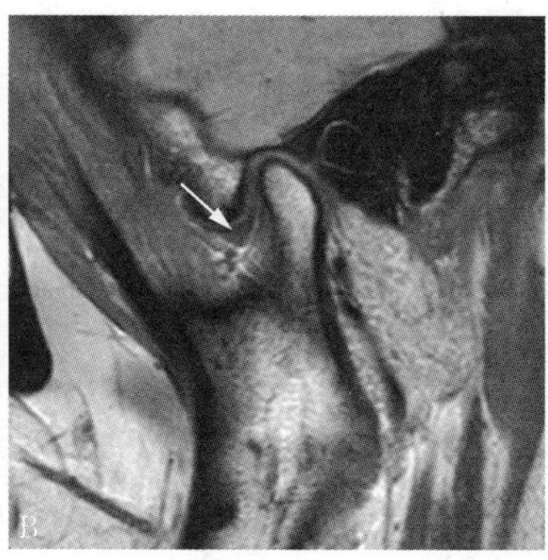
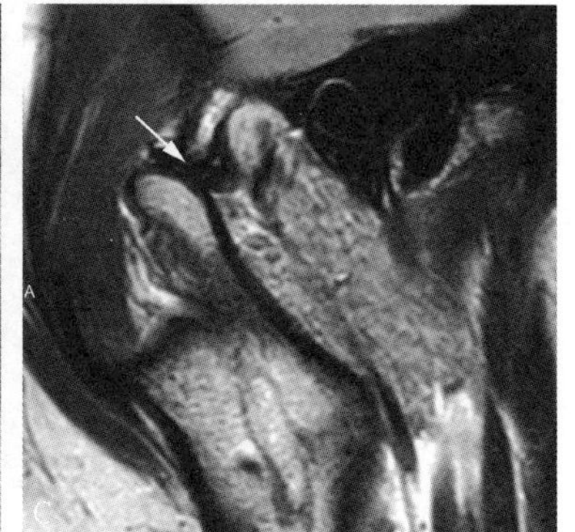

图 6-25　右侧颞下颌关节可复性盘旋外前移

注：患者，女性，31 岁，右侧颞下颌关节弹响不适 2 年。A. 闭口冠状面 $T_2$WI 示关节盘位于髁突偏外侧（箭头）；B. 闭口矢状面 PDWI 示关节盘位于髁突前方（箭头）；C. 张口矢状面 $T_2$WI 示关节盘中间带位于髁突顶部（箭头）。诊断为右侧颞下颌关节可复性盘旋外前移。

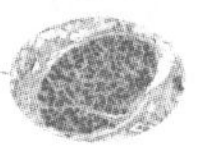

B. 不可复性旋转移位：闭口位关节盘位于髁突前方，冠状面关节盘位于髁突内侧/外侧，张口位关节盘位于髁突前方（图 6-26）。

（4）诊断要点

MRI 上正常的盘髁关系为闭口矢状面关节盘后带位于髁突顶部，冠状面关节盘位于髁突顶部，张口矢状面关节盘中间带位于髁突顶部。具体患者可根据关节盘实际移位情况进行诊断。

（5）鉴别诊断　略。

### 6.8.2 滑膜软骨瘤病

（1）概述

滑膜软骨瘤病（synovial chondromatosis）是发生于关节、滑膜囊或腱鞘的良性结节性软骨化生性疾病，为颞下颌关节最常见的类肿瘤样病变，但其发病率明显低于其他大关节。

（2）病理

1）大体病理：关节腔内或滑膜上可见数个至数百个灰白或蓝白色软骨结节，部分结节可发生融合，结节直径 1 mm 至数厘米。

2）镜下病理：可见多少不等的透明软骨结节，可独立存在，也可互相融合，结节间见少量纤维组织间隔，软骨结节可发生钙化或骨化，软骨细胞可表现出核深染、双核等不典型性，这并不提示病变具有恶性表现。结节表面可被覆纤维层或滑膜细胞，可见局灶滑膜细胞增生。

（3）临床表现

滑膜软骨瘤病常见的临床症状包括受累关节区疼痛、肿胀，不同程度开口受限，髁突活动度降低，开口时下颌向患侧偏斜以及关节内杂音等。大多数病变仅局限于关节腔内，少数具有潜在侵袭性，可累及关节外结构。

（4）MRI 表现

增宽的关节腔内见增生滑膜组织及多发钙化游离体，钙化游离体 $T_1$WI 及 $T_2$WI 均为低信号，周围环绕 $T_2$WI 高信号的关节腔积液（图 6-27）；增强扫描增生的滑膜组织明显均匀强化，部分游离体边缘中度强化，内部无强化，关节腔积液无强化。

（5）诊断要点

滑膜软骨瘤病在 MRI 主要表现为关节腔扩张，多为上腔扩张，内见大量液体信号，并混杂点状/颗粒状低信号影。颞骨关节窝或髁突可有骨质吸收破坏。增强扫描增生的滑膜组织明显均匀强化。

（6）鉴别诊断

1）滑膜炎：滑膜炎的典型 MRI 表现亦为关节腔扩张明显，内有大量积液，但没有软骨结节和钙化游离体，即没有点状、颗粒状低信号影。此特点

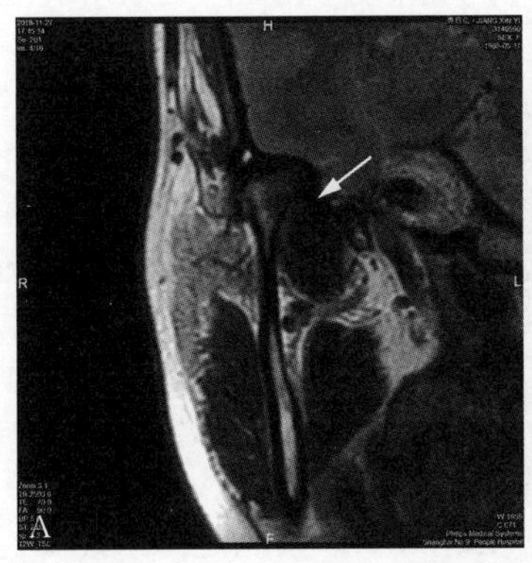


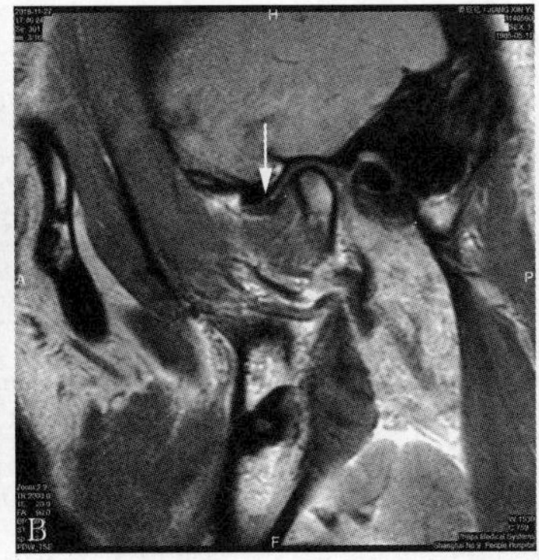


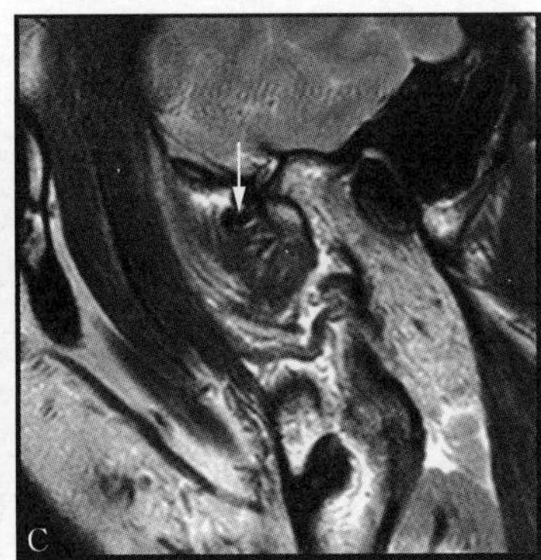


图 6-26　右侧颞下颌关节不可复性盘旋内前移

注：患者，女性，38 岁，右侧颞下颌关节不适 4 年。A. 闭口冠状面 $T_2$WI 示关节盘位于髁突偏内侧（箭头）；B. 闭口矢状面 PDWI 示关节盘位于髁突前方（箭头）；C. 张口矢状面 $T_2$WI 示关节盘位于髁突前方（箭头）。诊断为右侧颞下颌关节不可复性盘旋内前移。

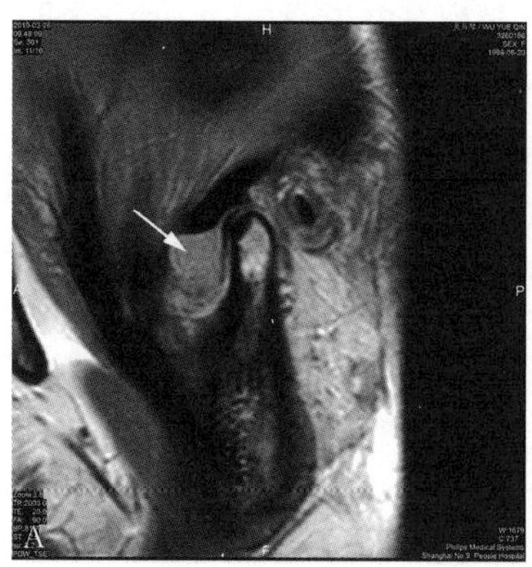

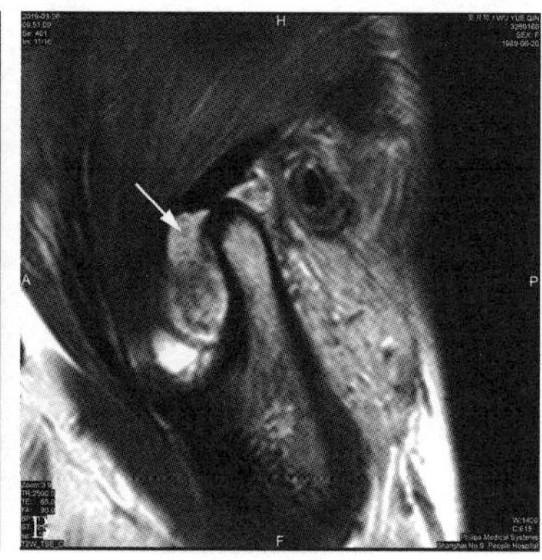

图 6－27　左侧颞下颌关节滑膜软骨瘤病

注：患者，女性，28 岁，左侧颞下颌关节疼痛 3 个月余。A. 闭口矢状面 PDWI 示左侧关节盘后带位于髁突顶部，关节上腔见大片异常信号影（箭头）；B. 张口矢状面 $T_2$WI 示左侧关节盘中间带位于髁突顶部，关节上腔扩张明显，内见大量长 $T_2$ 信号影，并混杂颗粒状低信号影（箭头）。

可与滑膜软骨瘤病鉴别。

2）弥漫性腱鞘巨细胞瘤：该肿瘤内部由于有含铁血黄素的沉积，在 $T_1$WI、$T_2$WI 上有特征性的低信号。此特点可与滑膜软骨瘤病鉴别。

（乐维婕　唐　言　杨功鑫　朱文静　董敏俊　戴晓庆　朱　凌）

## 主要参考文献

[1] 马绪臣. 口腔颌面医学影像诊断学[M]. 6 版. 北京：人民卫生出版社，2012：144－148.

[2] 邹运，陈辉，林晓曦. ISSVA 血管瘤和脉管畸形新分类(2018 版)[J]. 中国美容整形外科杂志，2018，29(12)：711－713，771－780.

[3] 赵怡芳，贾俊. 头颈部血管瘤和脉管畸形研究回顾与展望[J]. 中国口腔颌面外科杂志，2016，14(4)：289－301.

[4] ADEL K，EI-NAGGAR，JOHN K C C，et al. WHO classification of head and neck tumours：4th edition [J]. Head Neck Pathd，2017，11(1)：36－186.

[5] ANTHONY A，MANCUSO，WILLIAM N，et al. Head and neck radiology (volume I) [M]. Philadelphia：LWW，2011：1575－1576.

[6] CHEN M J，YANG C，QIU Y T，et al. Synovial chondromatosis of the tempromandibular joint：relationship between MRI information and potential aggressive behavior[J]. Craniomaxillofac Surg，2015，43(3)：349－354.

[7] CORTÉS D，EXSS E，MARHOLZ C，et al. Association between disk position and degenerative bone changes of the temporomandibular joints：an imaging study in subjects with TMD[J]. Cranio，2011，29(2)：117－126.

[8] DYM H，ISRAEL H. Diagnosis and treatment of temporomandibular disorders [J]. Dent Clin North Am，2012，56(1)：149－61.

[9] FUJITA M，MATSUZAKI H，YANAGI Y，et al. Diagnostic value of MRI for odontogenic tumours [J]. Dentomaxillofac Radiol，2013，42(5)：536－537.

[10] GAMBA T O，FLORES I L，PINTO A B，et al. Keratocystic odontogenic tumor：role of cone beam computed tomography and magnetic resonance imaging [J]. Gen Dent，2016，64(1)：36－39.

[11] HISATOMI M，YANAGI Y，KNONOUCHI H，et al. Diagnostic value of dynamic contrast-enhanced MRI for unilocular cystic-type ameloblastomas with homogeneously bright high signal intensity on T2-weighted or STIR MRI images[J]. Oral Oncol，2011，47：147－152.

[12] MONCADA G，CORTÉS D，MILLAS R，et al. Relationship between disk position and degenerative bone changes in temporomandibular joints of young subjects with TMD. An MRI study[J]. J Clin Pediatr Dent，2014，38(3)：269－276.

[13] SINK J，BELL B，MESA H. Synovial chondromatosis

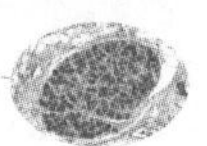

of the temporomandibular joint: clinical, cytologic, histologic, radiologic, therapeutic aspects, and differential diagnosis of an uncommon lesion[J]. Oral Surg Oral Med Oral Pathol Oral Radiol, 2014, 117(3):e269-274.

[14] WANG P, YANG J, YU Q, et al. Evaluation of solid lesions affecting masticator space with diffusion-weighted MRI imaging[J]. Oral Surg Oral Med Oral Pathol Oral Radiol Endod, 2010, 109(6):900-907.

# 现代医学系列书目

|  |  |
| --- | --- |
| 《现代体部磁共振诊断学》（九个分册） | 周康荣　严福华　刘士远　总主编 |
| 《现代神经外科学》（第三版，上、下册） | 周良辅　主编 |
| 《现代骨科运动医学》 | 陈世益　冯　华　主编 |
| 《现代健康教育学》 | 余金明　姜庆五　主编 |
| 《现代手外科手术学》 | 顾玉东　王澍寰　侍德　主编 |
| 《现代真菌病学》 | 廖万清　吴绍熙　主编 |
| 《现代胆道外科学》 | 顾树南　主编 |
| 《现代医学影像学》 | 冯晓源　主编 |
| 《现代呼吸病学》 | 白春学　蔡柏蔷　宋元林　主编 |
| 《现代计划生育学》 | 程利南　车　焱　主编 |
| 《现代临床血液病学》 | 林果为　欧阳仁荣　陈珊珊　王鸿利　余润泉　许小平　主编 |
| 《现代肿瘤学》（第三版） | 汤钊猷　主编 |
| 《现代胃肠道肿瘤诊疗学》 | 秦新裕　姚礼庆　陆维祺　主编 |
| 《现代心脏病学》 | 葛均波　主编 |
| 《现代营养学》 | 蔡　威　邵玉芬　主编 |
| 《现代骨科学》 | 陈峥嵘　主编 |
| 《现代肾脏生理与临床》 | 林善锬　主编 |
| 《现代肝病诊断与治疗》 | 王吉耀　主编 |
| 《现代泌尿外科理论与实践》 | 叶　敏　张元芳　主编 |
| 《现代实用儿科学》 | 宁寿葆　主编 |
| 《现代法医学》 | 陈康颐　主编 |
| 《现代功能神经外科学》 | 江澄川　汪业汉　张可成　主编 |
| 《现代小儿肿瘤学》 | 高解春　王耀平　主编 |
| 《现代耳鼻咽喉头颈外科学》 | 黄鹤年　主编 |
| 《现代泌尿外科和男科学》 | 张元芳　主编 |
| 《现代外科学》（上、下册） | 石美鑫　张延龄　主编 |
| 《现代内镜学》 | 刘厚钰　姚礼庆　主编 |
| 《现代皮肤病学》 | 杨国亮　王侠生　主编 |
| 《现代精神医学》 | 许韬园　主编 |
| 《现代糖尿病学》 | 朱禧星　主编 |
| 《现代神经内分泌学》 | 谢启文　主编 |
| 《现代医学免疫学》 | 余传霖　叶天星　陆德源　章谷生　主编 |
| 《现代妇产科学》 | 郑怀美　主编 |
| 《现代感染病学》 | 翁心华　潘孝彰　王岱明　主编 |

**图书在版编目(CIP)数据**

现代体部磁共振诊断学. 头颈五官分册/周康荣,严福华,刘士远总主编;陶晓峰,唐作华,沙炎主编. —上海: 复旦大学出版社, 2022. 8
ISBN 978-7-309-16004-8

Ⅰ. ①现… Ⅱ. ①周…②严…③刘…④陶…⑤唐…⑥沙… Ⅲ. ①头部-疾病-磁共振成像-诊断②颈-疾病-磁共振成像-诊断③五官科学-疾病-磁共振成像-诊断 Ⅳ. ①R651. 04②R653. 04③R760. 4

中国版本图书馆 CIP 数据核字(2021)第 229443 号

**现代体部磁共振诊断学. 头颈五官分册**
周康荣　严福华　刘士远　总主编
陶晓峰　唐作华　沙　炎　主　编
责任编辑/张　怡

复旦大学出版社有限公司出版发行
上海市国权路 579 号　邮编: 200433
网址: fupnet@fudanpress. com　http://www. fudanpress. com
门市零售: 86-21-65102580　团体订购: 86-21-65104505
出版部电话: 86-21-65642845
上海盛通时代印刷有限公司

开本 787×1092　1/16　印张 19. 75　字数 531 千
2022 年 8 月第 1 版
2022 年 8 月第 1 版第 1 次印刷

ISBN 978-7-309-16004-8/R · 1919
定价: 218. 00 元

---

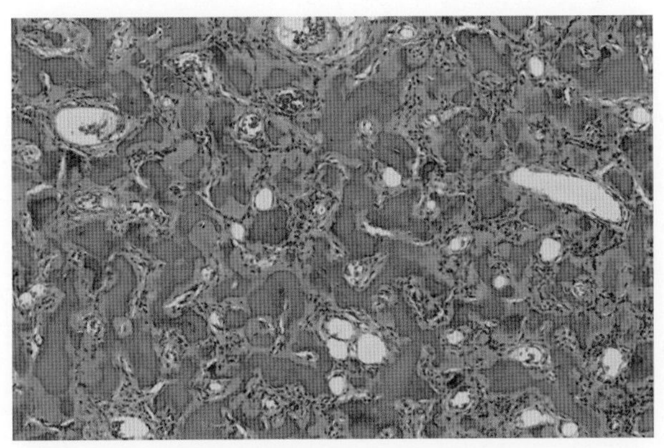

**彩图1　良性鼻腔、鼻旁窦肿瘤(骨化性纤维瘤)病理图**

注:HE染色示肿瘤富含纤维组织,间质血管少。

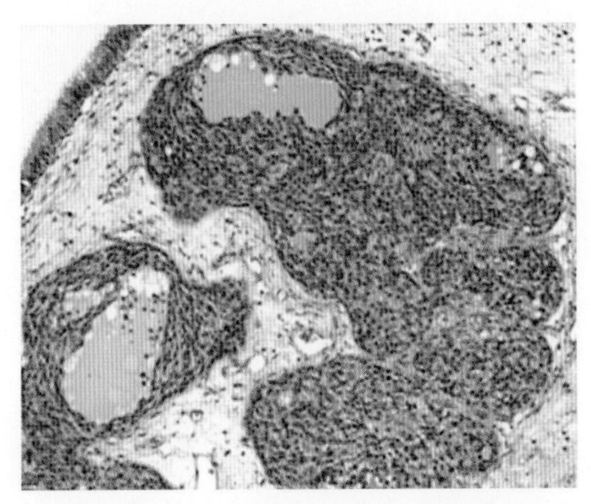

**彩图2　鼻腔、鼻旁窦恶性小圆细胞肿瘤(嗅神经母细胞瘤)病理图**

注:HE染色示肿瘤细胞呈巢状或条索状分布,周围间质纤维血管增生。

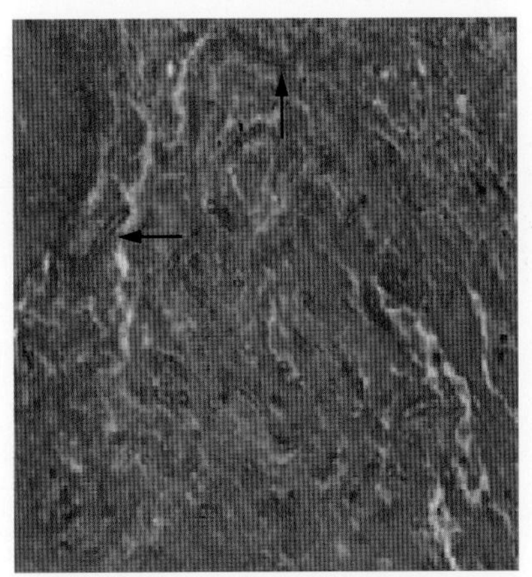

**彩图3　侵袭性真菌病病理图**

注:病理示黏膜下大片坏死组织伴出血,坏死组织内含大量真菌菌丝。